U0295930

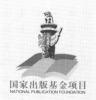

国家出版基金项目
NATIONAL PUBLICATION FOUNDATION

"十三五"国家重点图书出版规划项目

转化医学出版工程 肿瘤系列

陈 竺　沈晓明　总 主 编
陈赛娟　戴尅戎　执行总主编

Gastric Carcinoma: Basic and Clinical Translation

胃癌：基础与临床的转化

王理伟　徐惠绵　曹　晖　等　编著

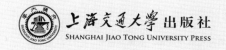

上海交通大学出版社
SHANGHAI JIAO TONG UNIVERSITY PRESS

内容提要

本书是"转化医学出版工程·肿瘤系列"之一。内容主要涵盖国内外对胃癌基础与临床相关领域内的各方面研究，包括病因与发病学基础，分子生物学与胃癌发生、发展的关系，免疫治疗基础，影像学诊断，内镜和多学科诊疗，以及外科治疗、药物治疗、放射治疗、康复与支持治疗等。重点对基础与临床的转化型研究，如分子分型诊断、新型靶向药物研究，以及手术、药物和新辅助治疗方法在胃癌精准诊断和治疗中的应用进行阐述，探讨了胃癌治疗从循证医学到精准医学的转变。本书可供从事胃癌临床诊疗和基础研究领域的相关人员阅读，亦适合研究生及相关专业人员参阅。

图书在版编目（CIP）数据

胃癌：基础与临床的转化 / 王理伟等编著 . —
上海：上海交通大学出版社，2020
转化医学出版工程
ISBN 978-7-313-23980-8

Ⅰ.①胃… Ⅱ.①王… Ⅲ.①胃癌—诊疗 Ⅳ.
①R735.2

中国版本图书馆CIP数据核字（2020）第206094号

胃癌：基础与临床的转化
WEIAI：JICHU YU LINCHUANG DE ZHUANHUA

编　著：王理伟　徐惠绵　曹　晖
出版发行：上海交通大学出版社　　　　　　　地　　址：上海市番禺路951号
邮政编码：200030　　　　　　　　　　　　　电　　话：021-64071208
印　　制：上海锦佳印刷有限公司　　　　　　经　　销：全国新华书店
开　　本：710mm×1000mm　1/16　　　　　印　　张：26.75
字　　数：478千字
版　　次：2020年12月第1版　　　　　　　　印　　次：2020年12月第1次印刷
书　　号：ISBN 978-7-313-23980-8
定　　价：228.00元

作者介绍

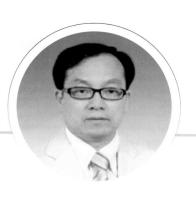

王理伟 主任医师、二级教授、博士生导师，现任上海交通大学医学院附属仁济医院肿瘤科主任、肿瘤临床药物试验基地主任、上海交通大学胰腺癌诊治中心主任、上海交通大学医学院肿瘤专科医师培训基地专家组组长，兼任中国临床肿瘤学会胰腺癌专家委员会主任委员、中国临床肿瘤学会理事、中国医师协会肿瘤医师分会委员、中华医学会肿瘤学分会委员兼胰腺肿瘤学组组长、上海市医学会肿瘤专科分会副主任委员、上海市抗癌协会第八届理事会副理事长。长期从事医院肿瘤学科管理及创新药物研究，以及胃肠道肿瘤转移机制、肿瘤分子靶向治疗、肿瘤多学科综合治疗及临床肿瘤基因组指导下的个体化治疗等方面的研究。现为科技部成果评审专家、教育部博士后基金评审专家、国家自然科学基金评审专家、国家药品监督管理局新药评审专家等。

先后主持、承担国家自然科学基金项目5项（其中国家重大研究计划1项）、科技部重大新药创新项目1项、多中心新药临床研究2项、Ⅰ期新药临床研究3项、上海市科委基金项目多项，2006年入选"上海市浦江人才计划"，2012年入选"上海市优秀学科带头人计划"，2017年入选"上海领军人才培养计划"。主持制定了中国临床肿瘤学会的《胰腺癌综合诊治中国专家共识》和《胰腺癌诊疗规范（2018版）》，担任 *Cancer Research*、*Journal of Hematology & Oncology*、《肿瘤》和《临床肿瘤学》等杂志编委，累计发表SCI收录论文80余篇。

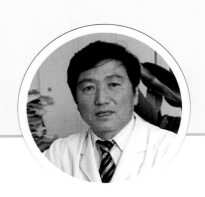

作者介绍

　　徐惠绵　博士、主任医师、二级教授、博士生导师、国务院政府特殊津贴专家，现任中国医科大学附属第一医院肿瘤中心主任，兼任中华医学会肿瘤学分会主任委员兼胃肠肿瘤学组组长、中国抗癌协会胃癌专业委员会主任委员、中国抗癌协会常务理事、辽宁省抗癌协会副理事长、中国医科大学胃肠肿瘤首席专家。

　　先后主持、承担国家高技术研究发展计划（"863"计划）、国家重点基础研究发展计划（"973"计划）、国家自然科学基金项目7项，省部级科研项目11项。"胃癌'三早'与现代外科治疗研究"和"胃癌及癌前病变分子病理学机制研究"分获2001年和2006年国家科学技术进步奖二等奖；"胃癌转移规律及亚临床转移诊治研究"获2016年中国抗癌协会科技进步奖一等奖。荣获第十届"中国医师奖"、辽宁省政府优秀专家、中央保健委员会会诊专家、首届"辽宁名医"等荣誉称号。在 *Annals of Surgery*、*Annals of Oncology*、*Oncogene*、*Stem Cells*、*Cancer*等杂志发表SCI收录论文120余篇。

作者介绍

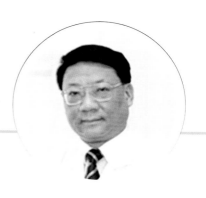

    曹　晖　博士、主任医师、二级教授、博士生导师，现任上海交通大学医学院附属仁济医院临床医学院外科教研室主任兼大外科主任、仁济医院医学伦理委员会主任委员、胃肠外科主任、住院医师规范化培训外科基地主任、专科医师规范化培训普外科专科基地主任、普外科原主任，兼任中华医学会外科学分会胃肠外科学组委员、中华医学会肿瘤学分会胃肠学组委员、中国医师协会外科医师分会胃肠道间质瘤诊疗专业委员会主任委员、中国医师协会外科医师分会上消化道外科医师委员会常务委员、中国临床肿瘤学会胃肠间质瘤专家委员会副主任委员、中国抗癌协会胃肠间质瘤专业委员会副主任委员、美国外科医师学院会员（FACS）、上海市医学会普外科专科分会副主任委员、上海市医学会外科专科分会常务委员、上海市医疗事故技术鉴定委员会委员、上海市卫生系列高级专业技术职务学科组评审专家、上海市普通外科临床质量控制中心督察专家。现为国家自然科学基金项目、上海市科学技术委员会和浙江省科学技术委员会基金项目评审专家。

    先后主持、承担国家自然科学基金项目、上海市科学技术委员会重大基金资助项目、上海市科学技术委员会基金项目、上海交通大学"医工结合"基金项目和国家高技术研究发展计划（"863"计划）子课题等10余项。荣获2013年"上海市优秀学术带头人"和"宝钢优秀教师奖"，2015年被评为全国百名"住院医师心中的好老师"，2017年入选"上海市领军人才"计划，2018年荣获上海市第二届"仁心医者·杰出普外科专科医师奖"等称号。参与全国统编教材《外科学》及多部外科专著的编写，担任国际及国内多本核心期刊的编委及特约审稿专家，发表论文150余篇，其中SCI收录论文50余篇。

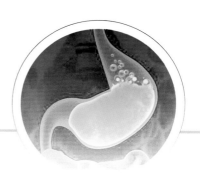

**转化医学出版
工程丛书**

总　主　编	陈　竺　　沈晓明
执行总主编	陈赛娟　　戴尅戎
总　顾　问	马德秀
学术总顾问	王振义

学术委员会名单（按姓氏汉语拼音排序）

卞修武　陆军军医大学病理学研究所,教授

陈国强　上海交通大学医学院,中国科学院院士

陈义汉　同济大学附属东方医院,中国科学院院士

冯　正　中国疾病预防控制中心寄生虫病预防控制所,教授

葛均波　同济大学,中国科学院院士

桂永浩　复旦大学附属儿科医院,教授

韩泽广　国家人类基因组南方研究中心,教授

贺　林　上海交通大学Bio-X研究院,中国科学院院士

黄荷凤　上海交通大学医学院附属国际和平妇幼保健院,教授

王　宇　中国疾病预防控制中心,教授

王红阳　海军军医大学东方肝胆外科医院,中国工程院院士

王升跃　国家人类基因组南方研究中心,教授

魏冬青　上海交通大学生命科学技术学院,教授

吴　凡　上海市卫生健康委员会,教授

徐学敏　上海交通大学Med-X研究院,教授

曾益新　北京医院,中国科学院院士

赵春华　中国医学科学院/北京协和医学院,教授

赵玉沛　中国医学科学院/北京协和医学院,中国科学院院士

钟南山　广州医科大学附属第一医院,中国工程院院士

学术秘书

王一煌　上海交通大学系统生物医学研究院,教授

本书编委会

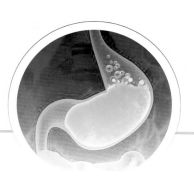

荣誉主编

顾健人　朱正纲

主　　编

王理伟　徐惠绵　曹　晖

副 主 编

赵　刚　肖秀英　赵恩昊　刘炳亚

学术秘书

林晓琳　毛铁波　姚佳雨

编委会名单（以姓氏汉语拼音排序）

白永瑞　上海交通大学医学院附属仁济医院

曹　晖　上海交通大学医学院附属仁济医院

戴广海　中国人民解放军总医院

冯海忠　上海交通大学医学院附属仁济医院

冯　琦　上海交通大学医学院附属仁济医院

李恩孝　西安交通大学第一附属医院

刘炳亚　上海交通大学医学院附属瑞金医院

刘　强　上海交通大学医学院附属仁济医院

刘泽兵　上海交通大学医学院附属仁济医院

邱江锋　上海交通大学医学院附属仁济医院

涂水平　上海交通大学医学院附属仁济医院

万燕萍　上海交通大学医学院附属仁济医院

王理伟　上海交通大学医学院附属仁济医院

肖秀英　上海交通大学医学院附属仁济医院

徐惠绵　中国医科大学附属第一医院

徐迎春　上海交通大学医学院附属仁济医院

张　俊　上海交通大学医学院附属瑞金医院

赵恩昊　上海交通大学医学院附属仁济医院

赵　刚　上海交通大学医学院附属仁济医院

郑磊贞　上海交通大学医学院附属新华医院

总　序

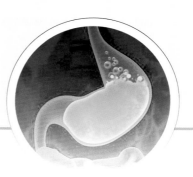

　　多年来，生物医学研究者与患者间存在着隔阂，而这些患者可能从生物医学研究成果中受益。一方面，无数罹患癌症等疾病的患者急切盼望拯救生命的治疗方案；另一方面，许多重要的基础科学发现缺乏实际应用者。近期涌现的转化医学旨在连接基础研究与临床诊疗，优化患者治疗，提升疾病预防措施。

　　转化医学将重要的实验室发现转变为临床应用，通过实验室研究阐释临床疑问，旨在惠及疾病预测、预防、诊断和治疗。转化医学的终极目标是开发更为有效的预防和治疗方案，促进临床预后和健康水平。因此，无论对患者还是大众，转化医学是以人为本的医学实践。

　　在过去三十年中，中国居民的生活条件、饮食和营养、卫生保健系统都得到了巨大的发展。然而，随着经济增长和社会快速发展，卫生保健系统面临多种问题。中国具有复杂的疾病谱：一方面，发展中国家常见的感染性疾病仍是中国沉重的负担；另一方面，发达国家常见的慢性病也成为中国人致死、致残的主要原因。中国的卫生保健系统面临巨大的挑战，须举全国之力应对挑战。中国正在深化改革，提高居民的福祉。转化医学的发展将促进疾病控制，有助于解决健康问题。

　　转化医学是多学科项目，综合了医学科学、基础科学和社会科学研究，以促进患者治疗和预防保健措施，其拓展了卫生保健服务领域。因此，全球各方紧密合作对于转化医学的发展至关重要。

　　为了加强国际合作，为基础、转化和临床研究工作者提供交流与相互扶持的平台，我们发起编纂"转化医学出版工程"系列图书。该系列图书以原创和观察性调查为特色，广泛涉及实验室、临床、公共卫生研究，提供医学各亚专业最新、实用的研究信息，开阔读者从实验室到临床和从临床到实验室的视野。

总　序

　　"转化医学出版工程"系列图书与"转化医学国家重大科技基础设施（上海）"紧密合作，为医师和转化医学研究者等对快速发展的转化医学领域感兴趣的受众提供最新的信息来源。作为主编，我热忱欢迎相关领域的学者报道最新的从实验室到临床的研究成果，期待该系列图书能够促进全球知识传播，增进人类健康。

陈竺

2015年5月25日

前　言

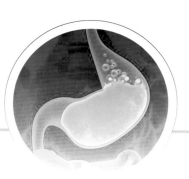

　　胃癌是最常见的消化道恶性肿瘤之一,也是我国仅次于肺癌的第二高发恶性肿瘤。由于人群特征与环境因素,我国胃癌发病人数占全球近一半,同时胃癌的总体诊疗效果并不理想,使其成为我国恶性肿瘤疾病负担中重要的一部分。

　　近年来,随着循证医学证据的积累和精准医学的发展,胃癌的治疗已经从局部肿瘤的根治性切除手段转变为个体化的综合治疗手段。基础研究进一步阐明了胃癌发生、发展过程与机制,通过分子分型的探索,提供了转化研究的治疗靶点与策略,临床研究推动了外科治疗目标的转变和包括靶向治疗、免疫治疗等多种药物和治疗手段的问世。尽管如此,胃癌的总体诊疗效果仍不十分令人满意。如何推动转化研究成果进入临床、如何提高早期胃癌的诊断率、如何通过临床实践提高患者生存等问题依然十分棘手。要解答以上问题,需要进一步在多组学层面了解胃癌的生物学行为与特征,根据不同的个体特征采取针对性、个体化的治疗方案,贯彻肿瘤多学科综合诊疗模式,为不同类型、不同特征、不同分期的患者提供最适宜的治疗选择,而这一切依赖于基础和转化研究的支持,新的治疗技术及方法的应用,以及有效药物的开发。

　　编写本书的目的是介绍近年来国内外胃癌的基础、转化研究以及临床诊治的进展,描绘当前胃癌综合诊治的策略图,为读者提供参考,以期进一步推动胃癌的基础、转化及临床研究,最终提高胃癌的治疗效果,改善患者预后。

王理伟　徐惠绵　曹　晖

2020年5月

目 录

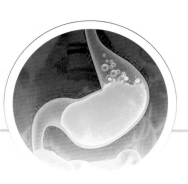

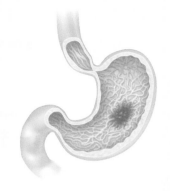

第一章

胃癌：从循证医学到精准医学

崔玖洁　王理伟

自 1923 年 Borrmann 对胃癌进行大体分型起，胃癌的研究经历了 20 世纪 90 年代之后循证医学的腾飞和 2011 年精准医学时代的开启，其中跨越了多个阶段，如果说传统的世界卫生组织（World Health Organization，WHO）分型和 Lauren 分型等病理分型是人们研究早期的作战准备，在精准医学时代胃癌分子分型才是"知己知彼，百战不殆"的关键战略，对临床指导个体化治疗方式的选择具有指导意义，首次创造了人类战胜肿瘤疾病的转折点，其中循证医学提供了强有力的战略谋划，将临床的技能和经验与基础和转化医学强强结合起来，为临床决策提供高级别的证据。当前，胃癌的诊治已经由循证医学迈入了以循证医学为基础的精准医学时代。通过多学科协作诊疗，重视转化医学和临床研究，在基础科学和临床实践之间建立起高效联系，从而形成最有效和最精准的胃癌诊断、治疗和预防模式。

［通信作者］　王理伟，Email: liweiwang@shsmu.edu.cn

第一节　胃癌循证医学的发展

循证医学（evidence-based medicine, EBM）的概念最早由David Sackett等人于1992年在长期的临床流行病学实践的基础上正式提出，几经修改后将其定义为"慎重、准确和明智地应用当前所能获得的最好的研究依据，结合临床医师个人的专业技能和临床经验，同时考虑患者的价值和愿望，将三者完美结合，制订出患者的治疗措施"。其核心思想就是在临床医疗实践中，应尽量以客观的科学研究依据结果为证据，制订患者的诊疗策略，将最好的证据应用于临床实践。

由于缺乏循证医学的证据，传统的胃癌诊治缺乏足够的病因学理论支持，在早期诊断、术式选择和化疗方案选择上，往往依医师个人经验而定。以外科手术为例，自1881年Billroth实行第1例胃大部切除术至今，对胃癌手术切除范围的争议不断。而1960年前后已发现，全胃切除胃癌不能改善远期病死率，反而给患者带来了更多的痛苦，降低了其生活质量。日本、韩国等国家率先对胃癌开展了大量的研究，并由日本学者最先提出胃癌手术的淋巴结清扫。从第一次提出循证医学的概念至今，胃癌研究的发展改变了原有以经验为基础的诊疗模式，在循证医学证据的基础上开展的诊疗工作，与科技进步和个体化治疗发生碰撞，激发了为数众多、各有侧重的基础与临床研究。在循证医学概念的提出和广泛应用后，新的治疗方法和药物层出不穷，胃癌的诊疗应该严格遵循规范化诊治的原则，对新方法、新药物及新技术的选择与应用应严格地建立在医学研究的基础上进行。全球的肿瘤学家在包括病因学、早期诊断、早期胃癌的内镜治疗、胃癌腹腔镜手术、辅助化疗、新辅助化疗、放射治疗（放疗）和姑息性化疗等各个胃癌诊疗领域开展了大量的临床和转化研究，为胃癌诊疗的临床决策提供了极富价值的循证医学证据，从而规范了胃癌的诊疗，取得了极大的进步。

一、循证医学证据支持下的早期胃癌内镜和腹腔镜手术治疗

早期胃癌患者经规范化治疗后的预后较好。长期以来其研究目标从根治手术以获得长期生存演变为在达到相同生存的条件下尽可能减少对患者的创伤、保留脏器功能，从而最大限度地改善患者的生活质量。由此人们开展了早期

胃癌的内镜治疗和对无法内镜治疗的患者施行创伤更小的腹腔镜手术治疗的大量临床研究。

早期胃癌的内镜治疗技术，从最初的内镜下黏膜切除术（endoscopic mucosal resection, EMR）已经逐渐演进为内镜黏膜下剥离术（endoscopic submucosal dissection, ESD）。大样本的回顾性研究证实：在部分早期胃癌患者中，内镜治疗可以获得与传统手术相同的远期预后。因此，日本率先将早期胃癌的内镜治疗纳入胃癌治疗指南（适应证为肿瘤长径≤2 cm且无溃疡病变）。但是对于分化差的胃癌，也有超过1 300例的样本回顾性研究证实：尽管ESD治疗的效果要优于EMR，当胃癌侵入深层黏膜下层，具有阳性外侧、深边缘或淋巴结转移时，ESD的治疗是不够的，应考虑行胃切除术和淋巴结切除术。因此，仍然需要更高级别的证据，即大样本、前瞻性的随机对照试验来证实早期胃癌的内镜治疗适应证的具体边界和远期疗效。

另一方面，早期胃癌的腹腔镜手术也得到了广泛的推广与应用，但安全性和远期预后同样存在证据不充分的问题。日本JCOG 0703、韩国KLASS-01等研究已经证实腹腔镜辅助远端胃癌根治术在早期胃癌治疗中的安全性。众多回顾性研究及部分小样本前瞻性研究也提示，腹腔镜辅助胃癌手术能够达到与开放手术相同的根治性。2019年，韩国KLASS-01项目报道了最新的长期随访结果。在该研究纳入的1 416例患者中，腹腔镜组的5年生存率为94.2%，开放手术组为93.3%（$P=0.64$）。意向治疗分析证实腹腔镜手术与开放手术相比具有非劣效性。两组患者的5年癌症特异生存率相似（腹腔镜组97.1%，开放手术组97.2%，$P=0.91$）。而日本JCOG 0912 Ⅲ期研究的长期随访结果也预期最终可明确腹腔镜手术在早期胃癌治疗中的价值。可以预见，由循证医学高质量证据支持的腹腔镜手术将成为早期胃癌治疗的标准治疗方式之一。

二、局部晚期胃癌的围手术期综合治疗模式

除了由日本JCOG 9501研究和荷兰Dutch研究建立的胃癌外科治疗的标准术式D2淋巴结清扫术之外，局部进展期胃癌的综合治疗模式是近30年来循证医学在胃癌诊疗领域最具里程碑意义的贡献。来自欧洲的MAGIC研究对比了围手术期化疗和单纯手术治疗局部进展期胃癌的疗效，在围手术期化疗组中，切除的肿瘤明显较小且进展较慢。与手术组相比，围手术期化疗组总生存率（$HR=0.75$，$P=0.009$，5年生存率36% vs 23%）和无进展生存率（$HR=0.66$，$P<0.001$）均显著提高。其后日本的ACTS-GS研究和中国主导的CIASSIC研

究证实D2淋巴结清扫术后辅助化疗可改善患者预后，从而奠定了局部进展期胃癌围手术期化疗的重要地位。

第二节　胃癌临床研究进入精准医学时代

相比早期胃癌和局部进展期胃癌根治术后超过80%的5年生存率，转移性胃癌面对着尤为严峻的挑战。晚期胃癌的传统化学治疗（化疗）方法至今没有标准、有效的方案，患者的总生存时间不到1年。也正因为如此，尽管遭遇了许多失败，肿瘤学家们在转化治疗、靶向治疗和免疫治疗等有别于传统治疗手段的领域开展了大量的基础和临床研究。在精准医学概念提出近10年之际，在其他多种恶性肿瘤中看到了个体化靶向治疗、免疫治疗给患者带来的巨大获益，也更加期待胃癌研究——从循证医学时代进入精准医学时代能够带来更多的惊喜和希望。

精准医学被定义为"针对个体患者需求的治疗"。基于遗传和表型、生物标志物以及心理社会特征，将特定患者与具有相似临床表现的其他患者区分开来，从而改善个体患者的临床结果，并尽可能减少无效治疗带来的不良反应。相比原有的诊断与分型，精准医学将基因组测序技术以及生物信息与大数据科学交叉应用，通过基因组学、蛋白组学和人群大样本的生物标志物分析数据建立起新型医学模式，能够对疾病进行诊断更明确、治疗更精准的分型。而二代测序技术将外显子组或整个基因组以低廉的价格进行分析的前景重塑了人们对基因检测方法的思考，让获取临床治疗和预后的指导信息变得直接而容易。癌症基因组图谱（the cancer genome atlas, TCGA）计划已经于2014年宣布完成，该计划历时8年余。TCGA数据库共收录了来自1万多例患者的33种癌症的数据，2.5PB的数据量。这些研究精华共发表了27篇相关论文，涉及基因组测序、转录组测序、甲基化等表观组学测序以及最终的整合分析，同时研究者也将它们与临床和影像学数据相关联，以期探索肿瘤细胞起源、致癌过程和癌症信号通路。

2014年，TCGA研究团队基于基因测序提出了胃癌的全新分子分型，在胃癌精准医疗的战场上吹响了嘹亮的号角。研究通过对295例未接受过化疗和放疗的胃腺癌样本和对照样本进行包括成组体细胞拷贝数分析、全外显子组测序、信使核糖核酸（messenger RNA, mRNA）测序、微小RNA（microRNA, miRNA）测序、成组DNA甲基化分析和反相蛋白质阵列分析等6类分析，确定了个体胃癌亚型的特征数据，提出了胃癌4种亚型的分子分型。① EB病毒（Epstein-Barr virus, EBV）阳性型：磷脂酰肌醇-3-激酶催化亚单位α（$PIK3CA$）基因高频突变，DNA超甲基化和Janus激酶2（$JAK2$）、程序性死亡配体1（programmed cell death ligand, CD274/PD-L1）和程序性死亡配体2（PDCD1LG2/PD-L2）扩增。② 微卫星不稳定型（microsatellite instability, MSI型）：包括编码可靶向致癌信号通路蛋白的基因突变率升高。③ 基因组稳定型（genomic stability, GS型）：$RhoA$基因高频突变或Rho家族GTP酶活化蛋白融合现象，多见于弥漫型胃癌。④ 染色体不稳定型（chromosomal instability, CIN型）：具有标志性的非整倍染色体和受体酪氨酸激酶原位扩增，多见于肠型胃癌。这些分型将作为组织病理学的有力参照，其提供的基因组特征将为临床靶向药物研究指引方向。已经广泛应用的MSI型基因检测、EBV检测以及正在兴起的基因突变和扩增位点的检查正逐步将该研究的价值最大化。除了TCGA研究团队对胃癌进行分型，还有Lei等人在2013年基于基因组表达首次提出的胃癌分型，即增殖型、代谢型和间质型；2015年，亚洲癌症研究组织（Asian Cancer Research Group, ACRG）也提出了一种新的分子分型，将胃癌分为微卫星稳定/上皮−间质转化（MSS/EMT）型、MSI型、微卫星稳定/肿瘤蛋白p53阳性（MSS/TP53$^+$）型和微卫星稳定肿瘤蛋白p53阴性（MSS/TP53$^-$）型。

　　在传统的胃癌分型无力阻挡胃癌进展的时候，以TCGA研究为代表的分子分型在对肿瘤生物学更深刻认识的基础上，确立了胃癌精准医学时代的先河。目前，上述对于胃癌的分类是迄今为止所取得的最新进展。随着胃癌分子分型研究的不断深入和扩展，分子靶向治疗和个体化诊疗将为患者带来新的治疗选择。

　　早在2009年，美国临床肿瘤学会（American Society of Clinical Oncology, ASCO）年会上便报道了曲妥珠单抗在人表皮生长因子受体2（human epidermal growth factor receptor 2, $HER2$）基因阳性表达晚期胃癌患者治疗中的疗效及安全性［原癌基因$HER2$是酪氨酸激酶活性的表皮生长因子（epidermal growth factor, EGF）受体家族的成员。在胃食管结合部腺癌（adenocarcinoma of esophagogastric junction, AEG）中，超过30%有$HER2$基因过表达或扩增，而胃组织中只有不到20%。此外，肠型和弥漫型胃癌中$HER2$基因的阳性表达率分别为34%和6%］。作为一项开放性、多中心、随机、对照的Ⅲ期临床研究，ToGA研究证实了曲妥珠单抗（trastuzumab）与联合化疗一线治疗$HER2$阳性晚期胃癌或AEG有效且安全。该研究共纳入了594位受试者，曲妥珠单抗联合化疗组的中位生存期为13.8个月，化疗组的中位生存期为11.1个月（$HR=0.74, P=0.0046$）。

由此，曲妥珠单抗联合化疗治疗 *HER2* 阳性晚期胃癌或 AEG 作为新标准写入了美国国立综合癌症网络（National Comprehensive Cancer Network, NCCN）的指南，即《NCCN 胃癌临床实践指南》。作为第一次证实靶向药物曲妥珠单抗联合化疗可显著改善 *HER2* 基因阳性的晚期胃癌患者的生存期，ToGA 研究对胃癌分子诊断和靶向治疗具有里程碑式的意义。此后，根据 TCGA 的胃癌分子分型开展的一系列包括抗表皮生长因子受体（epidermal growth factor receptor, EGFR）、血管内皮细胞生长因子受体（vascular endothelial growth factor receptor, VEGFR）等基因的靶向药物，基于 MSI 型胃癌的免疫治疗等在内的临床研究如雨后春笋般地出现。截至 2018 年 12 月 31 日，在 WHO 的国际临床试验注册平台上共可检索到近 300 项转移性胰腺癌相关的药物临床研究，以下列举代表性的研究成果。

一、靶向治疗

在抗血管生成靶向治疗方面，血管内皮生长因子（vascular endothelial growth factor, VEGF）作为癌细胞生长和转移所必需的细胞因子，具有促进血管增殖和形成的作用，靶向 VEGF 的贝伐珠单抗（bevacizumab）、靶向血管内皮细胞生长因子受体 2（VEGFR2）的雷莫芦单抗（ramuricumab）均开展了系列研究。AVAGAST 试验是一项针对贝伐珠单抗用于胃癌治疗的 III 期临床随机试验，研究显示贝伐珠单抗组患者的无进展生存期明显延长（6.7 个月 *vs* 5.3 个月，$P = 0.004$），但未能改善患者的总生存期（12.1 个月 *vs* 10.1 个月，$P > 0.05$）。而针对雷莫芦单抗的 2 项国际多中心、随机的 III 期临床研究（REGARD 和 RAINBOW 研究），分别显示了其二线治疗转移性胃癌的积极效果。REGARD 研究显示雷莫芦单抗单药二线治疗晚期胃癌能够延长患者的中位生存期（5.2 个月 *vs* 3.8 个月，$P = 0.047$）。RAINBOW 研究将 665 名患者分别纳入雷莫芦单抗＋紫杉醇组和安慰剂＋紫杉醇组以二线化疗失败后的转移性胃癌，结果显示雷莫芦单抗＋紫杉醇组总生存期明显延长（中位生存期 9.6 个月 *vs* 7.4 个月，$HR = 0.807$，$P = 0.017$），被视为晚期胃癌患者的新标准二线治疗。阿帕替尼（apatinib）是我国自主研发的针对 VEGFR2 的小分子酪氨酸激酶抑制剂，来自国内的一项 32 个中心的随机对照 III 期临床研究共纳入 267 例二线或二线以上化疗失败的晚期胃腺癌或 AEG 患者，结果显示阿帕替尼单药口服与安慰剂相比能显著延长总生存期（6.5 个月 *vs* 4.7 个月，$P = 0.014\ 9$）和中位无进展生存期（2.6 个月 *vs* 2.0 个月，$P < 0.001$），客观缓解率和疾病控制率均得到显著提高。阿帕替尼为二线及二线以上治疗失败的患者提供了三线甚至三线以上的治疗方案。

但是与结直肠癌、肺癌等恶性肿瘤相比，目前分子靶向治疗在晚期胃癌中明显获益的药物并不多。未来，针对分子靶向药物的临床试验应更加注重基于组织学评估可能存在的分子突变，并按照基因分型给予精准化治疗。同时，进一步筛选能预测疗效的分子标志物，锁定药物敏感人群。

二、免疫治疗

2018年，诺贝尔生理学或医学奖授予2位免疫学家：美国的James P. Allison与日本的Tasuku Honjo，以表彰他们"发现负性免疫调节治疗癌症的疗法方面的贡献"。免疫检查点抑制剂［如程序性死亡基因（programmed death gene, *PD*-1）抗体］和细胞免疫治疗［如嵌合抗原受体T细胞（chimeric antigen receptor T-cell, CAR-T）治疗］都是针对患者个体特异性的治疗。研究显示，肿瘤免疫药物在MSI型肿瘤，尤其对错配修复基因缺失癌症患者的疗效显著。Ma等报道发现EBV感染型和MSI型胃癌均表现为PD-L1高表达。

由此PD-1抑制剂帕博利珠单抗（pembrolizumab）在KEYNOTE-012和KEYNOTE-059两项Ⅰ期临床研究中显示出能改善复发或转移性和二线及二线以上化疗失败的PD-L1阳性晚期胃癌患者的生存。另一个PD-1抑制剂纳武利尤单抗（nivolumab）在针对亚洲人群（日本、韩国和中国台湾共49个中心）的ATTRACTION-2研究中获得了较好的结果，显示在至少接受过二线治疗的晚期胃癌患者中，纳武利尤单抗与安慰剂对比显著提高了患者生存（中位生存期：5.26个月 *vs* 4.14个月；1年生存率：26.2% *vs* 10.9%），体现出良好的治疗效果。上述2个药物已分别被美国食品药品管理局（Food and Drug Adminstration, FDA）批准用于晚期胃癌的多线治疗，帕博利珠单抗也被《NCCN胃癌临床实践指南》推荐用于高度微卫星不稳定（MSI-H）型或错配修复基因缺陷（dMMR）型患者的二线及二线以上治疗。

尽管胃癌的免疫治疗已取得一定成果，但仍有较多问题和疑惑尚未解决，如PD-L1的检测方法，单药使用还是与其他化疗药物、分子靶向药物联用，药物使用时间和具体方案等，都需要谨慎科学地探索，并在大量临床研究结果和数据中寻找成熟的方案和公认的结论。

时至今日，人类与胃癌的抗争还远未结束，循证医学提供了科学的方法，而科技进步和精准医学正在扭转战局。相比美国的癌症谱，我国胃癌仍是最高发的恶性肿瘤之一；对比日本投入巨大的早期筛查和高检出率，我国胃癌仍以预后差的局部进展期和转移性胃癌为主。"路漫漫其修远兮"，在下一个十年，我们会利用好精准医疗时代的信息与技术,进一步深入认识胃癌生物学本质、辨识关键信号网络、积累各类循证医学证据,通过基础研究找到基因组学和通过临床验证确认的药物靶点有力结合,同时紧密联系当前如火如荼的生物信息学、大数据医疗,从而构建胃癌诊疗的共建、共享、共用数据平台,并最终推动科学研究不断改善患者的生活质量,提高患者的长期生存,乃至攻克胃癌及其他恶性肿瘤。

参 考 文 献

[1] Ahn J Y, Jung H Y, Choi K D, et al. Endoscopic and oncologic outcomes after endoscopic resection for early gastric cancer: 1370 cases of absolute and extended indications[J]. Gastrointest Endosc, 2011, 74(3): 485−493.

[2] Association J G C. Japanese gastric cancer treatment guidelines 2010 (ver. 3)[J]. Gastric Cancer, 2011, 14(2): 113−123.

[3] Bang Y J, Sasako M, Yamaguchi T, et al. Adjuvant capecitabine and oxaliplatin for gastric cancer after D2 gastrectomy (CLASSIC): a phase 3 open-label, randomised controlled trial[J]. Lancet, 2012, 379(9813): 315−321.

[4] Bang Y J, Van Cutsem E, Feyereislova A, et al. Trastuzumab in combination with chemotherapy versus chemotherapy alone for treatment of HER2-positive advanced gastric or gastro-oesophageal junction cancer (ToGA): a phase 3, open-label, randomised controlled trial[J]. Lancet, 2010, 376(9742): 687−697.

[5] Cancer Genome Atlas Research Network. Comprehensive molecular characterization of gastric adenocarcinoma[J]. Nature, 2014, 513(7517): 202−209.

[6] Cristescu R, Lee J, Nebozhyn M, et al. Molecular analysis of gastric cancer identifies subtypes associated with distinct clinical outcomes[J]. Nature Medicine, 2015, 21(5): 449−456.

[7] Cunningham D, Allum W H, Stenning S P, et al. Perioperative chemotherapy versus surgery alone for resectable gastroesophageal cancer[J]. N Engl J Med, 2006, 355(1): 11−20.

[8] Fuchs C S, Doi T, Jang R W, et al. Safety and efficacy of pembrolizumab monotherapy in patients with previously treated advanced gastric and gastroesophageal junction cancer: phase 2 clinical KEYNOTE-059 trial[J]. JAMA Oncol, 2018, 4(5): e180013.

[9] Fuchs C S, Tomasek J, Yong C J, et al. Ramucirumab monotherapy for previously treated advanced gastric or gastro-oesophageal junction adenocarcinoma (REGARD): an international, randomised, multicentre, placebo-controlled, phase 3 trial[J]. Lancet, 2014, 383(9911): 31−39.

[10] Hartgrink H H, van de Velde C J, Putter H, et al. Extended lymph node dissection for gastric cancer: who may benefit? Final results of the randomized Dutch gastric cancer group trial[J]. J Clin Oncol, 2004, 22(11): 2069−2077.

[11] Hiki N, Katai H, Mizusawa J, et al. Long-term outcomes of laparoscopy-assisted distal

gastrectomy with suprapancreatic nodal dissection for clinical stage I gastric cancer: a multicenter phase II trial (JCOG0703)[J]. Gastric Cancer, 2018, 21(1): 155−161.

［12］Huscher C G, Mingoli A, Sgarzini G, et al. Laparoscopic versus open subtotal gastrectomy for distal gastric cancer: five-year results of a randomized prospective trial[J]. Ann Surg, 2005, 241(2): 232−237.

［13］Ioannidis J P A. Evidence-based medicine has been hijacked: a report to David Sackett[J]. J Clin Epidemiol, 2016, 73: 82−86.

［14］Isomoto H, Shikuwa S, Yamaguchi N, et al. Endoscopic submucosal dissection for early gastric cancer: a large-scale feasibility study[J]. Gut, 2009, 58(3): 331−336.

［15］Jameson J L, Longo D L. Precision medicine — personalized, problematic, and promising[J]. N Engl J Med, 2015, 372(23): 2229−2234.

［16］Jeong G A, Cho G S, Kim H H, et al. Laparoscopy-assisted total gastrectomy for gastric cancer: a multicenter retrospective analysis[J]. Surgery, 2009, 146(3): 469−474.

［17］Kang Y K, Boku N, Satoh T, et al. Nivolumab in patients with advanced gastric or gastro-oesophageal junction cancer refractory to, or intolerant of, at least two previous chemotherapy regimens (ONO-4538-12, ATTRACTION-2): a randomised, double-blind, placebo-controlled, phase 3 trial[J]. Lancet, 2017, 390(10111): 2461−2471.

［18］Kim H H, Han S U, Kim M C, et al. Effect of laparoscopic distal gastrectomy vs open distal gastrectomy on long-term survival among patients with stage I gastric cancer: the KLASS-01 randomized clinical trial[J]. JAMA Oncol, 2019, 5(4): 506−513.

［19］Kim W, Kim H H, Han S U, et al. decreased morbidity of laparoscopic distal gastrectomy compared with open distal gastrectomy for stage I gastric cancer: short-term outcomes from a multicenter randomized controlled trial (KLASS-01)[J]. Ann Surg, 2016, 263(1): 28−35.

［20］Kurokawa Y, Katai H, Fukuda H, et al. Phase II study of laparoscopy-assisted distal gastrectomy with nodal dissection for clinical stage I gastric cancer: Japan Clinical Oncology Group Study JCOG0703[J]. Jpn J Clin Oncol, 2008, 38(7): 501−503.

［21］Le D T, Uram J N, Wang H, et al. PD-1 blockade in tumors with mismatch-repair deficiency[J]. N Engl J Med, 2015, 372(26): 2509−2520.

［22］Lei Z, Tan I B, Das K, et al. Identification of molecular subtypes of gastric cancer with different responses to PI3-kinase inhibitors and 5-fluorouracil[J]. Gastroenterology, 2013, 145(3): 554−565.

［23］Li J, Qin S, Xu J, et al. Randomized, double-blind, placebo-controlled phase III trial of apatinib in patients with chemotherapy-refractory advanced or metastatic adenocarcinoma of the stomach or gastroesophageal junction[J]. J Clin Oncol, 2016, 34(13): 1448−1454.

［24］Lordick F, Al-Batran S E, Dietel M, et al. HER2 testing in gastric cancer: results of a German expert meeting[J]. J Cancer Res Clin Oncol, 2017, 143(5): 835−841.

［25］Ma C, Patel K, Singhi A D, et al. Programmed death-ligand 1 expression is common in gastric cancer associated with epstein-barr virus or microsatellite instability[J]. Am J Surg Pathol, 2016, 40(11): 1496−1506.

［26］Muro K, Chung H C, Shankaran V, et al. Pembrolizumab for patients with PD-L1-positive advanced gastric cancer (KEYNOTE-012): a multicentre, open-label, phase 1b trial[J]. Lancet Oncol, 2016, 17(6): 717−726.

[27] Nakamura K, Katai H, Mizusawa J, et al. A phase Ⅲ study of laparoscopy-assisted versus open distal gastrectomy with nodal dissection for clinical stage Ⅰ A/ Ⅰ B gastric cancer (JCOG0912)[J]. Jpn J Clin Oncol, 2013, 43(3): 324−327.

[28] Ohtsu A, van Cutsem E, Feyereislova A, et al. Bevacizumab in combination with chemotherapy as first-line therapy in advanced gastric cancer: a randomized, double-blind, placebo-controlled phase Ⅲ study[J]. J Clin Oncol, 2011, 29(30): 3968−3976.

[29] Sakuramoto S, Sasako M, Yamaguchi T, et al. Adjuvant chemotherapy for gastric cancer with S-1, an oral fluoropyrimidine[J]. N Engl J Med, 2007, 357(18): 1810−1820.

[30] Wilke H, Muro K, van Cutsem E, et al. Ramucirumab plus paclitaxel versus placebo plus paclitaxel in patients with previously treated advanced gastric or gastro-oesophageal junction adenocarcinoma (RAINBOW): a double-blind, randomised phase 3 trial[J]. Lancet Oncol, 2014, 15(11): 1224−1235.

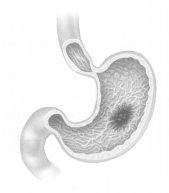

第二章

胃癌的基础研究与临床研究

赵文毅　曹　晖

围绕胃癌所开展的基础与临床研究纷繁复杂,涉及基础和临床医学的各个方面。在基础研究领域,从大体形态学到镜下微观改变,再从细胞逐渐演进到分子层面,涉及病理学、遗传学、细胞生物学及分子生物学等一系列学科的交叉互融,围绕临床问题,通过基因组学、转录组学及蛋白质组学等多个层面的技术手段,尝试阐述胃癌的各种恶性表型机制及寻找理论解决方案;而在胃癌的药物临床研究中,制药公司研发新药往往依赖于胃癌基础研究领域的新突破和新发现,并最终通过临床试验来明确其在胃癌治疗中是否真正具有价值,风险与利益并存;同样胃癌手术学相关的临床研究也伴随着医疗器械技术的发展。本章选取近年来胃癌研究中的热点领域如胃癌分子分型、非编码RNA、胃癌耐药、靶向及免疫治疗和腹腔镜手术等进行概述。

[通信作者]　曹　晖,Email: caohuishcn@hotmail.com

第一节　胃癌分型的发展与演进

一、胃癌分型的历史

　　胃癌是一种临床表现及病理学特征异质性均非常明显的消化道恶性肿瘤，个体差异大。几十年来医学科学工作者为了区分胃癌的异质性及亚型鉴定，开展了大量的工作。1965年，Lauren根据胃癌的组织形态结构和生物学特征，将胃癌分为肠型、弥漫型和混合型，即Lauren分型，并沿用至今。WHO在《消化系统肿瘤分类（第4版）》中，根据胃癌的不同病理学特征，将胃癌的病理类型分为管状腺癌、乳头状腺癌、黏液腺癌和印戒细胞癌等。随着科学发展及分子生物学研究水平的不断提高，人们开始逐渐认识到应用传统病理学对胃癌进行组织分型的局限性，并开始重视开展胃癌分子分型的重要意义。

　　2003年，新加坡Patrick Tan团队较早提出了胃癌的分子分型理念。他们通过比较基因组杂交和组织芯片技术，将胃癌分为致瘤性型（tumorigenic）、反应性型（reactive）以及胃样型（gastric-like）3种类型，构成了胃癌分子分型的雏形。2011年，Patrick Tan等又提出了新的胃癌分子分型体系。他们通过胃癌细胞系的基因表达差异及临床样本验证，将胃癌分为肠型基因型（genomic intestinal, G-INT）和基因弥漫型（genomic diffuse, G-DIF）2种类型，意在与传统的Lauren分型相对应。同年，Manish Shah等利用流行病学及数据分析工具提出了另一种胃癌分子分型方法，将胃癌分为弥漫型、近端胃非弥漫型和远端胃非弥漫型3种亚型；进一步研究发现，相较于远端胃癌，多种酪氨酸激酶受体（tyrosine kinase-linked receptors）如HER2、EGFR及肝细胞生长因子受体（c-MET）等基因在近端胃癌更容易出现异常扩增或表达上调；而弥漫型胃癌中可出现E-钙黏蛋白（CDH1）基因的缺失、成纤维细胞生长因子受体2（FGFR2）过表达以及磷脂酰肌醇3激酶（phosphoinositide 3-kinase, PI3K）信号通路的异常激活等现象。2013年，Patrick Tan团队继2003年及2011年后第3次提出了自己新的胃癌分子分型体系。他们通过对248例胃癌样本的聚类分析，再次将胃癌分为间叶细胞型、增殖型和代谢型3种。2014年，Leung等利用基因组、表观基因组及转录组学技术对100例弥漫型和肠型胃癌进行分析后，鉴定出了一系列新的突变基因，如黏蛋白抗原6（MUC6）、CTNNA2、GLI3和RNF4，并发现弥漫型胃癌中可能发生的特

有突变基因 *RhoA*。

上述胃癌分子分型的进展和理念阐述有助于人们进一步认识胃癌,但这些变化多样却说法不一的分型体系,也为学术界及临床医学的实际参考及应用带来了困惑和困难。直到2014年TCGA研究团队发表了迄今为止最为重要和最具有参考价值的胃癌分子分型体系,以及ACRG在2015年发表的基于亚洲人种的胃癌分子分型,这两者基本统一了当前对胃癌分子分型的主要认识并获得了普遍共识。

二、基于TCGA的胃癌分子分型

TCGA研究团队对295例胃癌样本通过6个层面的分子平台技术(拷贝数变化、全基因组测序、转录组测序、miRNA测序、DNA甲基化和磷酸化蛋白组学分析)鉴定出了4种胃癌分子亚型:① EBV相关型,这类亚型的特点为可检测出EBV感染,常伴有 *PIK3CA* 突变、*JAK2* 或 *PD-L1/2* 过表达、抑癌基因 *CDKN2A* 沉默及免疫相关信号通路异常激活等特点;② 高度微卫星不稳定型(MSI-H型),这类亚型的特点为 *MLH1* 启动子区域的高度甲基化所导致的 *MLH1* 表达沉默,存在如 *HER2*(5%)、*EGFR*(5%)、*HER3*(14%)、*JAK2*(11%)、*FGFR2*(2%)、*MET*(3%)和 *PIK3CA*(42%)等多种基因的高突变频率,并伴有细胞有丝分裂相关信号通路的异常;③ 基因组稳定型(GS型),这类亚型的特点是缺少体细胞水平的拷贝数变异并且与Lauren分型中的弥漫型更为相关,与细胞黏附相关的信号通路在此亚型中往往表现异常,存在如 *CDH1* 和 *RhoA* 基因的突变以及 *CLDN18* 和 *ARHGAP* 的染色体易位等现象;④ 染色体不稳定型(CIN型),这类亚型的特点为更好发于肠型胃癌并以伴有多种基因扩增,导致了多种受体酪氨酸激酶及下游信号通路的异常激活,如 *HER2*(24%)、*EGFR*(10%)、*HER3*(8%)、*JAK2*(5%)、*FGFR2*(8%)、*MET*(8%)、*PIK3CA*(10%)及 *KRAS/NRAS*(18%)等,并常伴有 *TP53* 的突变(**图2-1-1**)。

三、基于ACRG的胃癌分子分型

在TCGA研究团队发表胃癌分子分型的1年后,ACRG发表了基于亚洲人种的胃癌分子分型体系。ACRG对300例胃癌样本进行了基因组与转录组水平的检测与分析。与TCGA数据库相比,ACRG数据库纳入了更多的重要的临床信息,如患者预后及转移类型等,并以此为基础提出了新的胃癌分型:① 微卫星不稳定型(MSI型),这类亚型与TCGA分型中的MSI-H型类似,由于存在 *MLH1* 的表达缺失,导致肿瘤存在较高的基因突变频率,在肠型及Ⅰ/Ⅱ期胃

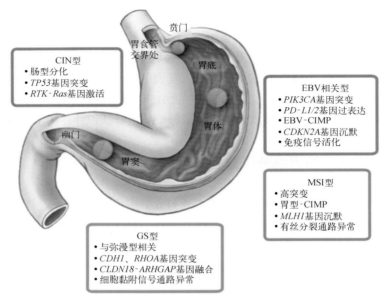

CIN型
• 肠型分化
• *TP53*基因突变
• *RTK-Ras*基因激活

贲门
胃食管交界处
胃底
胃体

EBV相关型
• *PIK3CA*基因突变
• *PD-L1/2*基因过表达
• EBV-CIMP
• *CDKN2A*基因沉默
• 免疫信号活化

幽门
胃窦

MSI型
• 高突变
• 胃型-CIMP
• *MLH1*基因沉默
• 有丝分裂通路异常

GS型
• 与弥漫型相关
• *CDH1*、*RHOA*基因突变
• *CLDN18-ARHGAP*基因融合
• 细胞黏附信号通路异常

图2-1-1 基于TCGA的胃癌分子分型

癌中发生率较高，在所有亚型中预后最好；② 微卫星稳定/上皮-间质转化型（MSS/EMT型），这类亚型的特点为年轻及弥漫型胃癌患者较多，常伴有*CDH1*的缺失，在印戒细胞癌及Ⅲ/Ⅳ期胃癌中发生率较高，在所有亚型中预后最差，复发病死率高；③ 微卫星稳定/p53阳性型（MSS/p53⁺型），这类亚型的特点为常伴有EBV感染及p53阳性表达，并常伴有*APC*、*ARID1A*、*KRAS*、*PIK3CA*和*SMAD4*基因的突变；④ 微卫星稳定/p53阴性型（MSS/p53⁻型），这类亚型的特点为常伴有*p53*基因的突变及编码受体酪氨酸激酶或细胞周期调节相关基因的扩增，如*HER2*、*CCNE1*及*CCND1*等（图2-1-2）。

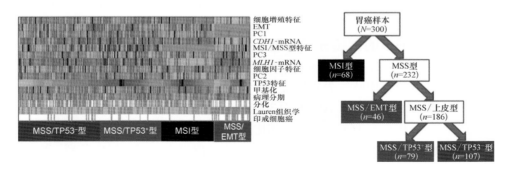

图2-1-2 基于ACRG的胃癌分子分型
注：左图为4种分子亚型的基因表达；右图为300例胃癌样本的亚型分布情况。

第二节　非编码 RNA 与胃癌

一、miRNA 作为肿瘤标志物在胃癌中的价值

miRNA 是一类长约 22 bp 的非编码 RNA，通过调控真核生物基因表达的转录后水平，对人类、动物和植物的正常生长发育以及包括肿瘤在内的多种病理生理过程中都发挥着重要的作用。近年来的研究发现，肿瘤来源的 miRNA 不仅存在于肿瘤组织内，而且能够在血清、血浆、尿液或消化液等多种体液中检出，具有作为肿瘤标志物的潜在价值，而 miRNA 作为肿瘤学标志物在胃癌的诊断、预后预测以及疗效判断等多个方面发挥着作用（图 2-2-1）。

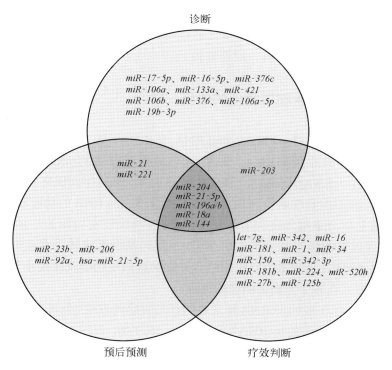

图 2-2-1　miRNA 作为肿瘤学标志物与胃癌的诊断、预后及疗效判断等多个方面相关

作为胃癌的诊断学标志物，文献报道血浆中同时检测 *miR-16*、*miR-25*、*miR-92a*、*miR-451* 和 *miR-486-5p* 这 5 种 miRNA 或 *miR10b-5p*、*miR132-3p*、*miR185-5p*、*miR195-5p*、*miR-20a3* 和 *miR296-5p* 这 6 种 miRNA 有助于通过血液学检测发现潜在的胃癌患者；而在尿液中检测到 *miR-21-5p* 也可能有助于胃癌的检出；Liu 等报道了采用 7 种 miRNA（*let-7e*、*miR-125b*、*miR-126*、*miR-148a*、*miR-21*、*miR-26a* 和 *miR-222*）的血液学检测有助于发现 Ⅱ～Ⅲ 期胃癌患者的复发。

作为胃癌的预后标志物，荟萃分析研究发现 *miR-20b*、*miR-141*、*miR-145* 和 *miR-486-5p* 与胃癌的预后相关；Ding 等报道了一项由 8 种 miRNA（*miR-145*、*miR-184*、*miR-20b*、*miR-9-1*、*miR-9-2*、*miR-1537*、*miR-549* 和 *miR-802*）构成的模型有助于预测胃癌患者的预后。

而在胃癌疗效判断方面，肿瘤细胞中 *miR-185*、*miR-31*、*miR-518f*、*miR-520a*、*miR-520 d*、*miR-519e*、*miR-363* 及 *miR-517* 等多种 miRNA 与胃癌化疗敏感性相关；Sui 等报道了 *miR-125b* 与 *HER2* 阳性胃癌患者曲妥珠单抗疗效相关。

虽然 miRNA 在胃癌的诊断、预后及疗效判断等多个方面都发挥着肿瘤标志物的作用，但由于大部分的研究结果仍然存在样本量较少、缺乏多中心前瞻性研究数据等问题，且部分 miRNA 并非是胃癌特异性表达，故 miRNA 作为胃癌的标志物被实际应用于临床仍有一段路要走。

二、长链非编码RNA在胃癌中的作用

长链非编码 RNA（long noncoding RNA, lncRNA）是一种长度 > 200 nt 且缺少开放读码框的非编码 RNA。lncRNA 与编码蛋白质的 mRNA 相比，大部分 lncRNA 同样由 RNA 聚合酶 Ⅱ／Ⅲ 催化转录而来，但其序列保守性不高且表达丰度较低，在组织和细胞中表现出较强的特异性。lncRNA 的功能复杂多样，在多个层面上参与细胞分化和个体发育调控，并与疾病密切相关。在肿瘤中，lncRNA 可通过影响编码基因上游启动子、与编码基因形成转录本互补链并影响基因表达或剪切、与特定蛋白质相结合并影响蛋白质功能及作为小分子前体 RNA 等多种方式在各个方面影响肿瘤进程。

在胃癌中，存在多种 lncRNA 异常表达并与胃癌的发生、发展密切相关，部分在胃癌中表达上调的 lncRNA 如 *MALAT1*、*HOTAIR*、*H19*、*PVT1*、*GAPLINC*、*CCAT1*、*TINCR*、*UCA1*、*ANRIL* 和 *GClnc1* 等，这些 lncRNA 普遍具有促进胃癌细胞增殖、迁移、侵袭或抑制凋亡等功能（**表2-2-1**）；此外，*GAS5*、*MEG3*、*FER1L4*、*FENDRR*、*BM742401*、*PTENP1* 和 *TUSC7* 等在胃癌中表达下调的

lncRNA往往发挥抑癌作用，在抑制肿瘤细胞增殖、侵袭或促进凋亡等方面发挥作用（表2-2-2）。

表2-2-1　部分胃癌中表达上调lncRNA的功能及调控基因或靶点

名　称	位　置	肿瘤中的作用	调控基因或靶点
MALAT1	11q13.1	促进增殖	*SF2/ASF*、*EGFL7*、*miR-23b-3p*
HOTAIR	12q13.13	促进增殖、侵袭、EMT；抑制凋亡	*MMP1*、*MMP3*、*SNAIL*、*PARP1*、*PCBP1*、*miR-331-3p*、*HER2*
H19	11p15.5	促进增殖；抑制凋亡	*p53*、*BAX*、*RUNX1*、*CALN1*、*ISM1*、*miR-141*、*IGFR1*、*ZEB1*
PVT1	8q24.21	促进增殖、迁移、侵袭	*FOXM1*、*p15INK4B*、*p16INK4A*、*miR-186*、*HIF-1a*
GAPLINC	18p11.31	促进增殖、迁移、血管生成	*CD44*、*miR-211-3p*
CCAT1	8q24.21	促进增殖、侵袭	*ERK*、*MAPK*、*miR-490*、*hnRNPA1*
TINCR	19p13.3	促进增殖、迁移、侵袭；抑制凋亡	*KLF2*、*CDKN1A/P21*、*CDKN2B/p15*、*miR-375*、*PDK1*
UCA1	19p13.12	促进增殖、侵袭、EMT；抑制凋亡	*miR-7-5p*、*EGFR*、*miR-590-3p*、*CREB1*、PI3K-Akt-mTOR信号通路、*GRK2*、ERK-MMP9信号通路、*Akt/GSK-3B/cyclin D1axis*、*TGF-β_1*、*miR-27b*、*PARP*、*BCL-2*
ANRIL	9p21.3	促进增殖	*miR-99a/miR-449a*、*CDK6*、*mTOR*、*E2F1*、*TET2*、*p15*、*p16*
GClnc1	6q25.3	促进增殖、迁移、侵袭	*WDR5*、*KAT2A*、*SOD2*

表2-2-2　部分胃癌中表达下调的lncRNA的功能及调控基因或靶点

名　称	位　置	肿瘤中的作用	调控基因或靶点
GAS5	1q25.1	抑制增殖；促进凋亡	*E2F1*、*CyclinD1*、*YBX1*、*p21*、*miR-22*、PTEN/Akt/mTOR信号通路、*CDK6*
MEG3	14q32.2	抑制增殖、侵袭、EMT；促进凋亡	*p53*、*miR-181a*、*BCL2*、*E2F3*、*miR-141*、*Notch*、*Rb*、*VEGF*、*MMP3*、*MMP9*、*GDF15*、*miR21*
FER1L4	20q11.22	抑制增殖	*miR-106a-5p*、*PTEN*
FENDRR	16q24.1	抑制增殖、迁移	*PRC2*、*FN1*、*MMP2*、*MMP9*

（续表）

名　　称	位　　置	肿瘤中的作用	调控基因或靶点
BM742401	18q11.2	抑制迁移	*MMP9*
PTENP1	9p13.3	抑制增殖、迁移、侵袭；促进凋亡	*miR-106b、miR-93、PTEN*
TUSC7	3q13.31	抑制增殖	*miR-23b、PDCD4*

第三节　胃癌耐药相关机制

一、药物的摄入减少及排出增加

多种机制可导致胃癌细胞对化疗药物的摄入减少。在铂类药物的摄入过程中，需要有机阳离子转运体（organic cation transporter, OCT）家族及铜离子转运体1（copper transporter 1, CTR1）的参与。文献报道在多种肿瘤中存在OCT及CTR1的表达下调和功能缺失并导致对铂类药物的耐药发生；研究还发现平衡型核苷转运体1（equilibrative nucleoside transporter 1, ENT1）在胃癌中表达下调并与吉西他滨和阿糖胞苷耐药密切相关。

对进入细胞内的化疗药物加强排出也是肿瘤重要的耐药原因之一。腺苷三磷酸结合盒超家族，又称腺苷三磷酸结合盒转运蛋白，即ATP结合盒蛋白（ATP-binding cassette protein, ABC蛋白），是一类腺苷三磷酸（adenosine thphosphate, ATP）驱动泵，由2个跨膜结构域及2个胞质侧ATP结合域组成，其能够通过泵出细胞毒性药物[如长春新碱、阿霉素及紫杉烷类药物等]影响细胞内药物浓度。该系列包括P糖蛋白（P-glycoprotein, P-gp）、多药耐药相关蛋白1（multidrug resistance associated protein 1, MRP1）和乳腺癌耐药相关蛋白（breast cancer-associated resistance protein, BCRP）。上述ABC蛋白家族成员已在多种肿瘤中被广泛研究，在胃癌中研究发现耐药胃癌组织或细胞系中P-gp、MRP1和BCRP的表达上调，提示与胃癌的多药耐药密切相关。

二、代谢异常

多种代谢相关酶参与胃癌的化疗耐药。细胞色素P450（cytochrome P450,

CYP）相关酶类与肿瘤的发生、发展及耐药密切相关，CYP2A的单核苷酸多态性（single nucleotide ploymorphism, SNP）所导致的编码蛋白活性变化会影响呋喃氟尿嘧啶（替加氟）向5-氟尿嘧啶（5-fluorouracil, 5-FU）的转化效率；而二氢嘧啶脱氢酶（dihydropyrimidine dehydrogenase, DPD）和胸苷酸磷酸化酶（thymidine phosphorylase, TP）与5-FU的代谢失活密切相关；羧酸酯酶是伊立替康（CPT-11）在细胞内活性的关键性酶之一，胃癌中羧酸酯酶2的高表达与伊立替康耐药有关；谷胱甘肽S-转移酶（glutathione-S-transferase, GST）同样也是内生性或外源性毒素的代谢酶，能够发挥对多种抗肿瘤药物的代谢失活作用。研究报道了胃癌中GST-π的高表达与丝裂霉素C、5-FU和顺铂等多种药物的耐药相关，并提示不良预后。

三、肿瘤细胞DNA损伤修复增强及抗凋亡

化疗药物主要引起肿瘤细胞的DNA损伤，并导致肿瘤细胞凋亡。肿瘤对化疗药物的耐受与细胞正常的凋亡途径发生异常有关。癌基因与抑癌基因的异常改变能够影响细胞周期变化，如正常情况下p53蛋白介导的DNA损伤后细胞凋亡，在胃癌中可能发生*p53*突变失活并导致胃癌细胞耐药。研究发现*p53*野生型胃癌细胞较*p53*突变型细胞对于顺铂和5-FU更敏感；但也有文献报道野生型*p53*的晚期胃癌患者在以阿霉素或5-FU为基础的化疗中，化疗敏感性要显著高于*p53*突变患者。拓扑异构酶Ⅱ（topoisomerase Ⅱ, Topo Ⅱ）是参与DNA复制和损伤修复的关键酶，其表达水平下调或功能受到抑制能够导致肿瘤细胞对化疗的耐药。端粒重复结合因子2（telomeric repeat binding factor 2, TERF2）同样也是非常重要的胃癌耐药相关蛋白，在对阿霉素或依托泊苷耐药胃癌细胞株SGC-7901中下调TERF2的表达能部分逆转其耐药表型，高表达TERF2能够促进SGC-7901对化疗的耐药，同时TERF2能够抑制毛细血管扩张性共济失调突变基因（ataxia telangiectasia-mutated gene, *ATM*）依赖的双链断裂易感基因的表达。

四、胃癌耐药相关信号转导通路

哺乳动物雷帕霉素靶蛋白（mammalian target of rapamycin, mTOR）信号通路与胃癌细胞的耐药密切相关。研究发现胃癌中作为mTOR信号通路下游靶点的核糖体蛋白S6激酶（p70S6K）和真核翻译起始因子4E结合蛋白1（4E-BP1）常呈现磷酸化表现，提示mTOR复合物1（mTORC1）信号通路在胃癌中被普遍激活。

甲胎蛋白（α-fetoprotein, AFP）型胃癌通常对顺铂等多种化疗药物具有耐药性，在经顺铂处理的甲胎蛋白型胃癌细胞中，p70S6K和4E-BP1始终保持磷酸化状态，提示甲胎蛋白型胃癌可能通过激活mTOR信号通路产生对顺铂的药物耐受。

核转录因子红系2相关因子2（nuclear factor erythroid 2-related factor 2, Nrf2）信号通路同样也在肿瘤细胞的耐药中发挥着重要作用。Nrf2是一种转录因子，调控许多关键酶如GST的表达，催化谷胱甘肽合成的起始步骤。研究发现Nrf2可通过激活核糖体蛋白S6（rpS6）促进HER2阳性胃癌对曲妥珠单抗的药物耐受。

除了Nrf2信号通路，Notch信号通路同样在曲妥珠单抗耐药及化疗耐药中发挥作用。研究发现Notch信号通路活性在耐曲妥珠单抗胃癌细胞中明显增强，同时伴有Notch配体Jagged1表达的上调和Notch反应基因*Hey1*和*Hey2*的激活。Notch 1可促进ak022798长非编码RNA表达，形成胃癌顺铂耐药细胞系SGC7901/DDP和BGC8 23/DDP。上述结果表明，Notch信号通路与胃癌耐药的发生有着密切的关系，Notch信号通路激活是促进肿瘤细胞耐药的重要机制之一。

刺猬蛋白家族（Hedgehog）信号通路下游Smoothened（SMO）也与胃癌的多药耐药相关。研究发现*miR-218*具有增加化疗药物敏感度及促进细胞凋亡的作用，SMO是其作用靶点，在人多药耐药胃癌细胞系SGC7901/ADM、人奥沙利铂耐药胃癌细胞系SGC7901/L-OHP与化疗敏感细胞系的对照研究中发现，耐药细胞株中SMO的表达显著上调，其耐药机制可能通过激活Hedgehog信号通路加强将药物从细胞内排除的作用，而*miR-218*则可通过下调SMO表达阻断肿瘤细胞通过Hedgehog信号通路对化疗药物产生耐受。

事实上，胃癌耐药的机制远比上述几方面内容要复杂得多，还涉及药物活性靶蛋白的修饰或改变、肿瘤干细胞理论、上皮-间质细胞转化、组织缺氧及酸性环境、非编码RNA等多个研究层面和研究领域，并由此构成了非常复杂的多维度调控网络，多种已知和未知的调控机制和信号通路参与其中，导致胃癌耐药的发生。

第四节　胃癌靶向及免疫治疗的临床研究

一、胃癌相关靶点及临床研究

随着大规模测序技术的应用，在胃癌中发现大量癌基因/抑癌基因的突变、扩增/缺失或转录及蛋白水平的表达改变，推动了胃癌治疗相关潜在靶点的基础与临床研究。

　　HER2是受体酪氨酸激酶基因家族中的重要一员，其作为原癌基因在包括胃癌在内的多种肿瘤中异常激活。HER2在肿瘤中的作用主要以基因扩增为主，少有突变的发生，其主要通过激活下游Ras/MAP和PI3K/Akt信号通路发挥作用，促进肿瘤细胞的增殖、侵袭和转移。曲妥珠单抗是目前靶向治疗HER2阳性胃癌的主要用药。

　　目前，已知VEGF及VEGFR家族参与了包括胃癌在内的多种肿瘤的发生、发展及血管生成。而在胃癌中靶向VEGFR2的雷莫芦单抗已成为日本《胃癌治疗指南（第5版）》中标准的二线治疗方案。

　　Claudin18.2（CLDN18.2）通常在胃黏膜中高表达且与多种肿瘤的恶性表型相关，部分胃癌患者存在CLDN18.2和Rho GTP酶激活蛋白（Rho GTPase-activating protein, ARHGAP）的染色体易位。一项Ⅱb期的临床研究结果显示，晚期胃癌一线联合应用CLDN18.2单抗+EOX化疗方案组的无进展生存期显著优于单独使用EOX化疗方案对照组。

　　其他如EGFR、c-MET、FGF/FGFR及PI3K信号通路等多个分子虽然有研究报道在胃癌的发生、发展中发挥作用，且部分分子已在其他肿瘤的靶向临床实验中获得阳性结果，但目前在胃癌中的临床靶向治疗价值仍有待进一步研究。

二、胃癌免疫治疗相关临床研究

　　基于PD-L1/PD-1免疫检查点疗法的免疫治疗同样也在胃癌中开展了大量的临床试验，其中帕博利珠单抗和纳武利尤单抗是目前已上市并分别在美国和日本获批用于晚期胃癌三线用药的PD-1单抗。

　　帕博利珠单抗已在包括胃癌在内的多种恶性肿瘤中开展了临床试验，临床试验简称以"KEYNOTE"为特征性标识。帕博利珠单抗在胃癌中的关键性临床研究KEYNOTE-059，其作为晚期胃癌三线单药的单臂Ⅱ期多中心临床研究，其阳性研究结果奠定了美国FDA批准用于PD-L1阳性晚期胃癌三线的治疗方案；同年，纳武利尤单抗在晚期胃癌中的临床研究ATTRACTION-2也报道了研究结果，其作为晚期胃癌三线单药与安慰剂对照的Ⅲ期多中心随机对照临床研究，其阳性结果使其在日本获批用于晚期胃癌患者的三线治疗方案。

　　目前研究发现，包括胃癌在内伴有MSI-H型恶性肿瘤及EBV阳性的胃癌患者，可能PD-1单抗的治疗效果更佳，但肿瘤免疫微环境复杂多变，仍有待于基础研究进一步了解和完善肿瘤免疫微环境的各种理论及具体机制，并发现新的免疫相关作用靶点；而临床上基于双靶点的单抗或CAR-T可能是后续免疫治疗的发展方向之一。

第五节　腹腔镜手术在胃癌中的临床研究

腹腔镜手术治疗肿瘤已成为当前包括胃癌在内多种肿瘤临床治疗的常规术式选择之一，开展胃癌腹腔镜手术的核心关键问题仍然取决于如何选择合适的胃癌患者及术式，以确保这些患者能够在保证肿瘤安全性的前提下通过腹腔镜手术额外获益，这是当前开展胃癌腹腔镜手术临床研究的主要宗旨。目前，胃癌腹腔镜手术的临床研究主要集中在日本、韩国和中国，部分研究已经取得一定结果，如日本JCOG 0912及韩国KLASS-01研究均表明在Ⅰ期胃癌中开展腹腔镜胃癌手术是安全的；近期KLASS-01的长期随访结果也在《美国医学会杂志·肿瘤学》(*JAMA Oncology*)上发表，结果显示在Ⅰ期胃癌中开展腹腔镜手术组的患者5年总生存率与开腹组相比无统计学差异，但伤口并发症发生率较低；而在进展期胃癌的腹腔镜研究中，中国CLASS-01研究初步结果显示在局限进展期的胃癌中开展腹腔镜手术是安全的。目前，中、日、韩三国仍有较多胃癌相关腹腔镜手术的临床研究正在进行中，主要多中心临床研究详见**表2-5-1**，可根据表中所列注册号，在ClinicalTrial.gov(韩国与中国NCT注册号)或UMIN-CRT(日本UMIN注册号)中了解相应的具体临床研究方案、内容及进展状况。

表2-5-1　主要胃癌腹腔镜手术多中心临床研究

国家	注册号	研究名称	主要终点	样本量
日本	UMIN000000874	腹腔镜下远端胃切除联合淋巴结清扫治疗Ⅰ期胃癌的Ⅱ期临床研究(JCOG0703)	吻合口瘘或胰瘘的发生率	170
日本	UMIN000003319	腹腔镜辅助对比开腹远端胃切除术联合淋巴结清扫治疗Ⅰ期胃癌的Ⅲ期临床研究(JCOG0912, cStigcladgp3)	无复发生存期	920
日本	UMIN000003420	腹腔镜与开腹手术治疗进展期胃癌的随机对照研究(JLSSG0901: Adv.GC-LAP/OPEN, PⅡ/Ⅲ)	Ⅱ期：吻合口瘘或胰瘘的发生率 Ⅲ期：无复发生存期	500

（续表）

国家	注 册 号	研 究 名 称	主要终点	样本量
韩国	NCT00452751	腹腔镜与开腹胃癌切除术的前瞻性随机对照研究（KLASS）	总体生存期	1 400
韩国	NCT01456598	腹腔镜D2淋巴结清扫胃大部切除术治疗局部晚期胃癌的疗效观察（KLASS-02-RCT）	3年无复发生存率	1 050
韩国	NCT01584336	腹腔镜辅助全胃切除术治疗 I 期胃癌（KLASS-03）	术后发病率及病死率	168
韩国	NCT02595086	腹腔镜保留幽门胃切除术与远端胃切除术的比较（KLASS-04）	根据Sigstad评分判定（≥7）的倾倒综合征的发病率	256
韩国	NCT02892643	腹腔镜近端胃切除术与全胃切除术的比较（KLASS-05）	（1）血红蛋白变化（2）维生素B_{12}累积补充量	138
韩国	NCT03385018	腹腔镜全胃切除术加淋巴结清扫在胃癌中的应用（KLASS-06）	3年无复发生存率	772
中国	NCT01609309	腹腔镜下晚期胃癌远端大部切除术的多中心研究（CLASS-01）	3年无病生存率	1 056
中国	NCT03007550	腹腔镜全胃切除术治疗 I 期胃癌的安全性研究（CLASS02-01）	早期术后发病率及病死率	200
中国	NCT03468712	局部晚期胃癌新辅助化疗后腹腔镜D2远端胃切除术（CLASS-03a）	术后总体病死率	166
中国	NCT02845986	腹腔镜保脾10号淋巴结清扫术治疗进展期胃癌的研究（CLASS-04）	术后总发病率	251

参 考 文 献

[1] Wang J Q, Su L P, Chen X H, et al. MALAT1 promotes cell proliferation in gastric cancer by recruiting SF2/ASF[J]. Biomed Pharmacother, 2014, 68(5): 557–564.

[2] Birkman E M, Ålgars A, Lintunen M, et al. EGFR gene amplification is relatively common and associates with outcome in intestinal adenocarcinoma of the stomach, gastro-oesophageal junction and distal oesophagus[J]. BMC Cancer, 2016, 16: 406.

[3] Boku N. HER2-positive gastric cancer[J]. Gastric Cancer, 2014, 17(1): 1–12.

[4] Cancer Genome Atlas Research Network. Comprehensive molecular characterization of gastric adenocarcinoma[J]. Nature, 2014, 513(7517): 202−209.

[5] Cascinu S, Graziano F, Del Ferro E, et al. Expression of p53 protein and resistance to preoperative chemotherapy in locally advanced gastric carcinoma[J]. Cancer, 1998, 83(9): 1917−1922.

[6] Chen X, Ba Y, Ma L, et al. Characterization of microRNAs in serum: a novel class of biomarkers for diagnosis of cancer and other diseases[J]. Cell Res, 2008, 18(10): 997−1006.

[7] Cristescu R, Lee J, Nebozhyn M, et al. Molecular analysis of gastric cancer identifies subtypes associated with distinct clinical outcomes[J]. Nat Med, 2015, 21(5): 449−456.

[8] Cui H B, Ge H E, Wang Y S, et al. MiR-208a enhances cell proliferation and invasion of gastric cancer by targeting SFRP1 and negatively regulating MEG3[J]. Int J Biochem Cell Biol, 2018(102): 31−39.

[9] Daigo S, Takahashi Y, Fujieda M, et al. TA novel mutant allele of the CYP2A6 gene (CYP2A6*11) found in a cancer patient who showed poor metabolic phenotype towards tegafur[J]. Pharmacogenetics, 2002, 12(4): 99−306.

[10] de Oliveira J C, Oliveira L C, Mathias C, et al. Long non-coding RNAs in cancer: Another layer of complexity[J]. J Gene Med, 2019, 21(1): e3065.

[11] DeGorter M K, Xia C Q, Yang J J, et al. Drug transporters in drug efficacy and toxicity[J]. Annu Rev Pharmacol Toxicol, 2012(52): 249−273.

[12] Ding B, Gao X, Li H, et al. A novel microRNA signature predicts survival in stomach adenocarcinoma[J]. Oncotarget, 2017, 8(17): 28144−28153.

[13] Endo Y, Obata T, Murata D, et al. Cellular localization and functional characterization of the equilibrative nucleoside transporters of antitumor nucleosides[J]. Cancer Sci, 2007, 98(10): 1633−1637.

[14] Fox C A, Sapinoso L M, Zhang H, et al. Altered expression of TFF-1 and CES-2 in Barrett's Esophagus and associated adenocarcinomas[J]. Neoplasia, 2005, 7(4): 407−416.

[15] Fuchs C S, Doi T, Jang R W, et al. Safety and efficacy of pembrolizumab monotherapy in patients with previously treated advanced gastric and gastroesophageal junction cancer: phase 2 clinical KEYNOTE-059 trial[J]. JAMA Oncol, 2018, 4(5): e180013.

[16] Gambardella V, Gimeno-Valiente F, Tarazona N, et al. NRF2 through RPS6 activation is related to anti-HER2 drug resistance in HER2-amplified gastric cancer[J]. Clin Cancer Res, 2019, 25(5): 1639−1649.

[17] Guo X, Deng L, Deng K, et al. Pseudogene PTENP1 suppresses gastric cancer progression by modulating PTEN[J]. Anticancer Agents Med Chem, 2016, 16(4): 456−464.

[18] Hang Q, Sun R, Jiang C, et al. Notch 1 promotes cisplatin-resistant gastric cancer formation by upregulating lncRNA AK022798 expression[J]. Anticancer Drugs, 2015, 26(6): 632−640.

[19] Herraez E, Lozano E, Macias R I, et al. Expression of SLC22A1 variants may affect the response of hepatocellular carcinoma and cholangiocarcinoma to sorafenib[J]. Hepatology, 2013, 58(3): 1065−1073.

[20] Holzer A K, Katano K, Klomp L W, et al. Cisplatin rapidly down-regulates its own influx

transporter hCTR1 in cultured human ovarian carcinoma cells[J]. Clin Cancer Res, 2004, 10(19): 6744-6749.

[21] Hu Y, Huang C, Sun Y, et al. morbidity and mortality of laparoscopic versus open D2 distal gastrectomy for advanced gastric cancer: a randomized controlled trial[J]. J Clin Oncol, 2016, 34(12): 1350-1357.

[22] Hu Y, Wang J, Qian J, et al. Long noncoding RNA GAPLINC regulates CD44-dependent cell invasiveness and associates with poor prognosis of gastric cancer[J]. Cancer Res, 2014, 74(23): 6890-6902.

[23] Huang Z, Zhu D, Wu L, et al. Six serum-based miRNAs as potential diagnostic biomarkers for gastric cancer[J]. Cancer Epidemiol Biomarkers Prev, 2017, 26(2): 188-196.

[24] Janjigian Y Y, Tang L H, Coit D G, et al. MET expression and amplification in patients with localized gastric cancer[J]. Cancer Epidemiol Biomarkers Prev, 2011, 20(5): 1021-1027.

[25] Kamata S, Kishimoto T, Kobayashi S, et al. Possible involvement of persistent activity of the mammalian target of rapamycin pathway in the cisplatin resistance of AFP-producing gastric cancer cells[J]. Cancer Biol Ther, 2007, 6(7): 1036-1043.

[26] Kang Y K, Boku N, Satoh T, et al. Nivolumab in patients with advanced gastric or gastro-oesophageal junction cancer refractory to, or intolerant of, at least two previous chemotherapy regimens (ONO-4538-12, ATTRACTION-2): a randomised, double-blind, placebo-controlled, phase 3 trial[J]. Lancet, 2017, 390(10111): 2461-2471.

[27] Kao H W, Pan C Y, Lai C H, et al. Urine miR-21-5p as a potential non-invasive biomarker for gastric cancer[J]. Oncotarget, 2017, 8(34): 56389-56397.

[28] Katai H, Mizusawa J, Katayama H, et al. Short-term surgical outcomes from a phase III study of laparoscopy-assisted versus open distal gastrectomy with nodal dissection for clinical stage IA/IB gastric cancer: Japan Clinical Oncology Group Study JCOG0912[J]. Gastric Cancer, 2017, 20(4): 699-708.

[29] Kim C H, Kim H K, Rettig R L, et al. miRNA signature associated with outcome of gastric cancer patients following chemotherapy[J]. BMC Med Genomics, 2011, (4): 79.

[30] Kim W, Kim H H, Han S U, et al. Decreased morbidity of laparoscopic distal gastrectomy compared with open distal gastrectomy for stage I gastric cancer: short-term outcomes from a multicenter randomized controlled trial (KLASS-01)[J]. Ann Surg, 2016, 263(1): 28-35.

[31] Kong R, Zhang E B, Yin D D, et al. Long noncoding RNA PVT1 indicates a poor prognosis of gastric cancer and promotes cell proliferation through epigenetically regulating p15 and p16[J]. Mol Cancer, 2015(14): 82.

[32] Korourian A, Roudi R, Shariftabrizi A, et al. MicroRNA-31 inhibits RhoA-mediated tumor invasion and chemotherapy resistance in MKN-45 gastric adenocarcinoma cells[J]. Exp Biol Med (Maywood), 2017, 242(18): 1842-1847.

[33] Lan W G, Xu D H, Xu C, et al. Silencing of long non-coding RNA ANRIL inhibits the development of multidrug resistance in gastric cancer cells[J]. Oncol Rep, 2016, 36(1): 263-370.

[34] Lauren P. The two histological main types of gastric carcinoma: Diffuse and so-called intestinal-type carcinoma. An attempt at a histo-clinical classification[J]. Acta Pathol

Microbiol Scand, 1965, 64: 31-49.

［35］ Li Q, Wang J X, He Y Q, et al. MicroRNA-185 regulates chemotherapeutic sensitivity in gastric cancer by targeting apoptosis repressor with caspase recruitment domain[J]. Cell Death Dis, 2014(5): e1197.

［36］ Li Y, Gu J, Lu H. The GAS5/miR-222 axis regulates proliferation of gastric cancer cells through the PTEN/Akt/mTOR pathway[J]. Dig Dis Sci, 2017, 62(12): 3426-3437.

［37］ Lin R, Li X, Li J, et al. Long-term cisplatin exposure promotes methylation of the OCT1 gene in human esophageal cancer cells[J]. Dig Dis Sci, 2013, 58(3): 694-698.

［38］ Liu X, Zhang X, Zhang Z, et al. Plasma microRNA-based signatures to predict 3-year postoperative recurrence risk for stage Ⅱ and Ⅲ gastric cancer[J]. Int J Cancer, 2017, 141(10): 2093-2102.

［39］ Matsuhashi N, Saio M, Matsuo A, et al. The evaluation of gastric cancer sensitivity to 5-FU/ CDDP in terms of induction of apoptosis: time- and p53 expression-dependency of anti- cancer drugs[J]. Oncol Rep, 2005, 14(3): 609-615.

［40］ Menon V, Povirk L. Involvement of p53 in the repair of DNA double strand breaks: multifaceted Roles of p53 in homologous recombination repair (HRR) and non-homologous end joining (NHEJ)[J]. Subcell Biochem, 2014(85): 321-336.

［41］ Ni Z, Bikadi Z, Rosenberg M F, et al. Structure and function of the human breast cancer resistance protein (BCRP/ABCG2)[J]. Curr Drug Metab, 2010, 11(7): 603-617.

［42］ Ning H, Li T, Zhao L, et al. TRF2 promotes multidrug resistance in gastric cancer cells[J]. Cancer Biol Ther, 2006, 5(8): 950-956.

［43］ Nitiss J L. Targeting DNA topoisomerase Ⅱ in cancer chemotherapy[J]. Nat Rev Cancer, 2009, 9(5): 338-350.

［44］ Okuyama T, Maehara Y, Endo K, et al. Expression of glutathione S-transferase-pi and sensitivity of human gastric cancer cells to cisplatin[J]. Cancer, 1994, 74(4): 1230-1236.

［45］ Park S M, Park S J, Kim H J, et al. A known expressed sequence tag, BM742401, is a potent lincRNA inhibiting cancer metastasis[J]. Exp Mol Med, 2013(45): e31.

［46］ Parker W B, Cheng Y C. Metabolism and mechanism of action of 5-fluorouracil[J]. Pharmacol Ther, 1990, 48(3): 381-395.

［47］ Qi P, Xu M D, Shen X H, et al. Reciprocal repression between TUSC7 and miR-23b in gastric cancer[J]. Int J Cancer, 2015, 137(6): 1269-1278.

［48］ Shah M A, Khanin R, Tang L, et al. Molecular classification of gastric cancer: a new paradigm[J]. Clin Cancer Res, 2011, 17(9): 2693-2701.

［49］ Singh P, Toom S, Huang Y. Anti-claudin 18. 2 antibody as new targeted therapy for advanced gastric cancer[J]. J Hematol Oncol, 2017, 10(1): 105.

［50］ Sui M, Jiao A, Zhai H, et al. Upregulation of miR-125b is associated with poor prognosis and trastuzumab resistance in HER2-positive gastric cancer[J]. Exp Ther Med, 2017, 14(1): 657-663.

［51］ Sun T T, He J, Liang Q, et al. LncRNA GClnc1 promotes gastric carcinogenesis and may act as a modular scaffold of WDR5 and KAT2A complexes to specify the histone modification pattern[J]. Cancer Discov, 2016, 6(7): 784-801.

［52］ Tan I B, Ivanova T, Lim K H, et al. Intrinsic subtypes of gastric cancer, based on gene expression pattern, predict survival and respond differently to chemotherapy[J]. Gastroenterology, 2011, 141(2): 476−485.

［53］ Tanner M, Hollmén M, Junttila TT, et al. Amplification of HER-2 in gastric carcinoma: association with topoisomerase Ⅱ alpha gene amplification, intestinal type, poor prognosis and sensitivity to trastuzumab[J]. Ann Oncol, 2005, 16(2): 273−278.

［54］ Tay S T, Leong S H, Yu K, et al. A combined comparative genomic hybridization and expression microarray analysis of gastric cancer reveals novel molecular subtypes[J]. Cancer Res, 2003, 63(12): 3309−3316.

［55］ Tirino G, Pompella L, Petrillo A, et al. What's new in gastric cancer: the therapeutic implications of molecular classifications and future perspectives[J]. Int J Mol Sci, 2018, 19(9): 2659.

［56］ Wang K, Yuen S T, Xu J, et al. Whole-genome sequencing and comprehensive molecular profiling identify new driver mutations in gastric cancer[J]. Nat Genet, 2014, 46(6): 573−582.

［57］ Wilke H, Muro K, Cutsem E V, et al. Ramucirumab plus paclitaxel versus placebo plus paclitaxel in patients with previously treated advanced gastric or gastro-oesophageal junction adenocarcinoma (RAINBOW): a double-blind, randomised phase 3 trial[J]. Lancet Oncol, 2014, 15(11): 1224−1235.

［58］ Xia T, Chen S, Jiang Z, et al. Long noncoding RNA FER1L4 suppresses cancer cell growth by acting as a competing endogenous RNA and regulating PTEN expression[J]. Sci Rep, 2015(5): 13445.

［59］ Xu H W, Xu L, Hao J H, et al. Expression of P-glycoprotein and multidrug resistance-associated protein is associated with multidrug resistance in gastric cancer[J]. J Int Med Res, 2010, 38(1): 34−42.

［60］ Xu T P, Huang M D, Xia R, et al. Decreased expression of the long non-coding RNA FENDRR is associated with poor prognosis in gastric cancer and FENDRR regulates gastric cancer cell metastasis by affecting fibronectin1 expression[J]. J Hematol Oncol, 2014 (7): 63.

［61］ Xu T P, Liu X X, Xia R, et al. SP1-induced upregulation of the long noncoding RNA TINCR regulates cell proliferation and apoptosis by affecting KLF2 mRNA stability in gastric cancer[J]. Oncogene, 2015, 34(45): 5648−5661.

［62］ Yang F, Bi J, Xue X, et al. Up-regulated long non-coding RNA H19 contributes to proliferation of gastric cancer cells[J]. FEBS J, 2012, 279(17): 3159−3365.

［63］ Yang F, Xue X, Bi J, et al. Long noncoding RNA CCAT1, which could be activated by c-Myc, promotes the progression of gastric carcinoma. J Cancer Res Clin Oncol[J]. 2013, 139(3): 437−445.

［64］ Yang Z, Guo L, Liu D, et al. Acquisition of resistance to trastuzumab in gastric cancer cells is associated with activation of IL-6/STAT3/Jagged-1/Notch positive feedback loop[J]. Oncotarget, 2015, 6(7): 5072−5087.

［65］ Yang Z, Shi X, Li C, et al. Long non-coding RNA UCA1 upregulation promotes the migration of hypoxia-resistant gastric cancer cells through the miR-7-5p/EGFR axis[J]. Exp Cell Res, 2018, 368(2): 194−201.

[66] Yuan H L, Wang T, Zhang K H. MicroRNAs as potential biomarkers for diagnosis, therapy and prognosis of gastric cancer[J]. Onco Targets Ther, 2018(11): 3891−3900.

[67] Zhang X L, Shi H J, Wang J P, et al. MiR-218 inhibits multidrug resistance (MDR) of gastric cancer cells by targeting Hedgehog/smoothened[J]. Int J Clin Exp Pathol, 2015, 8(6): 6397−6406.

[68] Zhang Y, Guan D H, Bi R X, et al. Prognostic value of microRNAs in gastric cancer: a meta-analysis[J]. Oncotarget, 2017, 8(33): 55489−55510.

[69] Zhang Z Z, Shen Z Y, Shen Y Y, et al. HOTAIR long noncoding RNA promotes gastric cancer metastasis through suppression of poly r(C)-binding protein (PCBP) 1[J]. Mol Cancer Ther, 2015, 14(5): 1162−1170.

[70] Zhu C, Ren C, Han J, et al. A five-microRNA panel in plasma was identified as potential biomarker for early detection of gastric cancer[J]. Br J Cancer, 2014, 110(9): 2291−2299.

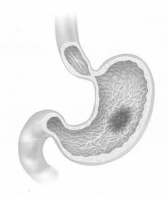

第三章

胃癌流行病学与高危因素

韩　婷　项永兵

　　胃癌是起源于胃黏膜上皮的恶性肿瘤。根据2019年国家癌症中心数据，胃癌在男性和女性中的发病率分别为13.06%和6.86%，位列第2和第5位；病死率分别为13.59%和10.49%，位列第3和第2位，充分说明了目前我国胃癌发病率高、预后较差的特点。尽管东亚地区是胃癌高发地带，但在日本 I 期和 II 期胃癌的5年生存率超过70%，这与日本大规模的早期筛查及时发现早期胃癌相关。因此，开展胃癌的流行病学研究以预防发病是减轻其危害的根本途径。本章就胃癌的描述流行病学及病因学进行阐述，包括通过筛查工作早期识别高危人群、开展早期预防、加强胃癌的防控工作、提高胃癌的早期诊治率，最终改善胃癌患者的长期预后。

[通信作者]　项永兵，Email: xyb_sci@yahoo.com.cn

第一节　胃癌的描述流行病学

一、发病率和病死率

　　每年全世界约有99万人被诊断患有胃癌，其中约73.8万人死于该病，使胃癌成为第四大最常见的肿瘤、第二大最常见的癌症死亡原因。以伤残调整生命年为衡量标准，胃癌也是引起肿瘤疾病负担高的原因之一。

　　胃癌的发病率随年龄的增长而逐渐增加。在美国2005—2009年诊断的病例中，约1%的病例发生在20～34岁，而29%的病例发生在75～84岁。诊断胃癌的中位年龄为70岁。

　　胃癌的发病率存在性别及种族差异。男性的发病率是女性的2～3倍。与其他国家相比，东亚、东欧和南美洲居民的发病率最高，而北美洲和非洲大部分地区居民的发病率最低。种族之间的发病率也有所不同。例如：在美国，拉丁裔美国人的发病率较高（男性13.9/10万人，女性8.2/10万人）；土著居民，特别是在极地地区的因纽特人，以及新西兰的毛里斯人，胃癌的发病率较高。

二、发病趋势

　　在世界范围内，胃癌的发病率逐年下降。例如：在1992—2010年，美国男性的发病率每年下降1.7%，女性下降0.8%；但在西方国家，贲门癌的发病率一直保持稳定或增加。贲门癌和非贲门胃癌的这种相反趋势可能是由不同的病因引起的。与非贲门胃癌不同，幽门螺杆菌似乎并不是西方国家贲门癌的危险因素，因此，其流行率的下降不会影响贲门癌的发病率。相反，肥胖和胃食管反流是贲门癌的危险因素，而不是非贲门胃癌的危险因素。肥胖在西方国家的患病率一直在增加，这可能导致贲门癌的发生率增加。

三、预后

　　自20世纪70年代以来，胃癌患者的5年生存率已有显著提高，从1975年的15%提高到2009年的29%。在全球范围内，胃癌患者的5年生存率约为20%，但日本除外。据报道，日本的Ⅰ期和Ⅱ期胃癌患者的5年生存率超过70%，这与日本大规模的早期筛查及时发现早期胃癌相关。我国研究人员分析了国内17个癌症登记处2003—2015年癌症患者生存率，发现胃癌患者的5年生存率逐年提高，其中2012—2015年男性胃癌患者的5年生存率约为35.1%，女性胃癌患者约为35.4%。

研究表明，携带EBV的胃癌患者生存率可能更高，约占肿瘤的9%。吸烟者预后更差，因为吸烟可引发第二原发肿瘤，还可能因吸烟的其他并发症而死亡。

第二节　胃癌的危险因素

一、年龄和性别

随着年龄的增加，胃癌发病率随之增加，在50～70岁达到高峰，随后下降。而胃癌的发病年龄也有日益年轻化的趋势。40岁以下年龄段中，女性发病者多于男性，40岁以上则相反。青年女性胃癌多发可能与雌激素代谢有关。微卫星不稳定型（MSI型）与青年女性胃癌发病率呈正相关。

二、生活方式

1. 地域环境及饮食生活因素

胃癌发病有明显的地域性差别。在我国的西北与东部沿海地区胃癌发病率明显高于南方地区，可能与他们所处的环境及遗传背景有关。青海省地处高原，其胃癌患者的病死率在全国最高。藏族青年的胃癌发病率明显高于回族和汉族青年，主要考虑是民族间遗传因素的差别。

胃癌病因主要与某些饮食中的致癌物质或不良饮食习惯及方式有关。综合分析与胃癌相关的食品有以下几个基本特点：高盐、高淀粉、低脂、低（动物）蛋白、少食新鲜蔬菜及水果。长期食用熏烤、盐腌食品的人群中胃癌发病率高，与食品中亚硝酸盐、真菌毒素、多环芳烃化合物等致癌物或前致癌物含量高有关。在适宜的pH值或细菌作用的条件下，硝酸盐和亚硝酸盐可在人胃内合成致癌的亚硝胺类化合物。在一些腌制的肉类、鱼类、禽类、蔬菜类食品，以及经亚硝酸盐处理的食品（如香肠、火腿、午餐肉）及腌制的肉类制品中也含有少量亚硝胺类致癌物质。经常食用红色肉类可能是胃癌发生的另一个危险因素。

2. 吸烟与饮酒

大多数研究均表明吸烟与胃癌呈正相关。一项队列研究的荟萃分析显示，男性吸烟者胃癌的风险增加了60%，女性吸烟者与未吸烟者相比风险增加了20%。烟草及烟草烟雾中含有多种致癌物质和促癌物质，如苯并芘、二甲基亚硝胺、酚类化合物、放射性元素以及自由基，可破坏遗传基因、损伤细胞膜和降低免疫力，促使组织癌变。这些物质可溶解于唾液中随吞咽进入胃内，并因吸烟量及烟草的长期作用而致癌。最近的流行病学调查显示，吸烟可作为胃癌的独立危险因素影响胃癌的发生和发展。不同类型的酒与胃癌的联系程度不尽相同，一般认为饮烈性酒危险性高于饮啤酒等低度酒。

3. 肥胖

肥胖是现代社会中一个日益严重的问题，与包括胃癌在内的多种疾病有关。与体重指数（body mass index, BMI）$< 25 \, kg/m^2$的个体相比，BMI为$30 \sim 35 \, kg/m^2$的个体具有2倍的风险，而BMI $> 40 \, kg/m^2$的个体则具有3倍患贲门癌的风险。腹部脂肪可能直接导致胃食管反流病（gastroesophageal reflux disease, GERD），GERD是贲门癌的危险因素。此外，脂肪具有代谢活性，产生的代谢产物（如胰岛素样生长因子和瘦素）可能与胃癌发生相关。

4. 精神因素

精神、心理因素也被认为是胃癌发病的重要因子之一。研究发现，精神刺激、精神抑郁和心理调节差是胃癌的危险因素。精神、心理因素可能通过心理-生理作用使自主神经失调，降低自身免疫力，进而与胃癌的发生相关。正常情况下，机体的免疫系统具有抑制和消灭突变细胞的能力，而精神压抑则可抑制副交感神经减少乙酰胆碱的释放，降低机体的免疫力，同时激活交感神经，促进肾上腺髓质激素的释放，减少T细胞、B细胞生成，导致免疫力降低，促进肿瘤的发生和发展。在我国胃癌危险因素的调查中发现，胃癌组患者中性格忧郁者所占比例显著高于对照组。

三、感染因素

1. 幽门螺杆菌

我国胃癌高发区成人幽门螺杆菌感染率在60%以上。目前认为，幽门螺杆菌感染是胃癌形成的一个重要启动因素，但确切的致癌机制尚不清楚。其机制可能是幽门螺杆菌能促使硝酸盐转化成亚硝酸盐及亚硝胺而致癌；幽门螺杆菌感染引起胃黏膜慢性炎症，加上环境致病因素加速黏膜上皮细胞的过度增殖，导致畸变致癌；幽门螺杆菌的毒性产物细胞毒素相关蛋白（CagA）、空泡细胞毒素（VacA）可能具有促癌作用，胃癌患者中抗CagA抗体检出率明显高于一般人群。进一步研究发现，CagA阳性的幽门螺杆菌感染与胃癌之间有高度联系，CagA阳性的幽门螺杆菌感染增加了中国居民罹患胃癌的危险性。初步研究发现，幽门螺杆菌阳性者发生胃癌的危险性是幽门螺杆菌阴性者的29倍，表明幽门螺杆菌感染是胃癌高发的重要危险因素之一，而其菌株类型与胃癌关系尚有待研究。

2. EBV感染

EBV与人类许多恶性肿瘤的发生有关，同时可能参与胃肿瘤的发生和进展过程。1990年，Burke首次报道了1例与EBV相关的胃癌。在约10%的胃癌和35%的残胃癌组织中发现了EBV。有研究显示，EBV与近贲门端胃癌的发生关系更为密切。EBV相关的胃癌与病毒关联癌基因的启动子区DNA甲基化有关，此型患者预后较好。

3. 真菌感染

流行病学调查发现，高发区慢性胃病患者空腹胃液中真菌及其毒素检出率明显高于胃癌低发区。胃液中检出的真菌产生的毒素可诱发胃癌。

四、慢性胃炎与癌前病变

胃癌与慢性胃炎，尤其是萎缩性胃炎之间有密切关系。由于患萎缩性胃炎的黏膜功能及结构异常，胃液游离酸减少，胃液内细菌增加，使亚硝基化合物的合成增加，亚硝基化合物已被证实可引起胃癌。胃癌的癌前病变包括肠上皮化生和异型增生（上皮内瘤变）。异型增生是目前公认的癌前病变，尤其重度异型增生与分化较好的早期胃癌有时很难区分。荷兰的一次大规模队列研究结果显示，慢性萎缩性胃炎、肠化生、低级别上皮内瘤变、高级别上皮内瘤变患者最终发展为胃癌的占比分别为0.1%、0.25%、0.6%、6%。

五、胃食管反流病

GERD除了与患食管癌的风险密切相关，其可能与贲门癌也相关。有研究认为贲门癌可能存在两种截然不同的形式：一种类似于食管癌，与GERD相关；另一种类似于非贲门癌，与严重萎缩性胃炎和幽门螺杆菌感染相关。GERD可能引起柱状和肠上皮化生，并可能发展为腺癌。

六、遗传因素

在第一或第二级亲属中有两种公认的胃癌病因家族，其一是至少有1名50岁以下的成员发生肿瘤，其二是在任何年龄的第一或第二级亲属中至少有3名成员被认为是遗传易患胃癌的。虽然遗传因素已被认为在胃癌的发生中发挥重要作用，可能通过影响炎症和免疫应答，特别是幽门螺杆菌感染，从而改变胃癌的耐受性。然而，迄今为止很少有高频突变基因定义为胃癌驱动基因。遗传因素在胃癌病因中的作用比较肯定，胃癌人群中约10%有明显的家族聚集倾向。一些家族性综合征与胃癌易发相关，包括林奇综合征（Lynch syndrome）、E-钙黏蛋白突变（弥漫型）、家族性腺瘤性息肉病、波伊茨·耶格综合征（Peutz-Jeghers syndrome）。其遗传学基础是人类基因组DNA序列的变异性，其中最常见的是单核苷酸多态性（SNP），如醌氧化还原酶基因 cDNA 609位 T等位基因多态性可能是胃癌发生的危险性因素，其可能成为胃癌发生的遗传易患标志物。近年来，一个中国人群的全基因组关联研究发现，染色体 1q22 和 10q23 区域上的 SNP 位点 rs4072037 和 rs2274223 与胃癌的发生相关。遗传性胃癌少见，散发性胃癌的遗传学改变常被报道。

白细胞介素 1β（intenleukin-1β, *IL-1β*）基因已被认为是一个重要的基因，有助于炎症反应的启动和扩增。*IL-1* 及其受体拮抗剂（*IL-1RN*）基因多态性与胃癌风险相关。来自全基因组关联研究的结果显示细胞表面相关基因（*MUC1*）、前列腺干细胞抗原基因（*PSCA*）等基因的 SNP 在不同亚型胃癌风险中具有可重复性。这些全基因组关联研究的结果主要来自中国、韩国和日本的人群，但这些多态性所涉及的生物学机制仍不完全理解。

七、ABO 血型

国内外研究报道，A型血人群胃癌发病率高出20%。但也有研究表明，与A型和B型血的个体相比，O型血者更易感染幽门螺杆菌，从而与胃癌的发生、发展有关。

八、社会经济地位

胃癌及其癌前病变与社会经济地位低下有关，包括低学历和低收入。这类人群普遍幽门螺杆菌感染率较高，淀粉类食物摄入量较高，新鲜食品和蔬菜摄入量较低,这可能是社会经济地位低下人群易患胃癌的原因。随着幽门螺杆菌的流行,特别是CagA阳性菌株,在低收入的非裔美国人中感染率较高。

九、胃癌预防

胃癌仍然是常见的恶性肿瘤,并且是临床和转化研究的重点。虽然已确认几种危险因素的相关性,但对胃癌的病因和早期发现的认识仍然存在很多差距。在胃癌的预防方面,减少胃癌高危因素的暴露、改变不良饮食习惯、防止幽门螺杆菌感染等,做好一级预防工作,可以降低胃癌的发病率。

-------------------------------- 参 考 文 献 --------------------------------

［ 1 ］ Aird I, Bentall H H, Roberts J A. A relationship between cancer of stomach and the ABO blood groups[J]. Br Med J, 1953, 1(4814): 799-801.

［ 2 ］ Alemán J O, Eusebi L H, Ricciardiello L, et al. Mechanisms of obesity-induced gastrointestinal neoplasia[J]. Gastroenterology, 2014, 146(2): 357-373.

［ 3 ］ Arnold M, Moore S P, Hassler S, et al. The burden of stomach cancer in indigenous populations: a systematic review and global assessment[J]. Gut, 2014, 63(1): 64-71.

［ 4 ］ Bingham S A, Hughes R, Cross A J. Effect of white versus red meat on endogenous N-nitrosation in the human colon and further evidence of a dose response[J]. J Nutr, 2002, 132(S11): 3522S-3525S.

［ 5 ］ Bollschweiler E, Boettcher K, Hoelscher A H, et al. Is the prognosis for Japanese and German patients with gastric cancer really different[J]. Cancer, 1993, 71(10): 2918-2925.

［ 6 ］ Boren T, Falk P, Roth K A, et al. Attachment of *Helicobacter pylori* to human gastric epithelium mediated by blood group antigens[J]. Science, 1993, 262(5141): 1892-1895.

［ 7 ］ Bosetti C, Bertuccio P, Malvezzi M, et al. Cancer mortality in Europe, 2005-2009, and an overview of trends since 1980[J]. Ann Oncol, 2013, 24(10): 2657-2671.

［ 8 ］ Burke A P, Yen T S, Shekitka K M, et al. Lymphoepithelial carcinoma of the stomach with Epstein-Barr virus demonstrated by polymerase chain reaction[J]. Mod Pathol, 1990, 3(3): 377-380.

［ 9 ］ Camargo M C, Kim W H, Chiaravalli A M, et al. Improved survival of gastric cancer with tumour Epstein-Barr virus positivity: an international pooled analysis[J]. Gut, 2014, 63(2): 236-243.

［ 10 ］ Canedo P, Duraes C, Pereira F, et al. Tumor necrosis factor alpha extended haplotypes and risk of gastric carcinoma[J]. Cancer Epidemiol Biomarkers Prev, 2008, 17(9): 2416-2420.

［ 11 ］ Cavaleiro-Pinto M, Peleteiro B, Lunet N, et al. *Helicobacter pylori* infection and gastric cardia cancer: systematic review and meta-analysis[J]. Cancer Causes Control, 2011, 22(3):

375-387.

[12] Compare D, Rocco A, Nardone G. Risk factors in gastric cancer[J]. Eur Rev Med Pharmacol Sci, 2010, 14(4): 302-308.

[13] Corley D A, Kubo A, Zhao W. Abdominal obesity and the risk of esophageal and gastric cardia carcinomas[J]. Cancer Epidemiol Biomarkers Prev, 2008, 17(2): 352-358.

[14] de Stefani E, Boffetta P, Carzoglio J, et al. Tobacco smoking and alcohol drinking as risk factors for stomach cancer: a case-control study in Uruguay[J]. Cancer Causes Control, 1998, 9(3): 321-329.

[15] de Vries A C, van Grieken N C, Looman C W, et al. Gastric cancer risk in patients with premalignant gastric lesions: a nationwide cohort study in the Netherlands[J]. Gastroenterology, 2008, 134(4): 945-952.

[16] Derakhshan M H, Malekzadeh R, Watabe H, et al. Combination of gastric atrophy, reflux symptoms and histological subtype indicates two distinct aetiologies of gastric cardia cancer[J]. Gut, 2008, 57(3): 298-305.

[17] Devesa S S, Blot W J, Fraumeni J F, et al. Changing patterns in the incidence of esophageal and gastric carcinoma in the United States[J]. Cancer, 1998, 83(10): 2049-2053.

[18] Edgren G, Hjalgrim H, Rostgaard K, et al. Risk of gastric cancer and peptic ulcers in relation to ABO blood type: a cohort study[J]. Am J Epidemiol, 2010, 172(11): 1280-1285.

[19] Edwards B K, Noone A M, Mariotto A B, et al. Annual Report to the Nation on the status of cancer, 1975 -2010, featuring prevalence of comorbidity and impact on survival among persons with lung, colorectal, breast, or prostate cancer[J]. Cancer, 2014, 120(9): 1290-1314.

[20] Epplein M, Signorello L B, Zheng W, et al. Race, African ancestry, and *Helicobacter pylori* infection in a low-income United States population[J]. Cancer Epidemiol Biomarkers Prev, 2011, 20(5): 826-834.

[21] Ferlay J, Shin H R, Bray F, et al. Estimates of worldwide burden of cancer in 2008: GLOBOCAN 2008[J]. Int J Cancer, 2010, 127(12): 2893-2917.

[22] Forman D, Burley V J. Gastric cancer: global pattern of the disease and an overview of environmental risk factors[J]. Best Pract Res Clin Gastroenterol, 2006, 20(4): 633-649.

[23] Gonzalez C A, Jakszyn P, Pera G, et al. Meat intake and risk of stomach and esophageal adenocarcinoma within the European Prospective Investigation Into Cancer and Nutrition (EPIC)[J]. J Natl Cancer Inst, 2006, 98(5): 345-354.

[24] Hansen S, Vollset S E, Derakhshan M H, et al. Two distinct aetiologies of cardia cancer; evidence from premorbid serological markers of gastric atrophy and *Helicobacter pylori* status[J]. Gut, 2007, 56(7): 918-925.

[25] Hoyo C, Cook M B, Kamangar F, et al. Body mass index in relation to oesophageal and oesophagogastric junction adenocarcinomas: a pooled analysis from the International BEACON Consortium[J]. Int J Epidemiol, 2012, 41(6): 1706-1718.

[26] Isobe Y, Nashimoto A, Akazawa K, et al. Gastric cancer treatment in Japan: 2008 annual report of the JGCA nationwide registry[J]. Gastric Cancer, 2011, 14(4): 301-316.

[27] Jemal A, Center M M, DeSantis C, et al. Global patterns of cancer incidence and mortality

rates and trends[J]. Cancer Epidemiol Biomarkers Prev, 2010, 19(8): 1893-1907.

[28] Kamangar F, Dores G M, Anderson W F. Patterns of cancer incidence, mortality, and prevalence across five continents: defining priorities to reduce cancer disparities in different geographic regions of the world[J]. J Clin Oncol, 2006, 24(14): 2137-2150.

[29] Kato I, Tominaga S, Matsumoto K. A prospective study of stomach cancer among a rural Japanese population: a 6-year survey[J]. Jpn J Cancer Res, 1992, 83(6): 568-575.

[30] Kelley J R, Duggan J M. Gastric cancer epidemiology and risk factors[J]. J Clin Epidemiol, 2003, 56(1): 1-9.

[31] Kolesar J M, Pritchard S C, Kerr K M, et al. Evaluation of NQO1 gene expression and variant allele in human NSCLC tumors and matched normal lung tissue[J]. Int J Oncol, 2002, 21(5): 1119-1124.

[32] Krejs G J. Gastric cancer: epidemiology and risk factors[J]. Dig Dis, 2010, 28(4-5): 600-603.

[33] Kulke M H, Thakore K S, Thomas G, et al. Microsatellite instability and hMLH1/hMSH2 expression in Barrett esophagus-associated adenocarcinoma[J]. Cancer, 2001, 91(8): 1451-1457.

[34] Lagergren J, Bergström R, Lindgren A, et al. Symptomatic gastroesophageal reflux as a risk factor for esophageal adenocarcinoma[J]. N Engl J Med, 1999, 340(11): 825-831.

[35] McGuire S, Shields M, Carroll M D, et al. Adult obesity prevalence in Canada and the United States. National Center for Health Statistics, 2011[J]. Adv Nutr, 2011, 2(4): 368-369.

[36] Medina-Franco H, Heslin M J, Cortes-Gonzalez R. Clinicopathological characteristics of gastric carcinoma in young and elderly patients: a comparative study[J]. Ann Surg Oncol, 2000, 7(7): 515-519.

[37] Mendoza D, Herrera P, Gilman R H, et al. Variation in the prevalence of gastric cancer in Perú[J]. Int J Cancer, 2008, 123(2): 414-420.

[38] Nejati S, Karkhah A, Darvish H, et al. Influence of *Helicobacter pylori* virulence factors CagA and VacA on pathogenesis of gastrointestinal disorders[J]. Microb Pathog, 2018(117): 43-48.

[39] Powell J, McConkey C C. Increasing incidence of adenocarcinoma of the gastric cardia and adjacent sites[J]. Br J Cancer, 1990, 62(3): 440-443.

[40] Ross D, Traver R D, Siegel D, et al. A polymorphism in NAD(P)H: quinone oxidoreductase (NQO1): relationship of a homozygous mutation at position 609 of the NQO1 cDNA to NQO1 activity[J]. Br J Cancer, 1996, 74(6): 995-996.

[41] Roy D, Cai Q, Felty Q, et al. Estrogen-induced generation of reactive oxygen and nitrogen species, gene damage, and estrogen-dependent cancers[J]. J Toxicol Environ Health B Crit Rev, 2007, 10(4): 235-257.

[42] Sasao S, Hiyama T, Tanaka S, et al. Clinicopathologic and genetic characteristics of gastric cancer in young male and female patients[J]. Oncol Rep, 2006, 16(1): 11-15.

[43] Siegel R, Ma J, Zou Z, et al. Cancer statistics, 2014[J]. CA Cancer J Clin, 2014, 64(1): 9-29.

［44］ Sjodahl K, Lu Y, Nilsen T I, et al. Smoking and alcohol drinking in relation to risk of gastric cancer: a population-based, prospective cohort study[J]. Int J Cancer, 2007, 120(1): 128−132.

［45］ Soerjomataram I, Lortet-Tieulent J, Parkin D M, et al. Global burden of cancer in 2008: a systematic analysis of disability-adjusted life-years in 12 world regions[J]. Lancet, 2012, 380(9856): 1840−1850.

［46］ Solaymani-Dodaran M, Logan R F, West J, et al. Risk of oesophageal cancer in Barrett's oesophagus and gastro-oesophageal reflux[J]. Gut, 2004, 53(8): 1070−1074.

［47］ Song H J, Kim K M. Pathology of epstein-barr virus-associated gastric carcinoma and its relationship to prognosis[J]. Gut Liver, 2011, 5(2): 143−148.

［48］ Tabuchi T, Ito Y, Ioka A, et al. Tobacco smoking and the risk of subsequent primary cancer among cancer survivors: a retrospective cohort study[J]. Ann Oncol, 2013, 24(10): 2699−2704.

［49］ Tao L, Wang R, Gao Y T, et al. Impact of postdiagnosis smoking on long-term survival of cancer patients: the Shanghai cohort study[J]. Cancer Epidemiol Biomarkers Prev, 2013, 22(12): 2404−2411.

［50］ Tredaniel J, Boffetta P, Buiatti E, et al. Tobacco smoking and gastric cancer: review and meta-analysis[J]. Int J Cancer, 1997, 72(4): 565−573.

［51］ Truong C D, Feng W, Li W, et al. Characteristics of Epstein-Barr virus-associated gastric cancer: a study of 235 cases at a comprehensive cancer center in U. S. A[J]. J Exp Clin Cancer Res, 2009(28): 14.

［52］ Uthman O A, Jadidi E, Moradi T. Socioeconomic position and incidence of gastric cancer: a systematic review and meta-analysis[J]. J Epidemiol Community Health, 2013, 67(10): 854−860.

［53］ Wang C, Yuan Y, Hunt R H. The association between *Helicobacter pylori* infection and early gastric cancer: a meta-analysis[J]. Am J Gastroenterol, 2007, 102(8): 1789−1798.

［54］ Whiteman D C, Sadeghi S, Pandeya N, et al. Combined effects of obesity, acid reflux and smoking on the risk of adenocarcinomas of the oesophagus[J]. Gut, 2008, 57(2): 173−180.

［55］ Wiggins C L, Perdue D G, Henderson J A, et al. Gastric cancer among American Indians and Alaska Natives in the United States, 1999−2004[J]. Cancer, 2008, 113(S5): 1225−1233.

［56］ Zaridze D, Borisova E, Maximovitch D, et al. Alcohol consumption, smoking and risk of gastric cancer: case-control study from Moscow, Russia[J]. Cancer Causes Control, 2000, 11(4): 363−371.

［57］ Zeng H, Chen W, Zheng R, et al. Changing cancer survival in China during 2003−15: a pooled analysis of 17 population-based cancer registries[J]. Lancet Glob Health, 2018, 6(5): e555−e567.

［58］ Zhang H, Jin G, Li H, et al. Genetic variants at 1q22 and 10q23 reproducibly associated with gastric cancer susceptibility in a Chinese population[J]. Carcinogenesis, 2011, 32(6): 848−852.

［59］ 岑朝. 广西壮族地区居民胃癌发病高危因素初探［J］. 右江医学, 2006, 34（1）: 9−11.

［60］ 鄂征. 癌变机理研究［M］. 北京: 北京出版社, 1999.

［61］姬发祥,赵久达,沈国双,等.藏、回、汉族胃癌患者发病特征分析1 165例［J］.世界华人消化杂志,2009,17(19):1993-1995.

［62］刘爱民,赵金扣,武鸣,等.江苏省大丰市胃癌危险因素病例对照研究［J］.中国肿瘤,2007,16(3):152-154.

［63］任建军,欧阳晓晖,苏秀兰.胃癌发病风险与醌氧化还原酶基因多态性的关系［J］.中华肿瘤防治杂志,2006,13(22):1686-1688.

［64］徐兴福,毕建萍.中国居民CagA+Hp感染与胃癌关系的Meta分析［J］.中国热带医学,2006,6(12):2122-2123.

［65］郑荣寿,孙可欣,张思维,等.2015年中国恶性肿瘤流行情况分析［J］.中华肿瘤杂志,2019(1):19-28.

［66］周勇,张继海,龚勇珍,等.心理因素与胃癌关系的病例对照研究［J］.郴州医学高等专科学校学报,2002,12(4):19-21.

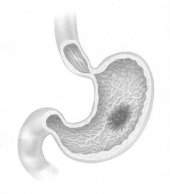

第四章

胃癌的早期干预与表观遗传

江卫华　张晓飞　成小姣　涂水平

　　胃癌是一种复杂的异质性疾病,其发生和发展是由表观遗传、遗传和环境等不同因素引起的。在过去的几十年中,胃癌的发病率和病死率在全球范围内大幅下降,但它仍然是全世界范围内癌症死亡的第四大原因。因此,预防仍然是改善胃癌预后的主要策略,健康的饮食和生活方式、内镜下筛查胃癌前病变、生物标志物试验等都是有效的预防及筛查手段。除此以外,基因表达调控的其他机制是表观遗传改变,这种调节是可遗传和可逆的。因此,了解表观遗传改变的机制对胃癌的诊断、治疗和预防具有重要意义。表观遗传学改变主要包括DNA甲基化、组蛋白翻译后修饰及非编码RNA表达改变。本章将重点介绍胃癌的危险因素、DNA甲基化表观遗传修饰的作用,尤其是胃癌早期诊断方面的介绍。

[通信作者]　涂水平,Email: tushuiping@yahoo.com

第一节　胃癌的早期干预策略

胃癌的预防策略包括胃癌病因的干预（如根除幽门螺杆菌和生活方式的改变）和胃癌的早期发现和治疗。

一、根除幽门螺杆菌

由于幽门螺杆菌感染是胃炎和癌前病变（萎缩性胃炎、肠化生和异型增生）的主要原因，根除幽门螺杆菌是预防胃癌的合理策略。许多荟萃分析表明，根除幽门螺杆菌可以逆转肠化生并降低胃癌的风险。有学者荟萃分析了7项随机临床试验表明，根除幽门螺杆菌可以降低胃癌风险35.3%。对6例健康无症状成年人随机临床研究的另一荟萃分析显示，根除幽门螺杆菌可使胃癌风险降低30.4%。法国临床试验显示，在对幽门螺杆菌采用2周抗生素治疗后，胃癌发病风险显著降低。奥美拉唑和阿莫西林的短期治疗在14.7年随访后显著降低胃癌发病率39%。《亚太地区胃癌共识》已为胃癌高发区的幽门螺杆菌感染筛查和治疗提供了有效的预防策略。随机对照试验表明，根除幽门螺杆菌可预防中国高风险地区的胃癌发生。在1 630例幽门螺杆菌感染的健康携带者中，共18例胃癌患者被确诊。在所有接受幽门螺杆菌根除治疗的患者中，没有观察到胃癌发生率降低（7人确诊胃癌），与未接受幽门螺杆菌根除的患者相比（11人确诊胃癌）差异无统计学意义（$P=0.33$）。然而，后7.5年的随访中，亚组分析显示未发现癌前病变的人群中，接受幽门螺杆菌根治组无胃癌发生，而安慰剂组6人发生胃癌（0∶6，$P=0.02$）。结果提示当胃炎进展为癌前病变，根除幽门螺杆菌并不能预防胃癌的发生。随着胃癌前病变的发展，胃癌发生通常需要较长的时间，根除幽门螺杆菌必须早于萎缩性胃炎伴肠化生发展。这意味着根除幽门螺杆菌只有在早期根除时才能预防胃癌。在一项双盲随机前瞻性对照研究中，成功根除幽门螺杆菌并没有使胃癌发生减少，但与未根除组相比，随访4.5年后患者胃部肠上皮化生明显好转。由于胃炎在大多数发展中国家是一种非常常见的疾病，且很少有人患胃癌。因此，在感染率很高的社会的所有成员中大量根除幽门螺杆菌，即使是胃癌高风险地区，也是不太被接受的。除成本高外，根除治疗的各种不良反应和发生幽门螺杆菌的耐药性必须加以考虑。此外，最近也有研究发现,食管癌、贲门癌和食管炎的发生与革兰氏阴性幽门螺杆菌感染有关。因此,必须评估幽门螺杆菌根除的优势,以避免任何个体多年后发生胃癌的风险。根除幽门螺杆菌应在胃癌患者的一级亲属中进行,并在那些患胃癌高风险人群中进行,如胃体胃炎患者。因此,根除幽门螺杆菌在胃癌预防中的长期作用还有待进一步研究。

二、胃癌的化学预防

到目前为止,还没有随机对照研究单独的非甾体抗炎药对胃癌发展的长期影响。在对8项病例对照研究和1项队列研究的荟萃分析中,总共有2 831名胃癌患者,使用非甾体抗炎药者胃癌风险降低,OR值为0.78(95% CI为0.69～0.97)。阿司匹林组($OR=0.73$,95% CI:0.63～0.8)和非阿司匹林非甾体抗炎药组($OR=0.74$,95% CI:0.55～1.00)在胃癌风险方面表现出相似的降低。非甾体抗炎药的抗血管生成和促凋亡作用可能在抑制胃癌的发生中发挥作用。一项研究观察选择性环氧合酶-2抑制剂依托度酸对早期胃癌内镜切除术后异时性癌症发生的预防作用。对267例早期胃癌患者行内镜下切除术后,选择47例广泛的化生性胃炎患者进行后续实验观察,非随机分为依托度酸治疗组(300 mg/d,26例患者)和对照组(21例患者);每6～12个月行内镜检查,随访期为(4.2 ± 0.9)年。结果显示对照组异时性癌5例,发生率(6 266/10万人年)明显高于治疗组(898/10万人年)($P<0.05$)。内镜下发现长期依托度酸治疗不影响化生性胃炎的程度,但有效地减少了在广泛的亚型胃炎患者的同期癌症发展。这些结果有力地表明,环氧合酶-2抑制剂在化生性胃癌中有潜在的化学预防作用。

三、增加蔬菜、水果摄入量

充分的水果和蔬菜摄入量已经被证明可减少癌症的患病率,包括胃肠道癌症。在临床研究的荟萃分析中,发现了富含蔬菜和水果的健康饮食对预防胃癌的有利影响。饮食干预可增加果蔬摄入量,减少食盐或盐腌食品的摄入。在韩国,胃癌相关的病死率与蔬菜摄入量有关,而与冰箱的使用和水果的摄入量无关。一项意大利的病例对照研究中,分4种主要饮食模式,命名为动物产品、维生素和纤维、植物不饱和脂肪酸和富含淀粉,胃癌风险与动物产品($OR=2.13$,95% CI:1.34～3.40)、富含淀粉的饮食模式呈显著正相关($OR=1.67$,95% CI:1.01～2.77),与维生素和纤维模式呈负相关($OR=0.60$,95% CI:1.01～2.77)。

这些结果表明,增加蔬菜和水果的摄入量可以预防胃癌的发展。

另外,研究表明,维生素C可以通过增强黏膜免疫应答、中和自由基、减少胃内 N-亚硝基化合物的形成和影响幽门螺杆菌生长来预防幽门螺杆菌相关的胃癌发生。胃液维生素C的水平在Cag A阳性幽门螺杆菌感染组也低于Cag A阴性幽门螺杆菌感染组。WCRF/AICR也评估了其他饮食因素,并提出豆科和含有硒的食物可以预防胃癌。

四、改变生活方式

由于吸烟已被证明对胃癌的发生是一个重要的环境因素,因此,戒烟是一个重要的预防策略。其他生活方式的改变,如减少饮酒、增加水果和蔬菜摄入量、增加体力活动和健康饮食,均有助于降低患胃癌的风险。

五、内镜筛查

胃癌预防的关键策略是以预防危险因素为目标,同样早期诊断和治疗癌前病变也是预防胃癌的重要途径。具有胃癌前病变(包括恶性胃炎和肠化生)的患者已被定义为胃癌高危人群。这些癌症高危人群需要在适当的时间间隔进行特殊的内镜监视。内镜检查是检测癌前病变或胃癌的最佳方法,被广泛应用于中国、日本、韩国和委内瑞拉的胃癌筛查。在中国山东省临朐县进行了一项以人群为基础的先导性研究,用于检测早期胃癌,以评估胃癌前病变的患病率。1989—1990年,随机抽取3 400名年龄在35～64岁的居民(男1 792例,女1 608例)行胃镜检查,并在标准地点进行了活组织检查。结果显示慢性萎缩性胃炎几乎普遍存在,只有不到2%人群的活组织检查显示黏膜完全正常或仅为浅表性胃炎。33%人群存在肠上皮化生,20%人群存在胃异型增生。一项全国性的研究表明,在诊断为癌前状态的人群中,胃癌的发病率在5年内逐渐增加。萎缩性胃炎患者的胃癌发生率为0.1%,肠化生患者为0.25%,轻度至中度异型增生患者为0.6%,重度异型增生患者为6%。胃肠病学学会制定的共识和指南建议,每3年使用内镜检查有广泛萎缩或肠化生的高危患者。许多方法可用于早期胃癌的筛查和检测。其中之一是使用荧光透视术,这是自20世纪60年代以来在日本进行的胃癌筛查。荧光钡餐技术已发展成一种双对比法,结合钡餐和空气。双对比法可以提供更好的效果。对比早期癌症病灶阴影。来自日本的5项病例对照研究和2项队列研究的数据表明,采用荧光透视术对胃癌进行筛查可以降低

40%～60%的胃癌病死率。目前，已经开发出许多新的先进方法对胃黏膜病变提供更好的可视化图像，如共聚焦激光显微内镜、窄带成像内镜、放大内镜和放大内镜下的窄带成像。大量研究表明，这些新的先进的内镜成像技术比标准的白光内镜对诊断胃癌前病变具有更好的准确性。

六、胃癌高危人群的生物标志物筛选

内镜检查可早期诊断胃癌，降低胃癌病死率，但内镜检查是一种侵袭性检查，可能有并发症，包括出血和穿孔。基于血液的生物标志物检测作为一种非侵入性方法，已被用于胃癌前病变的检测。血清胃蛋白酶原检测是一种广泛应用的无创性筛查胃癌及其癌前病变的方法，血清胃蛋白酶原Ⅰ（pepsinogen Ⅰ，PG Ⅰ）的水平在萎缩性胃炎的发展中逐渐下降，而胃蛋白酶原Ⅱ（PG Ⅱ）的浓度保持不变。低的PG Ⅰ水平和降低的PG Ⅰ/PG Ⅱ比值意味着胃黏膜萎缩的逐渐加重。此外，血清胃蛋白酶原水平与抗幽门螺杆菌IgG检测的结合可以更好地预测胃癌发展的风险。低PG Ⅰ（或PG Ⅰ/PG Ⅱ比值）和幽门螺杆菌抗体阴性提示胃癌发生的风险最高。研究表明血清中胃促生长素（ghrelin）低水平也预示胃癌发生的高风险。胃泌素-17被认为是胃窦萎缩的另一个生物标志物。三叶因子3（trefoil factor 3, TFF3）是胃肠道分泌的一种小而稳定的分子，也被认为是一种比胃蛋白酶原更好的萎缩和胃癌的生物标志物。此外，抗胃壁细胞抗体已被认为是胃萎缩的独立生物标志物。这些生物标志物的联合检测可增加高危人群胃癌发生的敏感性和特异性预测。

第二节　DNA甲基化在胃癌诊断和发生中的作用

DNA甲基化（DNA methylation）作为一种DNA化学修饰，是人类已知最早的、特征良好的表观遗传改变。这种复制后修饰是DNA甲基转移酶（DNA methyltransferase, DNMT）介导的甲基化反应，它将甲基从S-腺苷甲硫氨酸（S-adenosylme-thionine, SAM）共价结合转移到5′位的嘧啶环上，形成5-甲基胞嘧啶（5-methycytosine, 5-mC）。甲基化位点通常位于5′-胞嘧啶-磷酸-鸟嘌呤-3′（CpG）二核苷酸中的胞嘧啶，很少是非CpG序列。人类的CpG以2种形

式存在：一种是分散于DNA序列中；另一种呈现高度聚集状态，称为CpG岛（CpG island）。在正常组织里，70%～90%散在的CpG是被甲基修饰的；而与之相反，大小为100～1 000 bp且富含CpG二核苷酸的CpG岛则往往是非甲基化的，富集于基因转录调控区附近。全基因组低甲基化，维持甲基化模式酶的调节失控和正常非甲基化CpG岛的高甲基化是恶性肿瘤细胞中普遍存在的现象。DNA低甲基化可能与基因组不稳定有关，而启动子高甲基化可能通过沉默抑癌基因（**图4-2-1**），调控细胞周期、DNA修复、凋亡和肿瘤特异性信号通路，从而导致胃癌的发生和发展。

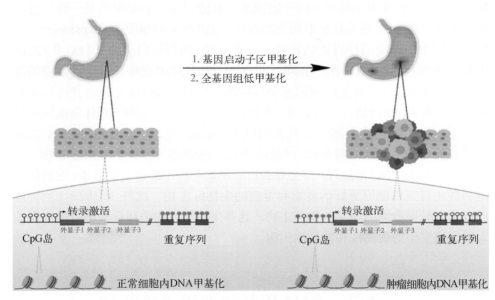

图4-2-1　抑癌基因CpG岛甲基化导致其蛋白表达缺失和肿瘤发生

一、胃癌相关基因的DNA甲基化

胃癌中DNA甲基化异常的发生频率要高于变异，这些甲基化改变通常发生在启动子上，而启动子高甲基化与转录水平降低密切相关。胃癌甲基化引起的表观遗传修饰发生在参与各种肿瘤生物学过程的特定基因中，如细胞周期调控（*CDKN1C*、*P16*、*CHFR*）、DNA修复（*MLH1*、*MGMT*、*PMS2*、*MSH2*）、转录因子（*TCF4*、*PRDM5*、*RUNX3*）、细胞生长分化（*HOXD10*、*NDRG2*）、细胞黏附侵袭转移（*CDH1*、*GRIK2*、*LOX*、*FLNC*、*TIMP3*、*TSP1*）、凋亡（*DAPK*、*BNIP3*、*SFRP2*、

GPX3、*BLC2*、*XIAP*、*CACNA2D3*）、血管生成（*THBS-1*、*P73*）、信号通路调控STAT
途径（*SOCS-1*）、Ras途径（*RASSF1A*、*RASSF 2*）、Wnt途径（*APC*、*DKK3*、*SFRP5*、
CTNNB1）、多药耐药基因（*MDR1*、*GSTP1*）以及感染相关基因表观遗传修饰
（EBV感染与*PYCARD*、*BMPR1A*和*PGR*，幽门螺杆菌感染与*BRINP1*、*EPHA5*、
*FLI1*和*SEZ6L*）。

二、胃癌DNA甲基化表观修饰与早期诊断

尽管在过去的几十年中,某些发达国家的胃癌发病率呈下降趋势,但5年生
存率仍然不高,而晚期胃癌患者的5年生存率仅为10%。在日本,胃癌的早期诊
断率可以达到50%,这些早期被发现患者的5年生存率达90%。因此,早期发现
和检测出胃癌至关重要。然而迄今为止,临床上应用的血清学生物标志物如癌
胚抗原及多种糖类抗原等尚不尽如人意,且特异性和敏感性较差。胃癌是一种
复杂的异质性疾病,涉及多种遗传和表观遗传改变。多项数据表明,异常DNA
甲基化不仅是晚期恶性肿瘤的一个特征,而且是胃癌发病的早期和驱动因素。

经过多年的探索,各国的肿瘤学家在胃癌患者的血浆、血清、胃液和粪便样
本中观察到胃癌一些生物标志物的DNA甲基化水平显著升高,尽管其特异性和
敏感性不同（表4-2-1）。关键的例子包括血浆中*RPRM*基因的高甲基化,血清
中*RUNX3*、*RASSF1A*、*XAF1*和*SOX17*,以及洗胃液中*MINT25*（*CABIN1*的另一个
启动子）。由于异常DNA甲基化有时也会在非肿瘤细胞中发生,因此高特异性
的肿瘤检测标记至关重要。这些例子突出了DNA甲基化事件作为预测和预测
生物标志物的实用性。在显性癌症发生之前,胃黏膜中异常DNA甲基化水平的
累积也与癌症风险相关,其有效性已被临床证明。

表4-2-1　循环DNA甲基化标志物对胃癌的诊断价值

高度甲基化 标志基因	胃癌患者中检测到 的比例（％）	健康对照中的比例 （％）	参 考 值
血浆			
RPRM	95.3	9.7	24
SLC19A3	85.0	15	25
HLTF	20.8	0	26
ZIC1	60.6	0	27

（续表）

高度甲基化 标志基因	胃癌患者中检测到 的比例（%）	健康对照中的比例 （%）	参 考 值
SFRP2	71.9	42.9	28
BCL6B	42.5	0	29
RNF180	57.9	23.8	28
PYCARD	75.6	19.6	30
BRCA1	41.5	11.8	30
GSTP1	48.8	12.8	30
RARβ2	61.0	22.6	30
APAF1	26.8	3.9	30
PCDH10	94.1	2.9	31
血清			
RUNX3	29.0	0	32
RASSAF1A	34.0 68.5	0	33 34
MLH1	41.0	～9	35
DAPK	48.1	0	36
p16	51.9	0	36
p15	55.6	0	36
CDH1	57.4	0	36
SOX17	58.9	0	37
XAF1	69.8	0	38
APC	17.0 83.6	0	34 35
TIMP3	17.0	0	34 35
OSR2	62.5	8	39
VAV3	45.8	0	39
PPFIA3	56.3	4	39
血细胞表面结合循环DNA			
MGMT	70.0	36	40

1. *RPRM*

*RPRM*基因位于人类染色体2q23，是一种定位于细胞质中的糖基化蛋白。*RPRM*是*p53*的下游靶基因，当过表达时，可诱导细胞周期停滞在G_2期，提示其具有肿瘤抑制功能。*RPRM*启动子高甲基化可抑制转录，引起G_2/M检查点调控紊乱，从而造成细胞增殖。日本学者研究发现胃癌患者血浆和肿瘤组织中*RPRM*甲基化率分别为95.3%和97.7%，而在对照组中只有9.7%的病例检测到*RPRM*甲基化。在血浆样本中的结果表明，*RPRM*甲基化异常可作为一种潜在的胃癌早期检测的生物标志物。

2. 人类相关转录因子3

人类相关转录因子3（human runt- related transcription factor 3, *RUNX3*）基因位于人染色体1q36.1，是一种被广泛研究的抑癌基因，其在细胞增殖、凋亡和转化生长因子-β（transforming growth factor-β, TGF-β）信号通路转导及其生物学效应中起重要作用。Sakakura等人通过实时定量甲基化特异性PCR（MSP）检测分析65名胃癌术前、术中、术后患者*RUNX3*甲基化情况，发现术前29%的胃癌患者外周血清中*RUNX3*基因序列甲基化（敏感度95.5%，特异度62.5%），而术后血清中*RUNX3*甲基化显著下降。定量检测和监测血清中*RUNX3*甲基化表观遗传修饰有助于胃癌的早期诊断。

3. Ras相关区域家族1A

Ras相关区域家族1A（Ras association domain family 1A, *RASSF1A*）基因是Ras激活信号转导通路中负向调节的抑癌基因，对多种肿瘤的发生、发展及预后具有重要意义。Balgkouranidou等人通过对73例早期可切除胃癌患者血清样本检测发现68.5%的患者*RASSF1A*启动子甲基化，而在健康对照组中未检测出。这项研究暗示血清*RASSF1A*启动子高甲基化是早期胃癌患者常见的表观遗传事件。

4. *SOX17*

*SOX17*基因是SOX基因家族的一员，除了参与调控阻滞特异性、器官发育、干细胞稳态等重要生命过程，尤其可通过调节细胞周期和增殖，参与肿瘤的发生、发展。一项来自希腊的研究发现，58.9%的胃癌患者血清样本中*SOX17*启动子高甲基化，且患者的总生存期及肿瘤分化与*SOX17*甲基化显著相关。可切除胃癌患者血清游离DNA中*SOX17*启动子高甲基化可能有助于胃癌的早期检测，同时可能为预后提供重要信息。

5. X染色体连锁凋亡抑制蛋白相关因子1

细胞凋亡的关键效应器是剪切和激活胱天蛋白酶（caspase），凋亡抑制蛋白（inhibitor of apoptosis protein, IAP）家族可直接结合并抑制激活的胱天蛋白酶，而自身又受IAP结合蛋白的负向调节，在凋亡调控中的作用至关重要。X染色体连锁凋亡抑制蛋白（X-linked inhibitor of apoptosis protein, XIAP）是IAP家族中最有效的胱天蛋白酶抑制剂，也是唯一可与凋亡启动因子胱天蛋白酶-9和效应因子胱天蛋白酶-3及胱天蛋白酶-7结合的IAP。X染色体连锁凋亡抑制蛋白（X-linked inhibitor of apoptosis protein, XIAP）相关因子1（XIAP-associated factor 1, XAF1）的C端结构是发挥促凋亡作用的主要区域，无须凋亡信号刺激，XIAP即可抑制胱天蛋白酶-3激活，具有抑制肿瘤生长的作用。一项来自中国的202名胃癌患者的研究表明，高达83.2%患者肿瘤组织及69.8%血清*XAF1*启动子甲基化，而88例健康对照者的组织及血清中未检出*XAF1*甲基化，这说明胃癌患者组织和血清中的*XAF1*甲基化是早期诊断的良好生物标志物。

6. *MINT25*

过去人们认为DNA在胃酸中会变性，但后来研究证明这一过程对正常细胞是正确的，但对肿瘤细胞的DNA是错误的。日本的Watanabe等人通过在胃镜检查中采集胃灌洗液样本的研究表明，来自黏膜层的癌细胞比正常细胞更容易脱落到胃液中，而且从这些肿瘤细胞中分离出来的DNA由于酸性反而降解较少，易于进行后续研究。Watanabe研究团队从51个候选基因中发现6个基因甲基化频率显著高于正常情况，经过对胃灌洗液的检测，对胃癌最为特异和敏感的甲基化因子是*MINT25*、*RORA*、*GDNF*、*ADAM23*、*PRDM5*和*MLF1*，其中*MINT25*甲基化对胃癌的敏感度和特异度最高，分别为90%和96%，且是胃癌早期最敏感的分子标志物。这些发现提示*MINT25*是早期胃癌筛查的敏感和特异性标志物。

胃癌的发生、发展过程中，甲基化过程是基因和肿瘤阶段依赖的，某些基因在不典型增生和早期癌症阶段与正常组织相比高度甲基化，但在晚期胃癌中甲基化水平较低，这就为胃癌的早期诊断、早期治疗提供了可能。除胃癌检测诊断外，基因甲基化修饰的变化也与肿瘤复发、药物耐药和治疗疗效有密切联系，因篇幅有限不做一一赘述。

第三节　组蛋白修饰和非编码RNA
在胃癌发生和发展中的作用

一、组蛋白修饰

真核生物中的组蛋白是将DNA包装成染色质的八聚体结构小蛋白质。这些八聚体由核心组蛋白的4个亚单位组成：H2A、H2B、H3和H4。每个核心组蛋白包含一个球状结构域和一个可变的带电氨基末端，称为组蛋白N末端尾。翻译后，组蛋白N末端尾部允许共价修饰，如乙酰化、甲基化、磷酸化、泛素化及类泛素化等（图4-3-1）。

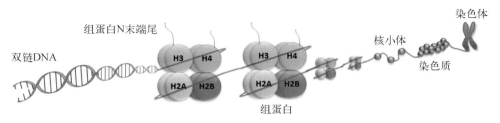

图4-3-1 组蛋白包装遗传物质结构示意图

组蛋白修饰作为一种重要的表观遗传机制，在胃癌的发生、发展中起着重要的作用，它与胃癌相关的抑癌基因的过表达或下调有关。组蛋白乙酰转移酶（histone acetyltransferase, HAT）、组蛋白脱乙酰酶（histone deacetylase, HDAC）和组蛋白甲基转移酶（histone methyltransferase, HMT）对组蛋白的翻译后修饰影响基因启动子的染色质结构，并在癌症发生和进展中调控基因、染色体塑型和重塑的许多功能，从而影响胃癌的预后和治疗结果。

二、非编码RNA

非编码RNA（non-coding RNA, ncRNA）作为染色质结构的关键调控因子，在胃癌的发生、发展过程中也起着重要的作用。非编码RNA分为两大类：长链非编码RNA（long noncoding, lncRNA）和非编码小RNA（small non-messenger RNA, snmRNA）。其中snmRNA包括微RNA（miRNA）、干扰小RNA（siRNA）和Piwi相互作用RNA（piRNA）等。近年来，关于miRNA和lncRNA与胃癌的关系被广泛研究，发现其在功能上与胃癌的多种生物学途径有关，如细胞增殖、凋亡、迁移、侵袭和化疗敏感性。

表观遗传学无疑已成为胃癌研究的新前沿。随着更强大和更具成本-效益的技术出现，利用全基因组遗传、表观遗传和基因表达图谱，胃癌亚型的分子分型将变得更加完整和完善。患者的预后和对不同治疗措施的反应等高质量临床信息将使这种综合信息更有价值。利用这些特征将为识别肿瘤基因组、表观基因组和转录组之间的新的相互作用和关联提供无与伦比的见解。期待未来利用多灶活检样本和单细胞分析来解决表观遗传肿瘤内异质性的问题。

-------------------------------- 参 考 文 献 --------------------------------

［ 1 ］ Agreus L, Kuipers E J, Kupcinskas L, et al. Rationale in diagnosis and screening of atrophic gastritis with stomach-specific plasma biomarkers[J]. Scand J Gastroenterol, 2012, 47(2): 136-147.

［ 2 ］ Aikou S, Ohmoto Y, Gunji T, et al. Tests for serum levels of trefoil factor family proteins can improve gastric cancer screening[J]. Gastroenterology, 2011, 141(3): 837-845.

［ 3 ］ An international association between *Helicobacter pylori* infection and gastric cancer The EUROGAST Study Group[J]. Lancet, 1993, 341(8857): 1359-1362.

［ 4 ］ Asaka M, Takeda H, Sugiyama T, et al. What role does *Helicobacter pylori* play in gastric cancer[J]. Gastroenterology, 1997, 113(S6): S56-S60.

［ 5 ］ Audia J E, Campbell R M. Histone modifications and cancer[J]. Cold Spring Harb Perspect Biol, 2016, 8(4): a019521.

［ 6 ］ Balgkouranidou I, Karayiannakis A, Matthaios D, et al. Assessment of SOX17 DNA methylation in cell free DNA from patients with operable gastric cancer. Association with prognostic variables and survival[J]. Clin Chem Lab Med, 2013, 51(7): 1505-1510.

［ 7 ］ Balgkouranidou I, Matthaios D, Karayiannakis A, et al. Prognostic role of APC and RASSF1A promoter methylation status in cell free circulating DNA of operable gastric cancer patients[J]. Mutat Res, 2015, 778: 46-51.

［ 8 ］ Bernal C, Aguayo F, Villarroel C, et al. Reprimo as a potential biomarker for early detection in gastric cancer[J]. Clin Cancer Res, 2008, 14(19): 6264-6269.

［ 9 ］ Boeriu A, Boeriu C, Drasovean S, et al. Narrow-band imaging with magnifying endoscopy for the evaluation of gastrointestinal lesions[J]. World J Gastrointest Endosc, 2015, 7(2): 110-120.

［ 10 ］ Bonequi P, Meneses-Gonzalez F, Correa P, et al. Risk factors for gastric cancer in Latin America: a meta-analysis[J]. Cancer Causes Control, 2013, 24(2): 217-231.

［ 11 ］ Bray F, Ren J S, Masuyer E, et al. Global estimates of cancer prevalence for 27 sites in the adult population in 2008[J]. Int J Cancer, 2013, 132(5): 1133-1145.

［ 12 ］ Bretthauer M, Kalager M, Adami H O. Do's and don'ts in evaluation of endoscopic screening for gastrointestinal cancers[J]. Endoscopy, 2016, 48(1): 75-80.

［ 13 ］ Buti L, Spooner E, Van der Veen A G, et al. *Helicobacter pylori* cytotoxin-associated gene A (CagA) subverts the apoptosis-stimulating protein of p53 (ASPP2) tumor suppressor pathway of the host[J]. Proc Natl Acad Sci USA, 2011, 108(22): 9238-9243.

［ 14 ］ Calcagno D Q, Wisnieski F, Mota E R D S, et al. Role of histone acetylation in gastric cancer: Implications of dietetic compounds and clinical perspectives[J]. Epigenomics, 2019, 11(3): 349-362.

［ 15 ］ Camargo M C, Kim W H, Chiaravalli A M, et al. Improved survival of gastric cancer with tumour Epstein-Barr virus positivity: an international pooled analysis[J]. Gut, 2014, 63(2): 236-243.

［ 16 ］ Camargo M C, Murphy G, Koriyama C, et al. Determinants of Epstein-Barr virus-positive gastric cancer: an international pooled analysis[J]. Br J Cancer, 2011, 105(1): 38–43.

[17] Chen X, Lin Z, Xue M, et al. Zic1 promoter hypermethylation in plasma DNA is a potential biomarker for gastric cancer and intraepithelial neoplasia[J]. PLoS One, 2015, 10(7): e0133906.

[18] Cisto M, Filip A A, Arnold Offerhaus G J, et al. Distinct molecular subtypes of gastric cancer: from Laurén to molecular pathology[J]. Oncotarget, 2018, 9(27): 19427–19442.

[19] Cohen A J, Roe F J. Evaluation of the aetiological role of dietary salt exposure in gastric and other cancers in humans[J]. Food Chem Toxicol, 1997, 35(2): 271–293.

[20] Crew K D, Neugut A I. Epidemiology of gastric cancer[J]. World J Gastroenterol, 2006, 12(3): 354–362.

[21] Dai Y, Wang W H. Non-steroidal anti-inflammatory drugs in prevention of gastric cancer[J]. World J Gastroenterol, 2006, 12(18): 2884–2889.

[22] de Martel C, Ferlay J, Franceschi S, et al. Global burden of cancers attributable to infections in 2008: a review and synthetic analysis[J]. Lancet Oncol, 2012, 13(6): 607–615.

[23] de Vries A C, Kuipers E J. Epidemiology of premalignant gastric lesions: implications for the development of screening and surveillance strategies[J]. Helicobacter, 2007, 12(S2): 22–31.

[24] de Vries A C, Van Grieken N C, Looman C W, et al. Gastric cancer risk in patients with premalignant gastric lesions: a nationwide cohort study in the Netherlands[J]. Gastroenterology, 2008, 134(4): 945–952.

[25] Demetriou C A, Straif K, Vineis P. From testing to estimation: the problem of false positives in the context of carcinogen evaluation in the IARC monographs[J]. Cancer Epidemiol Biomarkers Prev, 2012, 21(8): 1272–1281.

[26] Dinis-Ribeiro M, Areia M, de Vries A C, et al. Management of precancerous conditions and lesions in the stomach (MAPS): guideline from the European Society of Gastrointestinal Endoscopy (ESGE), European Helicobacter Study Group (EHSG), European Society of Pathology (ESP), and the Sociedade Portuguesa de Endoscopia Digestiva (SPED)[J]. Endoscopy, 2012, 44(1): 74–94.

[27] Duell E J, Travier N, Lujan-Barroso L, et al. Alcohol consumption and gastric cancer risk in the European Prospective Investigation into Cancer and Nutrition (EPIC) cohort[J]. Am J Clin Nutr, 2011, 94(5): 1266–1275.

[28] Eid R, Moss S F. *Helicobacter pylori* infection and the development of gastric cancer[J]. N Engl J Med, 2002, 346(1): 65–67.

[29] Everatt R, Tamosiunas A, Kuzmickiene I, et al. Alcohol consumption and risk of gastric cancer: a cohort study of men in Kaunas, Lithuania, with up to 30 years follow-up[J]. BMC Cancer, 2012, 12: 475.

[30] Fock K M, Katelaris P, Sugano K, et al, Second Asia-Pacific Conference Second Asia-Pacific Consensus Guidelines for *Helicobacter pylori* infection[J]. J Gastroenterol Hepatol, 2009, 24(10): 1587–1600.

[31] Fong W G, Liston P, Rajcan-Separovic E, et al. Expression and genetic analysis of XIAP-associated factor 1 (XAF1) in cancer cell lines[J]. Genomics, 2000, 70(1): 113–122.

［32］ Ford A C, Forman D, Hunt R H, et al. *Helicobacter pylori* eradication therapy to prevent gastric cancer in healthy asymptomatic infected individuals: systematic review and meta-analysis of randomised controlled trials[J]. BMJ, 2014, 348: g3174.

［33］ Fox J G, Dangler C A, Taylor N S, et al. High-salt diet induces gastric epithelial hyperplasia and parietal cell loss, and enhances *Helicobacter pylori* colonization in C57BL/6 mice[J]. Cancer Res, 1999, 59(19): 4823−4828.

［34］ Fuccio L, Zagari R M, Eusebi L H, et al. Meta-analysis: can *Helicobacter pylori* eradication treatment reduce the risk for gastric cancer[J]. Ann Intern Med, 2009, 151(2): 121−128.

［35］ Furihata C, Ohta H, Katsuyama T. Cause and effect between concentration-dependent tissue damage and temporary cell proliferation in rat stomach mucosa by NaCl, a stomach tumor promoter[J]. Carcinogenesis, 1996, 17(3): 401−406.

［36］ Gaddy J A, Radin J N, Loh J T, et al. High dietary salt intake exacerbates *Helicobacter pylori*-induced gastric carcinogenesis[J]. Infect Immun, 2013, 81(6): 2258−2267.

［37］ Gebert B, Fischer W, Haas R. The *Helicobacter pylori* vacuolating cytotoxin: from cellular vacuolation to immunosuppressive activities[J]. Rev Physiol Biochem Pharmacol, 2004, 152: 205−220.

［38］ Guo W, Dong Z, Guo Y, et al. Aberrant methylation of the CpG island of HLTF gene in gastric cardia adenocarcinoma and dysplasia[J]. Clin Biochem, 2011, 44(10−11): 784−788.

［39］ Hattori Y, Tashiro H, Kawamoto T, et al. Sensitivity and specificity of mass screening for gastric cancer using the measurement of serum pepsinogens[J]. Jpn J Cancer Res, 1995, 86(12): 1210−1215.

［40］ Herman J G, Baylin S B. Gene silencing in cancer in association with promoter hypermethylation[J]. N Engl J Med, 2003, 349(21): 2042−2054.

［41］ Holcik M, Korneluk R G. XIAP, the guardian angel[J]. Nat Rev Mol Cell Biol, 2001, 2(7): 550−556.

［42］ Huang J Q, Sridhar S, Chen Y, et al. Meta-analysis of the relationship between *Helicobacter pylori* seropositivity and gastric cancer[J]. Gastroenterology, 1998, 114: 1169−1179.

［43］ Huang Y K, Yu J C. Circulating microRNAs and long non-coding RNAs in gastric cancer diagnosis: an update and review[J]. World J Gastroenterol, 2015, 21(34): 9863−9886.

［44］ Huang Z, Zhang X, Lu H, et al. Serum trefoil factor 3 is a promising non-invasive biomarker for gastric cancer screening: a monocentric cohort study in China[J]. BMC Gastroenterol, 2014, 14: 74.

［45］ Ishaq S, Nunn L. *Helicobacter pylori* and gastric cancer: a state of the art review[J]. Gastroenterol Hepatol Bed Bench, 2015, 8(S1): S6−S14

［46］ Jaenisch R, Bird A. Epigenetic regulation of gene expression: how the genome integrates intrinsic and environmental signals[J]. Nat Genet, 2003, 33: 245−254.

［47］ Jakszyn P, Bingham S, Pera G, et al. Endogenous versus exogenous exposure to N-nitroso compounds and gastric cancer risk in the European Prospective Investigation into Cancer and Nutrition (EPIC-EURGAST) study[J]. Carcinogenesis, 2006, 27(7): 1497−1501.

［48］ Jin Z, Liu Y. DNA methylation in human diseases[J]. Genes Dis, 2018, 5(1): 1−8.

［49］ Kamangar F, Cheng C, Abnet C C, et al. Interleukin-1B polymorphisms and gastric cancer risk — a meta-analysis[J]. Cancer Epidemiol Biomarkers Prev, 2006, 15(10): 1920−1928.

[50] Karimi P, Islami F, Anandasabapathy S, et al. Gastric cancer: descriptive epidemiology, risk factors, screening, and prevention[J]. Cancer Epidemiol Biomarkers Prev, 2014, 23(5): 700−713.

[51] Kato S, Tsukamoto T, Mizoshita T, et al. High salt diets dose-dependently promote gastric chemical carcinogenesis in *Helicobacter pylori*-infected Mongolian gerbils associated with a shift in mucin production from glandular to surface mucous cells[J]. Int J Cancer, 2006, 119(7): 1558−1566.

[52] Kawai T, Yanagizawa K, Naito S, et al. Evaluation of gastric cancer diagnosis using new ultrathin transnasal endoscopy with narrow-band imaging: preliminary study[J]. J Gastroenterol Hepatol, 2014, 29(S4): S33−S36.

[53] Kawamura M, Sekine H, Abe S, et al. Clinical significance of white gastric crypt openings observed via magnifying endoscopy[J]. World J Gastroenterol, 2013, 19(48): 9392−9398.

[54] Kolesnikova E V, Tamkovich S N, Bryzgunova O E, et al. Circulating DNA in the blood of gastric cancer patients[J]. Ann N Y Acad Sci, 2008, 1137: 226−231.

[55] Lee TL, Leung W K, Chan M W, et al. Detection of gene promoter hypermethylation in the tumor and serum of patients with gastric carcinoma[J]. Clin Cancer Res. 2002, 8(6): 1761−1766.

[56] Leja M, Kupcinskas L, Funka K, et al. Value of gastrin-17 in detecting antral atrophy[J]. Adv Med Sci, 2011, 56(2): 145−150.

[57] Leung W K, To K F, Chu E S, et al. Potential diagnostic and prognostic values of detecting promoter hypermethylation in the serum of patients with gastric cancer[J]. Br J Cancer, 2005, 92(12): 2190−2194.

[58] Li Q L, Ito K, Sakakura C, et al. Causal relationship between the loss of RUNX3 expression and gastric cancer[J]. Cell, 2002, 109(1): 113−124.

[59] Li W H, Zhou Z J, Huang T H, et al. Detection of OSR2, VAV3, and PPFIA3 methylation in the serum of patients with gastric cancer[J]. Dis Markers, 2016, 2016: 5780538.

[60] Ling Z Q, Lv P, Lu X X, et al. Circulating methylated XAF1 DNA indicates poor prognosis for gastric cancer[J]. PLoS One, 2013, 8(6): e67195.

[61] Loh J T, Torres V J, Cover T L. Regulation of *Helicobacter pylori* CagA expression in response to salt[J]. Cancer Res, 2007, 67(10): 4709−4715.

[62] Loh Y H, Jakszyn P, Luben R N, et al. N-nitroso compounds and cancer incidence: the European Prospective Investigation into Cancer and Nutrition (EPIC)-Norfolk Study[J]. Am J Clin Nutr, 2011, 93(5): 1053−1061.

[63] Luo M, Li L. Clinical utility of miniprobe endoscopic ultrasonography for prediction of invasion depth of early gastric cancer: A meta-analysis of diagnostic test from PRISMA guideline[J]. Medicine, 2019, 98(6): e14430.

[64] Ma J L, Zhang L, Brown L M, et al. Fifteen-year effects of *Helicobacter pylori*, garlic, and vitamin treatments on gastric cancer incidence and mortality[J]. J Natl Cancer Inst, 2012, 104(6): 488−492.

[65] Massarrat S, Haj-Sheykholeslami A, Mohamadkhani A, et al. Precancerous conditions after

H. pylori eradication: a randomized double blind study in first degree relatives of gastric cancer patients[J]. Arch Iran Med, 2012, 15(11): 664−669.

[66] Mazor T, Pankov A, Song J S, et al. Intratumoral heterogeneity of the epigenome[J]. Cancer Cell, 2016, 29(4): 440−451.

[67] Moore L D, Le T, Fan G. DNA methylation and its basic function [J]. Neuropsychopharmacology, 2013, 38(1): 23−38.

[68] Moy K A, Fan Y, Wang R, et al. Alcohol and tobacco use in relation to gastric cancer: a prospective study of men in Shanghai, China[J]. Cancer Epidemiol Biomarkers Prev, 2010, 19(9): 2287−2297.

[69] Murphy G, Kamangar F, Dawsey S M, et al. The relationship between serum ghrelin and the risk of gastric and esophagogastric junctional adenocarcinomas[J]. J Natl Cancer Inst, 2011, 103(14): 1123−1129.

[70] Naikoo N A, Bhat, S A, et al. Scenario of Epigenetic alterations and gastric cancer- a review[J]. Int J Recent Sci Res, 2018, 9: 26679−26687.

[71] Necula L, Matei L, Dragu D, et al. Recent advances in gastric cancer early diagnosis[J]. World J Gastroenterol, 2019, 25(17): 2029−2044.

[72] Neumann H, Fujishiro M, Wilcox C M, et al. Present and future perspectives of virtual chromoendoscopy with i-scan and optical enhancement technology[J]. Dig Endosc, 2014, 26(S1): 43−51.

[73] Ng E K, Leung C P, Shin V Y, et al. Quantitative analysis and diagnostic significance of methylated SLC19A3 DNA in the plasma of breast and gastric cancer patients[J]. PLoS One, 2011, 6(7): e22233.

[74] Ohki R, Nemoto J, Murasawa H, et al. Reprimo, a new candidate mediator of the p53-mediated cell cycle arrest at the G2 phase[J]. J Biol Chem, 2000, 275(30): 22627−22630.

[75] Padmanabhan N, Ushijima T, Tan P. How to stomach an epigenetic insult: the gastric cancer epigenome[J]. Nat Rev Gastroenterol Hepatol, 2017, 14(8): 467−478.

[76] Park B, Shin A, Park S K, et al. Ecological study for refrigerator use, salt, vegetable, and fruit intakes, and gastric cancer[J]. Cancer Causes Control, 2011, 22(11): 1497−1502.

[77] Peek R M, Jr, Vaezi M F, Falk G W, et al. Role of *Helicobacter pylori* CagA(+) strains and specific host immune responses on the development of premalignant and malignant lesions in the gastric cardia[J]. Int J Cancer, 1999, 82(4): 520−524.

[78] Peterson C L, Laniel M A. Histones and histone modifications[J]. Curr Biol, 2004, 14(14): 546−551.

[79] Pfeifer G P. Defining driver DNA methylation changes in human cancer[J]. Int J Mol Sci, 2018, 19(4): 1166.

[80] Pimson C, Ekalaksananan T, Pientong C, et al. Aberrant methylation of PCDH10 and RASSF1A genes in blood samples for non-invasive diagnosis and prognostic assessment of gastric cancer[J]. PeerJ, 2016(4): e2112.

[81] Pirogov S S, Sokolov V V, Karpova E S, et al. Early gastric cancer and precancerous conditions diagnostics with confocal laser endomicroscopy (in Russian)[J]. Eksp Klin Gastroenterol, 2014, 3: 18−24.

［82］ Proceedings of the IARC Working Group on the Evaluation of Carcinogenic Risks to Humans Epstein-Barr virus and Kaposi's sarcoma herpesvirus/human herpesvirus 8[J]. IARC Monogr Eval Carcinog Risks Hum, 1997(70): 1−492.

［83］ Puneet, Kazmi H R, Kumari S, et al. Epigenetic mechanisms and events in gastric cancer-emerging novel biomarkers[J]. Pathol Oncol Res, 2018, 24(4): 757−770.

［84］ Qu Y, Dang S, Hou P. Gene methylation in gastric cancer[J]. Clin Chim Acta, 2013, 424: 53−65.

［85］ Qumseya B J, Wang H, Badie N, et al. Advanced imaging technologies increase detection of dysplasia and neoplasia in patients with Barrett's esophagus: a meta-analysis and systematic review[J]. Clin Gastroenterol Hepatol, 2013, 11(12): 1562−1570.

［86］ Qureshi W A, Graham D Y. Diagnosis and management of *Helicobacter pylori* infection[J]. Clin Cornerstone, 1999, 1(5): 18−28.

［87］ Ren J S, Kamangar F, Qiao Y L, et al. Serum pepsinogens and risk of gastric and oesophageal cancers in the General Population Nutrition Intervention Trial cohort[J]. Gut, 2009, 58(5): 636−642.

［88］ Rokkas T, Liatsos C, Petridou E, et al. Relationship of *Helicobacter pylori* CagA(+) status to gastric juice vitamin C levels[J]. Eur J Clin Invest, 1999, 29(1): 56−62.

［89］ Saadat I, Higashi H, Obuse C, et al. *Helicobacter pylori* CagA targets PAR1/MARK kinase to disrupt epithelial cell polarity, Nature, 2007, 447(7142): 330−333.

［90］ Sadjadi A, Yazdanbod A, Lee Y Y, et al. Serum ghrelin; a new surrogate marker of gastric mucosal alterations in upper gastrointestinal carcinogenesis[J]. PLoS One, 2013, 8(9): e74440.

［91］ Sahin I H, Hassan M M, Garrett CR. Impact of non-steroidal anti-inflammatory drugs on gastrointestinal cancers: current state-of-the science[J]. Cancer Lett, 2014, 345(2): 249−257.

［92］ Sakakura C, Hamada T, Miyagawa K, et al. Quantitative analysis of tumorderived methylated RUNX3 sequences in the serum of gastric cancer patients[J]. A Anticancer Res, 2009, 29(7): 2619−2625.

［93］ Sapari N S, Loh M, Vaithilingam A, et al. Clinical potential of DNA methylation in gastric cancer: a meta-analysis[J]. PLoS One, 2012, 7(4): e36275.

［94］ Sepulveda J L, Gutierrez-Pajares J L, Luna A, et al. High-definition CpG methylation of novel genes in gastric carcinogenesis identified by next-generation sequencing[J]. Mod Pathol, 2016, 29(2): 182−193.

［95］ Siegel R, Ma J, Zou Z, et al. Cancer statistics, 2014[J]. CA Cancer J Clin, 2014, 64(1): 9−29.

［96］ Sitarz R, Skierucha M, Mielko J, et al. Gastric cancer: epidemiology, prevention, classification, and treatment[J]. Cancer Manage Res, 2018, 10: 239−248.

［97］ Sonohara F, Inokawa Y, Hayashi M, et al. Epigenetic modulation associated with carcinogenesis and prognosis of human gastric cancer[J]. Oncol Lett, 2017, 13(5): 3363−3368.

［98］ Storskrubb T, Aro P, Ronkanen J, et al. Serum biomarkers provide an accurate method for diagnosis of atrophic gastritis in a general population: The Kalixanda study[J]. Scand J Gastroenterol, 2008, 43(12): 1448-1455.

[99] Toiyama Y, Okugawa Y, Goel A. DNA methylation and microRNA biomarkers for noninvasive detection of gastric and colorectal cancer[J]. Biochem Biophys Res Commun, 2014, 455(1-2): 43-57.

[100] Tong W, Ye F, He L, et al. Serum biomarker panels for diagnosis of gastric cancer[J]. Onco Targets Ther, 2016, 9: 2455-2463.

[101] Toyoda T, Tsukamoto T, Hirano N, et al. Synergistic upregulation of inducible nitric oxide synthase and cyclooxygenase-2 in gastric mucosa of Mongolian gerbils by a high-salt diet and *Helicobacter pylori* infection[J]. Histol Histopathol, 2008, 23(5): 593-599.

[102] Tsai M M, Wang C S, Tsai C Y, et al. Potential diagnostic, prognostic and therapeutic targets of microRNAs in human gastric cancer[J]. Int J Mol Sci, 2016, 17(6): 945.

[103] Tsugane S, Sasazuki S, Kobayashi M, et al. Salt and salted food intake and subsequent risk of gastric cancer among middle-aged Japanese men and women[J]. Br J Cancer, 2004, 90(1): 128-134.

[104] Ushijima T, Sasako M. Focus on gastric cancer[J]. Cancer Cell, 2004, 5(2): 121-125.

[105] Wang J, Sun J, Wang J, et al. Long noncoding RNAs in gastric cancer: functions and clinical applications[J]. Onco Targets Ther, 2016, 9: 681-697.

[106] Wang J, Xu L, Shi R, et al. Gastric atrophy and intestinal metaplasia before and after *Helicobacter pylori* eradication: a meta-analysis. Digestion[J]. 2011, 83(4): 253-260.

[107] Wang Y C, Yu Z H, Liu C, et al. Detection of RASSF1A promoter hypermethylation in serum from gastric and colorectal adenocarcinoma patients[J]. World J Gastroenterol, 2008, 14(19): 3074-3080.

[108] Warton K, Mahon K L, Samimi G. Methylated circulating tumor DNA in blood: power in cancer prognosis and response[J]. Endocr Relat Cancer, 2016, 23(3): 157-171.

[109] Watabe H, Mitsushima T, Yamaji Y, et al. Predicting the development of gastric cancer from combining *Helicobacter pylori* antibodies and serum pepsinogen status: a prospective endoscopic cohort study[J]. Gut, 2005, 54(6): 764-768.

[110] Watanabe Y, Kim H S, Castoro R J, et al. Sensitive and specific detection of early gastric cancer using DNA methylation analysis of gastric washes[J]. Gastroenterology, 2009, 136(7): 2149-2158.

[111] Weber M, Hellmann I, Stadler M B, et al. Distribution, silencing potential and evolutionary impact of promoter DNA methylation in the human genome[J]. Nat Genet, 2007, 39(4): 457-466.

[112] Wiseman M. The second World Cancer Research Fund/American Institute for Cancer Research expert report. Food, nutrition, physical activity, and the prevention of cancer: a global perspective[J]. Proc Nutr Soc, 2008, 67(3): 253-256.

[113] Wong B C, Lam S K, Wong W M, et al. *Helicobacter pylori* eradication to prevent gastric cancer in a high-risk region of China: a randomized controlled trial[J]. JAMA, 2004, 291(2): 187-194.

[114] Woo H D, Park S, Oh K, et al. Diet and cancer risk in the Korean population: a meta-

analysis[J]. Asian Pac J Cancer Prev, 2014, 15(19): 8509−8519.

[115] Yang Q, Gao J, Xu L, et al. Promoter hypermethylation of BCL6B gene is a potential plasma DNA biomarker for gastric cancer[J]. Biomarkers, 2013, 18(8): 721−725.

[116] You W C, Blot W J, Li J Y, et al. Precancerous gastric lesions in a population at high risk of stomach cancer[J]. Cancer Res, 1993, 53(6): 1317−1321.

[117] Yu H, Yang A M, Lu X H, et al. Magnifying narrow-band imaging endoscopy is superior in diagnosis of early gastric cancer[J]. World J Gastroenterol, 2015, 21(30): 9156−9162.

[118] Zhang Q, Wang F, Chen Z Y, et al. Comparison of the diagnostic efficacy of white light endoscopy and magnifying endoscopy with narrow band imaging for early gastric cancer: a meta-analysis[J]. Gastric Cancer, 2016, 19(2): 543−552.

[119] Zhang X, Zhang X, Sun B, et al. Detection of aberrant promoter methylation of RNF180, DAPK1 and SFRP2 in plasma DNA of patients with gastric cancer[J]. Oncol Lett, 2014, 8(4): 1745−1750.

[120] Zhang Y, Weck M N, Schottker B, et al. Gastric parietal cell antibodies, *Helicobacter pylori* infection, and chronic atrophic gastritis: evidence from a large population-based study in Germany[J]. Cancer Epidemiol Biomarkers Prev, 2013, 22(5): 821−826.

[121] Zhang Z W, Patchett S E, Perrett D, et al. The relation between gastric vitamin C concentrations, mucosal histology, and CagA seropositivity in the human stomach[J]. Gut, 1998, 43(3): 322−326.

[122] Zhou Z, Lin Z, Pang X, et al. Epigenetic regulation of long non-coding RNAs in gastric cancer[J]. Oncotarget. 2017, 9(27): 19443−19458.

[123] Zoalfaghari A, Aletaha N, Roushan N, et al. Accuracy of pepsinogens for early diagnosis of atrophic gastritis and gastric cancer in Iranian population[J]. Med J Islam Repub Iran, 2014, 28: 150.

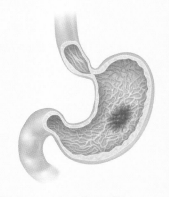

第五章

胃癌干细胞的基础与临床研究

罗 菲 施琪琪 张明达 孙博文 冯海忠

　　肿瘤干细胞是一类具有自我更新能力且可不定向分化的肿瘤细胞，被认为是肿瘤抗放化疗、复发、转移的根源。随着技术和科学研究的发展，发现胃癌像其他实体瘤一样存在胃癌干细胞，其可能来源于胃成体干细胞、骨髓干细胞或由其他干细胞转化而来，并发现CD44、CD24、CD133、ABCG2、CD90以及上皮细胞黏附分子（EpCAM）等可以作为胃癌干细胞表面标志物。因此，深入研究胃癌干细胞的基础与临床研究，将有望提高或治愈胃癌。本章就胃癌干细胞的起源、鉴定、分子标志物、信号调控机制及微环境进行了阐述，并对靶向胃癌干细胞的临床研究进展进行了总结和展望。

［通信作者］　冯海忠，Email: fenghaizhong@sjtu.edu.cn

第一节　胃癌干细胞鉴定与分子标志物

一、胃癌干细胞的起源与鉴定

研究表明肿瘤组织不是由均一细胞构成的，其中存在一类具有自我更新能力且可不定向分化的肿瘤细胞，这类细胞被美国癌症研究协会统一定义为肿瘤干细胞（cancer stem cell）。肿瘤干细胞首先在人急性髓细胞性白血病细胞中成功筛选分离出来，是一类表面标志物为 $CD34^+/CD38^+$ 的细胞，尽管它们只占细胞总数的0.2%，却能在体外长期增殖，并可导致 NOD/SCID（non-obese diabetic/severe combined immune deficiency）小鼠体内成瘤，证实了肿瘤干细胞的存在。十几年来科学家们又相继证实在乳腺癌、胶质瘤、前列腺癌、黑色素瘤、结肠癌、肝癌、胃癌、胰腺癌和头颈部癌等实体肿瘤中都含有肿瘤干细胞。随着干细胞研究的不断深入，使得人们对胃癌干细胞的存在、来源、鉴定、分离以及胃癌干细胞对胃癌治疗及预后的影响等方面的研究也越来越受到重视。2009年，Takaishi 等研究发现人胃癌细胞株中存在干细胞特性的胃癌细胞。

胃癌干细胞（gastric cancer stem cells）存在于胃癌组织中，可能来源于胃成体干细胞、骨髓干细胞或由其他干细胞转化而来，经体外无血清培养基悬浮培养即可形成球型细胞集落，且在NOD/SCID小鼠胃黏膜下和皮下植入极少量的有干细胞特性的胃癌细胞即可成瘤。目前，分选出的肿瘤细胞在免疫缺陷小鼠体内成瘤是鉴定肿瘤干细胞的金标准。胃癌干细胞的鉴定和分离方法主要依靠胃癌干细胞标志物和侧群细胞（side population cells）的检测。然而，分选胃癌干细胞最重要的是其特异性标志物的选择。

二、胃癌干细胞标志物

胃癌干细胞标志物的研究还处在初步阶段，直到2007年才有研究报道。V-GPC细胞是一类生存期较长、高度静息、具有多系分化能力的细胞，这类细胞具有干细胞的特性。目前大多数研究中选择CD44、CD24、CD133、ABCG2、CD90以及上皮细胞黏附分子（epithelial cell adhesion molecule，EpCAM）等作为胃癌干细胞表面标志物。此外，胃癌研究中常应用检测侧群细胞的方法。

　　CD44是第一个被发现并证实是实体瘤干细胞表面的标志分子。胶质瘤、胰腺癌、黑色素瘤、结肠癌、肝癌等实体瘤中的肿瘤干细胞都有CD44表达。Takaishi等通过研究多个人胃癌细胞系（NCI-N87、AGS、MKN-28、MKN-45和MKN-74），发现CD44在胃癌细胞中高表达，进一步分离并经无血清与非贴壁培养这些胃癌细胞系中的CD44$^+$细胞，可以得到肿瘤干细胞球，移植入免疫缺陷小鼠的胃及皮下后可形成肿瘤，证实了胃癌细胞系中存在肿瘤干细胞，且CD44可作为胃癌干细胞的表面标志物。Zhang等从5例胃癌患者的癌组织中分离出CD44$^+$/CD24$^+$细胞，通过比较不同表型肿瘤细胞的自我更新、分化、成瘤性等，发现CD44$^+$/CD24$^+$能够作为胃癌干细胞的标志物。

　　CD133/Prominin 1（Prom 1）是一种跨膜糖蛋白，最早由Singh等从神经节胶质瘤及星形胶质母细胞瘤中分离出来。将CD133$^+$和CD133$^-$结肠癌细胞注入小鼠体内发现1×10^3个CD133$^+$细胞即可成瘤，而2.5×10^5个CD133$^-$细胞却很少成瘤，由此认为CD133$^+$为结肠癌干细胞的一种特异性表面标志物，后续用于标记和分离结肠癌干细胞、肝癌干细胞、前列腺癌干细胞、脑肿瘤干细胞等。由此推测CD133并非某个肿瘤的特异性表面标志物。在人胃癌样本中约一半标本的癌细胞表达CD133$^+$，并且与肿瘤的发展密切相关；CD133的高表达与胃癌患者预后差、生存期短相关。利用胃癌细胞系研究发现，并不是所有的胃上皮细胞系都表达CD133，可能是由于分化程度不同的原因，分化实验显示CD133$^+$细胞可分化为CD133$^+$和CD133$^-$细胞，而CD133$^-$细胞只能分化为CD133$^-$细胞，表明CD133$^+$细胞中含有干细胞或祖细胞。但是通过体内、体外实验发现组织中分离获得的胃癌干细胞，其成瘤能力与CD133无关。因此，CD133在胃癌临床中的应用仍需进一步研究。

　　Lgr5也被称为Gpr49，常标记胃上皮祖细胞。研究发现，Lgr5像CD44一样在小肠腺窝基质的柱状细胞中高表达，这些柱状细胞很可能来源于腺窝底部的干细胞，且随着胃癌的进展其表达量逐步上调。Barker等研究发现，表达Lgr5的小肠干细胞可分化为各种类型的小肠上皮细胞，说明表达Lgr5的细胞的确具有干细胞特性。幽门螺杆菌以独特的微菌落形式生长在胃腺深处，其与胃祖细胞和干细胞直接相互作用；腺体相关细菌激活干细胞，使Lgr5$^+$细胞增殖明显，上调干细胞相关基因的表达。

　　EpCAM是一种高度保守的Ⅰ型跨膜糖蛋白，由314个氨基酸和2个生长因子样的结构组成。研究发现，EpCAM的高表达与胃癌的远处转移呈明显正相关。胃癌组织中分离出来的含有EpCAM$^+$和（或）CD44$^+$的胃癌细胞，只有这两种特异性标志物同时存在于胃癌细胞中且接种500个这类细胞才能在裸鼠体内成瘤。国内也有研究认为EpCAM与胃癌的组织学分型、浸润深度等相关，可作为胃癌诊断的初筛标志物。

三磷酸腺苷结合盒转运体G2（ATP-binding cassette transporter G2, ABCG2）是在侧群细胞中高表达的一种跨膜转运蛋白。近年来，利用侧群细胞分选法，在胃癌组织中分离出具有干细胞特性的侧群细胞，成功标记出高表达的ABCG2；同时利用流式分选法，分选出此种细胞同时大量表达CD44和CD133，由此可以大胆推测ABCG2也可以作为一种新型的胃癌干细胞标志物。ABCG2对胃癌干细胞的鉴定存在一定的作用，以及其在侧群细胞中的表达使其在胃癌的治疗和耐药性方面也存在一定的研究价值。

CD90（Thy-1）是一种细胞表面糖蛋白，在多种细胞类型包括内皮细胞、平滑肌细胞、成纤维细胞以及多种干细胞中高表达。近来研究发现，CD90不仅在胃癌原发性肿瘤中高表达，且分离筛选出CD90⁺的细胞在无血清培养条件下可形成肿瘤细胞球，CD90⁺细胞亦可在小鼠体内成瘤，分析肿瘤球细胞中CD90、Oct4、Sox2、Notch1、ALDH1、Oct4及Sox2等均呈高表达。这些研究表明CD90可能是胃肿瘤干细胞的标志物，并可用于监测胃癌的治疗情况。

CD166属于细胞表面免疫球蛋白超家族，通常在增殖或trafficking细胞中高表达。研究发现CD166的高表达与肿瘤的增殖、淋巴结转移以及浸润脉管系统密切相关，且发现黏膜被浸润的程度及部位与CD166的表达密切相关，表明CD166在胃癌的发生过程中起重要作用。高表达EpCAM、CD133、CD166、CD44的胃癌细胞亚群，具有在体外产生新的异质性肿瘤球的特性，体内肿瘤细胞共表达CD44和CD166，占细胞总数的6.1%～37.5%，因此，CD166亦可作为检测和分离胃癌中致瘤性和胃癌干细胞特异性的生物标志物。

除以上各类干细胞表面标志物之外，还有ALDH1、PSCA、OCT4以及SOX2等，均可作为胃癌干细胞标志物，在胃癌发展的各个阶段都发挥着重要的作用，对胃癌的诊断、治疗以及预测预后具有重要的价值。利用胃癌干细胞表面标志物，有助于精确锁定胃癌干细胞，进而从分子和蛋白水平来分析胃癌干细胞在异常生长和增殖信号转导途径中关键分子的表达异同，从而为确定可能的促进胃癌干细胞特异性增殖、分化与自我更新的关键基因，探讨不同分化程度的胃癌与胃癌干细胞间的相互关系，为胃癌干细胞的基础研究提供新的理论依据，这些干细胞标记也有望成为胃癌治疗的特异性靶点。

第二节　胃癌干细胞与信号转导

肿瘤干细胞与正常干细胞的调控通路具有一致性,这些信号通路参与维持干细胞的干性,调控其增殖与分化。经典的信号通路包括了Wnt通路、Notch通路、Hedgehog通路和BMP通路等,在肿瘤发生过程中这些关键信号通路失调并形成了相互作用的网络体系,维持了肿瘤干细胞的高度恶性特征,并与胃癌的复发、转移、耐药等有关。

一、Wnt信号通路

Wnt信号通路可分为经典和非经典途径,最早被发现在胚胎发育中参与调控胚胎干细胞的增殖、分化和迁移等。在*K19-Wnt1*转基因小鼠模型中,角蛋白19(keratin 19, K19)启动子驱动在胃黏膜中条件性表达Wnt1,能够抑制癌前病变上皮细胞的分化。后续研究发现,在小鼠胃鳞柱交界区的腺体中,有一群具有慢循环特征的CD44$^+$干细胞样亚群,同时激活前列腺素E2(prostaglandin E2,PGE2)和Wnt信号通路时,CD44$^+$亚群细胞明显增多,促进胃癌形成。在具有干细胞特性的胃癌克隆球中,Wnt信号通路关键分子β-联蛋白(β-catenin)明显高表达,信号通路异常激活,特异性地使用Wnt信号通路抑制剂能够降低胃癌干细胞克隆球的增殖和自我更新能力。与之相反,使用氯化锂激活Wnt信号通路后则增强了相应的能力。溶质载体家族34成员2(solute carrier family 34 member 2, SLC34A2)可通过miRNA-25-GSK3β途径,诱导激活Wnt/β-联蛋白信号通路,增强CD44$^+$胃癌干细胞的自我更新和耐药能力。

二、Notch信号通路

Notch信号通路包括保守的跨膜受体家族(Notch1～4)和一些相应的配体(DLL1、DLL3、DLL4、Jagged1和Jagged2),通过细胞间接触和配受体间相互作用,触发ADAM酶(A disintegrin and metalloprotease)和γ-分泌酶(γ-secretase)两个连续的蛋白水解-裂解受体,释放受体胞内段入核并激活下游信号通路,调控细胞命运。Notch信号通路已被证实在多种肿瘤如乳腺癌、胰腺癌等的肿瘤干细胞自我更新能力中发挥重要调控作用。在胃癌干细胞中，也发现了Notch信号通路的异常激活。研究表明，Notchl信号通路的激活部分是通过环氧合酶-2（cyclooxygenase-2, COX-2）发挥作用，促进胃癌细胞的集落形成、迁移和侵袭等。在CD44$^+$的胃癌细胞中，Notch1信号通路激活，γ-分泌酶抑制剂DAPT能抑制Notch信号通路，抑制了CD44$^+$胃癌细胞的自我更新能力和化疗耐药性。

三、Hedgehog信号通路

Hedgehog（Hh）信号通路参与调节胚胎发生过程中细胞分化和器官形成。在哺乳动物中发现3个同源基因：sonic hedgehog（*Shh*）、Indian hedgehog（*Ihh*）和desert hedgehog（*Dhh*）。Hh信号通路的过度激活促进胃癌细胞的增殖和生存，而且与胃癌的低分化、侵袭性呈正相关。研究发现，在分离出的胃癌干细胞球中*Ptch1*（patched 1）和*Gli1*（glioma-associated oncogene 1）（Shh信号通路的靶基因）高表达，即Hh信号通路激活；应用Shh信号通路的特异抑制剂环巴胺和5E1抗体后，干细胞球的自我更新能力和抗化疗能力明显下降，说明Hh信号通路在维持胃癌干细胞特性中起重要作用。有研究者从胃癌细胞株AGS中分离出CD44$^+$CD24$^+$的胃癌细胞，具有自我更新和多向分化潜能，与CD44$^-$CD24$^-$对照组细胞相比，Hh信号通路信号相关分子如SHH、PTCH1和GLI3等升高，也提示了在干细胞中Hh信号通路的激活。

四、BMP信号通路

骨形态生成蛋白（bone morphogenetic protein, BMP）属于TGF-β超家族的成员，分布在人体的多种组织及细胞中。BMP与BMP受体的胞外结构域结合，激活结合一系列SMAD蛋白，形成SMAD蛋白复合物，进入细胞核与转录因子结合调控基因表达，发挥诱导成骨的作用。BMP信号通路在胚胎发育过程和骨代谢过程中也起到了重要作用。BMP-2可下调CDK4表达，抑制胃癌细胞的生长，使癌细胞阻滞在G$_1$期；而另一研究表明，BMP-2调控PI3K/Akt和MAPK/ERK信号通路，增强了胃癌细胞的迁移侵袭能力。BMP信号通路失调在肿瘤不同阶段和类型中发挥不同的作用。

干细胞调控中的几条关键信号通路并不是独立存在而是相互协同调控的，除了Wnt、Notch、Hedgehog和BMP信号通路等经典的干细胞相关信号通路外，研究者还发现非编码RNA（miRNA、lncRNA等）也参与调控维持胃癌干细胞的特性。因此,对胃癌干细胞机制相关信号通路的深入研究探索将有助于完善调控网络,为治疗胃癌干细胞相关的侵袭、转移、复发、耐药等提供了可靠的证据和治疗靶点。

第三节 胃癌干细胞与微环境

一、肿瘤微环境的概述

肿瘤微环境(tumor microenvironment)主要由肿瘤细胞及其周围的免疫和炎症细胞,肿瘤相关的成纤维细胞(cancer-associated fibroblast, CAF),以及附近的间质组织、微血管、各种细胞因子和趋化因子构成,是一个复杂的综合系统。肿瘤微环境可以分为免疫细胞为主的免疫微环境和成纤维细胞为主的非免疫微环境。

浸润到肿瘤内部的淋巴细胞称为肿瘤浸润淋巴细胞(tumor infiltration lymphocyte, TIL),包括T淋巴细胞、B淋巴细胞、巨噬细胞、NK细胞、髓源性抑制细胞和树突状细胞等。浸润到肿瘤内部的淋巴细胞介导了免疫抑制的肿瘤微环境,帮助肿瘤细胞实现免疫逃逸。

除免疫细胞外,在肿瘤内部还有成纤维细胞、血管内皮细胞等基质细胞的浸润,构成了肿瘤非免疫微环境。CAF可以释放基质细胞衍生因子、促血管生成因子等,促进肿瘤细胞的生长和肿瘤血管的生成;血管内皮细胞则主要诱导肿瘤血管的生成,共同促进肿瘤细胞的生长和转移。

二、胃癌干细胞与免疫微环境的作用

胃癌来源的间充质干细胞(gastric cancer-derived mesenchymal stem cell, GC-MSC)已被证实通过重塑肿瘤微环境影响肿瘤细胞的生长。经过与GC-MSC共同培养后,胃癌细胞表达的促血管生成因子水平增加,并有效促进了上皮细胞形成内皮细胞样表型。这种变化会诱导肿瘤血管网络的形成,又称血管拟态(vasculogenic mimicry)。血管拟态与生理性内皮诱导生成的血管不同,可以不受VEGF的调节,同时促进肿瘤细胞的生长和局部转移。与来自相邻非癌组织(GCN-MSC)或骨髓(BM-MSC)的MSC相比,GC-MSC产生的白细胞介素-8

（interleukin-8，IL-8）含量更高。IL-8激活胃癌细胞中的Akt或ERK1/2信号通路，促进胃癌细胞的增殖和迁移能力的增加。

中性粒细胞是肿瘤微环境中必不可少的组成部分，并与肿瘤的进展密切相关。GC-MSC可以诱导中性粒细胞的趋化并保护它们免受自发凋亡的影响。中性粒细胞被含有GC-MSC的条件培养基激活，增加IL-8、TNF-α的表达，并能以细胞接触依赖性的方式增强胃癌细胞的迁移能力，但对胃癌细胞增殖的影响较小。GC-MSC与中性粒细胞之间存在相互作用，GC-MSC分泌的IL-6负责中性粒细胞的保护和活化，被激活的中性粒细胞诱导正常MSC分化为CAF。

目前，肿瘤基质中浸润的巨噬细胞已被证实在肿瘤组织维持自身稳定及生长的过程中发挥关键作用。GC-MSC、巨噬细胞与胃癌细胞三者之间的相互作用已被证实。经巨噬细胞活化后的GC-MSC可获得促炎表型，且通过核因子-κB（NF-κB）信号通路的活化而促进胃癌细胞增殖与迁移。在GC-MSC与巨噬细胞的体外共同培养实验中，发现巨噬细胞M2亚型相关基因的表达水平增高，可以认为GC-MSC有促进巨噬细胞从M1向M2亚型转换的调节作用。

三、胃癌干细胞与非免疫微环境的作用

幽门螺杆菌是一种高侵袭性微生物，是世界上最常见的慢性感染源之一，影响了世界一半的人口。幽门螺杆菌被世界卫生组织归为一级致癌物。胃癌是幽门螺杆菌感染相关的最常见的疾病，研究表明70%左右的胃癌病例由幽门螺杆菌感染引起，另外近90%的胃癌患者被确认与幽门螺杆菌感染相关。幽门螺杆菌感染通过激活巨噬细胞、中性粒细胞、调节性T细胞和NK细胞等诱导多种炎症反应，从而显著影响胃微环境。浸润的细胞分泌多种炎症介质，如细胞因子、趋化因子、金属蛋白酶、转化生长因子β（transforming growth factor β，TGF-β），都可能诱导胃细胞发生上皮-间质转化。大量幽门螺杆菌激活炎性细胞分泌的相关炎症因子被认为能够促进胃细胞的上皮-间质转化，最终导致肿瘤形成和恶性程度增加。

天然胃间质生理上只有少量的成纤维细胞，且主要为肌成纤维细胞。炎症感染和肿瘤形成能增加成纤维细胞的数量。在胃癌微环境中，巨噬细胞通过与间充质干细胞的相互作用诱导CAF的分化。CAF在胃癌的发生、生长和迁移过程中起重要作用。CAF可以释放多种致癌和炎症因子，包括IL-6、COX-2、趋化因子配体1［chemokine (C-X-C motif) ligand 1，CXCL1］、趋化因子配体9（CXCL9）、γ干扰素诱导蛋白10（interferon gamma-induced protein 10，IP10，

又称CXCL10）、基质细胞衍生因子1（stromal cell-derived factor 1, SDF1，又称CXCL12）、成纤维细胞特异性蛋白（fibroblast-specific protein 1, FSP1）等，促进上皮-间质转化的进程，并诱导肿瘤生成、迁移和侵袭。CAF还可以通过生成促血管生成因子，如IL-8、成纤维细胞生长因子（fibroblast growth factor, FGF）、血管内皮生长因子（VEGF）、SDF1等促进肿瘤血管生成。

幽门螺杆菌感染导致成纤维细胞和肌成纤维细胞转化为CAF。CagA$^+$VacA$^+$幽门螺杆菌感染引起成纤维细胞激活蛋白（fibroblast activation protein, FAP）mRNA过表达，增加促炎症因子IL-6、IL-8和COX-2的水平。FAP过表达影响成纤维细胞增殖和组织损伤修复，并诱导胃癌细胞上皮-间质转化的进程。CagA$^+$VacA$^+$幽门螺杆菌感染导致细胞凋亡异常、胶原生成增多，成纤维细胞和肌成纤维细胞向CAF分化受损，从而引起胃细胞的增生反应和上皮-间质转化。CagA$^+$VacA$^+$幽门螺杆菌感染上调HIF-1水平，增强肿瘤细胞增殖和促血管生成因子的释放，并进一步激活CAF。

四、小结

胃癌干细胞和肿瘤微环境是相辅相成的，胃癌细胞、胃癌干细胞与其所处的微环境是一个功能整体，三者相互影响、共同进化，促进胃癌的发生和进展。肿瘤免疫微环境的抑制性和肿瘤患者对于免疫治疗的不同响应率存在着紧密联系，已经有大量研究表明免疫微环境和免疫治疗效果之间的关联，通过对肿瘤免疫微环境进行分型，可寻找到更多的免疫治疗的相关靶点，为实现精准治疗提供可能。肿瘤非免疫微环境在部分患者使慢性胃炎发展为胃癌，以及在胃癌的进展过程中发挥重要作用。通过对非免疫微环境的重塑可以抑制幽门螺杆菌感染相关的慢性胃炎的恶变，对其中相关的致癌因子或趋化因子的检测可能成为早期胃癌诊断的临床标志物，更好地实现胃癌的早诊断、早治疗。

第四节　胃癌干细胞与临床研究

尽管目前对胃癌有多种治疗手段，但由于大多数患者发现时分期已较晚，即使行R0切除后其术后复发率和转移率仍然较高，治疗效果难以令人满意。随着恶性肿瘤基础研究的不断深入，胃癌干细胞的存在被越来越多的基础和临床研究所证实。近几年有研究认为，胃癌组织中有一小部分（0.01%～1%）与干细胞相似的具有自我更新、无限增殖和多向分化等潜能的特殊肿瘤细胞，在一定条件下可促进癌细胞生长，导致术后复发和转移。换言之，胃癌也是一种干细胞疾病，其具有肿瘤干细胞特性的胃癌细胞亚群已被分选出来。胃癌的耐药、转移和复发已有研究证实与胃癌干细胞的存在密切相关。

一、胃癌干细胞治疗的依据

体外培养基中培养成功的人胃癌细胞系产生的球状克隆植入 NOD/SCID 小鼠的腹部皮下，几个月后鼠体内即形成胃癌移植瘤，其母代细胞系具有更加明显的致瘤能力。陈忠等对 62 例胃癌患者研究发现，*Nanog* 基因在胃癌组织中的阳性表达率高于癌旁组织，因此考虑胃癌组织中可能含有表达 *Nanog* 水平的干细胞，且能够促进肿瘤的形成以及干细胞不断增殖，亦为胃癌组织中存在干细胞提供了临床依据。此后，肿瘤干细胞领域开始了大规模的关于胃癌干细胞的研究。

二、胃癌干细胞与临床靶向治疗

有部分静止的肿瘤干细胞逃脱了化疗药物的损伤，进而成为肿瘤复发、转移、药物抵抗及临床疗效不佳的根源。理想的靶向治疗药物应当是选择性抑制、损伤肿瘤干细胞，而对正常干细胞无干扰和损伤作用。临床上胃癌靶向药物如曲妥珠单抗、阿帕替尼等的出现为胃癌患者生存期的延长和生活质量的改善带来新的希望，但总生存期仍不超过2年。尽管研发的靶向药物均不理想，但相信随着肿瘤干细胞标志物与基因、分子信号通路调控之间关系的深入研究，一定能找到较理想、可用于治疗胃癌的干细胞相关的靶向药物。靶向消除导致癌细胞生长并维持肿瘤生长的胃癌干细胞被认为是治疗胃癌最有希望的途径之一。目前，虽然无胃癌干细胞相关靶向药物用于常规临床治疗，但已有靶向治疗胃癌干细胞集中于针对表面标志物、自我更新特性相关信号通路及端粒酶的方法。

1. 针对肿瘤干细胞表面标志的靶向胃癌干细胞治疗

基于富含肿瘤干细胞的肿瘤细胞亚群的特异性表面标志物的表达差异，结合新兴的高通量测序技术以及多种药物和分子的纳米载体而发展的新技术，使得针对肿瘤干细胞表面标志的药物和分子纳米载体有选择性和有效地靶向胃癌干细胞。而用来标志共轭物的 CD44 配体与纳米载体，可以降低胰腺癌发生的概率,也可以减少人体胃癌中CD44标志细胞所含有的数量。根据国外相关实验表明,CD133 细胞毒偶联物对胃癌干细胞的生长产生了很大影响,在一定程度上抑制了癌细胞的生长。

2. 针对胃癌干细胞自我更新特性的靶向胃癌干细胞治疗

阻滞 Hedgehog(Hh)、Notch/Delta、Wnt/β-联蛋白、JAK/STAT 和 BMP 等信号通路,抑制肿瘤干细胞的自我更新、增殖。例如,Song 等研究发现经 Hh 信号通路抑制剂环巴胺干预后,降低了胃癌干细胞球形克隆细胞自我更新的特性,从而增强了化疗药物的敏感性。Fan 等研究表明,靶向抑制 *miR-501-5p* 的表达,可降低 Wnt/β-联蛋白信号转导的活性并降低胃癌中的干细胞样表型。因此,针对这些信号通路的抑制剂将成为一种重要的新型治疗药物。

3. 针对端粒酶活性的靶向胃癌干细胞治疗

端粒缩短会引起复制衰老或细胞凋亡。肿瘤细胞通过重新激活端粒酶(RNA模板依赖的DNA合成酶)实现增殖生长。因此,端粒酶活性的增加是胃癌干细胞无限增殖的潜在原因。端锚聚合酶1被认为是有助于维持端粒酶长度的端粒特异性结合蛋白之一。Zhang 等研究发现,在SGC-7901 胃癌细胞系中,对端锚聚合酶1和端粒酶的联合抑制能够协同缩短端粒长度。因此,抑制端粒酶活性和端锚聚合酶1可以获得良好的抗胃癌细胞增殖。

三、胃癌干细胞与耐药

多药耐药(multidrug resistance,MDR)是当肿瘤细胞接触某一种特定的抗肿瘤药物之后,肿瘤细胞不仅对该特定药产生耐药性,而且对其他作用机制不同与结构不同的药物也产生耐药。由胃癌细胞产生的 MDR,影响胃癌的治疗效果。MDR 在体内与体外实验中揭示其与肿瘤干细胞的存在密切相关,肿瘤干细胞具有对各种化疗药物的耐受性。胃癌对化疗易产生耐受性,原因是传统治疗方法对胃癌干细胞的针对性不强。缪肖波等通过实验研究发现,盐霉素能在体外通过抑制肿瘤干细胞降低耐药蛋白MDR1/P-gp的表达,诱导肿瘤细胞凋亡,且可逆转SGC-7901的MDR特性。Xue 等在SGC-7901胃癌细胞系中使用长春新碱预处理,并且分离出胃癌干细胞样细胞,分析其干细胞标志物CD44、CD90和CXCR4的表达,发现这些干细胞标志物表达量增加,且出现肿瘤MDR 和明显的体内致瘤性。Zhou 等通过免疫组化法研究胃癌干细胞对5-FU的敏感性,得出胃癌干细胞对5-FU低度敏感,并且发现其在胃癌耐药中发挥着至关重要的作用。所以,要防止胃癌细胞耐药,必须以胃癌干细胞为目标,靶向消灭胃癌干细胞才能逆转胃癌耐药。

四、胃癌干细胞对预后的影响

目前临床主要关注病理类型、病理分级与临床分期及治疗手段敏感性对肿瘤患者预后的影响。近年研究表明，肿瘤干细胞及其标志物在实体肿瘤中的表达与患者的预后紧密相关。Ryu 等的研究证实，CD44+ 干细胞样细胞的高表达能联合上皮细胞间质转型，可作为具有生物学侵袭行为的重要预测指标之一，并且是原发性胃癌疗效预测的独立预后因素。Golestaneh 等在比较人胃癌细胞株 MKN-45 细胞的研究中观察到，肿瘤干细胞与其他肿瘤细胞有不同的表达差异；其致瘤过程中 miRNA-21 和 miRNA-302 的表达水平升高，而 miRNA-372、miRNA-373 和 miRNA-520c-5p 的表达水平明显下降，因此推测这些 miRNA 表达水平的差异可间接反映肿瘤干细胞在癌组织中的比例。由于这些 miRNA 参与癌细胞重要生物程序的调控，其表达量的高低与癌细胞的生物学特性有关，可为预后提供重要参考。

五、展望

虽然关于胃癌干细胞的研究已取得一定的进展，但应用于临床还需大量研究，也有诸多问题需要深入探讨。已有研究报道，胃癌干细胞表现出显著的异质性，即在单个癌症类型中也含有不同的表型。同时，胃癌干细胞与微环境保持着动态平衡，这使得胃癌干细胞靶向治疗更加复杂化。因此，亟需对调控胃癌干细胞状态的途径和分子有更全面的了解。高通量技术和生物信息学的快速发展使遗传和表观遗传改变的分子标志更容易被发现，进而促进胃癌干细胞生物标志物的发现，也有利于靶向胃癌干细胞药物的临床前或临床试验阶段研究。虽然其疗效还有待结论验证，但与传统治疗方法相比，靶向胃癌干细胞治疗分子或者药物联合当前的胃癌治疗方案能够更精确地作用于目标靶点，更精准地抑制干细胞的特性和恶性生物学行为，这势必为胃癌的治疗带来新的希望。

---------------------------- **参 考 文 献** ----------------------------

[1] Abel E V, Aplin A E. Finding the root of the problem: the quest to identify melanoma stem cells[J]. Front Biosci (Schol Ed), 2011, 3: 937−945.

［ 2 ］ Al-Hajj M, Wicha M S, Benito-Hernandez A, et al. Prospective identification of tumorigenic breast cancer cells[J]. Proc Natl Acad Sci U S A, 2003, 100(7): 3983−3988.

［ 3 ］ Amieva M, Peek R M. Pathobiology of *Helicobacter pylori*−induced gastric cancer[J]. Gastroenterology, 2016, 150(1): 64−78.

［ 4 ］ Barker N, Bartfeld S, Clevers H. Tissue-resident adult stem cell populations of rapidly self-renewing organs[J]. Cell Stem Cell, 2010,7(6): 656−670.

［ 5 ］ Barker N, Huch M, Kujala P, et al. Lgr5(+ve) stem cells drive self-renewal in the stomach and build long-lived gastric units in vitro[J]. Cell Stem Cell, 2010, 6(1): 25−36.

［ 6 ］ Cai C, Zhu X. The Wnt/beta-catenin pathway regulates self-renewal of cancer stem-like cells in human gastric cancer[J]. Mol Med Rep, 2012, 5(5): 1191−1196.

［ 7 ］ Carron E C, Homra S, Rosenberg J, et al. Macrophages promote the progression of premalignant mammary lesions to invasive cancer[J]. Oncotarget, 2017, 8(31): 50731−50746.

［ 8 ］ Choi I J, Kook M C, Kim Y I, et al. *Helicobacter pylori* therapy for the prevention of metachronous gastric cancer[J]. N Engl J Med, 2018, 378(12): 1085−1095.

［ 9 ］ Chung HW, Kong HY, Lim JB. Clinical significance and usefulness of soluble heparin binding-Epidermal growth factor in gastric cancer[J]. World J Gastroenterol, 2015, 21(7): 2080−2088.

［10］ Driessens G, Beck B, Caauwe A, et al. Defining the mode of tumour growth by clonal analysis[J]. Nature, 2012, 488(7412): 527−530.

［11］ Dvinge H, Git A, Graf S, et al. The shaping and functional consequences of the microRNA landscape in breast cancer[J]. Nature, 2013, 497(7449): 378−382.

［12］ Golestaneh A F, Atashi A, Langroudi L, et al. miRNAs expressed differently in cancer stem cells and cancer cells of human gastric cancer cell line MKN-45[J]. Cell Biochem Funct, 2012, 30(5): 411−418.

［13］ Han M E, Lee Y S, Baek S Y, et al. Hedgehog signaling regulates the survival of gastric cancer cells by regulating the expression of Bcl-2[J]. Int J Mol Sci, 2009, 10(7): 3033−3043.

［14］ Hart L S, Dolloff N G, Dicker D T, et al. Human colon cancer stem cells are enriched by insulin-like growth factor-1 and are sensitive to figitumumab[J]. Cell Cycle, 2011, 10(14): 2331−2338.

［15］ Ishimoto T, Oshima H, Oshima M, et al. CD44[+] slow- cycling tumor cell expansion is triggered by cooperative actions of Wnt and prostaglandin E2 in gastric tumorigenesis[J]. Cancer Sci, 2010, 101(3): 673−678.

［16］ Jiang J, Zhang Y, Chuai S, et al. Trastuzumab (herceptin) targets gastric cancer stem cells characterized by CD90 phenotype[J]. Oncogene, 2012, 31(6): 671−682.

［17］ Jijiwa M, Demir H, Gupta S, et al. CD44v6 regulates growth of brain tumor stem cells partially through the Akt-mediated pathway[J]. PLoS One, 2011, 6(9): e24217.

［18］ Kang M H, Oh S C, Lee H J, et al. Metastatic function of BMP-2 in gastric cancer cells: the role of PI3K/Akt, MAPK, the NF-κB pathway, and MMP-9 expression[J]. Exp Cell Res, 2011, 317(12): 1746−1762.

［19］ Leite M, Marques MS, Melo J, et al. *Helicobacter pylori* targets the EPHA2 receptor tyrosine kinase in gastric cells modulating key cellular functions[J]. Cells, 2020, 9(2): 513.

[20] Li L C, Wang D L, Wu Y Z, et al. Gastric tumor-initiating CD44$^+$ cells and epithelial-mesenchymal transition are inhibited by γ-secretase inhibitor DAPT[J]. Oncol Lett, 2015, 10(5): 3293−3299.

[21] Li W, Zhou Y, Yang J, et al. Gastric cancer-derived mesenchymal stem cells prompt gastric cancer progression through secretion of interleukin-8[J]. J Exp Clin Cancer Res, 2015, 34(1): 52.

[22] Lobo N, Shimono Y, Qian D, et al. The biology of cancer stem cells[J]. Annu Rev Cell Dev Biol, 2007, 23: 675−699.

[23] McDonald S A, Greaves L C, Gutierrez-Gonzalez L, et al. Mechanisms of field cancerization in the human stomach: the expansion and spread of mutatedgastric stem cells[J]. Gastroenterology, 2008, 134(2): 500−510.

[24] Nguyen P H, Giraud J, Chambonnier L, et al. Characterization of biomarkers of tumorigenic and chemoresistant cancer stem cells in guman gastric carcinoma[J]. Clin Cancer Res, 2017, 23(6): 1586−1597.

[25] Ning X, Zhang H, Wang C, et al. Exosomes released by gastric cancer cells induce transition of pericytes into cancer-associated fibroblasts[J]. Med Sci Monit, 2018, 24: 2350−2359.

[26] Oikonomou D, Hassan K, Kaifi J T, et al. Thy-1 as a potential novel diagnostic marker for gastrointestinal stromal tumors[J]. J Cancer Res Clin Oncol, 2007, 133(12): 951−955.

[27] Oishi N, Wang X W. Novel therapeutic strategies for targeting liver cancer stem cells[J]. Int J Biol Sci, 2011, 7(5): 517−535.

[28] Oshima H, Matsunaga A, Fujimura T, et al. Carcinogenesis in mouse stomach by simultaneous activation of the Wnt signaling and prostaglandin E2 pathway[J]. Gastroenterology, 2006, 131(4): 1086−1095.

[29] Pannuti A, Foreman K, Rizzo P, et al. Targeting Notch to target cancer stem cells[J]. Clin Cancer Res, 2010, 16(12): 3141−3152.

[30] Qiao X T, Ziel J W, McKimpson W, et al. Prospective identification of a multilineage progenitor in murine stomach epithelium[J]. Gastroenterology, 2007, 133(6): 1989−1998.

[31] Raza U, Zhang J D, Sahin O. MicroRNAs: master regulators of drug resistance, stemness, and metastasis[J]. J Mol Med (Berl), 2014, 92(4): 321−336.

[32] Ryu H S, Park D J, Kim H H, et al. Combination of epithelial-mesenchymal transition and cancer stem cell-like phenotypes has independent prognostic value in gastric cancer[J]. Hum Pathol, 2012, 43(4): 520−528.

[33] Sasaki N, Ishii T, Kamimura R, et al. Alpha-fetoproteinproducing pancreatic cancer cells possess cancer stem cell characteristics[J]. Cancer Lett, 2011, 308(2): 152−161.

[34] Sayed S I, Dwivedi R C, Katna R, et al. Implications of understanding cancer stem cell (CSC) biology in head and neck squamous cell cancer[J]. Oral Oncol, 2011, 47(4): 237−243.

[35] Shirai Y T, Ehata S, Yashiro M, et al. Bone morphogenetic protein-2 and -4 play tumor suppressive roles in human diffuse-type gastric carcinoma[J]. Am J Pathol, 2011, 179(6):

2920-2930.

［36］ Smith L M, Nesterova A, Ryan M C, et al. CD133/prominin-1 is a potential therapeutic target for antibody-drug conjugates in hepatocellular and gastric cancers[J]. Br J Cancer, 2008, 99(1): 100-109.

［37］ Song Z, Yue W, Wei B, et al. Sonic hedgehog pathway is essential for maintenance of cancer stem-like cells in human gastric cancer[J]. PLoS One, 2011, 6(3): e17687.

［38］ Takahashi R U, Miyazaki H, Ochiya T. The role of microRNAs in the regulation of cancer stem cells[J]. Front Genet, 2014, 4: 295.

［39］ Tsukada T, Fushida S, Harada S, et al. The role of human peritoneal mesothelial cells in the fibrosis and progression of gastric cancer[J]. Int J Oncol, 2012, 41(2): 476-482.

［40］ Wu W K, Cho C H, Lee CW, et al. Dysregulation of cellular signaling in gastric cancer[J]. Cancer Lett, 2010, 295(2): 144-153.

［41］ Wu X, Tao P, Zhou Q, et al. IL-6 secreted by cancer-associated fibroblasts promotes epithelial-mesenchymal transition and metastasis of gastric cancer via JAK2/STAT3 signaling pathway[J]. Oncotarget, 2017, 8(13): 20741.

［42］ Xu Y, He K, Goldkorn A. Telomerase targeted therapy in cancer and cancer stem cells[J]. Clin Adv Hematol Oncol, 2011, 9(6): 442-455.

［43］ Xue Z, Yan H, Li J, et al. Identification of cancer stem cells in vincristine preconditioned SGC7901 gastric cancer cell line[J]. J Cell Biochem, 2011, 113(1): 302-312.

［44］ Yan B, Zhou Y, Feng S, et al. β-elemene attenuated tumor angiogenesis by targeting Notch-1 in gastric cancer stem-like cells[J]. Evid Based Complement Alternat Med, 2013, 2013: 468-478.

［45］ Yang Z F, Ho D W, Ng M N, et al. Significance of CD90$^+$ cancer stem cells in human liver cancer[J]. Cancer Cell, 2008, 13(2): 153-166.

［46］ Yeh T S, Wu C W, Hsu K W, et al. The activated Notch1 signal pathway is associated with gastric cancer progression through cyclooxygenase-2[J]. Cancer Res, 2009, 69(12): 5039-5048.

［47］ Zhang C, Li C, He F, et al. Identification of CD44$^+$CD24$^+$ gastric cancer stem cells[J]. J Cancer Res Clin Oncol, 2011, 137(11): 1679-1686.

［48］ Zhang H, Yang M H, Zhao J J, et al. Inhibition of tankyrase 1 in human gastric cancer cells enhances telomere shortening by telomerase inhibitors[J]. Oncol Rep, 2010, 24(4): 1059-1065.

［49］ Zhang L, Guo X, Zhang D, et al. Upregulated miR-132 in Lgr5(+) gastric cancer stem cell-like cells contributes to cisplatin-resistance via SIRT1/CREB/ABCG2 signaling pathway[J]. Mol Carcinog, 2017, 56(9): 2022-2034.

［50］ Zhang L, Guo X, Zhang L, et al. SLC34A2 regulates miR-25- Gsk3β signaling pathway to affect tumor progression in gastric cancer stem cell- like cells[J]. Mol Carcino, 2018, 57(3): 440-450.

［51］ Zhang Q, Chai S, Wang W, et al. Macrophages activate mesenchymal stem cells to acquire cancer-associated fibroblast-Like features resulting in gastric epithelial cell lesions and malignant transformation *in vitro*[J]. Oncol Lett, 2019, 17(1): 747-756.

［52］ Zhou Q, Wu X, Wang X, et al. The reciprocal interaction between tumor cells and activated fibroblasts mediated by TNF-α/IL-33/ST2L signaling promotes gastric cancer metastasis[J]. Oncogene, 2019, 39(7): 1414−1428.

［53］ Zhou S, Wen Y, Bo W, et al. Sonic hedgehog pathway is essential for maintenance of cancer stem-like cells in human gastric cancer (a subcutaneous xenograft model) [J]. PLoS One, 2011, 6(3): e17687.

［54］ Zhou Y-L, Li Y-M, He W-T. Application of mesenchymal stem cells in the targeted gene therapy for gastric cancer[J]. Curr Stem Cell Res Ther,2016, 11(5): 434−439.

［55］ Zhu Q, Zhang X, Zhang L, et al. The IL-6−STAT3 axis mediates a reciprocal crosstalk between cancer-derived mesenchymal stem cells and neutrophils to synergistically prompt gastric cancer progression[J]. Cell Death Dis, 2014, 5(6): e1295.

［56］ 陈忠,许文荣,钱晖,等. 干细胞标志物 Nanog 的检测在胃癌诊断中的意义［J］. 临床检验杂志,2009,27（1）: 1−9.

［57］ 缪肖波. 盐霉素逆转胃癌细胞 SGC-7901/VCR 多药耐药的实验研究［D］. 南方医科大学: 2012.

［58］ 孙召东,张婷,霍娟,等. 胃癌微环境中 M2 亚型巨噬细胞对胃癌间充质干细胞促肿瘤作用的影响［J］. 重庆医学,2018,47（16）: 2126−2130.

［59］ 周志华,张建东,徐桂芳,等. 基于克隆形态分选胃癌干细胞及其对氟尿嘧啶敏感性的检测［J］. 中华胃肠病外科杂志,2013,16（4）: 376−380.

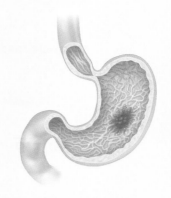

第六章

胃癌转化医学研究
——"瑞金"经验

刘炳亚　朱正纲

　　胃癌的发生和发展非常复杂,是多因素、多步骤的复杂过程,涉及外界环境因素、饮食与生活习惯,并涉及组织细胞分化、遗传学改变、细胞周期变化、代谢、基因表达、分子之间的相互作用和信号转导通路的改变,另一方面还有宿主免疫状态、自稳态等因素。转化医学研究应该从两方面考虑:首先,是临床上的重要问题,单纯以临床手段难以解决的;其次,是应用基础研究手段可以加以解决并以临床应用为终极目标,为临床医师提供更新、更便捷及更有效的诊疗手段,使患者从中获益。为了能将现代基础研究思路应用于胃癌的诊断和治疗中,给胃癌患者带来生存获益,笔者团队做了几方面的转化性研究,与读者分享,以期起到抛砖引玉之效。

[通信作者]　刘炳亚,Email: liubingya@sjtu.edu.cn

第一节　胃癌的转化医学研究方向

相对临床医学发展缓慢的现状而言，细胞分子生物学、免疫学等基础学科的发展异常迅速，但其研究成果却未能在人类健康、疾病的诊疗中得以充分体现。另外，人们对健康、疾病的认识进一步加深，医学模式逐步发生重大转变，也呼唤转化医学的全面开展。所谓医学模式的转变，是指从古代神灵主义医学模式、自然哲学的医学模式、机械论的医学模式、生物医学模式、生物－心理－社会医学模式直到目前的所谓"4P医学"模式，即预防性（preventive）、预测性（predictive）、个体化（personalized）和参与性（participatory）。有人在"4P医学"的基础上提出"5P医学"模式，即增加精准医学（pericision medicine）。精准医学是依据患者内在生物学信息以及临床症状和体征，对患者实施关于健康医疗和临床决策的量身定制。

转化医学（translational medicine）又称为转化研究（translational research）。1992年，Choi发表在*Science*上的论文首次应用"bench to bedside"（从实验室到临床）的说法。1996年，Geraghty在*Lancet*发表文章首次应用"translational medicine"一词。2003年，Zerhouni在*Sciene*杂志文章"Medicine, The NIH Roadmap"中提出了转化医学概念。其核心是要将医学生物学基础研究成果迅速有效地转化为可在临床实际应用的理论、技术、方法和药物，它要在实验室到病房之间架起相互沟通的桥梁。

胃癌的转化医学研究努力的重点包括以下几点。① 胃癌的病因与发病机制还不清楚，一级预防及病因治疗还有很大的提升空间。"是故圣人不治已病治未病；不治已乱治未乱。夫病已成而后药之，乱已成而后治之，譬犹渴而穿井，斗而铸锥，不亦晚乎！""上工治未病，中工治欲病，下工治已病。"这些古训都是强调病因及预防的重要性。② 早期诊断率低，缺乏能用于早期诊断的肿瘤标志物。这些标志物可用于胃癌的筛查、预警，要便于临床应用，便于推广。③ 对于大多数疾病来说，根据病因与发病机制的治疗才是根本。那么，胃癌病因和发病机制是什么？ 如何深入、系统、全面地研究胃癌的发病机制，针对发病机制研发新的治疗方法，将是胃癌研究者长期奋斗的目标。④ 复发转移仍是胃癌的主要死亡原因，缺乏能够预测胃癌复发转移的分子指标和早期诊断胃癌复发转移的手段，以及复发转移后的有效治疗手段。⑤ 病理分型大多沿用20世纪50～60年代的标准，存在主观、人为因素难以掌握等缺点，在人类基因组学及其后的转录组、蛋白质组以及代谢组等相关学科的诞生及快速发展,分子分型势在必行。另外,随着分子靶向治疗、免疫治疗的发展,哪些患者可以获益,如何监测疗效等,更精准的分子分型迫在眉睫。⑥ 除手术外,化疗是较为有效而广泛被接受的疗法,而化疗应答率一直难以提高。影响化疗应答的因素是什么? 其分子机制是什么? 如何逆转化疗耐药? ⑦ 胃癌的异质性很大,如何识别肿瘤异质性? 如何针对异质性采取精准有效的治疗? 也是转化医学的重大挑战。⑧ 对于大多数治疗来说,治疗往往不特异,在杀伤肿瘤细胞同时,也杀伤了正常细胞。靶向治疗以及开发药物治疗的新靶点是值得深入研究的课题。⑨ 除了手术、化疗外,胃癌缺乏有效的新的治疗手段,有必要加强肿瘤免疫治疗的研究和开发新型肿瘤疫苗,以及其他新的治疗方法。⑩ 为配合各种研究和总结经验教训,建立病例数据库和组织标本库,建立适合的细胞模型、动物模型等研究模型,也将是胃癌研究的基础性、关键性工作。

第二节　胃癌血清标志物的发现与应用

血液是临床上较容易获取的一种样品,也是公认的观察患者生理和病理情况的一个窗口,在患者血液中寻找诊断、预后、疗效监测等标志物具有良好的应用前景。

蛋白质是细胞生物功能的执行者。蛋白质组(proteome)一词,源于蛋白质(protein)与基因组(genome)2个词的组合,意指"由一个基因组所表达的全部相应的蛋白质",即包括一种细胞乃至一种生物所表达的全部蛋白质。蛋白质组学(proteomics)本质上指的是在大规模水平上研究蛋白质的特征,包括蛋白质的表达水平、翻译后的修饰、蛋白质与蛋白质相互作用等,由此获得蛋白质水平上关于疾病发生、细胞代谢等过程的整体而全面的认识。蛋白质组学是以蛋白质组为研究对象,研究细胞、组织或生物体蛋白质组成及其变化规律的科学,包括蛋白质识别、鉴定、结构、功能、修饰及相互作用等诸多方面。这个概念是在1994年由 Marc Wikins 首先提出的。

B淋巴细胞可以识别自身病源性抗原产生的抗体即自身抗体,而肿瘤细胞会产生各种变异蛋白,诸如过量表达蛋白、突变蛋白、糖基化异常蛋白、错误折叠蛋白、错误剪接蛋白等,这些变异蛋白均可成为病源性抗原,患者免疫系统会识别这些异常蛋白而产生相应的自身抗体。有些肿瘤患者产生的自身抗体具有一定的抗肿瘤作用，也可以作为肿瘤标志物；为鉴别这些自身抗体，可以用蛋白质抗原与之结合。

我们既可以利用抗体检测肿瘤抗原，也可以利用抗原检测肿瘤自身抗体，但利用肿瘤自身抗体检测肿瘤的特异性和敏感性均比利用肿瘤抗原检测肿瘤要高得多。以肿瘤自身抗体作为肿瘤标志物的优点主要包括：① 可显著提高检测肿瘤的特异性和敏感性。大部分肿瘤自身抗体的受试者操作特征（receiver operating characteristic, ROC）曲线分析中曲线下面积（area under curve, AUC）达0.8以上。② 操作简便、重复性好、检测速度快。通过常规的酶联免疫吸附试验（enzyme-linked immunosorbent assay, ELISA）或酶免疫分析（enzyme immunoassay, EIA）就可以检测。③ 通过血清中自身抗体的水平变化可以对肿瘤的不同阶段进行监测。④ 可以对肿瘤进行早期诊断，有利于肿瘤的早期治疗，提高肿瘤患者的预后。⑤ 与传统的检测方法相比，其假阳性率非常低。

随着噬菌体展示技术、蛋白质微阵列等新的、有效的高通量筛选技术的发展，越来越多的肿瘤患者体内针对肿瘤相关抗原（tumor associated antigen, TAA）的血清自身抗体被发现。这些自身抗体有可能用于肿瘤的诊断。但理想的肿瘤筛查方法必须操作简单，与传统的肿瘤标志物相比较，应该具有更好的诊断价值和能在肿瘤浸润的早期就被检测等。

一、SEREX方法鉴定胃癌的相关抗原

重组表达cDNA克隆的血清学分析技术（serological analysis of recombinantly expressed cDNA clone, SEREX）的基本方法是使用肿瘤组织的RNA构建一个cDNA文库，插入到λ噬菌体载体臂中，然后在大肠埃希菌中表达；将重组的蛋白质转移到硝酸纤维素膜中，与肿瘤患者或者正常人的血清反应，选取仅与肿瘤患者血清发生反应的克隆进行单克隆化后经DNA测序获取相应的插入序列，即可获得肿瘤抗原。SEREX是近年来出现的一种新的肿瘤抗原筛选方法。它利用肿瘤患者体内的体液免疫反应筛选抗原，避开了以往细胞毒性T淋巴细胞（CTL）克隆方法筛选肿瘤抗原中体外建立细胞株等实验难题，可以应用于几乎所有类型的人类肿瘤。目前，有2 000多种肿瘤抗原基因通过SEREX方法被发现，其中一些已被证实与肿瘤的发生、发展及肿瘤免疫具有一定的相关性，并且作为肿瘤免疫治疗的靶点应用于临床实验，显示出一定的疗效。

1. SEREX 的特点

鉴定出肿瘤中所有具有免疫原性的蛋白分子是SEREX方法建立以来的主

要目标。该技术具有以下特点：① 可利用新鲜的肿瘤组织抽提 PolyA$^+$ RNA 构建文库，从而可用于分析实体瘤内表达的基因，避免了细胞培养过程中某些人为因素的干扰；② 利用肿瘤患者血清中的多克隆抗体来筛选文库，从而可以在一次筛选过程中得到众多的阳性克隆；③ 得到的阳性克隆是能够引起体内高滴度的 IgG 反应的抗原分子，从而证实肿瘤免疫过程有体内辅助性 T 细胞反应的存在；④ 由于抗原编码基因与阳性克隆中的 cDNA 片段相对应，因此目的抗原编码基因能够很快地获得，且对抗原编码基因表达情况的分析可以很快地通过 RNA 印迹或反转录聚合酶链反应（reverse transcription PCR, RT-PCR）检测来获得；⑤ 通过进一步检测阳性克隆与正常人的血清和不同肿瘤患者血清的反应性，从而对该抗原的免疫原性作出评价。

2. 应用 SEREX 发现的胃癌相关肿瘤抗原

我们应用 SEREX 寻找胃癌相关肿瘤抗原，以期为今后胃癌的免疫治疗及诊断提供新的靶点，结果共有 14 个抗原编码基因被发现，并对它们的功能进行了初步分析。

我们用建株的胃癌细胞和新鲜胃癌组织标本 PolyA$^+$ RNA 分别构建 2 个 cDNA 表达文库。胃癌细胞株 SGC7901 和胃癌组织的原始文库容量分别为 1.6×10^6 pfu 和 2.5×10^6 pfu，重组率为 95% 和 98%。从 2 个文库各随机挑取 20 个克隆，以 T3 和 T7 为引物作 PCR 扩增。扩增片段的平均大小约 1.2 kb，最小插入片段约为 0.5 kb。使用 5 例胃癌患者血清筛选胃癌细胞株 SGC7901 cDNA 表达文库，同时用同源自体血清筛选胃癌组织的 cDNA 表达文库，对每个原始文库的 0.5×10^6 个重组子进行筛选，经过 3 轮筛选后共获得阳性克隆 18 个，其中有 12 个克隆来自构建于胃癌组织的 cDNA 表达文库。所得到的 18 个阳性克隆经噬菌体体内切割后，全部获得了含 pBK-CMV 噬菌粒的细菌克隆，抽提单克隆细菌的质粒 DNA，经 *Eco*R Ⅰ 和 *Xho* Ⅰ 双酶切后，1% 琼脂糖电泳可获得插入片段大小的初步信息。将测序所得到的 18 个 cDNA 片段信息通过美国国家生物技术信息中心（NCBI）网上 BLAST 软件进行分析，其代表 15 个不同的基因，其中 13 个为已知基因，1 个为未知基因。据文献报道，其中 *MPS-1*（metallopanstimulin-1）、*RhoA* 和 *SMARCA4* 与肿瘤相关，ENO1 和 EEF1A1 作为自身抗原存在于某些自身免疫性疾病中，PHF10、FAM33A 和 TRIM56 功能未知，其余抗原未有报道与肿瘤或机体免疫状态有关。

RhoA 是 RhoGTP 酶家族成员之一，能够调控肿瘤细胞凋亡，与肿瘤细胞极性消失、移动增强相关，在肿瘤的侵袭和转移中发挥作用。SMARCA4 是 SWI/SNF 蛋白家族成员，通过抑制原癌基因 c-*fos* 的转录及与抑癌基因 *BRCA1* 相互作用，从而在抑制肿瘤发生的信号转导通路中发挥重要作用。已有文献报道RhoA和SMARCA4在胃癌组织中高表达，并且在中晚期胃癌中的表达明显高于早期胃癌，从而可能与胃癌的预后相关。MPS-1属于核糖体蛋白S27E家族，其蛋白结构中含有一C4型锌指结构域，从功能上来讲其可能参与DNA损伤修复及对异常mRNA的识别与结合。MPS-1广泛表达于除脑和胎盘以外的正常组织中，但在某些肿瘤组织中的表达水平却远高于正常对照。在基因水平我们用半定量RT-PCR检测*MPS-1*在胃癌组织与其相应正常组织中的表达情况进行比较，结果显示，在已检测的22对标本中，MPS-1在56%的胃癌组织中高表达。因此，作为在胃癌中高表达的基因产物和肿瘤抗原，MPS-1、RhoA和SMARCA4可以成为胃癌免疫治疗的分子靶点。但是，它们所编码的抗原肽是否能引起机体CTL反应及最终能否用于胃癌的免疫治疗还需要进行深入的探讨。

我们初步用5份正常人血清对MPS-1克隆进行再次筛选，结果显示MPS-1克隆与这些血清反应为阴性，表明MPS-1的免疫原性可能具有胃癌的特异性；结合国外文献报道，MPS-1作为一种肿瘤标志物在多种肿瘤患者的血清中浓度增高，且明显高于健康对照，因此，MPS-1很有可能成为一种肿瘤临床诊断的分子标志物。这有待今后进一步的临床试验。

通过在可控条件下对血清进行热变性，那些被MPS-1前体或载体蛋白激活和释放出来的MPS-1和MPS-1样蛋白统称为MPS-H，通过放射免疫分析（radioimmunoassay, RIA）以确定MPS-1和MPS-1样蛋白的表达水平。Stack等在实验中用RIA方法对125例头颈部鳞状细胞癌患者和25例正常不吸烟者、64例正常吸烟者为对照组的血清进行了MPS-H检测，发现头颈部鳞状细胞癌患者的MPS-H值为41.5 μg/L，而对照组值分别为10.2 μg/L和12.8 μg/L，患病组MPS-H值明显高于对照组（$P < 0.001$）。对于那些已经成功治愈的患者，其第1年MPS-H水平明显低于临床确诊且未治疗的患者。此外，很多临床病例都证实，成功治愈后头颈部鳞状细胞癌患者的MPS-H水平明显降低，而对治疗无反应的患者血清内的MPS-H水平呈持续性升高。

MPS-1下调能够增加胃癌细胞对凋亡诱导剂的敏感性，且凋亡和转移相关基因的表达谱发生了较为明显的变化，MPS-1下调通过降低核因子κB（NF-κB）活性、下调其靶基因生长阻滞和DNA损伤基因（*Gadd45β*）的表达，进一步引起氨基末端激酶（JNK）的磷酸化增加，进而引起胃癌细胞凋亡。MPS-1与胃癌细胞的侵袭和转移相关，并初步明确ITGB4在介导MPS-1下调引起的胃癌细胞侵袭能力降低的过程中发挥了重要的作用。

作为一种在胃癌中新发现的肿瘤相关基因，结合其在其他肿瘤如乳腺癌、头颈部鳞状细胞癌等的形成中可能起到的重要作用和其作为肿瘤标志物的特性，MPS-1可能成为肿瘤治疗的一个新的靶点。

二、应用蛋白芯片技术筛选胃癌血清标志物

比较患者和健康人群血清蛋白质组水平的差异，从中筛选出具有显著差异的蛋白质已成为寻找肿瘤早期诊断或预后监测标志物的重要过程。我们设计用重组人类蛋白点于芯片，以胃癌患者血清作为自身抗体与蛋白芯片进行反应，从而识别患者血清中的自身抗体作为血清肿瘤标志物。首先采用人蛋白质组芯片（重组人蛋白，17 000点，覆盖50%以上人类蛋白）作为研究工具。在已有的蛋白质组学研究中，往往只能研究样品本身蛋白质层次的差异，而对于样品中自身抗体的研究非常少，而这部分研究又是极其重要的。现在利用人蛋白质组芯片技术手段不仅仅能在一种抗体亚型上找到差异，在本研究中，首次采取三通道3种抗体（IgG、IgM及IgA）同时孵育芯片，既节省了样本，又节约了芯片成本，同时提高了数据的产量。样本的良好质控、样本的选取范围以及蛋白质组芯片技术的优势，为获得有效并可靠的蛋白质组学数据提供了必要条件，也为以后筛选其他疾病的生物标志物提供了强有力的工具。

我们以37例胃癌患者和50例健康人血清样品经过人蛋白质组芯片反应、芯片数据提取和分析后，共得到149个差异表达的自身抗体，选取其中的44个差异表达的自身抗体（其中17个IgG亚型、17个IgM亚型和10个IgA亚型）进行后期大样本的验证（褶皱变化 > 1.32，$P < 0.05$）。用GO公共数据库检索44个差异表达自身抗体相对应的蛋白质生物学功能和细胞定位分析发现：在生物学功能方面，主要集中在参与代谢、生物合成和细胞周期方面，尤其是参与了蛋白质的降解途径，但是还有一部分蛋白质的生物学功能未知；细胞定位主要位于细胞核内。

为了评估T细胞斑点试验（T-test）筛选得到的组间具有显著差异的自身抗体的区分样品能力，我们基于最初筛选出的149个自身抗体进行样品的聚类分析显示，这些差异的自身抗体区分胃癌和非胃癌的能力非常显著，但是对高危人群和健康人的区分度不是很好。由于目前的研究热点主要在IgG亚型，所以我们挑选其中的IgG亚型的自身抗体进行热图分析，发现IgG亚型的自身抗体具有很好地区分胃癌患者和健康人的能力。

经过前期人蛋白质组芯片的初步分析和筛选，我们挑选出44个差异表达的自身抗体相对应的蛋白质构建了胃癌血清候选标志物小芯片。然后分别用300例胃癌患者、300例健康人和314例高危人群血清样本扩大样本数量进行验证，

在这914例血清样本的验证过程中，采用100次随机交叉分组方法（在每次的分组中，随机分配给训练集108例胃癌样本、108例健康人样本；测试集192例胃癌样本、192例健康人样本），并运用R语言分析经过100次随机分组后的血清样品间自身抗体的差异表达（$P < 0.05$）。最终筛选出4个在胃癌患者和健康人之间有显著表达差异的自身抗体，分别为COPS2、CTSF、TERF1和NT5E，且具有很好地区分胃癌和健康人的能力。

由于癌胚抗原（carcinoembryonic antigen, CEA）、糖类抗原19-9（carbohydrate antigen 19-9, CA19-9）、糖类抗原72-4（CA72-4）和糖类抗原12-5（CA12-5）是目前临床上广泛使用的胃癌血清生物标志物，我们将COPS2和CTSF在胃癌诊断准确性方面的表现与CEA、CA19-9、CA72-4和CA12-5进行了比较。首先，检测了CEA、CA19-9、CA72-4和CA12-5在同一批健康人和胃癌患者血清样品中的表达量。结果显示，与健康人相比，Ⅰ期胃癌患者血清中CEA浓度均值仅由2.17 μg/L轻微升高至3.15 μg/L；在Ⅱ期和Ⅲ期患者血清中，CEA的浓度均值升高至14.36 μg/L和11.29 μg/L；在Ⅳ期患者的血清中，CEA的浓度均值则进一步升高至43.20 μg/L。这个实验结果与前人的结果一致，即CEA在胃癌早期患者的血清中轻微上调，在胃癌晚期患者的血清中显著上调。同样的结果也出现在CA19-9、CA72-4和CA12-5中。我们通过ROC曲线分析了COPS2、CTSF和CEA、CA19-9、CA72-4及CA12-5用于胃癌诊断时的精准性。ROC曲线是临床评价诊断方法是否有效，反映诊断方法的敏感性和特异性连续变量的综合指标。它采用构图法反映敏感度和特异度的相互关系，通过将连续变量设定出多个不同的阈值，从而计算出对应的一系列敏感度和特异度，再以敏感度为纵坐标、（1−特异度）为横坐标来绘制曲线，ROC曲线的AUC越大，该诊断方法的精准性就越高。根据Swets提出的判断标准，AUC < 0.5时无诊断价值，在0.5～0.7时有较低的诊断准确率，在0.7～0.9范围内时有较高的诊断准确率，而 > 0.9时则有非常高的诊断准确率。ROC曲线分析结果显示，COPS2的AUC为0.92，敏感度和特异度分别为92%和88%；CTSF的AUC为0.96，敏感度和特异度分别为88%和88%；NT5E的AUC为0.89，敏感度和特异度分别为84%和92%；TERF1的AUC为0.85，敏感度和特异度分别为82%和92%，均明显高于目前临床常用于胃癌诊断的血清生物标志物CEA（AUC为0.54，敏感度和特异度分别为18%和42%）、CA19-9（AUC为0.59，敏感度和特异度分别为25%和92%）、CA724（AUC为0.59，敏感度和特异度分别为61%和58%）和CA12-5（AUC为0.54，敏感度和特异度分别为69%和41%）。所以，COPS2、CTSF、TERF1和NT5E可以用于临床辅助诊断胃癌。值得注意的是，当用这些临界值去判断UICC分期 I 期的胃癌患者时,COPS2和CTSF的诊断阳性率为77.7%(233/300)和82%(246/300),显著高于CEA(诊断阳性率为33.3%,99/300)。这些结果显示,COPS2和CTSF无论是在诊断准确性,还是早期诊断方面,其效果均优于已知的血清标志物,说明COPS2和CTSF是很有潜力的用于胃癌早期诊断的血清标志物。

我们对314例胃癌高危患者血清芯片结果分析后发现,幽门螺杆菌阳性的高危人群中,COPS2、CTSF、NT5E、TERF1的SNR值趋向于胃癌患者组;而幽门螺杆菌阴性的人群中,这4个标志物的SNR值趋向于正常人组。再一次证实幽门螺杆菌在胃癌的发生、发展过程起着至关重要的作用。由此,可以推断出幽门螺杆菌阳性患者比幽门螺杆菌阴性患者转变为胃癌的可能性大。随后,我们又将高危组样本进行了分类,主要筛选出3类:胃溃疡、胃息肉和萎缩性胃炎。胃溃疡组和胃息肉组的SNR值更加靠近于胃癌组,说明患有胃溃疡和胃息肉的高危人群确实有很大的可能性转变为胃癌。但是萎缩性胃炎组的SNR更加接近于正常人组,说明虽然萎缩性胃炎有可能转化为胃癌,但是其概率不是很大。

蛋白质COPS2是COP9信号复合体(COP9 sinalosome, CSN)的一种亚型,最初在对拟南芥种子植物发育的光形态发生的遗传学分析中被发现,是植物光形态发生的一个负调节子,是一个E3连接酶的调节因子,可以促进NEDD8、RUB1从特定的E3连接酶上解离下来。真核生物的CSN是细胞内高度保守的多亚基蛋白质复合物,主要定位于细胞核,在结构上与26S蛋白酶体亚复合物高度相关。

蛋白质CTSF(cathepsin F)是组织蛋白酶(cathepsin)家族的一个成员。组织蛋白酶是一类在大多数动物组织中都存在的细胞内肽键水解酶。目前,在生物界已发现20余种组织蛋白酶,从组织蛋白酶A到组织蛋白酶Z都已有报道;人体中主要存在11种,包括组织蛋白酶B、C、F、H、K、L、O、S、V、W和X。它们与人类肿瘤、骨质疏松、关节炎等多种疾病密切相关,是近年来备受关注的一类靶标蛋白酶。组织蛋白酶F是一种溶酶体酸性蛋白酶,含有484个氨基酸,具有刺激细胞生长,溶解基膜、细胞外基质及结缔组织的能力,广泛分布于动物和人体的组织细胞中。近几年的研究表明,组织蛋白酶B、D等在消化系统肿瘤中表达量升高。

蛋白质NT5E(CD73)是胞外-5′-核苷酸酶(ecto-5′-nucleotidase, eNT)通过糖基磷脂酰肌醇(glycosylphosphatidyl inositol, GPI)锚定于质膜的一种糖蛋白。NT5E广泛表达于人体内皮细胞、淋巴细胞等组织细胞表面。NT5E具有胞外核苷酸酶活性,水解腺苷一磷酸(AMP)产生腺苷。腺苷与受体结合可促进血管新生、预防组织缺血再灌注损伤、抑制炎症和免疫反应。最近发现,腺苷能够抑制人类血管内皮细胞的前炎症反应。NT5E可因内源性磷脂酶C水解GPI而从质膜表面脱落，进而腺苷生成降低。NT5E还具有非水解酶活性，参与细胞的黏附和信号转导。研究发现，NT5E能通过CD3/TCL复合物参与T细胞的激活，并在肿瘤的生长、凋亡、侵袭和转移中发挥重要作用。

人TERF1是最早发现的端粒结合蛋白，是一种重要的端粒酶活性调控因子。它与端粒结合后，通过负反馈抑制端粒酶活性，从而抑制端粒酶延长端粒。有些研究表明，TERF1在肺癌和消化道肿瘤细胞中的表达量明显减低，而在这些肿瘤细胞中端粒酶活性均明显升高，并认为TERF1与细胞周期调控有关，提示TERF1可能是参与衰老和肿瘤发生、发展的重要因子，对它的研究有助于寻找诊断和治疗肿瘤的新途径。

为便于推广，我们计划采用临床检测血清标志物最常用的ELISA定量检测胃癌/健康人血清中COPS2和CTSF抗体的水平。我们用自己包被抗原的ELISA检测试剂盒验证了血清样品中COPS2和CTSF抗体的表达情况，用于验证的血清样品包括芯片实验中的100例胃癌患者、100例健康人的血清、新收集的200例胃癌患者和200例健康人的血清，共计600例。结果显示，COPS2和CTSF抗体在胃癌患者血清中的表达水平高于健康人（$P < 0.001$）。

我们对训练组和测试组的300例胃癌患者做随访调查，发现仅有67例患者生存状况良好，233例胃癌患者不幸去世。我们对这300例患者根据UICC分期做了生存曲线分析，处于UICC分期Ⅰ期患者的5年生存率为100%，而处于Ⅳ期患者的5年生存率仅有10%，符合以往研究。根据300例胃癌患者详细的临床资料信息，我们分别做了临床已知的血清生物标志物如CA12-5、CA19-9、CA72-4、甲胎蛋白（AFP）和CEA的ROC曲线分析，同时也做了自身抗体COPS2、CTSF、NT5E和TERF1的ROC曲线分析。结果显示，COPS2、CTSF和NT5E能很好地预测患者的5年生存率，效果远好于临床已知的血清标志物；并且若将COPS2、CTSF和NT5E三者联合应用，则预测效果更好。

我们进一步根据COPS2、CTSF、NT5E和TERF1抗体在血清中表达量的差异，对300例胃癌患者的生存时间做了分析，结果发现COPS2、CTSF、NT5E和TERF1抗体表达量较高患者的生存时间相对较长，5年生存率也较高。这种现象出现的原因，我们大胆推断可能是由于COPS2、CTSF、NT5E和TERF1这4种自身抗体具有保护机体免受肿瘤侵害，并辅助免疫系统杀伤肿瘤的作用。

由于运用人蛋白质组芯片技术成功地发现能有效辅助肿瘤早期诊断和预后监测的分子标志物（群），基于此，我们提出了一套寻找血清生物标志物的新方法，主要分为以下3个步骤。首先，高质量的血清样本是必需的。血清样本最好选取癌症患者、健康人群以及癌症高危人群3种类型。癌症血清样本最好有比较详细的临床病例信息,方便后期进行数据统计和分析。其次,使用人蛋白质组芯片筛选血清生物标志物。先进行血清样本稀释浓度的摸索,在确定稀释浓度后,我们建议先使用人蛋白质组芯片进行少量样本的验证,然后选取合适的阈值筛选相关血清生物标志物。最后,利用上一步骤中初筛出的血清生物标志物构建能同时进行多份血清样本反应的小芯片,扩大样本量进行大规模的验证。寻找肿瘤血清生物标志物是目前肿瘤研究领域的热点,而蛋白质芯片技术为肿瘤的分子诊断技术的提高提供了一种全新有效的思路,也可能为将来诊断肿瘤提供新的诊断方法。综上所述,我们的研究结果表明,利用人蛋白质组芯片技术检测并比较血清蛋白质组学是一种发现癌症新型生物标志物的有效方法。

总之,本课题组利用蛋白质芯片平台,采用包含17 000余种蛋白质的人蛋白质组芯片分析胃癌患者、胃癌前病变患者和健康人血清中的自身抗体进行大规模筛选,根据差异程度,挑选出44个候选标志物,再制作成小芯片,大规模筛查,缩小范围,以期获得敏感度和特异度均较高的标志物。为便于临床应用,将候选标志物制成ELISA试剂盒,经大样本(超过1 400例样本)、多中心临床验证,筛选出了7个胃癌血清标志物(CCDC49、RNF19、BFAR、COPS2、CTSF、NT5E及TERF1)。应用这7个标志物对于胃癌进行诊断,其敏感度、特异度和精准度均明显高于临床上常用的传统的标志物(CEA、CA25、CA72-4、CA19-9)及其联合,其中COPS2、CTSF、NT5E、TERF1诊断胃癌的敏感度分别达到92%、96%、84%和80%,特异度达到88%、88%、92%和88%,精确度达到92%、96%、89%和85%。而联合应用CEA、CA25、CA72-4和CA19-9的敏感度仅40%、特异度为76%、精确度为51%。这些标志物如应用于临床,将在胃癌的筛查和早期诊断中具有较高的价值,而且具有预后价值。产生高浓度COPS2、CTSF、NT5E及TERF1抗体的胃癌患者,其生存时间明显长于自身抗体浓度低者,产生高浓度自身抗体的胃癌患者生存率也高于自身抗体浓度低者,进一步说明患者产生的自身抗体具有对抗肿瘤的作用。该研究得到国家科技部和国家自然科学基金的资助,并获得了7项发明专利。

三、血清miRNA作为胃癌分子标志物的研究

有实验证实,外周血中存在miRNA。与mRNA比较,miRNA表达的稳定性更为显著。一系列实验(如室温下过夜、反复冻存、解冻、煮沸、过酸或过碱等)结果显示,外周血中的miRNA在温度、酸碱环境及物理状态等条件改变的情况

下，其表达仍能维持相对稳定。更重要的是，miRNA在外周血中的表达同样具有肿瘤相关性和组织特异性。研究发现，特定的外周血miRNA表达谱可以构成识别癌症与其他疾病的"指纹"，可用于肿瘤的筛查诊断、分型分类、疗效预测、复发诊断及预后判断等领域。其中特异性的miRNA表达谱有可能作为一类新的肿瘤分子标志物，为恶性肿瘤的早期诊断提供了一种敏感、特异及简便的临床筛查和诊断技术。因此，外周血miRNA有望成为一种较理想的肿瘤标志物，是目前肿瘤标志物研究的热点。

为此，本研究收集胃癌患者和健康对照者的血浆标本，通过miRNA芯片技术筛选与胃癌可能相关的差异miRNA。进一步采用实时荧光定量RT-PCR方法对差异miRNA进一步筛选和验证，以期发现血浆中敏感度和特异度均较高的胃癌相关的miRNA肿瘤标志物，作为候选的胃癌筛查和诊断方法。

本研究分3步进行：① 收集2009年9～10月经手术治疗的20例胃癌患者术前和20例健康对照者的血浆标本。抽提血浆中的总RNA，采用miRNA芯片，检测胃癌患者和健康对照者血浆中miRNA的表达谱，比较并筛选出具有显著差异的miRNA。② 收集2009年11月至2010年1月接受手术治疗的30例胃癌患者术前、术后7天和30例健康对照者的血浆标本，通过实时荧光定量RT-PCR方法，检测血浆中由第一部分miRNA芯片筛选出的差异miRNA的表达。筛选胃癌患者术前与健康对照者、胃癌患者术前与术后均有显著差异的miRNA进入大样本验证。③ 收集2009年9月至2010年9月经手术治疗的胃癌患者180例、胃癌前病变患者20例、结直肠癌患者20例和健康对照志愿者80例的血浆并抽提总RNA，同样应用实时荧光定量RT-PCR方法，检测由第二部分筛选出的差异miRNA在胃癌患者、胃癌前病变患者、结直肠癌患者和健康对照者血浆中的表达，分析胃癌患者血浆中miRNA表达与胃癌临床病理特点的相关性，利用ROC曲线比较它们对胃癌诊断的AUC，并与传统的肿瘤指标比较它们对胃癌判断的敏感度、特异度和精准度，从而最终验证出血浆中胃癌相关的miRNA肿瘤标志物。

在miRNA芯片筛选的959个人类miRNA中，通过比较胃癌患者和健康对照者的miRNA表达谱，发现44个miRNA有显著差异，其中37个miRNA显著上调，7个miRNA显著下调。利用这44个差异miRNA进行聚类分析，能将胃癌患者和健康对照者较好地区分开。设定2倍差异表达为阈值，差异最显著的5个上调miRNA（miRNA-199a-3p、miRNA-26b、miRNA-151-5p、let-7f和let-7a）和2个下调miRNA（miRNA-198和miRNA-720）进入下一步的实时荧光定量RT-PCR筛选。

在由miRNA芯片筛选出的5个上调的miRNA中，与健康对照组比较，胃癌患者血浆中miRNA-199a-3p［(46.2 ± 6.3) *vs* (9.4 ± 1.2)，$P = 0.002$］和

miRNA-151-5p［（10.7±3.7）*vs*（2.9±0.4），*P*=0.002）］的表达量显著升高。行胃癌切除术后血浆中miRNA-199a-3p和miRNA-151-5p的表达均较手术前显著下降（*P*<0.05）。而miRNA-26b（*P*=0.615）、let-7f（*P*=0.692）、let-7a（*P*=0.429）和下调的miRNA-198（*P*=0.725）及miRNA-720（*P*=0.661）表达量在胃癌患者和健康对照组间无显著差异。因此，筛选出miRNA-199a-3p和miRNA-151-5p进入下一步的大样本验证。

大样本的验证中，180例胃癌患者血浆中miRNA-199a-3p的表达量为57.2±7.3，分别较健康对照者的13.9±2.7（*P*<0.001）、胃癌前病变者的19.2±2.5（*P*=0.004）和结直肠癌患者的21.1±2.5（*P*=0.004）均显著升高。胃癌患者血浆中miRNA-199a-3p的高表达与肿瘤浆膜侵犯（*P*<0.001）、$N_{2\sim3}$淋巴结转移（*P*=0.014）和肿瘤临床分期（Ⅲ、Ⅳ期）（*P*=0.003）显著相关；而与性别、年龄及肿瘤大小、位置和病理类型无显著相关（*P*>0.05）。并且，随着胃癌TNM分期的进展，血浆中miRNA-199a-3p的表达也逐步升高。虽然胃癌患者血浆中miRNA-151-5p的表达（9.1±1.4）也分别较健康对照者（*P*=0.001）、胃癌前病变患者（*P*=0.014）和结直肠癌患者（*P*=0.019）显著升高，但其表达与性别、年龄、肿瘤大小、位置、肿瘤浆膜侵犯、淋巴结转移、TNM分期和病理分化类型均无显著相关。

血浆中miRNA-199a-3p表达对胃癌判断的ROC曲线的AUC为0.837，显著高于miRNA-151-5p的0.625（*P*<0.001）和联合血清CEA、CA72-4、CA19-9、CA12-5这4个肿瘤指标检测的0.681（*P*=0.001）；而miRNA-151-5p与联合肿瘤指标检测的AUC间无显著差异（*P*=0.158）。当血浆miRNA-199a-3p表达的阈值为12.15时，其对胃癌判断的敏感度为80%，特异度为75%，精准度为78%；当血浆miRNA-151-5p表达的阈值为2.65时，其对胃癌判断的敏感度为61%，特异度为57%，精准度为58%；而联合肿瘤指标检测对胃癌判断的敏感度为40%，特异度为76%，精准度为51%。

180例胃癌患者中有早期胃癌患者35例，其血浆中miRNA-199a-3p的表达为38.6±12.0，显著高于健康对照者；而胃癌前病变者和健康对照者间血浆miRNA-199a-3p的表达无显著差异。血浆中miRNA-199a-3p表达对早期胃癌判断的AUC为0.808，显著高于miRNA-151-5p的0.593（*P*<0.001）和联合肿瘤指标检测的0.549（*P*<0.001）。当血浆miRNA-199a-3p表达的阈值为13.06时，其对早期胃癌判断的敏感度为76%，特异度为74%，精准度为75%。

miRNA芯片筛选出的血浆中差异miRNA构成的miRNA表达谱能将胃癌患者与健康对照者较好地区分开。miRNA-199a-3p在胃癌患者的血浆中显著上调，其表达与胃癌的侵袭、淋巴结转移和TNM病理分期显著相关。血浆

miRNA-199a-3p可作为敏感性和特异性均较好的候选的胃癌血液肿瘤标志物。

四、血清中抑癌基因甲基化作为胃癌分子标志物的研究

DNA甲基化是在DNA甲基转移酶（DNMT）催化下，以S-腺苷基甲硫氨酸（SAM）、叶酸等为甲基供体，将甲基转移到CpG二核苷酸的胞嘧啶（C）5′碳原子上，形成5-甲基胞嘧啶。许多研究显示，启动子异常甲基化在肿瘤的发生过程中是一个频发的早期事件，因此肿瘤相关基因的甲基化状态是肿瘤发生的一个早期敏感指标，被认为是一种有前景的肿瘤分子生物标志物。

甲基化特异性PCR（methylation specific PCR, MSP）是Herman等1996年在使用重亚硫酸盐处理的基础上新建的一种方法。它将DNA先用重亚硫酸盐处理，这样未甲基化的胞嘧啶转变为尿嘧啶，而甲基化的胞嘧啶不变，随后行引物特异性PCR。MSP中设计2对引物，并要求：① 引物末端均设计至检测位点结束；② 2对引物分别只能与重亚硫酸盐处理后的序列互补配对，即一对结合处理后的甲基化DNA链，另一对结合处理后的非甲基化DNA链。检测MSP扩增产物，如果用针对处理后甲基化DNA链的引物能扩增出片段，则说明被检测的位点存在甲基化；若用针对处理后的非甲基化DNA链的引物扩增出片段，则说明被检测的位点不存在甲基化。有研究报道，MSP检测甲基化发生率的敏感性和特异性较RT-PCR的方法好。

癌变细胞可以释放DNA到外周血中。正常人外周血中都存在纳克级的游离DNA。当肿瘤产生时，肿瘤细胞可以释放DNA到外周血中，并在血清或血浆中富集，其DNA含量比正常人外周血中高4倍。研究发现外周血血浆或血清、肿瘤累及器官相关的体液（如唾液、痰等）中同样可以检测到肿瘤组织中存在的肿瘤相关基因的启动子异常甲基化。这些生物样品比较容易获得，因此检测血清中某些肿瘤相关基因的启动子区甲基化状态，可以为肿瘤的早期诊断提供非常有价值的信息。因此，本研究用甲基化芯片筛选胃癌相关甲基化基因，然后用MSP的方法在胃癌患者、胃癌前病变患者和正常人血清标本中验证，寻找对胃癌诊断和胃癌病变起风险提示作用的分子标志物。

我们应用9株胃癌细胞株和6例正常胃黏膜组织的基因组DNA杂交NimbleGen甲基化芯片，分析筛选出82个差异基因，其中45个基因启动子区域在6例正常胃黏膜组织中均未检测到甲基化信号；21个基因启动子区域仅在至少1例正常胃黏膜组织中检测到高甲基化信号；16个基因启动子区域仅在至少2例正常胃黏膜组织中检测到高甲基化信号。从甲基化芯片结果的82个差异基

因中,选取了5个之前未报道的新型胃癌DNA甲基化差异基因,分别为*BCAS4*、*CHRM2*、*FAM5C*、*PRAC*和*MYLK*,其中除了*BCAS4*在1例正常胃黏膜组织中检测到高甲基化信号,其余4个基因在6例正常胃黏膜组织中均未检测到甲基化信号。

　　为进一步验证获得的DNA甲基化差异候选基因及其意义,我们以MSP方法检测了58例胃癌患者、46例胃癌前病变患者和30例正常对照血清中*BCAS4*、*CHRM2*、*FAM5C*、*PRAC*和*MYLK*的甲基化阳性率,结果显示*MYLK*的敏感性最高,而*FAM5C*的特异性最好。结合疾病进程分析,结果显示*CHRM2*、*FAM5C*、*MYLK*在胃癌患者、胃癌前病变患者、正常对照组中的DNA甲基化阳性率与病情进展呈正相关。对*CHRM2*、*FAM5C*和*MYLK* 3个基因在58例胃癌患者术后3天的血清中进行MSP检测,与术前血清中的MSP检测结果比较,发现*CHRM2*的甲基化阳性率从术前的31.0%(18/58)下降到术后的29.3%(17/58),但无统计学差异($P > 0.05$)。*FAM5C*的甲基化阳性率从术前的31.0%(18/58)下降到术后的3.4%(2/58)($P < 0.05$),*MYLK*的甲基化阳性率从术前的70.7%(41/58)下降到术后的20.7%(12/58)($P < 0.05$)。

　　以2个基因中任1个或2个基因发生甲基化作为阳性标准,2个基因甲基化均阴性时作为阴性标准,进行*FAM5C*和*MYLK*联合检测分析。用ROC曲线评价*FAM5C*和*MYLK*联合甲基化检测用于胃癌诊断的意义,*FAM5C* ROC曲线的AUC为0.639,标准误为0.059,95%可信区间为0.523～0.754;*MYLK*的AUC为0.820,标准误为0.046,95%可信区间为0.730～0.910,而两者联合甲基化检测的AUC为0.838,标准误为0.046,95%可信区间为0.748～0.928。可见*FAM5C*和*MYLK*联合甲基化检测对胃癌诊断的意义大于单个基因。*FAM5C*和*MYLK*联合甲基化检测阳性率在胃癌患者、胃癌前病变患者和健康对照人群中分别为77.6%(45/58)、30.4%(14/46)和10.0%(3/30)。与健康对照相比,胃癌患者中的检测结果有统计学差异($P < 0.001$),胃癌前病变患者血清标本中的检测结果也有统计学差异($P = 0.037$),对胃癌高危的确立具有良好的参考价值;术后*FAM5C*和*MYLK*联合甲基化检测阳性率为24.1%(14/58),明显低于术前77.6%(45/58),差异有统计学意义($P < 0.001$)。

　　我们的研究说明了*FAM5C*和*MYLK*联合甲基化检测可作为胃癌诊断和预警、复发监测和分期提示的标志物。这一研究结果对于临床有一定的应用前景。

五、胃癌代谢标志物的研究

　　代谢物是细胞生理过程的最终产物,也是细胞表型的一个最敏感的指标。

代谢组学的研究方法为代谢物的检测提供了重要平台；其重要性在于，只要机体受到任何影响，无论这种影响是正常生理现象，还是病理变化，都会导致代谢物发生相应变化。代谢组学在肿瘤研究中的应用是近年来的热点之一，是继基因组学、转录组学及蛋白质组学之后生命科学的重要组成。与基因组学、转录组学和蛋白质组学相比较，其优点在于：① 基因和蛋白质所表达的微小变化在代谢物上得到明显放大，且代谢物种类远小于基因和蛋白质的数目，使检测更容易。② 其研究技术方法相对更通用。代谢组学是利用磁共振、质谱及色谱等分析技术检测各种体液及组织标本的代谢物变化，研究各种代谢物分子及其功能，有助于发现相关疾病发生早期的代谢组标志物簇，深入理解相关病理发生的分子机制，为恶性肿瘤的早期诊断及个体化治疗等方面提供广阔的应用前景。

1983年，Nicholson等首先应用氢-1磁共振波谱法（^{1}H-NMR）检测血浆、血清中的小分子代谢，并于1999年提出了代谢组学之说。他将代谢组学（metabonomics）定义为"通过观察生物体系受刺激或干扰后（如将某个特定基因变异或环境变化后）其代谢产物的变化或代谢产物随时间的变化，来研究生物体系代谢途径的一种技术"。代谢组学的核心是对一个生物系统或细胞在特定时间和条件下所有小分子代谢物质（相对分子质量＜1 000）的定量分析。其中心任务有2个：① 对机体内源性代谢物的动态变化规律进行检测；② 研究其变化规律和生物体生理病理过程的发生存在的内在联系，以更好地阐述机体在细胞、分子以及基因水平上的本质变化。Fiehn将对生物体系的代谢产物分析内容分为4个层次：代谢物靶标分析（metabolite target analysis）、代谢谱分析（metabolic profiling）、代谢物组学（metabolomics）及代谢物指纹分析（metabolic finger printing）。

利用代谢组学的方法，结合不同的化学模式识别方法来研究不同的体液、活体组织中代谢物的差异性，在恶性肿瘤的鉴别诊断上达成基本共识，并发现了不少代谢物成分和异常代谢过程。Sreekumar等在 *Nature* 上发表文章，提出肌氨酸可以作为前列腺癌的肿瘤标志物。Odunsi等应用 ^{1}H-NMR 对卵巢上皮癌患者、良性卵巢囊肿患者以及健康女性的血清标本进行检测，发现卵巢癌患者、良性卵巢囊肿患者以及绝经前健康女性可通过3-羟基-丁酸盐、乙酰乙酸、丙酮和异丁氯倍他松等参考化合物被完全区分开来，绝经后健康女性与卵巢癌患者的区分度也高达97%。Akiyoshi Hirayama等利用毛细管电泳−飞行时间质谱（capillary electrophoresis-time of flight mass spectrometry, CE-TOFMS） 对18例结肠癌和12例胃癌组织及正常胃黏膜组织中的代谢产物进行了定量分析，在结肠癌中发现了94个代谢物，胃癌中发现95个代谢物，这些产物与糖酵解代谢、磷酸戊糖途径、三羧酸循环和尿素周期、氨基酸和核苷酸代谢相关。极低的葡萄糖浓度和较高的糖酵解代谢中间产物浓度也证实了肿瘤组织中的 Warburg 效应。Chen 等利用气相色谱－飞行时间质谱（gas chromatography-time of flight mass spectrometry, GC-TOFMS）和超高效液相色谱－四级杆飞行时间串联质谱（ultra-performance liquid chromatography-quadrupole time of flight tandem mass spectrometry, UPLC-QTOFMS）双平台研究了原发性肝癌患者、良性肝肿瘤和正常健康人中血清和尿液代谢指纹谱，其代谢产物与胆汁酸、游离脂肪酸、糖酵解、尿素循环和蛋氨酸代谢等关键通路相关，其中胆汁酸、组氨酸和肌苷有着显著的统计学差异，可进行进一步研究探讨其是否可以作为肿瘤标志物。

Pavlova 和 Thompson 将肿瘤代谢异常总结为6个方面的重要特征，分别是：① 葡萄糖和氨基酸摄取失调控；② 以"投机取巧"的方式摄取营养；③ 使用糖酵解和三羧酸循环中间产物生物合成和生产还原型烟酰胺腺嘌呤二核苷酸磷酸（reduced nicotinamide adenine dinucleotide phosphate, NADPH）；④ 对氮的需求增加；⑤ 代谢驱动的基因调控改变；⑥ 代谢与微环境的相互作用。

代谢组学在肿瘤中应用的一个经典案例是其在神经胶质瘤中的探讨。异柠檬酸脱氢酶1（IDH1）的点突变是脑瘤的一个重要特征，IDH1的作用是催化异柠檬酸转变为酮戊二酸；当突变发生在IDH1活性基团的一个单一的氨基酸上，将导致这个酶活性的丧失。结构鉴定结果表明，当编码IDH1的132位的精氨酸突变为组氨酸时，IDH1活性基团的残基将发生结构改变，进而失去对柠檬酸氧化脱羧的能力，但其同时也获得了转化α-酮戊二酸成2-羟基戊二酸（2-hydroxyglutarate, 2-HG）的能力。Lenny Dang 等利用HPLC对恶性胶质细胞瘤进行测定，其中2-HG的含量相较于正常组织提升了100倍。2-HG的过度累积增加了患脑部恶性肿瘤的风险，因而2-HG从某种意义上可以称为癌代谢产物。现在已经证明，2-HG可以通过对组蛋白甲基化机制的干扰促进肿瘤的生成，竞争性抑制α-酮戊二酸依赖的双加氧酶，引起全基因组范围的组蛋白和DNA甲基化改变。而应用IDH1突变抑制剂可以延缓肿瘤的生长并诱导肿瘤细胞分化。

目前，有关于在胃癌中糖酵解的相关酶活性增强或表达增多的报道，如乳酸脱氢酶A（LDHA）、葡萄糖转运子1和3（GLUT1、GLUT3）、丙酮酸脱氢酶激酶1（PDK1）及丙酮酸激酶2（PKM2）等。一些研究证明了在低氧状态下，肿瘤细胞的糖酵解增强，过表达的低氧诱导因子-1（HIF-1）可以调节葡萄糖转运子和糖酵解相关酶基因的表达，HIF-1α可以诱导PDK1的表达，进而抑制丙酮酸脱氢酶的活性，减少丙酮酸进入三羧酸循环。另一个促进肿瘤细胞糖酵解的是

抑癌基因 *p53* 的失活。*p53* 主要通过 TP53 诱导糖酵解和凋亡调节因子（TP53-induced glycolysis and apoptotic regulator, TIGAR）和线粒体蛋白 SCO2 对糖酵解进行调节。其中 TIGAR 是果糖二磷酸酶的抑制剂，SCO2 可以促进线粒体的有氧呼吸。

本课题组在进行胃癌组织的 GC-TOFMS 检测时也发现了组织代谢谱中糖酵解中间产物的集聚，这也符合肿瘤细胞的代谢特点——Warburg 效应。同时，各氨基酸含量的上调，核苷酸代谢的增强，长链脂肪酸含量的下调，也反映出胃癌细胞活跃的生物合成状态。我们发现谷氨酰胺是胃癌的一个潜在生物标志物。谷氨酰胺的快速代谢状态也是肿瘤细胞的一个重要特征，可以通过谷氨酰胺酶转化为谷氨酸进入三羧酸循环，合成氨基酸、核苷酸和谷胱甘肽（glutathione, GSH）。在快速生长的肿瘤细胞里，谷氨酰胺合成酶活性增强；抑制其活性可以导致生长减缓。研究表明，降低谷氨酰胺合成酶活性可以导致表达 *K-ras* 和 *myc* 癌基因的肿瘤细胞生长抑制。谷氨酰胺可以为肿瘤细胞线粒体提供草酰乙酸，并有助于维持线粒体跨膜电位。同时，谷氨酰胺为 GSH 的合成提供前体，GSH 为体内重要的抗氧化剂和自由基清除剂。在肿瘤细胞中，维持 GSH 的供应是细胞生存的关键，它可以帮助细胞抵御由于快速代谢、DNA 损伤、炎症和其他来源相关的氧化应激。

我们利用 GC-TOFMS 及 UPLC-QTOFMS 双平台研究了 122 对胃癌组织及癌旁组织样本、122 例胃癌患者及 120 例正常健康对照人群的尿液代谢组学和血清代谢组学，结合多种化学/生物信息学方法，构建胃癌诊断模型，筛选出一系列差异物质和关键通路，结合临床病理分期及病理学信息进行分析，并对与差异代谢物相关的基因和酶进行文献检索和整理利用，寻找可能的肿瘤标志物或异常代谢通路；结果发现尿液代谢组中苯二酚、苏糖醇、马尿酸、次黄嘌呤、扁桃酸、氧代戊二酸在区分胃癌和正常人中有良好的诊断价值，血清代谢组中 5-羟色胺、延胡索酸、己二酸的预测性能最佳，AUC 值分别为 0.98、0.92、0.99。发现尿液和血清代谢组学在胃癌患者临床分期中显示出了良好的区分度，提示胃癌患者各临床分期处于肿瘤负荷阶段时存在特定的代谢组分模式，代谢组学在胃癌的术前分期中有潜在的应用价值。基于胃癌组织代谢组学研究，我们构建了区分胃癌组织和正常胃黏膜组织的 O2PLS 诊断模型，Q2 为 0.725。找到 β-丙氨酸、乳清苷、苏氨酸、尿嘧啶、3-硝基酪氨酸、焦谷氨酸等小分子物质在区分胃癌组织和正常胃黏膜组织的诊断性能最佳，诊断性能 AUC 值均大于 0.8。发现胃癌患者尿液中甲基脲酸、乙酰肉碱、戊二胺、胸腺嘧啶的含量，以及血清中羟基丁酸、羟基奎宁、环戊烯甲酸、十六碳烯酸、哌啶酸的含量均为影响胃癌患者术后生存的独立预后因素；胃癌患者尿液中的二羟苯丙氨酸、脱氧季酮酸、5-羟脯氨酸、延胡索酸、葡萄糖二酸、葡萄糖酸，血清中的十七烷酸、2-吡咯酮5-羧酸、丙氨酸、瓜氨酸、肌酐、异亮氨酸、油酸则均为影响胃癌患者术后生存的保护性因素。

　　本课题组对122对胃癌组织和正常胃黏膜组织进行GC-TOFMS检测的数据采用单维和多维统计方法相结合的方式对数据进行多角度分析，建立主成分分析（principal component analysis, PCA）、偏最小二乘判别分析（partial least square discriminant analysis, PLS-DA）、正交偏最小二乘判别分析（orthogonal partial least square discriminant analysis, OPLS-DA）诊断模型。得到的可鉴定差异物质共71个，主要分为以下几类：肠道菌群相关物质、支链氨基酸类、氨基酸代谢相关类、核酸代谢相关物质、能量代谢相关物质、脂肪酸相关物质、神经递质、维生素及激素。在对胃癌和UPLC数据整合的基础上，结合胃癌临床病理及分期整合，整合分析代谢通路数据库，对胃癌中可能的代谢关键酶进行信息挖掘，并拟对胃癌中关键代谢酶进行生物学功能及其分子机制研究，尤其聚焦我们发现的左旋肉碱和乙酰左旋肉碱及其代谢酶肉碱乙酰转移酶和肉碱棕榈酰基转移酶1C在胃癌发生、发展中的生物学作用及其分子机制，探讨其在胃癌诊疗中的潜在价值，为以代谢酶及其调控基因作为靶点治疗提供新的思路。

　　我们的研究还发现，在胃癌组织中脯氨酸的含量较正常胃黏膜组织中明显升高。脯氨酸为非必需氨基酸，在生物体内经谷氨酸被代谢，是不参与转氨基的氨基酸，可羟化为羟脯氨酸。与脯氨酸代谢相关的关键酶为脯氨酸脱氢酶，也称脯氨酸氧化酶。脯氨酸可以调节细胞内的氧化还原环境，保护哺乳动物细胞抗氧化应激。脯氨酸脱氢酶是催化脯氨酸代谢的第一步，由 p53 诱导，可以调节细胞存活以及调节细胞程序性死亡，脯氨酸脱氢酶在人类肿瘤中起着线粒体肿瘤抑制基因的功能。

第三节　利用活细胞免疫筛选制备胃癌特异性抗体

　　由于单克隆抗体（简称单抗）技术的发展与成熟，发展了分子靶向治疗。免疫检查点抑制剂治疗也是基于单抗。目前，临床上使用的嵌合抗原受体T细胞（CAR-T）疗法，也是基于识别抗原的抗体可变区序列。因此，抗体研究是开发胃癌治疗新方法的基础性工作。

本课题组建立的抗胃癌细胞表面天然抗原抗体的筛选技术，通过采用活细胞免疫方法，独特的高融合率杂交瘤融合技术结合荧光激活细胞分选仪（fluorescenceactivated cell sorter, FACS）高通量筛选，直接在活细胞水平高通量分析杂交瘤细胞培养上清与胃癌细胞的免疫反应情况，从杂交瘤细胞产生的多样性抗体中筛选出抗胃癌细胞表面天然构象抗原的特异性抗体（**图6-3-1**）。

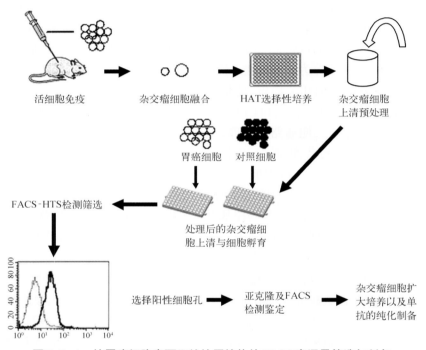

活细胞免疫　　　杂交瘤细胞融合　　HAT选择性培养　　杂交瘤细胞上清预处理

胃癌细胞　　对照细胞

FACS-HTS检测筛选　　　　处理后的杂交瘤细胞上清与细胞孵育

选择阳性细胞孔　→　亚克隆及FACS检测鉴定　→　杂交瘤细胞扩大培养以及单抗的纯化制备

图6-3-1　抗胃癌细胞表面天然抗原抗体的FACS高通量筛选与制备

融合后铺板数为43块96孔细胞培养板，经FACS高通量筛选后，筛选并确定了422个阳性细胞孔，结合杂交瘤高通量筛选细胞克隆挑取原则，选取99个阳性孔细胞，培养后再次FACS高通量筛选检测，挑选出26个阳性孔细胞进行亚克隆，经过3次亚克隆后，获得5株稳定分泌抗胃癌细胞表面天然抗原单抗并且FACS检测MFI值较高的杂交瘤细胞系，再根据亚克隆细胞上清1:2 000稀释时与免疫用4株胃癌细胞均有较强的结合反应，选取其中1株进一步鉴定，依据高通量筛选鉴定过程中对杂交瘤细胞的特定编号，命名为MS57-2.1单抗。该株细胞在杂交瘤细胞无血清培养基中扩大培养后，收集细胞上清，蛋白A/G亲和层析纯化后保存。经鉴定，抗胃癌特异性MS57-2.1单抗的亚型为IgG_1型。为了检测MS57-2.1单抗与肿瘤细胞结合的特异性以及该株抗体所针对的靶点抗原的细胞分布情况,在活细胞水平FACS检测10株胃癌细胞系、1株永生化胃黏膜上皮细胞及健康志愿者外周血单个核细胞及对照细胞与MS57-2.1单抗的结合反应情况。MS57-2.1单抗可与常见的胃癌细胞系特异性以较高亲和力相结合,但与部分少见胃癌细胞系结合能力较弱,MS57-2.1单抗与正常人外周血单个核细胞结合能力极弱。FACS检测MS57-2.1单抗与胃癌组织单细胞悬液、癌旁组织单细胞悬液的结合反应情况,发现MS57-2.1单抗与胃癌细胞具有较高的结合力,但不能与癌旁非肿瘤细胞结合,且与临床上常用的胃癌相关抗原及幽门螺杆菌蛋白结合能力极弱。应用细胞免疫荧光技术检测了MS57-2.1单抗的靶抗原定位于胃癌细胞膜表面,同时有少部分定位于胃癌细胞质中。胃癌细胞裂解蛋白以MS57-2.1单抗进行免疫沉淀,电泳后再以MS57-2.1单抗行免疫印迹杂交,结果明确了MS57-2.1单抗的靶抗原蛋白的相对分子质量约为57 000,并通过免疫沉淀联合兼容质谱分析的银染技术获得靶抗原蛋白的条带,经液相色谱串联电喷雾正离子源质谱(liquid chromatography-electrospray ionization-mass spectrometry, LC-ESI MS)分析,鉴定MS57-2.1单抗的靶抗原蛋白质为肠型碱性磷酸酶(ALPI)和胎盘样碱性磷酸酶(ALPPL2)。

　　免疫印迹法检测ALPI和ALPPL2在胃癌细胞系和永生化胃黏膜上皮细胞(GES-1)中的蛋白质表达水平,显示ALPI和ALPPL2在胃癌细胞系中有不同程度的表达,ALPI在MKN45、BGC823、SGC7901、AGS-1和GES-1细胞株中表达相对较高,ALPPL2在BGC823、SNU-16、AGS-1、MKN28、MKN45和GES-1中表达相对较高。以免疫组织化学(immunohistochemistry, IHC)染色检测胃癌的肿瘤组织及其对应癌旁组织中MS57-2.1单抗识别的抗原,发现肿瘤组织中表达明显高于其对应的癌旁组织。

　　提取胃癌细胞株与胃癌组织DNA,根据ALPPL2外显子设计12对PCR引物,将PCR扩增产物进行DNA测序,发现其存在突变,14 A＞G, 139 C＞T, 230 232 delAGA, 499 A＞C, 726 A＞G。因此,均属于"新抗原"。以抗体多样性方法对MS17-57 mAB进行鉴定,MS17-57 mAB杂交瘤细胞提取mRNA反转录为cDNA,以21对重链和轻链引物PCR扩增Fab段,DNA测序,从而识别抗MS17-57 mAB的原结合特定的互补性决定区(complementarity-determining region, CDR)和框架区(framework region, FWR)。

　　以MS57-2.1单抗处理胃癌细胞,显示出MS57-2.1单抗分别对胃癌BGC823和MKN45细胞的增殖、侵袭以及移动能力具有一定的抑制作用。在裸鼠肿瘤腹腔播散实验中,裸鼠分为3组,即MS57-2.1单抗处理组、无关同型单抗对照无关抗体处理组和空白对照组,结果MS57-2.1单抗处理组的小鼠肿瘤播散程度（MKN45和BGC823腹腔肿瘤结节平均数分别为每只小鼠1.5枚和1枚）显著低于无关同型单抗对照无关抗体处理组（每只小鼠8.5枚和7枚）和空白对照组（每只小鼠9枚和6.5枚）（$P < 0.05$），证明MS57-2.1单抗可明显抑制胃癌细胞在裸鼠腹腔内种植播散。

另外，我们对其中38号抗体（命名为MS17-38单抗）也进行了深入研究。使用纯化的MS17-38单抗进行免疫印迹、免疫沉淀和质谱分析。将鉴定后的抗原6聚体和8聚体氨基酸微阵列层叠在芯片上，进行双重筛选，绘制单抗的结合靶点表位图。用MS17-38单抗和靶向siRNA的胃癌细胞进行剂量梯度处理，随后用CCK-8和CyQuant GR染料染色，在450 nm和480/520 nm对细胞增殖和Transwell迁移进行测定。每隔3天将胃癌MKN-45细胞皮下注射到经MS17-38单抗或对照单抗处理的nu/nu裸小鼠。MS17-38单抗和对照抗体前1天预处理nu/nu小鼠，然后每5天将胃癌MKN-45细胞经尾静脉注射到nu/nu小鼠中，10周后处死小鼠，肺切片用苏木精-伊红染色，计数肺肿瘤集落以量化转移。对42例胃癌患者的肿瘤组织行IHC染色，并使用MS17-38单抗评估PODXL表达量，比较胃癌患者中靶抗原表达水平与患者的生存情况。

MS17-38单抗是通过活细胞高通量制备的，并被证明在胃癌活细胞上与PODXL-v2的特定构象表位结合，但不与人外周血单个核细胞相结合。鉴定和表位图显示MS17-38单抗靶向的是胃癌细胞表面上的PODXL-v2。PODXL-v2 siRNA或PODXL-v2中和抗体MS17-38使PODXL-v2表达降低，抑制胃癌细胞生长和体外胃癌细胞迁移。此外，体内研究表明，MS17-38单抗可有效抑制nu/nu小鼠模型的肿瘤生长（$P < 0.01$），并防止MKN-45细胞向肺部转移（$P < 0.01$）。实验重复性和一致性良好。最后，PODXL-v2的高表达与胃癌晚期分期和短生存时间有关（$P < 0.03$）。将此单抗设计成嵌合或人源化形式，可以开发MS17-38，用于人类恶性肿瘤诊断、分期或治疗。

PODXL是属于唾液酸黏蛋白CD34家族的细胞表面糖蛋白。PODXL-v1广泛表达于血管内皮、间皮细胞和血小板；相反，PODXL-v2是一种PODXL的截断形式，在许多癌细胞类型、肿瘤组织以及小血管中特异性表达或上调。我们的研究结果表明，PODXL-v2在胃癌细胞外基质中特异性表达。MS17-38单抗可以靶向结合PODXL-v2的构象表位，可以抑制胃癌细胞的生长和转移。MS17-38单抗是针对胃癌的功能性抗体，具有发展成临床应用的治疗性单抗的潜在价值。本项研究已经获得3项发明专利，分别为中国专利、美国专利和日本专利。目前，该研究一方面向治疗性抗体开发，另一方面向嵌合抗原受体T细胞免疫疗法（chimeric antigen receptor T-cell immunotheraphy, CAR-T）开发。

第四节　非编码RNA在胃癌中的转化研究

一、miRNA在胃癌发生和发展中的作用机制

微小RNA（miRNA）是近年来新发现的一类小分子非编码RNA，作为生物体内源性的小RNA分子，在生物体内不仅仅是代谢产物，更是机体内特异性的重要调控分子，它们参与生物体的生长、发育、衰老、死亡等各个生物过程的调控。最近的研究发现，它们在肿瘤的发生、发展中也发挥着重要的作用。

我们通过miRNA芯片分析了胃癌细胞株与正常胃黏膜miRNA表达谱的差异，发现与正常胃黏膜相比，*miR-126*在胃癌细胞株中的表达显著下调，提示其可能作为抑癌性miRNA参与了胃癌的发生过程。我们研究发现，*miR-126*在胃癌细胞株中的表达水平明显低于其在正常胃黏膜组织及正常胃黏膜上皮细胞株中的表达水平，与miRNA芯片检测结果相一致。*miR-126*在60例胃癌组织中的表达水平显著低于其在配对癌旁组织中的表达水平，且其表达水平与胃癌临床病理指标相关；胃癌组织*miR-126*表达水平低者，肿瘤组织体积较大、胃壁浸润较深、易发生淋巴结转移，且病理分期较晚。上调*miR-126*表达水平能有效抑制胃癌细胞株SGC-7901体外增殖、克隆形成、迁移、侵袭及体内成瘤、肺转移能力，诱导细胞周期发生G_1期阻滞，但不诱导细胞发生凋亡。生物信息学分析提示，接头蛋白Crk mRNA的3′-UTR含有*miR-126*直接作用的靶序列，3′-UTR双荧光素酶报告系统检测进一步验证了该靶序列，qRT-PCR及蛋白质印迹法（Western blotting）证实*miR-126*对Crk蛋白表达的调控发生在转录后水平。胃癌组织和胃癌细胞株Crk蛋白的表达水平高于配对癌旁组织和正常胃黏膜上皮细胞株Crk蛋白的表达水平。

*miR-21*在多数实体肿瘤中高表达，发挥类似原癌基因的作用，通过调节抑癌基因或与分化、凋亡相关的基因而促进肿瘤的发生和发展。例如，在人第10号染色体缺失的磷酰酶和张力蛋白同源蛋白（phosphatase and tensin homology deleted on chromosome ten, PTEN）以及EGFR-STAT3信号通路，通过下调*miR-21*表达，研究*miR-21*对胃癌细胞生物学行为（增殖、凋亡及侵袭等）的影响，并进一步分析*miR-21*是否通过靶向PTEN参与EGFR-STAT3信号通路的调节。发现下调*miR-21*后对胃癌细胞株的增长抑制作用明显（$P < 0.05$）。下调*miR-21*

能诱导胃癌细胞株的凋亡（$P < 0.05$），在整个细胞周期中以 G_1/S 期为主。Transwell试验证实 *miR-21* 下调后胃癌细胞株迁移能力明显下降（$P < 0.05$）。蛋白质印迹法结果显示抑制 *miR-21* 表达后胃癌细胞株 PTEN 蛋白表达明显增加，荧光素酶相对活性明显增加（$P < 0.05$）。

我们前期用 SEREX 方法筛选出胃癌相关基因成双螺旋细丝 10（puired helical filament 10, *PHF10*），目前已初步阐明了其与胃癌密切相关。目前认为 *PHF10* 的过表达与实体瘤的发生有关。*PHF10* 在数种实体瘤组织中存在过表达，均提示 *PHF10* 具备癌基因特点。我们发现，应用细胞同步化和蛋白表达分析方法，PHF10 的降解变化周期与细胞周期一致，并且与 G_1 期长短密切相关；PHF10 参与了 G_1 期的加速，从而阻碍胃癌细胞分化和促进胃癌细胞的去分化过程。通过对周期蛋白中的调节因子筛选和对 PHF10 的结构预测，还发现 PHF10 蛋白上有多个 DSGXXSX 区域，预测 PHF10 的周期性降解可能与 GSK-3β 的磷酸化调控引起的蛋白泛素化降解有关。为证实这点我们构建了一系列 *PHF10* 的磷酸化位点突变体，并进行转染或共转染 MKN28 细胞，发现其中 2SA3 片段（247~251 位）转染后 PHF10 降解程度不明显，由此推断这个片段中的两个位点对于糖原合酶激酶-3β（glycogen synthase kinase-3β, GSK-3β）的磷酸化 PHF10 并由此介导的 PHF10 降解起着至关重要的作用。我们还通过免疫沉淀，蛋白质印迹法和激酶实验验证了 PHF10 的磷酸化状态与 GSK-3β 的表达水平和活性形式密切相关。为排除 PHF10 泛素化可能由植物同源域（plant homeodomain, PHD）结构的泛素化连接酶功能引起的自身泛素化过程，我们通过对 *PHF10* 各个结构域突变体体外泛素化实验证实了 PHF10 的降解的确存在自身泛素化过程参与。3D-matrigel 实验和动物模型结果揭示了 *PHF10* 表达水平与胃癌细胞分化密切相关，基因干扰至 *PHF10* 表达水平降低后胃癌细胞在体内外都有促进胃癌细胞再分化和抑制肿瘤细胞生长的作用。

另外，我们发现与胃黏膜永生化细胞株相比，在胃癌细胞中 *PHF10* 表达水平较高，并且激光共聚焦显微镜检测结果显示 *PHF10* 定位于细胞核内。我们应用 RNA 干扰（RNAi）下调 *PHF10* 表达水平，观察 *PHF10* 下调后细胞生物学行为改变，发现 *PHF10* 与胃癌细胞的增殖和凋亡密切相关。通过对蛋白表达的筛选，发现 *PHF10* 上调或下调后胱天蛋白酶-3 及其下游靶蛋白发生相应的负性变化。另外，利用酵母双杂交系统阐明了 *PHF10* 的负性转录调节活性；应用荧光素酶实验，发现 PHF10 蛋白中的 PHD 结构域对 *PHF10* 的转录抑制调控起关键作用。此外，我们还构建了一系列胱天蛋白酶-3 启动子区域截断体，通过荧光素酶实验发现 *PHF10* 对胱天蛋白酶-3 的−270~−170 区段具有转录抑制活性。

对 MKN28 和 SGC7901 细胞进行了内源性及外源性 PHF10 蛋白的染色质免疫沉淀（Chromatin immunoprecipitation, ChIP）验证，结果表明 *PHF10* 对胱天蛋白酶-3 有转录调控作用，并且它们之间的相互作用是直接的，由此进一步验证了 *PHF10* 参与了胱天蛋白酶-3 的转录抑制调控，证明了 *PHF10* 能够通过对胱天蛋白酶-3 的转录调控参与胃癌细胞的凋亡抑制。

我们研究发现在胃癌细胞中 *PHF10* 的表达受到 *miR-409-3p* 的调控，*miR-409-3p* 在胃癌细胞株中的表达水平明显低于在永生化胃黏膜细胞 GES-1 中的表达水平。原位杂交结果显示 *miR-409-3p* 表达于胃黏膜上皮细胞或胃癌细胞的胞质内，qRT-PCR 检测结果显示 *miR-409-3p* 在 67 例胃癌组织中表达的水平显著低于其配对癌旁对照组织中表达的水平，且 *miR-409-3p* 的表达水平与胃癌的临床病理指标相关，胃癌组织 *miR-409-3p* 表达水平低者，肿瘤组织体积较大，且胃壁浸润较深。上调 *miR-409-3p* 表达水平能有效抑制胃癌细胞株 SGC-7901 体外增殖、克隆形成和诱导凋亡，但对细胞周期无明显影响。体内试验表明，过表达 *miR-409-3p* 能够通过抑制增殖并促进凋亡来抑制胃癌细胞株 SGC-7901 裸鼠皮下成瘤能力。生物信息学分析提示，*PHF10* mRNA 的 3′-UTR 含有 *miR-409-3p* 直接作用的靶序列，双荧光素酶报告基因系统检测进一步验证了该靶序列，qRT-PCR 及蛋白质印迹法证实 *miR-409-3p* 对 PHF10 蛋白表达的调控发生在转录后水平。*miR-409-3p* 可通过下调 *PHF10* 的表达来促进胱天蛋白酶-3 的表达，从而诱导凋亡，胱天蛋白酶-3 的抑制剂 z-DQMD-fmk 可对抗 *miR-409-3p* 的诱导凋亡作用，而过表达 *PHF10* 则能部分逆转 *miR-409-3p* 的抑制增殖诱导凋亡效应。

同样，我们发现 *miR-331-3p* 是胃癌中的一个潜在的肿瘤抑制基因，恢复胃癌细胞中 *miR-331-3p* 的表达是一个潜在的胃癌治疗方法。*miR-129-2* 在胃癌中起到抑癌基因作用，通过调控 *SOX4* 表达基因而实现的。

这些功能性 miRNA 如何转化为治疗靶点或者类似于基因药物，关键在于药物运输系统。

二、长链非编码 RNA 在胃癌发生和发展中的作用

长链非编码 RNA（long non-coding RNA, lncRNA）是指片段长度超过 200 核苷酸（nt）的不编码蛋白质，直接以 RNA 形式发挥生物学功能的一类 RNA。目前，关于 lncRNA 的研究很多，越来越多的 lncRNA 被发现。根据 lncRNA 的转录相对于最近基因的位置和方向主要分为 4 类：① 内含子 lncRNA（intronic lncRNA），属于此类型的 lncRNA 主要产生于编码基因的内含子区域；② 基因

间区的lncRNA（intergenic lncRNA，也称作lincRNA），属于此类型的lncRNA主要产生于两个编码基因的中间区域；③ 反义lncRNA（antisense lncRNA），属于此类型的lncRNA主要产生于编码基因的反义链；④ 反向lncRNA（divergent lncRNA），属于此类型的lncRNA与蛋白质编码基因共享相同的启动子，但转录方向相反（图6-4-1）。

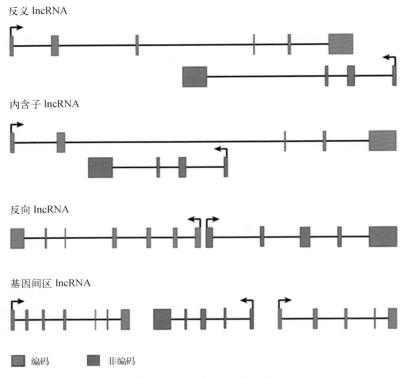

反义 lncRNA

内含子 lncRNA

反向 lncRNA

基因间区 lncRNA

■ 编码　　■ 非编码

图6-4-1　lncRNA的分类

　　lncRNA可以在染色质修饰、转录调节以及转录后调节等多个层面发挥生物学功能。随着对lncRNA研究的深入，其在人体内的作用机制也被不断发现。目前，研究发现lncRNA发挥功能的机制主要有以下几种（图6-4-2）：① 上游转录的lncRNA（橘色）抑制下游基因（蓝色）的表达；② 上游转录的lncRNA通过诱导染色质重构和核小体修饰促进下游基因表达；③ 反义转录本（紫色）能够与其正义的基因序列重叠区域（蓝色）杂交，并阻断剪接体对剪接位点的识别，从而产生选择性剪接的转录本；④ 反义转录本与正义转录本杂交后，可诱导核糖核酸内切酶对其进行剪切，产生内源性干扰小RNA（siRNA）；⑤ lncRNA

可直接与蛋白结合,调控蛋白质的活性;⑥ 作为一种结构成分,形成RNA–蛋白质复合物起到结构或组织功能;⑦ lncRNA直接和蛋白结合,调控蛋白质在细胞中的定位;⑧ 作为小RNA的前体,加工后可产生一些小RNA,如miRNA和Piwi蛋白相互作用的RNA(spiRNA)等。

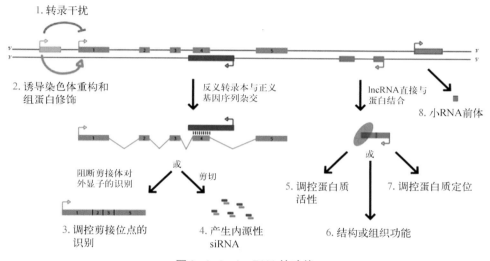

图6-4-2　lncRNA的功能

　　近年来研究发现lncRNA的异常调节参与了多种肿瘤的发生、发展和转移,这已经成为许多肿瘤的基本特征。前列腺癌非编码RNA 1(prostate cancer non-coding RNA 1, PCNCR1)是来自前列腺癌患者染色体8q24区域长度为133 kb的非编码转录产物,当PCNCR1表达上调,通过活化雄激素受体,增加前列腺癌的易感性,参与肿瘤的生成。位于人HOXC位点上的长度为233 nt的非编码RNA "HOTAIR", HOTAIR即HOX转录反义RNA(HOX transcript antisense RNA),是第一个被发现具有反式转录调控作用的lncRNA,在乳腺癌中的高表达可以导致多梳抑制复合物(polycomb repressive complex 2, PRC2)与H3K27 me3结合形式的改变,直接影响下游肿瘤转移抑制基因的表达,从而促进肿瘤的远处转移。此外,HOTAIR在原发性肝癌中表达较正常肝细胞显著升高;对于肝癌切除后行肝移植的患者,HOTAIR高表达提示肿瘤复发,是潜在的预后指标。在乙肝病毒相关的原发性肝癌中长链非编码*RNA-HEIH*(lncRNA-HEIH)与*EZH2*相互作用,发挥癌基因的作用,促进肿瘤的进展。肺转移相关转录因子1(metastasis associated in lung denocarcinoma transcript 1, MALAT1)首先于小细胞肺癌中发现。MALAT1能够调节许多与癌转移有关的基因，其表达量与癌转移和疾病恶化的概率呈正相关，是肺癌进展的标志。因此，*MALAT1*已成为反义链RNA治疗肺癌的潜在靶标，在阻止肺癌扩散方面具有广阔的应用空间；随后发现在其他许多肿瘤中过表达，并且和肿瘤的侵袭迁移密切相关。还有一部分lncRNA在肿瘤的进展中有着明显的抑制作用。例如，*lncRNA-MEG3*被报道在胃癌、黑色素瘤和血管瘤等多种肿瘤中的表达是降低的。研究表明，在胃癌中*lncRNA-MEG3*的高表达可通过促进*p53*的表达，抑制胃癌的增殖和转移；而在黑色素瘤中，*lncRNA-MEG3*可以与*miR-499-5p*结合，调控CYLD的表达。在功能上，*lncRNA-MEG3*上调可抑制黑色素瘤细胞的增殖、侵袭和迁移。

我们课题组前期以 Agilent G_3 Human GE 8×60 K 芯片（design ID: 028004）研究了26例胃癌组织和匹配的远切端非肿瘤组织lncRNA表达谱（gene expression omnibus, accession number: GSE65801），分析表达谱发现了350个差异表达的lncRNA（194个表达下调，156个表达上调），其中*H19*在胃癌的肿瘤组织中表达较癌旁非肿瘤组织显著上调。

*H19*基因由 Bartolomei 于1991年首次报道，位于人染色体11p15.5区，全长2.5 kb，有5个外显子及4个内含子，其转录产物加工后成为成熟的*H19*，全长2.3 kb，拥有35个开放阅读框却没有对应的蛋白质产物，故被认为是非编码RNA。*H19*基因在胚胎发育期高表达，出生后表达降低。研究表明，*H19*的异常表达与肿瘤的发生、发展密切相关。*H19*能调控许多基因的表达，而这些基因与肿瘤的侵袭、迁移和血管形成有关。在乳腺癌，转录因子E2F1可以激活*H19*的启动子，调节*H19*的表达，而*H19*的过表达可以加速静止期细胞由DNA合成前期（G_1）进入DNA合成期，对乳腺肿瘤的发生起了癌基因样的作用。在膀胱癌中，高表达*H19*的肿瘤分化较差，手术到复发的时间较分化好的患者显著缩短，提示*H19*是预测膀胱癌患者术后复发的肿瘤指标；在膀胱癌荷瘤小鼠的体内实验同样证实*H19*的过表达能显著增强癌细胞的生长，提示*H19*具有原癌基因样作用，为肿瘤生长所必需。*H19*的异常表达还参与了许多肿瘤的发生和发展，在结直肠癌和宫颈癌中都有相关的研究。*H19*的第一个外显子长度为1.318 kb，能够编码一个miRNA——*miR-675*，认为*H19*的功能即是*miR-675*的前体。有报道在结直肠癌中，*H19*和*miR-675*的表达相关，均较癌旁正常组织显著升高，而*miR-675*可以下调其靶基因——视网膜母细胞瘤（retinoblastoma, Rb）基因的表达，从而促进人结直肠癌的发生和发展。

本课题对74对胃癌组织*H19*和*miR-675*表达水平进行定量实时PCR分析，收集患者的临床病理资料并随访其生存期（共随访9～53个月，中位数27个月）进行相关性分析；分别构建 *H19* 和 *miR-675* 在 MKN45 细胞株敲低表达模型 MKN45（KD）和 SGC-7901 细胞株的过表达模型 SGC-7901（OE），运用 CCK8 细胞增殖、Transwell 迁移、侵袭、划痕愈合等细胞学实验以及裸鼠动物实验，研究 *H19* 和 *miR-675* 对于细胞生物学行为的影响；对表达谱芯片中差异基因进行筛选，结合 KEGG 数据库和基因功能数据库分析，构建 *H19* 共表达网络，运用 RNA 结合蛋白免疫共沉淀（RNA binding protein immunoprecipitation, RIP）技术和双荧光素酶报告基因（dual-luciferase reporter, DLR）检测系统结合蛋白质印迹法和 IHC 染色法，研究 *H19* 和 *miR-675* 的调控机制。通过对 74 例胃癌手术患者的随访，结合临床病理资料分析，发现 *H19* 和 *miR-675* 在胃癌组织中表达显著升高，且 *H19* 表达水平是影响胃癌患者生存期的独立预后因素，高表达与低表达患者的总生存期差异有统计学意义（$P=0.036$）。对 MKN45（KD）模型和 SGC7901（OE）模型的细胞学及动物实验显示，过表达 *H19* 和 *miR-675* 可以显著增强细胞的增殖、迁移、侵袭以及成瘤能力；相反地，敲低 *H19* 和 *miR-675* 的表达，细胞的增殖、迁移、侵袭以及成瘤能力显著减弱。根据 *H19* 基因共表达网络，可了解与 *H19* 存在相互作用的候选基因。通过 RIP 实验发现 *ISM1* 是与 *H19* 相互作用的靶基因，*H19* 与 *ISM1* 的表达呈正相关；DLR 实验发现 *CALN1* 是 *miR-675* 的靶基因，*miR-675* 与 *CALN1* 的表达呈负相关。*H19* 和 *miR-675* 在胃癌的发生和发展中起关键作用，有望成为胃癌靶向治疗的潜在靶点。

组织蛋白酶 L 基因的 4 号假基因（cathepsin L pseudogene 4, CTSLP4）在肿瘤组织中的表达高于远切端非肿瘤组织（$P < 0.001$）。通过 cDNA 末端快速扩增技术（rapid amplification of cDNA end, RACE）获取 *CTSLP4* 的全长序列，并利用 CPC2 在线网站（http://cpc2.cbi.pku.edu.cn）对 *lncRNA-CTSLP4* 的编码能力进行预测，确定 *lncRNA-CTSLP4* 是属于 lncRNA。通过检测 225 例胃癌患者样本中肿瘤组织和非肿瘤组织中 *lncRNA-CTSLP4* 的表达发现，*lncRNA-CTSLP4* 在肿瘤组织中的表达水平低于远切端非肿瘤组织，并且低表达 *lncRNA-CTSLP4* 的胃癌患者预后更差。体外细胞实验发现，过表达 *lncRNA-CTSLP4* 可以抑制胃癌细胞的侵袭、迁移和划痕愈合能力，下调 *lncRNA-CTSLP4* 的表达可以促进胃癌细胞的侵袭、迁移和划痕愈合能力。体内实验表明，*lncRNA-CTSLP4* 可以抑制裸鼠的腹腔播散。通过 RNA-pulldown、RIP 和质谱分析确定 *lncRNA-CTSLP4* 可以与 HSP90α 结合，HSP90α 可以结合并调控 HNRNPAB 蛋白的稳定。*lncRNA-CTSLP4* 通过与 HSP90α 的结合，阻断 HSP90α 与 HNRNPAB 蛋白的结合，促进 HNRNPAB 蛋白的泛素化降解。HNRNPAB 可以结合 Snail 的启动子区域并促进 Snail 的转录，促进胃癌的上皮-间质转化（EMT）。抑制 HNRNPAB/Snail 信号通

路可以逆转 *lncRNA-CTSLP4* 抑制胃癌侵袭和迁移的作用。我们的研究创新性地发现了一个新的 lncRNA——*lncRNA-CTSLP4*，并且阐述了 *lncRNA-CTSLP4* 通过结合 HSP90α 阻断 HNRNPAB/Snail 信号通路抑制胃癌转移的作用机制，为临床上对胃癌转移进行防治提供了新的靶点。

采用 cDNA 末端快速扩增技术的方法获取了 *lncRNA-CTSLP4* 的全长序列，并使用 qRT-PCR 和 RNA 荧光原位杂交的方法检测了 *lncRNA-CTSLP4* 在胃癌组织和胃癌细胞中的表达和定位。构建了 *lncRNA-CTSLP4* 过表达和敲低表达的胃癌细胞株，并通过 Transwell 和划痕愈合实验检测 *lncRNA-CTSLP4* 表达差异对胃癌细胞株侵袭迁移能力的影响。通过裸鼠腹腔种植模型，在体内检测 *lncRNA-CTSLP4* 的表达对胃癌细胞腹腔播散的影响。通过 PCR 芯片技术和蛋白质印迹法检测 *lncRNA-CTSLP4* 对胃癌细胞株 EMT 以及 Snail 信号通路的影响。用 RNA-Pulldown、质谱分析、蛋白质印迹法和 RIP 技术检测胃癌细胞株中与 *lncRNA-CTSLP4* 结合的蛋白。通过 ChIP-PCR 和 DLR 实验，分析与验证 Snail 结合的转录因子 HNRNPAB，并进一步通过免疫共沉淀（Co-IP）实验证实 *lncRNA-CTSLP4* 与 HSP90α 结合后可阻断 HSP90α 与 HNRNPAB 的结合，促进 HNRNPAB 的泛素化降解。通过 Resque 实验证实 *lncRNA-CTSLP4* 通过 HSP90α/HNRNPAB/Snail 通路抑制胃癌的侵袭迁移能力和 EMT 过程。我们发现 *lncRNA-CTSLP4* 在胃癌组织和胃癌细胞中表达低于对应癌旁非肿瘤组织及永生化胃黏膜上皮细胞，其中胃癌组织中 *lncRNA-CTSLP4* 的表达水平与肿瘤浸润深度（$P <$ 0.001），有无淋巴结转移（$P < 0.001$）以及 TNM 分期呈负相关（$P < 0.001$），且 *lncRNA-CTSLP4* 的低表达与患者的不良预后密切相关。*lncRNA-CTSLP4* 可以抑制胃癌细胞的体外侵袭、迁移、EMT 和小鼠腹腔种植与播散能力。我们的研究发现 *lncRNA-CTSLP4* 可以与 HSP90α 结合，进而阻断 HSP90α 与 HNRNPAB 的结合，促进 HNRNPAB 的泛素化降解，而 HNRNPAB 可以结合 Snail 的启动子区域并促进 Snail 的转录，促进胃癌细胞的 EMT。

三、多嵌段共聚物自组装纳米胶束输送非编码 RNA 和抗癌药物的研究

将上述研究的非编码 RNA 向临床转化的关键在于运输系统。为此，本课题组设计了相关研究（**图 6-4-3**）。在体外有效稳定地负载基因药物（复合物），复合物通过体液环境输送至靶点细胞（靶向性），通过内吞作用进入靶细胞内（内涵体），有效逃离内涵体，释放出基因药物，从而进入细胞质，实现该药物的高效表达（控制释放）。

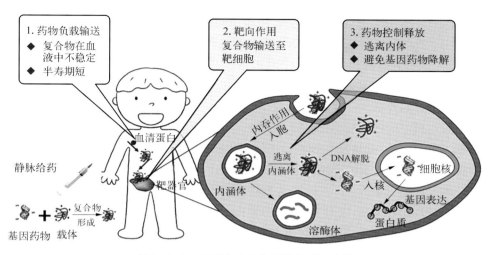

图6-4-3　基因治疗药物输送体系示意图

　　理想的基因药物输送体系应具备以下条件：① 载体有能力负载基因药物，并有效保护基因药物免受核酸酶的降解；② 体系负载率高，稳定性好；③ 可以控制释放基因药物，实现基因药物的高效表达；④ 载体易合成制备，可实现较大规模生产。目前，应用于临床研究的载体大致分为病毒载体和非病毒载体两大类。病毒载体的负载量低、特异性和靶向性不强，可因随机插入宿主细胞基因而引起基因失活、重组以及癌基因激活，难以实现大规模生产等缺点，对其实际应用带来很大障碍。非病毒基因药物输送系统具有低毒、低免疫反应、靶向性强和易于组装等优点，已经成为基因治疗领域一个新的研究热点。其中聚合物自组装纳米体系是非病毒基因药物输送系统的重要研究方向，主要包括脂质体、嵌段共聚物胶束以及树状大分子等。

　　基于聚合物自组装纳米体系在基因药物输送体系中的良好应用前景，近年来，科研工作者为靶向基因药物输送体系的研究做出了巨大努力，并取得了很好的发展，然而能够达到理想效果的靶向输送体系却非常少。理想的靶向输送体系需要安全、稳定地穿越各种屏障从而把基因药物输送至靶细胞，并在细胞内控制释放。设计一类智能靶向输送体系，尤其是对酸碱度（pH值）和还原敏感的智能输送载体引起了科研工作者的极大兴趣。酸敏感载体一般在pH值为4.5～5.5的情况下可以释放出负载药物，肿瘤组织的酸性环境为酸敏感载体的应用提供了释放条件。相对应的还原敏感性载体在生物体内具有更大的应用前景，因为细胞内环境的GSH浓度（2～10 mmol/L）远远超过细胞外环境的浓度（2～20 μmol/L），设计对GSH还原作用敏感的含二硫键基因输送载体，使其在体外及体液环境中都可以稳定地负载和输送基因药物,待进入靶向细胞后在还原剂作用下有效释放基因治疗药物。在负载基因药物的同时还可以运载疏水的抗癌药物,到达肿瘤部位后,由于GSH的浓度高于正常组织从而导致二硫键断裂将疏水药物与基因药物同时释放出来,有助于逆转抗癌药物的多药耐药性,从而有利于提高疗效。

含二硫键的还原敏感性嵌段共聚物,在水相环境中可以自组装成稳定的纳米胶束,这一类嵌段共聚物在药物输送体系中已得到广泛的应用。近几年来,在基因治疗药物输送体系的应用引起了广泛的关注。聚乙烯亚胺(polyethyleneimine, PEI)的二硫键交联产物、三嵌段共聚物PEG-SS-COS-SS-PEI和PDMAEMA-SS-PCL-SS-PDMAEMA,以及具有主动靶向作用的嵌段共聚物RGD-PEG-PEI和BPEI-SS-PEG-cNGR、星型嵌段共聚物mPEG-SS-PLL15等还原敏感性嵌段共聚物在基因药物输送体系中得到了应用。

适应于基因药物输送体系的还原敏感性嵌段共聚物结构中除了含有对还原剂敏感的二硫键外,所含聚合物的特性也具有特殊要求,一般需要含有容易质子化后带正电荷的亲水基团,然后可引入其他不影响正电荷存在的疏水基团以及亲水基团。带正电荷的高分子聚合物大多是带有大量氨基的高分子,氨基在生理pH值条件下发生质子化而带正电荷,其中合成的高分子有聚-*L*-赖氨酸、聚-*L*-谷氨酸、聚乙烯亚胺、聚酰胺树枝状聚合物、聚丙烯亚胺树枝状聚合物及聚赖氨酸树枝状聚合物等;而天然高分子聚合物有环糊精、壳聚糖、透明质酸、葡聚糖和明胶等。其他的改性片段通常有聚乙烯醇、聚乙二醇(polyethyleneglycols, PEG)、聚维酮、饱和脂肪链(硬脂酸、月桂酸等)、聚乳酸(polylactide, PLA)和聚己内酯等。

传统的含二硫键嵌段共聚物的合成方法由于巯基反应不具备选择性,而不可避免地生成自身偶联产物,导致生成交叉偶联产物的产率低、选择性差。而目前广泛使用的间接合成方法使用*N*-琥珀酰亚胺-3-2-吡啶二硫(代)-丙酸酯(SPDP),然而SPDP试剂成本较高,且需要在无水溶剂中进行;采用自身已具有二硫键的试剂,通过高分子化学的聚合反应或者有机化学反应引入聚合物片段而合成目标产物的方法,同样面临反应活性低、成本高及反应条件苛刻等一系列问题。因此,建立一种全新、高效的二硫键嵌段共聚物合成方法是还原敏感性基因药物输送载体研究中亟待解决的科学难题。

为了能够高效地针对特定的药物分子对纳米制剂聚合物材料的结构、组成、分子量等进行系统筛选,必然需要一种高效聚合不同结构、组成材料的方法,为此我们建立了一种全新的基于序列特异性氢键和二硫键复合反应的方法(图6-4-4)。

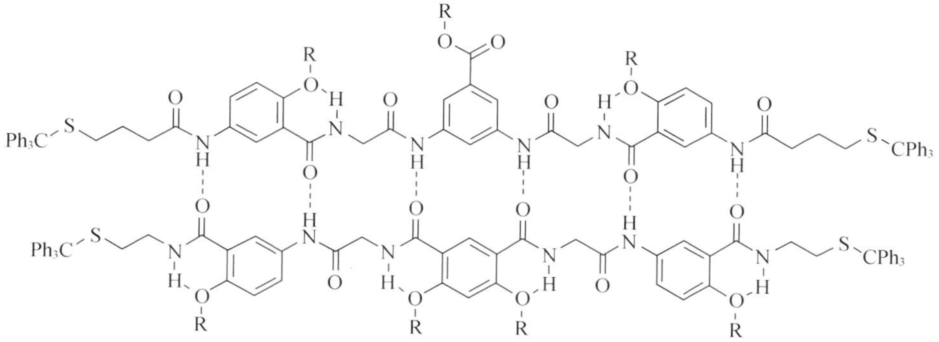

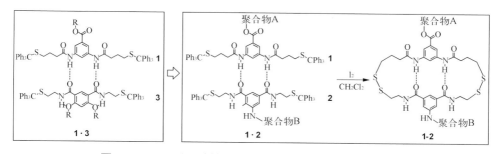

图6-4-4　基于序列特异性氢和二硫键复合反应的方法

这一复合反应在室温下于多种溶剂中都能够完成,只需要有 I_2 存在,不需要惰性气体保护。反应形成6个氢键和2个二硫键,在氯仿中的结合常数 $>10^9$ mol/L,具有很高的稳定性。产物可以用常规的硅胶柱纯化,也可用反向HPLC纯化。应用这一复合机制,近年来我们经过反复摸索与研究(图6-4-5),将6个氢键简化至2个氢键,并在双氢键匹配作用下高效地合成双重二硫键组合的嵌段共聚物;相对于6个氢键的结构,其大大简化了合成过程,且合成过程均为常规反应,合成原料试剂易得,可应用于较大规模制备。

图6-4-5　双重二硫键组合的嵌段共聚物简化的合成过程

依据双氢键匹配作用下合成双二硫键嵌段共聚物的原理,我们可以非常灵活地设计和合成一系列模块的聚合分子,如设计不同结构的亲水性模块和疏水性模块库,便可在温和的条件下动态、可逆地在氢键和二硫键的协同作用下形成各种组合的还原敏感性嵌段共聚物,然后加入相关的基因药物及其他疏水药物,对包封效率以及稳定性等进行筛选(图6-4-6)。

更进一步地,由于上述模块聚合方法的高效性和聚合条件的温和性,我们将进一步尝试在药物分子存在的情况下以药物分子为模板原位组装各种聚合物

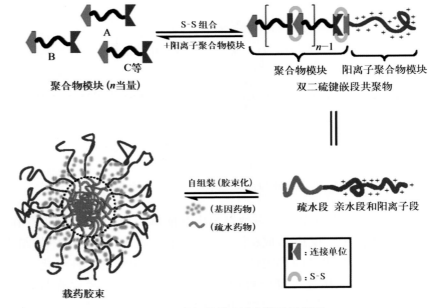

图6-4-6　自组装纳米胶束设计示意图

模块,然后通过反向工程的方法分析最优载药例子的聚合物结构,实现针对药物分子结构的纳米载体的个性化、智能化设计的目标。最终通过细胞学和动物实验,证明其在胃癌治疗与胃癌腹膜转移诊断中的价值。

　　PEG-PLA-PEI共聚物的合成由上海交通大学系统生物医学研究院沈玉梅教授课题组合作完成,亲水性的三嵌段共聚物胶束准备使用的是透析方法,亲水性共聚物在水中可形成核-壳的结构,PEG-PLA-PEI在PLA核、PEG和PEI壳的强大的亲水和疏水结合在水溶液中可自发形成胶束。因此,PLA片段的疏水性应位于胶束的核心,而亲水性的PEG和PEI链组成了其壳。用1,6-二苯基-1,3,5-己三烯为紫外分子探针(最大吸收波长为313 nm)测定临界胶束浓度(CMC值),其最低聚集浓度为0.071 g/L,与纳米颗粒高度稳定性是一致的。为了进一步检测共聚物胶束的特征,进行动态光散射和透射电镜检测,结果显示PEG-SS-PLA-SS-PEI纳米胶束的平均粒径分布为(68 ± 0.9)nm,多分散指数(polydiseperse index, PDI)为0.071 ± 0.011。纳米胶束的形貌可以通过透射电镜观察,纳米颗粒分散均匀且粒径大小相似,与动态光散射测量的粒径大小一致。

　　胶束的粒径大小是药物运输的一项重要参数,因为纳米粒径 < 200 nm时,不利于被机体网状内皮系统吸收,降低肾脏的排泄。因此,PEG-SS-PLA-SS-PEI纳米颗粒有望成为miRNA的运输载体用于肿瘤治疗中,同时具有增强肿瘤的渗

透、滞留效应和肿瘤的被动靶向作用。

　　PEG-SS-PLA-SS-PEI纳米胶束颗粒表面带有阳性电荷,通过Zeta电位分析仪测得,其Zeta电位平均为(39 ± 0.8)mV,由于anti-miRNA带有负性电荷,可以有效负载小RNA。不同N/P比值(8、16、32、48和64)的凝胶阻滞实验证实,纳米颗粒和anti-miRNA之间的N/P比值≥ 32时,anti-miRNA可比完全负载。载anti-miR-21胶束(N/P=32)的表征结果提示,平均粒径为(66 ± 0.725)nm,PDI为0.170 ± 0.031,Zeta电位平均为(27.0 ± 0.647)mV。以上结果提示纳米胶束复合物(N/P=32)非常稳定,这是由于阳离子胶束与anti-miRNA电荷相互作用,并且PEG壳可以有效地防止纳米胶束复合物的降解,增强其稳定性。这些结果提示,自组装的阳离子纳米胶束PEG-SS-PLA-SS-PEI能够通过电荷的相互作用有效地结合anti-miRNA形成纳米胶束复合物,表面的PEG壳可降低胶束的降解。与正常组织相比,肿瘤组织中是高度还原性和低氧的状态,其中肿瘤组织中的GSH含量是正常组织中的4倍多,聚合物胶束中含有二硫键能够在还原介质的刺激下发生断裂,进而达到可控性的效果。对于基因体内的运输,细胞质中还原性的环境可使二硫键断裂,将基因释放出来。

　　因此,我们研究了纳米胶束PEG-SS-PLA-SS-PEI在10 mmol/L GSH还原环境下的解聚,复合物对GSH的反应性是通过凝胶阻滞实验。在没有GSH的条件下,大部分RNA通过与纳米胶束的结合使其固定在泳槽中,其中在N/P=32时,凝胶中RNA的条带几乎为0,因此我们选取N/P=32做后续的实验。而在10 mmol/L GSH的作用下,纳米胶束全部发生解聚,结合的RNA也全部释放出来,故电泳时发现明显的条带,并且N/P比值对8～64对条带的强度没有影响,与游离的RNA类似。因此,GSH可以破坏胶束中二硫键使纳米胶束解聚,使药物释放。低分子量的PEI和PLA片段不能包裹anti-miR-21,因其带电量低或不带电。以上结果证实,二硫键的引入可以提高RNA的释放,在非还原的环境下胶束载体是稳定的。

　　安全性是非病毒载体中最重要的因素,尤其是在临床应用上。非病毒载体PEI显示较高的转染效率,但其严重的细胞毒性阻碍其在核酸运输中的应用,PEG的引入可降低聚合物的细胞毒性。我们通过采用MTT法检测纳米胶束针对SGC7901细胞系的细胞毒性,以及不同浓度(5～100 mg/L)的纳米胶束在与SGC7901细胞共培养24 h后的相对细胞活力。结果显示纳米胶束在浓度高达到100 mg/L时,相对细胞活力仍然在90%以上,这说明纳米胶束对细胞没有显示明显的细胞毒性,较低分子量的PEI1800的细胞毒性更低。因此,PEG-SS-PLA-SS-PEI纳米胶束对细胞的毒性较低,具有更好的细胞相容性。

在我们的研究中，将NP/Cy3-anti-miR-21混合物与SGC7901细胞进行共培养，通过荧光显微镜对包有anti-miRNA的纳米胶束在细胞内进行定位观察，DAPI被用来染细胞核，LysoTracker® Green染内质网溶酶体系统，Cy3被用来标记anti-miR-21。结果提示游离的Cy3-anti-miR-21与SGC7901细胞培养24 h后只有微弱的荧光，然而与NP/anti-miR-21混合物共培养的细胞有较强的红色荧光，并且随着时间的延长强度会逐渐变强。共培养2 h后，Cy3-anti-miR-21可从溶酶体系统中逃逸出来进入细胞核中。同时，传统的转染试剂——一种阳离子脂质转染试剂（Lipofectamine™2000）被用作对照。当NP/anti-miRNA复合物与细胞共培养2 h时，荧光强度与Lipofectamine™ 2000转染的荧光强度类似。

为了评价纳米胶束在细胞的吸收效率随时间的变化，并与Lipofectamine™2000做比较，采用流式细胞仪分析其细胞内红色荧光强度，并做定量分析。结果发现游离的Cy3-anti-miR-21荧光非常弱，而NP/Cy3-anti-miR-21复合物与细胞共培养时，在0.5～2 h不同的时间间隔，荧光逐渐增强。从以上结果，可以证实游离的小RNA是不能进入细胞的，纳米胶束PEG-SS-PLA-SS-PEI可以运输anti-miR-21进入胃癌细胞SGC7901中，转染效率与常规的转染试剂Lipofectamine™2000类似。

anti-miRNA能够下调miRNA的表达，进而使其功能沉默，基于anti-miRNA的miRNA沉默已成功应用于肿瘤的治疗之中。此外，miRNA可通过实时定量RT-PCR进行检测，然而qRT-PCR的高灵敏性需要非生物学的变量进行校正。目前在大部分研究中，RNU6B（U6）用于miRNA的数据校准。本研究中，为了确保NP/anti-miR-21复合物是否可以抑制miR-21的表达，anti-miR-21是否可以在胃癌细胞中发挥抑制性作用，我们将NP/anti-miR-21复合物与SGC7901细胞共培养，后行qRT-PCR检测，发现NP-anti-miR-21复合物可抑制miRNA的表达，其相对表达量大约是空白对照组的1/3，空白的纳米胶束、anti-miR-21、NP-anti-miR-NC复合物不能降低其表达。因此，我们证实游离形式siRNA不能进入细胞内，纳米胶束和NP-anti-miR-NC复合物也不能影响miR-21的表达，同时还发现NP/anti-miR-21复合物使基因沉默的水平与Lipofectamine™2000的作用效果类似，证实PEG-SS-PLA-SS-PEI胶束是一高效的非病毒载体。

在胃癌中，已经证实肿瘤抑癌基因*PTEN*和*PDCD4*为miR-21的靶基因。为了证实NP/anti-miR-21复合物能够影响其靶基因的表达，我们进行了qRT-PCR和蛋白质印迹法检测。NP-anti-miR-21可提高*PTEN*和*PDCD4*的mRNA水平的表达，并且稍高于Lipofectamine™2000转染的细胞的表达水平。NP/anti-miR-21处理组细胞中的PTEN和PDCD4蛋白水平表达与mRNA水平类似，然而在空白胶束和NP-anti-miR-NC中PTEN和PDCD4的表达没有影响,这进一步证实纳米胶束载体可以运输anti-miR-21进入细胞内,并且通过调控靶基因的表达来发挥生物学作用。

为了探讨NP-anti-miR-21复合物对胃癌细胞生物学行为的影响,我们进行了克隆形成实验、Transwell侵袭与迁移实验和细胞凋亡的检测。胃癌SGC7901细胞经NP-anti-miR-21、NP anti-miR-NC的处理(anti-miRNA浓度均为200 nmol/L),空白对照未经处理。在平板克隆形成实验中,与NP-anti-miR-NC和未经处理的对照相比,NP-anti-miR-21复合物可显著抑制胃癌SGC7901细胞的生长;与空白对照相比,NP-anti-miR-21复合物处理的细胞形成的克隆数减少约50%。而NP-anti-miR-NC处理组与空白对照组的克隆数无统计学差异。迁移和侵袭是肿瘤细胞的另一恶性表型,miR-21能影响胃癌细胞的迁移和侵袭,但NP-anti-miR-21的处理是否可以抑制其迁移、侵袭能力尚不清楚。我们进行了Transwell实验,结果发现NP-anti-miR-21复合物处理可以减少从Transwell膜穿出的细胞数量,数量约为对照组的50%。同时,与空白对照或NP/anti-miR-NC组相比,NP-anti-miR-21的处理可使侵袭能力下降50%以上($P < 0.05$);空白对照组和NP/anti-miR-NC组之间的迁移和侵袭能力无统计学差异。

为了进一步确认NP-anti-miR-21复合物是否可抑制肿瘤细胞增殖,诱导细胞凋亡,我们进行了细胞凋亡的检测。将采用不同处理方式的细胞经流式细胞仪检测,结果显示在NP-anti-miR-21处理组,凋亡细胞的百分比为36%,约为空白对照组(3.6%)和阴性对照组(4.6%)的10倍,从而证明了纳米胶束可以负载anti-miR-21促进胃癌细胞发生凋亡。

以上体外实验证实anti-miR-21能够有效地抑制胃癌细胞的增殖,促进胃癌细胞的凋亡。为进一步评价NP/anti-miR-21复合物全身给药是否可抑制肿瘤的体内生长,我们将SGC7901细胞经皮下注射入Balb/c裸鼠的皮下,观察肿瘤的生长情况,当肿瘤体积达到50 mm³时,将小鼠随机分为空白对照、阴性对照和处理组(每组5只)。在空白对照、阴性对照组中分别经尾静脉注入磷酸盐缓冲液(PBS)或NP-anti-miR-NC复合物,发现肿瘤体积生长迅速,20 d内肿瘤体积增长达15倍大小;处理组中NP-anti-miR-21复合物(anti-miRNA剂量20 μg)经尾静脉隔天给药,发现肿瘤生长缓慢,较对照组体积约小50%,差异具有统计学意义;而空白对照组和阴性对照组的肿瘤大小差异无统计学意义。

在肿瘤细胞接种后30 d小鼠被处死,测量肿瘤组织的重量。结果发现,较空白对照组和阴性对照组,NP-anti-miR-21复合物处理组的肿瘤组织重量低50%。为了进一步探索其在体内的作用机制,我们检测了肿瘤组织中PTEN和

PDCD4蛋白的表达，发现NP-anti-miR-21复合物处理组的PTEN和PDCD4蛋白表达明显升高，与体外实验结果一致。

为了考察PEG-SS-PLA-SS-PEI聚合物胶束在动物体内是否会加重肾毒性，经小鼠的尾静脉注射共聚物胶束，动态监测相关血液学指标，并对不同时间节点的小鼠肾脏结构进行解剖，行HE染色，观察肾小球和肾小管的结构是否完整。

小鼠分别在尾静脉给药后的第1天和第5天处死，并采集血液样本和肾脏。重要指标白细胞和红细胞计数、肌酐和尿素氮水平根据相关试剂的说明书进行检测；肾脏组织经石蜡包埋切片，行HE染色并在显微镜下观察。结果提示，与对照组相比，胶束的全身给药没有改变白细胞或红细胞计数，提示其不能诱导炎症反应。肌酐和尿素氮是临床上常用的肾功能评价指标，而与对照组相比，PEG-SS-PLA-SS-PEI胶束给药后，肌酐和尿素氮的数值并没有明显升高，证实其不影响肾功能，HE染色也提示其对肾脏没有明显的损伤。总之，PEG-SS-PLA-SS-PEI胶束在体内具有低毒性，是一种有前景的、安全性高的基因运输载体。

通过分子胶将亲水模块、疏水模块以及含氮模块的大分子连接起来，形成一类多嵌段共聚物，该类嵌段共聚物自组装胶束可作为基因药物和疏水的抗癌药物的双重运输载体，其疏水模块、亲水模块以及含氮模块的分子量及其比例对改善疏水药物的水溶性、载药量，提高miRNA的转染效率，降低毒性，维持纳米胶束的稳定性等具有重要影响。同时，运载抗癌药物与miRNA进入肿瘤组织，在肿瘤部位由于GSH浓度远远高于正常组织，从而导致二硫键断裂，将运载的抗癌药物及miRNA释放出来，且miRNA与抗癌药物的协同作用有利于逆转抗癌药物的多药耐药性，这一点对于肿瘤的实际治疗效果非常重要。本项目首先合成一系列基于分子胶的嵌段共聚物模块，然后利用分子胶组合灵活的特点，得到多种组合的嵌段共聚物自组装纳米胶束，以便快速筛选针对具体药物分子稳定的纳米胶束结构。根据初步的筛选结果合成该多嵌段共聚物胶束；根据生物学评价结果再次调整嵌段共聚物各模块的结构及其组成比例，寻找一种载药量大、转染效率高、毒性低且稳定的纳米胶束。该纳米胶束可同时运载疏水的抗癌药物与miRNA，并且在该类纳米胶束的表面可进一步修饰靶向分子，如叶酸，以及双功能螯合剂二乙烯三胺五乙酸（DTPA），以便其与核素 ^{99m}Tc 或 Gd 螯合，从而方便地利用活体动物SPECT/CT或MRI观察载药纳米胶束在体内的分布以及对肿瘤的治疗效果。将合成的纳米材料用于细胞学实验和动物体内实验以检验纳米材料体内外转导核酸药物（miRNA或siRNA）以及疏水性药物（如紫杉醇）的效率，以及对胃癌细胞的杀伤效果、动物体内治疗效果和动物成像诊断胃癌播散转移的作用，为最终发展成为一种多功能、靶向抗癌药物/基因药物的双重运输载体奠定良好基础。该项研究已经在体内、体外实验得到证实，并获得3项发明专利。

第五节 胃癌化疗耐药机制及其逆转策略的研究

5-氟尿嘧啶（5-FU）是胃肠道肿瘤化疗的首选和基本用药，尽管其单药有效率仅为20%，但联合其他化疗药物或联合靶向治疗可大大提高反应性。5-FU是尿嘧啶5位上的氢被氟取代的衍生物。5-FU在细胞内转变为5-FU脱氧核苷酸，抑制胸苷酸合成酶（thymidylate synthase, TS），阻止脱氧尿苷酸甲基化转变为脱氧胸苷酸，从而影响DNA的合成。此外，5-FU在体内可转化为5-FU核苷，以伪代谢产物形式掺入RNA中，干扰RNA的转录后加工和功能，从而起到抗肿瘤的作用。目前，结直肠癌的化疗已从5-FU单药治疗时代进入了新药联合化疗以及分子靶向治疗的新时期。卡培他滨（capecitabine）、依立替康、奥沙利铂等药物是用于结直肠癌的新一代抗癌药。FOLFOX及IFL方案等新联合化疗方案已较广泛用于临床。卡培他滨具有瘤内激活、口服方便、高效低毒等优点，有望取代5-FU/亚叶酸钙静脉用药方案。卡培他滨与放疗同步治疗，可明显提高直肠癌的疗效。卡培他滨联合化疗新药或靶向治疗新药，如联合奥沙利铂（CapeOX/XELOX方案）、依立替康（XELIRI方案）、西妥昔单抗（cetuximab）或贝伐珠单抗（bevacizumab），可望进一步提高结直肠癌的治疗效果。5-FU联合铂类药仍然是治疗转移性胃癌的常用和经典方案。

然而由于个体差异，不同患者对5-FU的敏感性各不相同；另外，长期化疗后产生化疗耐受，限制了其有效性。目前认为参与肿瘤对化疗药物耐受的机制包括：① ATP结合盒（ATP-binding cassette, ABC）转运体家族蛋白高表达引起药物的外排；② 由拓扑异构酶Ⅰ介导的耐药，称为非典型多药耐药；③ 谷胱甘肽S转移酶（GST）的表达；④ 细胞凋亡相关基因表达异常，如*NF-κB*、*bcl-2*、*erbB2/neu*、突变型*p53*；⑤ DNA修复机制增强；⑥ 药物代谢特有的酶学异常；⑦ 靶点蛋白改变等。

ABC转运体是一类跨膜蛋白，它们利用ATP水解的能量对多种物质的穿膜转运和非转运相关的RNA、DNA实施修复。目前发现大约有15种ABC转运体可作为药物排出泵，并可能参与化疗耐受机制的形成。然而，其中3种蛋白被研究较多且在多数情况下起重要作用：P糖蛋白（P-glycoprotein, P-gp/Mdr1/ABCB1）、多药耐药相关蛋白-1（MDR-associated protein, MRP1/ABCC1）和乳腺癌耐药蛋白（breast cancer resistance protein, BCRP/ABCG2）。P-gp在胃肠道、脑等正常组织中表达，防止毒物的暴露和聚集，同时也在多种肿瘤中高表达。在肿瘤细胞中，P-gp介导了对多种化疗药物的耐药。P-gp的多态性也与肿瘤对化疗药物的敏感性相关。目前，有多种竞争和不竞争的P-gp抑制剂被鉴定出来，如维拉帕米（verapamil）、环孢霉素（cyclosporine）、奎尼丁（quinidine）、PSC833，并在部分临床试验中显示一定的逆转耐药、提高化疗有效率的作用。除上述ABC转运体蛋白外，有研究显示ABCC5（MRP-5）和MRP8/ABCC11能直接介导对5-FU及其代谢成分的转运，引起对5-FU的耐受。

除ABC转运体家族外，GST-π可将抗癌药物产生的过氧化物还原为无毒物质，还可抑制烷化剂等化疗药物引起的癌细胞DNA交联，从而降低药物对细胞的杀伤作用，在多药耐药（multidrug resistance, MDR）的发生和耐药中具有重要作用。GST-π在胃肠肿瘤中高表达。A～C的单核苷酸多态性（SNP）引起GST-π 105位异亮氨酸变为缬氨酸，降低了GST-π的活性。具有这一SNP的结直肠癌患者表现对奥沙利铂的化疗更加敏感。包括5-FU在内的许多化疗都可以诱导肿瘤细胞的凋亡并起到杀伤肿瘤的作用，而肿瘤细胞通过诱导抗凋亡机制引起耐药。例如，突变的p53蛋白与5-FU的耐药相关。5-FU代谢酶的变异则是另一个影响5-FU敏感性的重要因素。临床前期试验证实TS的表达是5-FU敏感性的一个重要决定因素。多个临床研究显示肿瘤低表达TS的患者对基于5-FU的化疗更敏感。胸苷酸磷酸化酶（TP）可逆性地将5-FU转化为脱氧氟尿苷，并被进一步转化为有生物活性的5-FU脱氧核苷酸。高表达TP可促进肿瘤对5-FU的敏感性，但由于TP也能促进血管生成，其在肿瘤治疗中的作用比较复杂。双氢嘧啶脱氢酶（DPD）是5-FU分解代谢的起始和限速酶，5-FU进入体内后，85%以上被DPD降解为无活性代谢产物。DPD的高表达可以使肿瘤细胞对5-FU耐药。同时在结直肠癌患者中肿瘤高水平的TP与5-FU耐药有关。

尽管多年来肿瘤对5-FU耐药机制的研究取得了很多成果，然而对其耐药机制尚未完全清楚。目前，针对上述耐药机制发展的相应治疗策略在实验研究上取得了一定进展。例如，P-gp抑制剂的运用，运用小分子或反义核苷酸抑制凋亡相关分子，丁硫胺酸亚砜胺抑制GST-π，通过病毒载体恢复野生p53表达，TS抑制剂（ZD 933、CB371），由替加氟与尿嘧啶以1∶4组合的优福定中尿嘧啶抑制DPD提高5-FU生物利用度。这些途径多数还处于临床前期研究，部分结果并不理想，5-FU耐药仍然存在。因此，寻找新的5-FU反应相关标志和决定因素仍然具有重要意义。

总之，进展期胃癌的传统标准治疗方案为外科根治性手术辅以5-FU为基础的新辅助或辅助化疗。然而，上述传统综合治疗策略治疗进展期胃癌的疗效仍十分有限，相当比例的患者仍会发生术后复发、转移而使预后不良。其中的重要原因在于，胃癌是一类异质性极大的恶性肿瘤，仅有一部分患者对以5-FU为基础的化疗敏感而能从中获益。目前，临床上尚缺乏有效预测化疗疗效的生物标志物，同时也缺乏克服或逆转化疗耐药的可行方法。因此，为了进一步提高胃癌疗效，亟须建立5-FU为基础的化疗敏感性的精准预测与分层决策体系；对明确为5-FU耐药的患者，尚需研究与开发逆转耐药的方法，或开发有效的新型治疗方法，如分子靶向治疗。

一、蛋白质组学鉴定胃癌5-FU耐药相关蛋白

我们通过二维电泳-质谱（2D-MS）技术筛选得到6个差异蛋白，在LoVo/5-FU中高表达的蛋白有RhoGDI2、CapG，低表达的蛋白有Maspin、3,2-反烯酰辅酶A异构酶（DCI）、6-磷酸葡糖酸内酯酶（6-PGL）、抗氧化蛋白-6（Prdx-6）。蛋白质印迹法验证了RhoGDI2、CapG、Maspin的表达与二维电泳结果一致。随后对RhoGDI2的功能研究显示，下调RhoGDI2表达可降低LoVo/5-FU的耐受性。在胃癌中，RhoGDI2在56.6%的胃癌组织中高表达，细胞株RhoGDI2的表达水平与5-FU的IC_{50}值呈正相关，在胃癌细胞株中过表达RhoGDI2能诱导细胞对5-FU的耐药，诱导多药耐药基因-1（$MDR1$）表达。

MDR1是目前已知能诱导肿瘤多药耐药的一个ABC转运体。MDR1在MKN45/RhoGDI2中的蛋白表达明显高于MKN45/GFP。SGC7901转染RhoGDI2 48 h后MDR1的表达也明显高于转染空载体的细胞。这些结果提示高表达RhoGDI2可增加MDR1的水平。相反，在LoVo/5-FU中干扰RhoGDI2则减低了MDR1 mRNA的水平。

为了探讨RhoGDI2是否可能成为临床上5-FU耐药的相关标志物或靶点，我们通过IHC染色法检测RhoGDI2在86例胃癌及配对癌旁组织的表达。结果显示，RhoGDI2在56.6%（47例）的病例中癌细胞呈阳性表达，细胞核或细胞质均有表达；而癌旁组织上皮细胞中表达的只有3例，且均为细胞质表达。卡方检验提示，与正常组织比较，RhoGDI2在胃癌细胞中高表达，差异有统计学意义（$P < 0.01$）。

Rho 鸟苷三磷酸酶（Rho GTPases）是 Ras 相关小 G 蛋白超家族中一个独特的家族，几乎在所有的真核细胞中有发现。哺乳动物的 Rho GTPases 家族是由 20 多个细胞内信号分子组成；包括：亚型 A、B、C，Rac 亚型 1、2、3；Cdc42、RhoD、Rnd1、Rnd2、RhoE/Rnd3、RhoG、TC10 和 TCL，RhoH/TTF；Chp 和 Wrch-1、Rif、RhoBTB1/2，以及 Miro-1/2。目前发现有 22 个哺乳动物基因编码的 Rho GTPases 是调控众多信号转导通路的分子开关。它们最为熟知的功能是对肌动蛋白细胞骨架的调控，然而其影响细胞极性、微管动力学、膜转运通路、酶（如 NADPH 氧化酶）功能和转录因子活性的能力也同样重要。在肿瘤中，Rho GTPases 参与了肿瘤形成、侵袭与转移、凋亡、细胞周期控制，并可能作为癌症治疗的潜在分子靶点。Rho GTPases 作为分子开关作用主要是通过与鸟苷三磷酸（guanosine triphosphate, GTP）或鸟苷二磷酸（guanosine diphosphate, GDP）结合之间的转换来实现。Rho GTPases 与 GTP 结合时被活化可与下游分子结合发挥生物学效应，与 GDP 结合则失活。这一活性的调控主要有：① 鸟嘌呤核苷酸交换因子（guanine nucleotideexchange factor, GEF）催化 GDP 交换为 GTP，以激活 Rho GTPases 这一开关；② GTP 酶激活蛋白（GTPase-activating protein, GAP）刺激内源性 GTP 酶活性，催化 GTP 水解，使这一开关失活；③ 鸟嘌呤核苷酸解离抑蛋白（guanine nucleotide dissociation inhibitor, GDI）的调控。GDI 包括 3 个成员：广泛表达的 RhoGDI（也叫作 RhoGDI1、RhoGDI-α）、血细胞特异表达的 RhoGDI2（又称为 LyGDI、D4-GDI、RhoGDI-β、GDIβ/GDI2）和在肺、脑、睾丸中特异表达的 RhoGDI3（也叫作 RhoGDIγ）。目前发现 GDI 有 3 种生物化学活性：① 它们能抑制 GDP 与 Rho 蛋白的分离，保持后者失活状态，阻止其被 GEF 的激活；② GDI 能与 GTP 结合型 RhoGTPase 结合抑制 GTP 的水解，阻断内源性和 GAP 催化的 GTP 酶活性，并阻止其与效应蛋白的结合，这两方面作用的结果是阻断了 RhoGTPase 的生物学效应，抑制了诸如细胞骨架、运动、NADPH 酶氧化等多个 RhoGDPase 依赖的过程；③ GDI 调节 Rho GTPase 在胞质型和膜型之间的循环。GDI 与 Rho 蛋白的 C 末端异戊二烯基基团结合，使其停留在细胞质，一方面帮助膜上 GTP 酶信号通路的终止，另一方面也作为胞质型 GTP 酶的再补给来源。然而，也有报道提示 GDI 可以作为 Rho 蛋白功能的正向调节因子。例如，帮助 RacGTPase 与 NADPH 氧化酶、RhoGDI 结合形成复合物；CDC42 诱导的细胞恶性转化需要 RhoGDI 介导的 CDC42 转位到特定亚细胞位置；RhoGDI 还能阻止胱天蛋白酶-3 引起的 Rac1 蛋白剪切。RhoGDI 可在体内外结合 RhoA、、RhoB、Rac1、Rac2 及 Cdc42，然而 RhoGDI2 与 RhoA、CDC42 的亲和力较低，在乳腺癌细胞中 RhoGDI2 只与 Rac1 结合，而不与 RhoA、CDC42

结合。

越来越多的证据显示 GDI 在肿瘤中的异常表达与肿瘤进展相关，并可能作为肿瘤治疗的靶点。RhoGDI1 在乳腺癌、少胶质细胞瘤、卵巢癌中表达升高。RhoGDI1 还在转移性结直肠癌中高表达，并与短生存期相关。还有报道 RhoGDI1 在多药耐药的乳腺癌细胞中高表达，并通过抑制细胞凋亡介导了乳腺癌细胞对依托泊苷和阿霉素的耐药。

RhoGDI2 虽然最早报道为血细胞系统特异表达，且在免疫系统中起重要作用，然而近来研究提示 RhoGDI2 在肿瘤中起重要作用。RhoGDI2 在不同肿瘤中作用不同，呈现截然相反的结果。例如，RhoGDI2 在卵巢癌、乳腺癌、胃癌及转移性结肠癌中高表达，然而在膀胱癌中低表达，低表达 RhoGDI2 与短生存期相关。在多种细胞发生凋亡时，RhoGDI2 是胱天蛋白酶的底物。胱天蛋白酶-3 在 Asp19（DELD19S）位剪切 RhoGDI2，产生相对分子质量 23 000 的片段，并转位到核内。胱天蛋白酶-1 则在 Asp55（LLGD55G）处剪切 RhoGDI2。但这一剪切在凋亡中的意义还有待进一步研究。相反的，在乳腺癌细胞中干扰 RhoGDI2 可以引起细胞凋亡，提示 RhoGDI2 具有抗凋亡作用。在膀胱癌和肺癌中，RhoGDI2 是转移抑制基因。这一抑制作用可能通过反向调节神经介素 U（neuromedin U）和内皮血管肽的表达，并与 Src 的磷酸化相关。相反，RhoGDI2 却能通过增加环氧合酶-2（COX-2）促进乳腺癌的侵袭。最近的一项研究提示，在胃癌中 RhoGDI2 的表达与肿瘤的进展和转移成正相关，过表达 RhoGDI2 能在体外促进胃癌细胞的侵袭，在体内促进肿瘤的生长、血管形成和转移，去除 RhoGDI2 呈现相反效应。在化疗耐药方面，也有其他课题组报道通过基因芯片筛查耐药相关基因时发现 RhoGDI2 在紫杉醇耐药的卵巢癌细胞中高表达，通过 2D-MS 筛选发现 RhoGDI2 在多药耐药的纤维肉瘤细胞中高表达。

除 RhoGDI2 之外，我们还鉴定出了在耐药细胞中高表达巨噬细胞帽化蛋白、低表达 Maspin、3, 2-反烯酰辅酶 A 异构酶、6-磷酸葡糖酸内酯酶和抗氧化蛋白-6。CapG 是凝溶胶蛋白（gelsolin）超家族的成员之一。凝溶胶蛋白家族是肌动蛋白的结合蛋白，通过加帽和剪切控制肌动蛋白丝的长短。CapG 在钙离子调控下对肌动蛋白丝进行加帽，但不剪切。在以往的研究中发现，CapG 调控了细胞的迁移运动，并在多种转移性肿瘤中高表达，促进肿瘤转移。最近的一项研究显示，缺氧诱导因子的一个靶基因便是 CapG。凝溶胶蛋白除了控制细胞骨架外，还可阻断细胞凋亡。有研究显示凝溶胶蛋白是 5-FU 的耐药相关因子，干扰凝溶胶蛋白可以使细胞对 5-FU 敏感化，在 *Ras* 突变的细胞中高表达凝溶胶蛋白可阻断 5-FU 引起的凋亡。有趣的是，RhoGDI2 和 CapG 蛋白同时从 5-FU 耐药的细胞株中鉴定出来，它们都是细胞骨架的重要调节蛋白，由此可见细胞骨架在化疗耐药中可能起一定的作用。

SerpinB5（也称为*Maspin*、乳腺丝氨酸蛋白酶抑制剂）是一种被认为在乳腺癌、前列腺、口腔鳞癌、结直肠癌中的肿瘤抑制基因。*Maspin*在多种肿瘤中抑制细胞迁移，使肿瘤细胞对凋亡刺激敏感化，是卵巢癌对顺铂敏感的一个标志基因，*Maspin*高表达提示卵巢癌患者的生存期较长。*Maspin*诱导凋亡的机制可能是上调BAX和/或与诱导线粒体膜电位改变有关。

6-磷酸葡糖酸内酯酶是磷酸戊糖代谢的重要酶。在生物体内，磷酸戊糖途径除提供能量外，主要是为合成代谢提供多种原料。例如，为脂肪酸、胆固醇的生物合成提供NADPH；为核苷酸辅酶、核苷酸的合成提供5-磷酸核糖；为芳香族氨基酸合成提供4-磷酸赤藓糖。3,2-反烯酰辅酶A异构酶参与了线粒体脂肪酸β-氧化；抗氧化蛋白-6是同时具有磷脂酶A2和过氧化物酶双重功能的酶。

根据以上研究，胃癌患者肿瘤组织中高表达RhoGDI2时不建议用5-FU为主的化疗方案，RhoGDI2是克服胃癌5-FU耐药的新靶点。

二、*Gli1-ABCG2*促进肿瘤干细胞化诱导化疗耐药的机制

目前认为肿瘤干细胞是临床产生肿瘤耐药的主要根源。肿瘤干细胞学说认为，肿瘤干细胞是肿瘤组织中一群具有自我更新能力并可分化为异质性肿瘤细胞的细胞亚群，也就是说肿瘤的发生、发展是其中具有干细胞特性的细胞亚群增殖分化的结果，而不是所有肿瘤细胞共同增殖的结果。对肿瘤干细胞耐药模型的研究发现，肿瘤干细胞对药物存在天然耐药。化疗仅能杀死肿瘤组织中分化成熟的肿瘤细胞，而对肿瘤干细胞无效，这部分存活的细胞成为肿瘤增殖生长、转移和复发的根源。

对于肿瘤干细胞干性的维持，需要一些关键信号通路的活化，主要有Hedgehog、Wnt、Notch、BMP、Bmi和PI3K/Akt等信号通路。Hedgehog（Hh）信号通路是目前研究较多的一个，其主要由分泌型糖蛋白配体Hedgehog、跨膜蛋白受体Ptched（PTCH）、跨膜蛋白Smoothened（Smo）、核转录因子Gli及下游靶基因组成。Gli蛋白是分子量较大的多功能转录因子，定位于细胞核和细胞质，将信号传送至核内，包括Gli1、Gli2和Gli3三个成员。靶基因包括通路成员*Gli1*、*Gli2*、*PTCH1*以及一些调控细胞增殖、控制细胞命运的基因。Hh信号通路在动物的正常胚胎发育和器官形成中具有重要作用，但其通路成员的突变或错误表达会激活该通路，最终导致癌症的发生和发展。皮肤基底细胞癌、小细胞肺癌、

胃癌、胰腺癌、前列腺癌、髓母细胞瘤和原发性神经外胚层瘤等多种肿瘤组织中都存在Hh信号通路的异常激活。目前，许多研究证实Hh信号通路参与胃癌的发生、发展过程，且与胃癌干细胞有着密切的联系。Hh主要表达在胃腺体颈部（即干细胞区），且分化的胃黏膜上皮细胞衰老脱落、更新快，尤其是在胃炎发生时，胃腺体颈部的干细胞就被激活进行自我修复。如果在组织修复或是再生过程中，不适当的Hh信号持续激活就很可能促进胃癌形成。Yoon等在对高表达CD44的胃癌干细胞研究中发现，Hh信号通路对于维持胃癌干细胞的表性特征十分重要，而Hh通路抑制剂能够下调干细胞比例。

为了明确Hh信号通路在胃癌化疗耐药中的作用及可能的机制，我们利用体外细胞模型观察胃癌细胞在化疗药物敏感性及胃癌干细胞特性方面的表型变化，通过敲低或者过表达Hh信号通路的其中一个靶基因 Gli1，来研究Hh信号通路在胃癌化疗耐药产生过程中所起的作用。通过筛选，发现 Gli1 的下游基因很可能是 ABCG2，并应用ChIP实验确证 Gli1 可以直接调控 ABCG2 的表达。进一步通过抑制 ABCG2 功能或者过表达 ABCG2，研究其在化疗药物敏感性及胃癌干细胞特性方面的表型变化，明确 ABCG2 是否作为 Gli1 的功能执行基因并促进胃癌化疗耐药。本课题紧密贴合临床实际问题，研究胃癌化疗耐药产生的可能机制，提出 Gli1-ABCG2 这个新的信号轴，以期能从新的角度来解释耐药现象的产生机制，为有效防治胃癌耐药提供新的思路与新的靶点。

首先进行胃癌细胞株N87和AGS的 IC_{50} 测定，分别按照4 000个细胞/孔和2 000个细胞/孔的细胞密度将N87和AGS细胞铺于96孔细胞培养板中，第2天待细胞贴壁后弃去培养液，每孔加入100 μL含不同浓度（0、5、10、25、50、100 μmol/L）化疗药物顺铂和5-FU的培养液，培养48 h后，每孔加入阿尔玛蓝（Alamar blue）10 μL，孵育2 h，在560 nm/590 nm波长下检测吸光度，计算N87和AGS细胞各自的顺铂和5-FU的 IC_{50} 值。N87和AGS细胞的顺铂 IC_{50} 分别为23.65 μmol/L和11.86 μmol/L，两者的5-FU IC_{50} 分别为4.875 μmol/L和5.494 μmol/L。

胃癌细胞株N87和AGS在各自的 IC_{50} 浓度下（N87：顺铂和5-FU分别为25 μmol/L和5 μmol/L；AGS：顺铂和5-FU分别为10 μmol/L和5 μmol/L）在体外诱导作用48 h后，在mRNA水平检测Hh信号通路的靶基因 Gli1、Gli2 和 PTCH1 的表达情况。结果发现，N87和AGS经过上述诱导后，Gli1、Gli2 和 PTCH1 出现不同程度的表达升高，除N87在5 μmol/L 5-FU作用后其升高程度未达到统计学差异，其他均有统计学差异，表明胃癌细胞经体外化疗药物诱导后Hh信号通路被活化。

　　为了进一步确认Hh信号通路在胃癌细胞化疗耐药中的作用，我们选取了Hh信号通路的其中一个靶基因 *Gli1*，利用慢病毒干扰载体对其进行敲低，并观察由此引起的药物敏感性变化情况。利用慢病毒干扰技术后，N87和AGS细胞中的内源性 *Gli1* 在mRNA和蛋白水平都被明显敲低。而在 *Gli1* 敲低后，再次测定 IC_{50}，N87和AGS细胞对顺铂和5-FU的 IC_{50} 均出现明显下降，N87细胞分别降至（14.28 ± 0.18）μmol/L和（2.57 ± 0.02）μmol/L［对照组分别为（23.15 ± 0.24）μmol/L和（4.63 ± 0.05）μmol/L］，AGS细胞分别降至（9.53 ± 0.18）μmol/L和（3.28 ± 0.28）μmol/L［对照组分别为（11.77 ± 0.06）μmol/L和（5.33 ± 0.25）μmol/L］，$P < 0.001$。说明敲低 *Gli1* 后，胃癌细胞对顺铂和5-FU的药物敏感性增高，即 *Gli1* 对胃癌细胞的耐药产生具有重要作用。

　　在胃癌细胞中过表达 *Gli1*，从另一方面验证 *Gli1* 在胃癌细胞化疗耐药中的作用。利用反转录病毒过表达载体pLNCX/Gli1过表达此基因，建立稳定过表达细胞株，并检测其 IC_{50}，判断药物敏感性变化情况。无论在mRNA水平，还是在蛋白质水平，N87和AGS细胞都被导入了外源性 *Gli1*。相比转染pLNCX空载体的细胞来说，N87/pLNCX/Gli1细胞对顺铂和5-FU的 IC_{50} 分别上升到（30.69 ± 2.64）μmol/L和（6.57 ± 0.06）μmol/L，而AGS/pLNCX/Gli1细胞分别为（14.24 ± 0.27）μmol/L和（8.00 ± 0.10）μmol/L，即 *Gli1* 稳定过表达细胞株对顺铂和5-FU的 IC_{50} 都出现明显升高，说明过表达 *Gli1* 后，胃癌细胞对顺铂和5-FU的药物敏感性降低，进一步验证了 *Gli1* 在胃癌细胞化疗耐药中的重要作用。

　　肿瘤干细胞学说认为，化疗仅能杀死肿瘤组织中分化的肿瘤细胞，而对肿瘤干细胞无效，这部分存活的肿瘤干细胞成为肿瘤增殖生长、转移和复发的根源。因此，目前认为肿瘤干细胞是临床上产生肿瘤耐药的主要根源。我们通过上述实验已经证明Hh信号通路在胃癌耐药中具有重要的作用。依据肿瘤干细胞学说，接下来有必要对此过程中的胃癌干细胞样特性做进一步考察，具体从以下三方面进行。① 干细胞球的大小及形成效率：敲低 *Gli1* 后，N87细胞所形成的干细胞球明显减小，且其形成效率由（38.33 ± 3.51）个/2 000个细胞下降至（29.00 ± 3.61）个/2 000个细胞。② 侧群细胞比例：将N87中的 *Gli1* 敲低后，其侧群细胞的比例也由（2.36 ± 0.27）%减少至（1.45 ± 0.08）%。③ 干细胞表面分子检测：根据文献报道，首先选取了CD24、CD33、CD44、CD90和CD133作为胃癌干细胞表面分子标志物，检测后发现这些表面分子在N87/shGli1细胞中均有不同程度下降，其中CD90的下降幅度最明显，降至（1.03 ± 0.12）%［对照组为（2.26 ± 0.24）%］。因此，在后续实验中主要以检测CD90分子为主。从以上3个不同的方面可以看出，敲低 *Gli1* 后，N87细胞的胃癌干细胞样特性减弱。由于 AGS 细胞在悬浮培养过程中不形成干细胞球及流式检测侧群细胞不明显，因此，在胃癌干细胞特性方面的实验只采用 N87 细胞进行检测。

我们在过表达 Gli1 的 N87 细胞中也考察了胃癌干细胞样特性的变化情况。N87 细胞过表达 Gli1 后所形成的胃癌干细胞球明显增大，其形成效率由（32.33 ± 2.52）个/2 000 个细胞增加至（79.67 ± 16.16）个/2 000 个细胞。对照转染空载体的细胞，过表达 Gli1 的 N87 细胞的侧群细胞百分比提高至（4.75 ± 0.58）%〔对照组细胞的侧群细胞比例为（2.45 ± 0.17）%〕。过表达 Gli1 后 N87 细胞的 CD24、CD33、CD44、CD90 和 CD133 的表达水平均有不同程度的上升，相对来说，CD90 的增幅尤其明显，从（2.64 ± 0.24）% 增加至（5.30 ± 0.45）%。从以上实验结果可以看出，过表达 Gli1 后胃癌细胞的干细胞样特性明显增强。N87 细胞在体外经 25 μmol/L 顺铂和 5 μmol/L 5-FU 处理 48 h 后，其侧群细胞比例分别增加至（8.08 ± 0.68）% 和（8.38 ± 0.23）%，相比未处理细胞的（2.54 ± 0.27）% 增加近 3 倍，胃癌细胞株 N87 经体外化疗药物诱导后胃癌干细胞样特性增强。综上所述，胃癌细胞在体外经化疗药物诱导后，Hh 信号通路被活化，此通路的靶基因 Gli1 可通过调控胃癌干细胞样特性促进胃癌化疗耐药的产生。

胃癌细胞株 N87 经 25 μmol/L 顺铂和 5 μmol/L 5-FU 体外诱导 48 h 后，分别用 qRT-PCR 方法和流式细胞仪检测 ABCG2 的表达水平，ABCG2 在转录水平和蛋白水平都出现了明显上调。另一细胞株 AGS 经 10 μmol/L 顺铂和 5 μmol/L 5-FU 同样在体外诱导 48 h，除 AGS 经 5-FU 处理后 ABCG2 的蛋白水平增加不明显外，其他组别均出现明显上调，说明 ABCG2 和胃癌细胞的化疗耐药相关。

在敲低 Gli1 的胃癌细胞株 N87 中，分别用 qRT-PCR 方法和流式细胞仪检测 ABCG2 的表达水平，ABCG2 在 mRNA 水平和蛋白水平都出现了明显下调。在 AGS 细胞中也得到了类似的结果，ABCG2 的基因表达水平在敲低 Gli1 后显著下降，ABCG2 的蛋白表达水平在敲低 Gli1 后同样也出现了下降。

已有的实验结果表明 ABCG2 的表达水平和 Gli1 相一致，提示 ABCG2 很可能作为 Gli1 的下游基因参与了胃癌细胞的化疗耐药。为了明确 Gli1 对 ABCG2 的调控关系，我们首先利用生物信息学预测 ABCG2 的启动子区域是否存在 Gli1 的结合位点。预测结果表明，ABCG2 启动子区确实存在一个 9 个碱基长度的 Gli1 的结合位点，位于 −416 bp～408 bp 区域。由于 Gli1 的过表达载体 pLNCX/Gli1 带有 Myc 标签，因此，可以利用标签抗体 Myc 进行 ChIP 实验。首先，利用蛋白质印迹方法确认 Myc 抗体只能在过表达 pLNCX/Gli1 的 N87 和 AGS 细胞中被检测到，转染空载体的细胞为阴性。接着，利用 Myc 抗体将 ABCG2（DNA）-Gli1（蛋白）复合物沉淀下来，再利用 PCR 方法检测 ABCG2 表达。ABCG2 条带只存在于过表达 pLNCX/Gli1 的 N87 和 AGS 细胞中，说明 *ABCG2* 的启动子区域存在 *Gli1* 的结合位点，即 Gli1 可以直接调控 *ABCG2* 的表达。综上所述，*ABCG2* 的表达水平和 *Gli1* 的表达水平相一致，并由 ChIP 实验验证 *Gli1* 可直接调控 *ABCG2* 的表达。

我们在敲低 *Gli1* 的 N87 和 AGS 细胞中过表达 *ABCG2*，建立 N87/shGli1/*ABCG2* 和 AGS/shGli1/*ABCG2* 稳定表达株。*ABCG2* 的 mRNA 水平有不同程度的升高。过表达 *ABCG2* 后，胃癌细胞对顺铂和 5-FU 的 IC_{50} 均出现明显升高 [N87 细胞：顺铂（34.09 ± 2.11）μmol/L *vs*（14.12 ± 0.86）μmol/L，$P < 0.01$，5-FU（8.17 ± 0.90）μmol/L *vs*（3.05 ± 0.13）μmol/L，$P < 0.01$；AGS 细胞：顺铂（15.70 ± 0.88）μmol/L *vs*（8.85 ± 0.61）μmol/L，$P < 0.001$，5-FU（8.09 ± 0.52）μmol/L *vs*（3.25 ± 0.10）μmol/L，$P < 0.01$]，说明胃癌细胞的化疗药物敏感性降低。

从干细胞球、侧群细胞及干细胞表面分子三方面来考察 N87/shGli1/*ABCG2* 和 AGS/shGli1/*ABCG2* 稳定表达株的干细胞特性变化情况。过表达 *ABCG2* 后细胞所形成的干细胞球明显增大，其形成效率也显著增加 [（84.33 ± 12.22）个 /2 000 个细胞，对照组为（28.67 ± 3.51）个 /2 000 个细胞，$P < 0.05$]。侧群细胞的比例由（1.54 ± 0.44）% 增加至（5.50 ± 0.45）%，同时，CD90 分子的阳性率也由（1.63 ± 0.34）% 升至（5.70 ± 0.75）%。实验结果表明，过表达 *ABCG2* 后胃癌细胞的干细胞特性增强，*ABCG2* 执行了至少部分的导致胃癌化疗耐药的功能。

将 4×10^6 个细胞数量的 N87、N87/pLNCX/Gli1、N87/shGli1 和 N87/pBabe/TM5-6 各组细胞分别种植于 NSG 小鼠左前肢、右前肢、左后肢和右后肢背部皮下，定期观察肿瘤大小，待肿瘤长至 80～100 mm³ 时，小鼠经腹腔给予顺铂（以相同体积的 PBS 作为对照），剂量为 4 mg/kg，每周 2 次，连续 2 周，停药 1 周后处死小鼠，剥离肿瘤称重。期间测量、记录并绘制各组细胞的瘤体生长曲线。结果显示：各组细胞除 N87/pLNCX/Gli1 外，顺铂处理后均有不同程度的瘤体缩小和质量减轻。过表达 *Gli1* 的这组细胞经顺铂处理后效果不明显，而敲低 *Gli1* 或是过表达 *TM5-6*（即阻断 *ABCG2* 功能）的这两组细胞，经顺铂处理后生长曲线类似，均在第 11 天出现了明显的瘤体缩小。这些实验结果表明，在 NSG 小鼠体内，敲低 *Gli1* 和 *ABCG2* 可以增加顺铂治疗胃癌的敏感性。

小鼠皮下瘤抽提 RNA 检测组织内 *Gli1*、*ABCG2* 的表达水平，相比于对照组 N87，过表达 *Gli1* 细胞形成的皮下瘤内 *Gli1* mRNA 水平明显上升，同时 *ABCG2* 的表达水平也同步上调；相反地，敲低 *Gli1* 后，皮下瘤的 *Gli1* 和 *ABCG2* 的表达都出现下调。由于 TM5-6 只是抑制了 *ABCG2* 的功能，对其表达水平不造成影响。因此，这个组别的 *Gli1* 和 *ABCG2* 的表达水平与对照组持平。同时，我们采用IHC染色的方法检测了小鼠皮下瘤内Gli1和ABCG2的蛋白表达情况，每一组别的细胞经顺铂处理后，其Gli1和ABCG2蛋白的表达相对于PBS组都出现下降趋势。

我们利用EdU（5-Ethynyl-2′-deoxyuridine）能够在DNA复制时期代替胸腺嘧啶渗入正在合成的DNA分子中，基于Apollo®荧光染料与EdU的特异性反应直接精准地检测出DNA的复制活性，用来检测小鼠皮下瘤内的细胞增殖情况。经顺铂作用后，皮下瘤内细胞的增殖均呈现减弱趋势，其中以敲低*Gli1*后细胞增殖受到抑制最为明显。

为了检测*ABCG2*在胃癌组织中的表达情况，我们使用2张组织芯片共180点，样本临床病理资料如下：男性123例，女性57例；平均年龄63.3岁；肿瘤直径＞5 cm有89例，肿瘤直径≤5 cm有91例；肿瘤部位：胃上部1/3者30例，胃中部1/3者50例，胃下部1/3者100例；病理分化：分化差及未分化型79例，分化好及分化中等101例；T_1期5例，T_2期20例，T_3期95例，T_4期60例；淋巴结无转移46例，淋巴结有转移134例。术后病理分期（参照《AJCC第7版》）：Ⅰ期18例，Ⅱ期51例，Ⅲ期90例，Ⅳ期21例。

应用IHC染色的方法检测ABCG2在180例胃癌组织中的表达情况，IHC染色评分根据肿瘤细胞染色程度以及阳性细胞所占百分比进行综合评分，ABCG2阳性细胞为细胞膜被染成棕黄色，阳性细胞数超过10%为阳性。先在×100倍镜头下随意选取10个视野，然后在×400倍镜头下每一视野中连续计数100个细胞，记录其中阳性细胞数，计算阳性细胞百分数并取平均值。在180例胃癌组织中，111例（61.7%）ABCG2表达为阳性。阳性表达部位主要出现在细胞膜，少部分在细胞质，呈棕黄色颗粒状。

根据ABCG2在胃癌组织中的染色情况，将180例胃癌患者分为2组：ABCG2阴性表达组和ABCG2阳性表达组，与胃癌的临床病理参数进行相关性分析。结果表明，ABCG2表达水平与胃癌分化有关，即ABCG2表达水平低者，胃癌分化较好，ABCG2表达水平高者，胃癌分化较差。ABCG2的表达与胃癌患者性别、年龄、肿瘤大小、肿瘤部位、浸润深度、淋巴转移及病理分期无关。

从ABCG2表达水平与胃癌临床病理参数的相关性分析可以看出，ABCG2的表达与胃癌分化有关，在180例胃癌样本中，79例分化较差或是未分化，其中ABCG2表达阳性的例数为60例，占75.9%（60/79），而在分化中等或分化较好的101例胃癌样本中，ABCG2表达阳性的只占50.5%（51/101），两者之间的*P*值为0.000 5。180例胃癌患者中，除去10例患者失访外，共有170例患者纳入随访，随访时间为6.6～7.3年。根据ABCG2的表达水平，采用Kaplan-Meier法，Log

Rank统计法分析其与患者生存期的关系。ABCG2表达阴性的患者生存期明显优于ABCG2表达阳性的患者，P值为0.005 7。

这项研究说明，Gli1和ABCG2是胃癌5-FU耐药的分子标志物，ABCG2是Gli1的功能执行分子，ABCG2的抑制剂可以逆转胃癌对5-FU的化疗耐药。

三、*CDX2/REG4* 双阳性胃癌耐药逆转策略的研究

CDX2（caudal type homeobox 2）是尾端相关同源盒基因家族成员，属于经典转录因子。*CDX2*决定了胚胎发育过程中大、小肠的器官形成，并在维持肠道的成熟分化状态中发挥着重要作用。生理状态下，*CDX2*仅表达于肠黏膜上皮细胞；病理状态下，*CDX2*在胃黏膜上皮中异常表达可以介导胃黏膜上皮发生肠化生，进而促进肠型胃癌的发生。在35.5%～59.1%的胃癌病例中，胃癌细胞发生*CDX2*异常过表达（即*CDX2*阳性）。在胃癌细胞*CDX2*表达水平与患者预后关系方面，多数研究观察到*CDX2*阳性胃癌预后优于*CDX2*阴性胃癌，尚有相关研究发现两者预后无显著差异。究其原因，*CDX2*阳性胃癌本身也是一组异质性疾病，其中一部分*CDX2*阳性胃癌分化差，易于发生血管侵犯、淋巴结转移和远处转移，对以5-FU为基础的新辅助化疗存在原发性耐药。这部分*CDX2*阳性患者若仅接受传统的综合治疗往往预后较差，因而属于难治性胃癌患者。对该部分*CDX2*阳性胃癌患者，尚需进一步研究其分子特征，并基于此研发新型治疗方法。我们基于111例胃癌及21例正常胃黏膜标本的基因表达谱，对其中的*CDX2*阳性胃癌进一步行分子分型研究，筛选出再生胰岛衍生蛋白4（*REG4*）是决定*CDX2*阳性胃癌预后的关键基因。依据*REG4*表达水平，*CDX2*阳性胃癌进一步分为$CDX2^+REG4^{hight}$和$CDX2^+ REG4^{low}$两个分子亚型，该分型独立于TNM分期。我们发现，$CDX2^+REG4^{hight}$亚型预后明显更差，对5-FU原发性耐药，属于难治性*CDX2*阳性胃癌。

经典转录因子通常难以开发直接的靶向治疗药物，因而*CDX2*本身难以作为治疗靶点。经典转录因子通常通过招募不同的共因子（包括共激活因子和共抑制因子）来实现对其靶基因转录活性的灵活调控，其中表观调控因子是一类较为常见的共因子。表观调控因子通过其酶活性介导DNA或组蛋白的表观修饰或染色质重构参与经典转录因子对靶基因的转录调控。目前，已有许多靶向表观调控因子的小分子抑制剂被研发出来，部分已经进入临床试验阶段。*REG4*本身是*CDX2*的直接靶基因，我们推测*CDX2*阳性胃癌细胞中，表观调控因子在*CDX2*对*REG4*的差异表达调控中发挥着重要作用，靶向表观调控因子可能可作

为$CDX2^+REG4^{hight}$亚型胃癌的潜在治疗策略。我们通过CCK-8增殖实验评估了17种靶向表观调控因子的小分子抑制剂对$CDX2^+REG4^{hight}$和$CDX2^+REG4^{low}$两分子亚型胃癌细胞株的杀伤作用。结果发现，CBP/p300抑制剂CPI-637可以选择性杀伤$CDX2^+REG4^{hight}$亚型胃癌细胞，体内种植瘤实验进一步证实了这一发现，提示CPI-637可作为$CDX2^+REG4^{hight}$亚型胃癌的候选靶向治疗药物。

　　CBP/p300通过其蛋白赖氨酸乙酰基转移酶（protein lysine acetyltransferase, KAT）活性结构域催化组蛋白H3K18或H3K27位点发生乙酰化，并通过其布罗莫结构域识别上述修饰位点进而激活其靶基因转录。CPI-637是CBP/p300布罗莫结构域的选择性抑制剂。研究显示，CBP/p300 KAT结构域介导组蛋白修饰高度依赖于其布罗莫结构域的功能。我们预实验也证实，CPI-637处理可同时显著抑制两种亚型$CDX2$阳性胃癌细胞株中H3K18或H3K27的总体乙酰化水平。因此，CPI-637可能通过影响CBP/p300介导的组蛋白修饰来发挥功能，但CPI-637选择性杀伤$CDX2^+REG4^{hight}$亚型胃癌细胞的机制可能并非通过改变全局的H3K18或H3K27乙酰化水平，而是通过改变关键靶基因调控区的H3K18或H3K27乙酰化水平来实现。为了探究CPI-637选择性杀伤$CDX2^+REG4^{hight}$亚型胃癌细胞的潜在机制，我们研究发现，CPI-637处理可以显著下调$CDX2^+REG4^{hight}$亚型胃癌细胞中$REG4$表达而不引起$CDX2^+REG4^{low}$亚型胃癌细胞重新表达$REG4$；ChIP实验证实，$CDX2^+REG4^{hight}$亚型胃癌细胞中，CBP结合于$REG4$启动子$CDX2$结合区域并伴随该区域H3K27（而非H3K18）的高乙酰化，CPI-637处理可以显著下调H3K27乙酰化；挽救实验证实，CPI-637对$CDX2^+REG4^{hight}$亚型胃癌细胞的选择性杀伤作用高度依赖于其对$REG4$的沉默作用。因此，我们认为，$CDX2^+REG4^{hight}$亚型胃癌细胞中CBP/p300介导的H3K27乙酰化可能直接参与了$REG4$的转录调控，而CPI-637介导的$REG4$沉默是其选择性杀伤$CDX2^+REG4^{hight}$亚型胃癌细胞的关键分子机制。然而，CBP/p300介导的H3K27乙酰化为增强子特征，$CDX2$结合位点位于$REG4$转录起始位点附近，属于启动子范畴。因此，我们认为可能有$REG4$增强子参与了$CDX2$介导的$REG4$转录调控。对$REG4$转录调控区域结构进行生物信息分析发现，其转录起始位点上游约5 kb位置存在一潜在增强子（H3K27Ac峰）。增强子与启动子相互作用，CBP与$CDX2$协同调控$REG4$转录，从而阐明CPI-637选择性杀伤$CDX2^+REG4^{hight}$亚型胃癌细胞的分子机制。

　　我们的研究还证明了CPI-637可逆转$CDX2^+REG4^{hight}$亚型胃癌细胞对5-FU的原发性耐药，并可与5-FU发挥联合抗$CDX2^+REG4^{hight}$亚型胃癌的作用。研究显示，$REG4$本身就与胃癌及结直肠癌5-FU耐药相关。因此，CPI-637介导的

$CDX2^+REG4^{hight}$ 亚型胃癌细胞对 5-FU 原发性耐药的逆转主要通过抑制 $REG4$ 表达来实现。

综上所述，本研究基于前期揭示了 $CDX2^+REG4^{hight}$ 亚型胃癌作为一类难治性胃癌及 CBP/p300 抑制剂 CPI-637 作为候选靶向治疗药物基础上，拟进一步阐明 CPI-637 通过阻断 CBP/p300-CDX2 复合物介导的增强子–启动子相互作用而激活 $REG4$ 转录的具体分子机制，阐明 CPI-637 逆转 $CDX2^+REG4^{hight}$ 亚型胃癌对 5-FU 耐药的分子机制，并在 Organoid 模型及 PDX 模型中证明 CPI-637 联合 5-FU 治疗 $CDX2^+REG4^{hight}$ 亚型胃癌的可行性。

综上所述，需要以临床亟待解决的问题为出发点，以提高患者诊疗效果为宗旨；基础研究与临床研究的紧密结合，以基础研究为基本手段，以多学科交叉融合为途径，加强转化医学研究，注重基础研究向临床转化，一定能够不断提高我国胃癌的诊疗水平，提高胃癌患者的总体生存率，改善胃癌患者的生存质量。

------------------------------ 参 考 文 献 ------------------------------

［1］ Azoitei N, Becher A, Steinestel K, et al. PKM2 promotes tumor angiogenesis by regulating HIF-1a through NF-κB activation[J]. Mol Cancer, 2016, 15(1): 3.

［2］ Bensaad K, Tsuruta A, Selak M A, et al. TIGAR, a p53-inducible regulator of glycolysis and apoptosis[J]. Cell, 2006, 126(1): 107−120.

［3］ Camilo V, Barros R, Celestino R, et al. Immunohistochemical molecular phenotypes of gastric cancer based on SOX2 and CDX2 predict patient outcome[J]. BMC Cancer, 2014, 14: 753.

［4］ Chen T, Xie G, Wang X, et al. Serum and urine metabolite profiling reveals potential biomarkers of human hepatocellular carcinoma[J]. Mol Cell Proteomics, 2011, 10(7): M110.004945.

［5］ Choi D W. Bench to bedside: the glutamate connection[J]. Science, 1992, 258(5080): 241−243.

［6］ Dang C V, Kim J W, Gao P, et al. The interplay between MYC and HIF in cancer[J]. Nat Rev Cancer, 2008, 8(1): 51−56.

［7］ Dang L, White D W, Gross S, et al. Cancer-associated IDH1 mutations produce 2-hydroxyglutarate[J]. Nature, 2009, 462(7274): 739−744.

［8］ Engel G L. The need for a new medical model: a challenge for biomedicine[J]. Science, 1977, 196(4286): 129−136.

［9］ Erhouni E. Medicine. The NIH Roadmap[J]. Science, 2003, 302(5642): 63−72.

［10］ Estrela J M, Ortega A, Obrador E. Glutathione in cancer biology and therapy[J]. Crit Rev Clin Lab Sci, 2006, 43(2): 143−181.

［11］ Fan Z Y, Liu W, Yan C, et al. Identification of a five-lncRNA signature for the diagnosis and prognosis of gastric cancer[J]. Tumour Biol, 2016, 37(10): 13265−13277.

［12］ Feng R, Chen X, Yu Y, et al. miR-126 functions as a tumour suppressor in human gastric cancer[J]. Cancer Lett, 2010, 298(1): 50−63.

［13］ Fernández Aceñero M J, Sánchez de Molina M L, Caso A, et al. CDX2 expression can predict response to neoadjuvant therapy in gastric carcinoma[J]. Rom J Morphol Embryol, 2017, 58(4): 1275−1278.

［14］ Fiehn O. Metabolomics — the link between genotypes and phenotypes[J]. Plant Mol Biol, 2002, 48(1−2): 155−171.

［15］ Geraghty J. Adenomatous polyposis coli and translational medicine[J]. Lancet, 1996, 348(9025): 422.

［16］ Hanahan D, Weinberg R A. Hallmarks of cancer: the next generation[J]. Cell, 2011, 144(5): 646−674.

［17］ Hao Y, Yu Y, Wang L, et al. IPO-38 is identified as a novel serum biomarker of gastric cancer based on clinical proteomics technology[J]. J Proteome Res, 2008, 7(9): 3668−3677.

［18］ He C, Yang Q, Tan L, et al. Design and synthesis of redox and oxidative dual responsive block copolymer micelles for intracellular drug delivery[J]. Eur Polym J, 2016, 85: 38−52.

［19］ He C, Zhang Z, Yang Q, et al. Reductive triblock copolymer micelles with a dynamic covalent linkage deliver antimiR-21 for gastric cancer therapy[J]. Polym Chem, 2016, 7(26): 4352−4366.

［20］ Hirayama A, Kami K, Sugimoto M, et al. Quantitative metabolome profiling of colon and stomach cancer microenvironment by capillary electrophoresis time-of-flight mass spectrometry[J]. Cancer Res, 2009, 69(11): 4918−4925.

［21］ Jin Q, Yu L R, Wang L, et al. Distinct roles of GCN5/PCAF-mediated H3K9ac and CBP/p300-mediated H3K18/27ac in nuclear receptor transactivation[J]. EMBO J, 2011, 30(2): 249−262.

［22］ Krishnan N, Dickman M B, Becker D F. Proline modulates the intracellular redox environment and protects mammalian cells against oxidative stress[J]. Free Radic Biol Med, 2008, 44(4): 671−681.

［23］ Li C L, Nie H, Wang M, et al. microRNA-155 is downregulated in gastric cancer cells and involved in cell metastasis[J]. Oncol Rep, 2012, 27(6): 1960−1966.

［24］ Li C, Li J F, Cai Q, et al. MiRNA-199a-3p in plasma as a potential diagnostic biomarker for gastric cancer[J]. Ann Surg Oncol, 2013, 20(S3): S397−S405.

［25］ Li C, Li J F, Cai Q, et al. MiRNA-199a-3p: a potential circulating diagnostic biomarker for early gastric cancer[J]. J Surg Oncol, 2013, 108(2): 89−92.

［26］ Li C, Nie H, Wang M, et al. MicroRNA-409-3p regulates cell proliferation and apoptosis by targeting PHF10 in gastric cancer[J]. Cancer Lett, 2012, 320(2): 189−197.

［27］ Li H, Yu B, Li J, et al. Characterization of differentially expressed genes involved in pathways associated with gastric cancer[J]. PLoS One, 2015, 10(4): e0125013.

［28］ Li H, Yu B, Li J, et al. Overexpression of lncRNA H19 enhances carcinogenesis and metastasis of gastric cancer[J]. Oncotarget, 2014, 5(8): 2318−2329.

［29］ Li M, Gao J, Feng R, et al. Generation of monoclonal antibody MS17−57 targeting secreted alkaline phosphatase ectopically expressed on the surface of gastrointestinal cancer cells[J]. PLoS One, 2013, 8(10): e77398.

［30］ Li P, Shan J X, Chen X H, et al. Epigenetic silencing of microRNA-149 in cancer-associated fibroblasts mediates prostaglandin E2/interleukin-6 signaling in the tumor microenvironment[J]. Cell Res, 2015, 25(5): 588−603.

［31］ Liberti M V, Locasale J W. The warburg effect: how does it benefit cancer cells[J]. Trends Biochem Sci, 2016, 41(3): 211−218.

［32］ Liu W, Yang Q, Liu B, et al. Serum proteomics for gastric cancer[J]. Clin Chim Acta, 2014, 431: 179−184.

［33］ Liu Y, Borchert G L, Donald S P, et al. Proline oxidase functions as a mitochondrial tumor suppressor in human cancers[J]. Cancer Res, 2009, 69(16): 6414−6422.

［34］ Lu J. The warburg metabolism fuels tumor metastasis[J]. Cancer Metastasis Rev, 2019, 38(1−2): 157−164.

［35］ Mitani Y, Oue N, Matsumura S, et al. Reg Ⅳ is a serum biomarker for gastric cancer patients and predicts response to 5-fluorouracil-based chemotherapy[J]. Oncogene, 2007, 26(30): 4383−4393.

［36］ Mutoh H, Sakurai S, Satoh K, et al. Development of gastric carcinoma from intestinal metaplasia in Cdx2-transgenic mice[J]. Cancer Res, 2004, 64(21): 7740−7747.

［37］ Naito Y, Oue N, Hinoi T, et al. Reg Ⅳ is a direct target of intestinal transcriptional factor CDX2 in gastric cancer[J]. PLoS One, 2012, 7(11): e47545.

［38］ Nicholson J K, Buckingham M J, Sadler P J. High resolution 1H n. m. r. studies of vertebrate blood and plasma[J]. Biochem J, 1983, 211(3): 605−615.

［39］ Nicholson J K, Lindon J C, Holmes E. "Metabonomics": understanding the metabolic responses of living systems to pathophysiological stimuli via multivariate statistical analysis of biological NMR spectroscopic data[J]. Xenobiotica, 1999, 29(11): 1181−1189.

［40］ Odunsi K, Wollman R M, Ambrosone C B, et al. Detection of epithelial ovarian cancer using 1H-NMR-based metabonomics[J]. Int J Cancer, 2005, 113(5): 782−788.

［41］ Park S, Stanfield R L, Martinez-Yamout M A, et al. Role of the CBP catalytic core in intramolecular SUMOylation and control of histone H3 acetylation[J]. Proc Natl Acad Sci USA, 2017, 114: E5335−E5342.

［42］ Pavlova N N, Thompson C B. The emerging hallmarks of cancer metabolism[J]. Cell Metab, 2016, 23(1): 27−47.

［43］ Raisner R, Kharbanda S, Jin L, et al. Enhancer activity requires CBP/P300 bromodomain-dependent histone H3K27 acetylation[J]. Cell Rep, 2018, 24(7): 1722−1729.

［44］ Rinn J L, Chang H Y. Genome regulation by long noncoding RNAs[J]. Annu Rev Biochem, 2012, 81: 145−166.

［45］ Rohle D, Popovici-Muller J, Palaskas N, et al. An inhibitor of mutant IDH1 delays growth and promotes differentiation of glioma cells[J]. Science, 2013, 340(6132): 626−630.

［46］ Sahin U, Tureci O, Schmitt H, et al. Human neoplasms elicit multiple specific immune responses in the autologous host[J]. Proc Natl Acad Sci USA, 1995, 92(25): 11810−11813.

［47］ Schwartz L, Supuran C T, Alfarouk K O. The warburg effect and the hallmarks of cancer[J]. Anticancer Agents Med Chem, 2017, 17(2): 164−170.

［48］ Seiler S E, Koves T R, Gooding J R, et al. Carnitine acetyltransferase mitigates metabolic inertia and muscle fatigue during exercise[J]. Cell Metab, 2015, 22(1): 65−76.

［49］ Seltzer M J, Bennett B D, Joshi A D, et al. Inhibition of glutaminase preferentially slows growth of glioma cells with mutant IDH1[J]. Cancer Res, 2010, 70(22): 8981−8987.

［50］ Semenza G L. HIF-1 mediates the Warburg effect in clear cell renal carcinoma[J]. J Bioenerg Biomembr, 2007, 39(3): 231−234.

［51］ Simmini S, Bialecka M, Huch M, et al. Transformation of intestinal stem cells into gastric stem cells on loss of transcription factor Cdx2[J]. Nat Commun, 2014, 5: 5728.

［52］ Sreekumar A, Poisson L M, Rajendiran T M, et al. Metabolomic profiles delineate potential role for sarcosine in prostate cancer progression[J]. Nature, 2009, 457(7231): 910−914.

［53］ Stringer E J, Duluc I, Saandi T, et al. Cdx2 determines the fate of postnatal intestinal endoderm[J]. Development, 2012, 139(3): 465−474.

［54］ Taylor A M, Cote A, Hewitt M C, et al. Fragment-based discovery of a selective and cell-active benzodiazepinone CBP/EP300 bromodomain inhibitor (CPI-637)[J]. ACS Med Chem Lett, 2016, 7(5): 531−536.

［55］ Violette S, Festor E, Pandrea-Vasile I, et al. Reg Ⅳ, a new member of the regenerating gene family, is overexpressed in colorectal carcinomas[J]. Int J Cancer, 2003, 103(2): 185−193.

［56］ Wang J B, Erickson J W, Fuji R, et al. Targeting mitochondrial glutaminase activity inhibits oncogenic transformation[J]. Cancer Cell, 2010, 18(3): 207−219.

［57］ Wang M, Li C, Nie H, et al. Down-regulated miR-625 suppresses invasion and metastasis of gastric cancer by targeting ILK[J]. FEBS Lett, 2012, 586(16): 2382−2388.

［58］ Wang M, Li C, Yu B, et al. Overexpressed miR-301a promotes cell proliferation and invasion by targeting RUNX3 in gastric cancer[J]. J Gastroenterol, 2013, 48(9): 1023−1033.

［59］ Wang X T, Wei W Y, Kong F B, et al. Prognostic significance of Cdx2 immunohistochemical expression in gastric cancer: a meta-analysis of published literatures[J]. J Exp Clin Cancer Res, 2012, 31(1): 98.

［60］ Wang Y, Gu Q, Liu B, et al. Perspectives of SEREX-defined antigens in diagnosis and immunotherapy for gastric cancer[J]. Cancer Biol Ther, 2004, 3(9): 806−811.

［61］ Warburg O. On respiratory impairment in cancer cells[J]. Science, 1956, 124(3215): 269−270.

［62］ Wilusz J E, Sunwoo H, Spector D L. Long noncoding RNAs: functional surprises from the RNA world[J]. Genes Dev, 2009, 23(13): 1494−1504.

［63］ Wise D R, Thompson C B. Glutamine addiction: a new therapeutic target in cancer[J]. Trends Biochem Sci, 2010, 35(8): 427−433.

［64］ Xu W, Yang H, Liu Y, et al. Oncometabolite 2-hydroxyglutarate is a competitive inhibitor of α-ketoglutarate-dependent dioxygenases[J]. Cancer Cell, 2011, 19(1): 17−30.

［65］ Yang L, Wang J, Li J, et al. Identification of serum biomarkers for gastric cancer diagnosis using a human proteome microarray[J]. Mol Cell Proteomics, 2016, 15(2): 614−623.

[66] Yu B, Gu D, Zhang X, et al. GLI1-mediated regulation of side population is responsible for drug resistance in gastric cancer[J]. Oncotarget, 2017, 8(16): 27412−27427.

[67] Yu B, Gu D, Zhang X, et al. The role of GLI2−ABCG2 signaling axis for 5Fu resistance in gastric cancer[J]. J Genet Genomics, 2017, 44(8): 375−383.

[68] Zhang L, Song R, Gu D, et al. The role of GLI1 for 5−FU resistance in colorectal cancer[J]. Cell Biosci, 2017, 7: 17.

[69] Zheng Z, Liu B, Wu X. RhoGDI2 up-regulates P-glycoprotein expression via Rac1 in gastric cancer cells[J]. Cancer Cell Int, 2015, 15: 41.

[70] 巩睿智, 吴晋, 张琼, 等. 从 "4P" 到 "5P" 医学模式的转变及其对肿瘤研究的影响[J]. 医学与哲学, 2017, 38 (5B): 1−3.

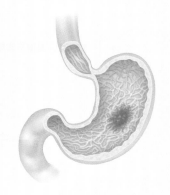

第七章

胃癌的病理分型和
分子分型

刘泽兵 李 红 刘 强

　　胃癌是一类恶性上皮性肿瘤,它代表一组肿瘤,而这些肿瘤在生物学和遗传学上具有多样性,且病因学复杂,包括遗传因素和环境因素。胃癌具有广泛的形态学异质性,包括不同形式的结构和生长方式、细胞分化和组织发生。胃癌也是异质性很强的肿瘤,其生物学行为受到细胞内庞大的基因调控网络影响,因而对胃癌的诊断已不能仅局限于形态学的表现,而是应深入到胃癌的分子本质。只有从分子水平对胃癌的本质特征进行分类,才能更合理、精准地对肿瘤进行早期诊断和预后判断,并应用分子靶向药物对患者进行个体化的精准治疗。本章将从胃癌的大体表现、镜下表现、组织学特征及分子分型等多个方面进行阐述,既包括常见的胃癌分型,也包括少见的亚型以及癌前病变等类型。

[通信作者] 刘泽兵,Email: zebing080@163.com

第一节　常见的胃癌病理分型

一、大体检查

非侵袭性肿瘤（异型增生/上皮内瘤变）可能表现为扁平状，用传统内镜比较难以检出，用染色内镜法检出率则会提高。早期胃癌大体分类依据与内镜下分类依据相同。进展期胃癌的大体表现按 Borrmann 分类进行描述。蕈伞型和溃疡型是常见类型。弥漫性（浸润）肿瘤（Ⅳ型）在浅表播散，形成扁平斑块样病变，伴有或无火山口样溃疡。如果浸润广泛，可能形成所谓的"皮革胃"。黏液腺癌表面呈凝胶样，切片有反光感。

二、组织病理学

目前，针对胃癌的组织病理学分型有多种，最常用的是 WHO 和 Lauren 分类法。本节将以 WHO 病理学分类 2010 版为基础结合 2019 版的新进展进行介绍。

1. WHO 分类

这一分类方案中将胃腺癌的 5 个主要类型及其少见的 3 个组织学亚型进行严谨描述。WHO 分类的主要优点是强调形态学的识别，在胃肠道其他肿瘤（小肠、结直肠肿瘤）类型有同样体现，从而统一了整个胃肠道肿瘤的组织学分类。

1）管状腺癌

这种类型由不同直径扩张或裂隙样和分支的腺管构成（图 7-1-1），也可出现腺泡结构。单个肿瘤细胞可以是柱状、立方状或被腔内黏液压成的扁平状。目前，已发现存在透明细胞亚型。从低级别到高级别肿瘤，其细胞核不典型性程度有所差异。有一种分化差的亚型有时被称为实体癌。伴有显著淋巴间质的肿瘤被称为髓样癌或淋巴上皮样癌。肿瘤间变程度从轻到重，差异可能会比较显著。

2）乳头状腺癌

这是一类分化好的外生性癌，由表面被覆柱状或立方形细胞、纤维血管结缔组织轴心支撑的长指状突起构成（图 7-1-2），一般细胞排列整齐、保持极性。一些肿瘤显示乳头状-管状分化；少数情况下，出现微乳头样结构。细胞不典型程度和核分裂比例有所不同；可以存在明显的细胞核不典型性。肿瘤边缘

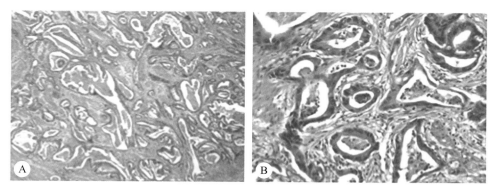

图7-1-1　胃管状腺癌

注：A（低倍镜）和B（中倍镜）示肿瘤细胞呈圆形、不规则形腺管样生长（HE染色）。

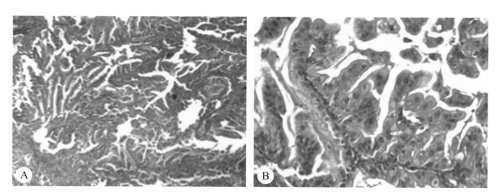

图7-1-2　胃乳头状腺癌

注：A（低倍镜）和B（中倍镜）示肿瘤细胞呈大小不一的乳头样生长（HE染色）。

侵袭性弱，表现为肿瘤边界较清。肿瘤可有不同程度的急、慢性炎细胞浸润。

3）黏液腺癌

此类肿瘤由恶性上皮成分和细胞外黏液池构成（图7-1-3）。一般情况，肿瘤中的细胞外黏液成分＞50%。黏液腺癌可能含有散在印戒细胞。

4）低黏附性癌

低黏附性癌包括印戒细胞癌（signet ring cell carcinoma）和其他亚型，其肿瘤细胞呈孤立的或排列成小簇状。印戒细胞癌的定义是肿瘤全部或主要由印戒细胞构成。印戒细胞的特征是细胞中心形成一个在光镜下透明的球状细胞质黏液滴和一个偏心的细胞核（图7-1-4）。印戒细胞散在于黏膜固有层，也会形成花边样腺样结构或纤细的微梁状结构，或在深肌层呈现明显的纤维结缔组织反应。在部分病例中，印戒细胞只局限在黏膜层，而在深肌层存在低黏附性癌的其

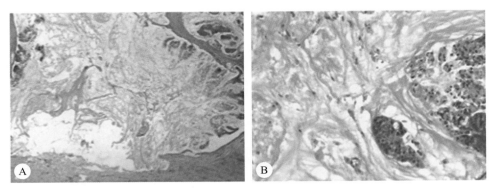

图7-1-3　胃黏液腺癌

注：A（低倍镜）和B（中倍镜）示小簇状肿瘤细胞漂浮于黏液湖中（HE染色）。

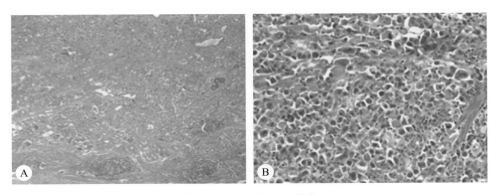

图7-1-4　胃印戒细胞癌

注：A（低倍镜）和B（中倍镜）示肿瘤细胞呈弥漫浸润性生长，瘤细胞黏附性差、印戒样（HE染色）。

他亚型细胞。

低黏附性癌的其他亚型细胞包括构成肿瘤的癌细胞类似组织细胞或淋巴细胞；另一些有明显的嗜酸性胞质；一些黏附性差的细胞可能表现为不规则的奇异形核；也可能出现包括很少印戒细胞的不同细胞类型的混合体。

5）混合性癌

这些癌在形态学上是由腺样（梁状/乳头状）和印戒细胞/低黏附性的癌细胞成分组合成的混合体（图7-1-5）。对其中任何一种独立的组织学成分都应该报告，尽管每种成分的比例与预后的相关性尚未确定。一些病例资料提示任何印戒细胞/低黏附性细胞比例都与预后差相关。混合性癌的同源性和表型多样性源自上皮钙黏着蛋白（E-cadherin）基因（*CDH1*）的体细胞突变，但只限于印戒细胞/低黏附性细胞成分。

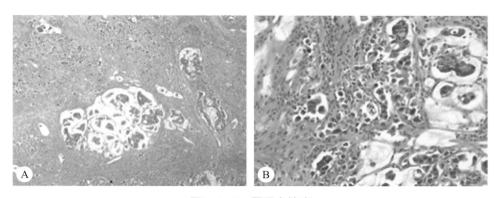

图7-1-5 胃混合性癌

注：A（低倍镜）和B（中倍镜）肿瘤成分多样，包括腺管样、乳头样、印戒样以及黏液样腺癌（HE染色）。

6）少见的组织学亚型

少见的组织学亚型约占胃癌的5%，包括腺鳞癌、鳞状细胞癌、肝样腺癌、伴有淋巴样间质的癌、绒毛膜癌、癌肉瘤、壁细胞癌、黏液表皮样癌、潘氏细胞癌、未分化癌、混合性腺神经内分泌癌、胚胎性癌及嗜酸细胞腺癌等。此外，在2019版《WHO消化系统肿瘤新分类》中新增胃母细胞瘤这一罕见亚型。但在临床病理诊断时，出具少见亚型的病理报告前，需要做充分的鉴别诊断，排除常见亚型后方可诊断。

（1）肝样腺癌：由大、多角形、嗜酸性、肝细胞样的肿瘤样细胞构成，可在原位也可在血清中检测到甲胎蛋白（AFP）（图7-1-6），也可见到胆汁和PAS阳性、胞质内抗淀粉酶消化的嗜酸性小体。其他少见的甲胎蛋白生成性癌包括伴有透明胞质的高分化乳头状或管状腺癌和卵黄囊瘤样癌。

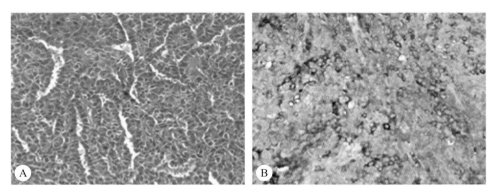

图7-1-6 胃肝样腺癌

注：A示肿瘤细胞呈肝细胞癌样弥漫实性生长（HE染色，中倍镜）；B为IHC染色法标记甲胎蛋白表达（Envision法，中倍镜）。

（2）伴有淋巴样间质的癌：此类肿瘤也被报告为淋巴上皮样癌或髓样癌，其特点是发育差的腺管结构和明显的间质淋巴细胞浸润（图7-1-7）。此类肿瘤常累及近端胃或残胃端，多见于男性，超过80%的病例与EBV感染相关。EBV在癌变过程中的作用虽仍有争议，但疾病早期不典型增生区域边缘可检测到EBV。据报道，这些肿瘤患者的预后要好于经典型胃癌的患者。

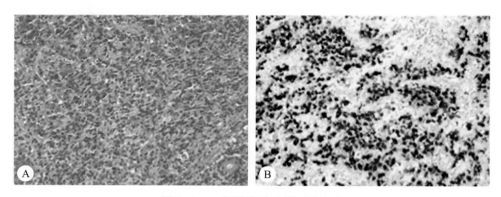

图7-1-7　胃伴有淋巴样间质的癌

注：A示肿瘤细胞以分化差的腺样、实性生长为主，间质淋巴细胞浸润明显（HE染色，中倍镜）；B为原位杂交法标记EBV编码的小RNA（EBV-encoded small RNA，EBER）表达（中倍镜）。

（3）胃绒毛膜癌：通常表现为合体滋养层和细胞滋养层成分与腺癌的混合（图7-1-8），也可见卵黄囊瘤样和肝样腺癌成分。在血清和癌组织原位均可检测到人绒毛膜促性腺激素（human chorionic gonadotropin，HCG）。这些肿瘤通常伴有血行播散和淋巴结转移。

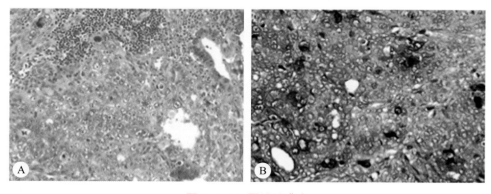

图7-1-8　胃绒毛膜癌

注：A示肿瘤细胞以合体滋养层和细胞滋养层成分与腺癌的混合（HE染色，中倍镜）；B为IHC染色法标记HCG表达（Envision法，中倍镜）。

2. 早期胃癌

这是一种局限于黏膜或黏膜下层的侵袭性癌（图7-1-9），无论淋巴结有无转移。多数早期胃癌病变直径为2～5 cm，多位于胃小弯侧和胃角附近。如不接受治疗，大部分会在几个月至数年后进展。早期胃癌中管状和乳头状亚型分别占50%和30%；印戒细胞癌和分化差的癌分别占25%和15%，且通常为凹陷型或溃疡型。

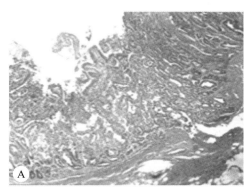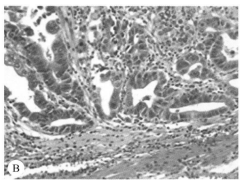

图7-1-9　早期胃癌

注：A（低倍镜）和B（中倍镜）肿瘤细胞重度异型、排列紊乱，肿瘤局限于黏膜或黏膜下层的侵袭性癌（HE染色）。

3. 间质反应

侵袭性胃癌的常见间质反应有4种：明显的促纤维结缔组织增生、淋巴细胞浸润、间质嗜酸性粒细胞浸润和肉芽肿样反应。已经证实肿瘤中浸润的淋巴细胞（特别是肿瘤旁的调节性T细胞）密度是区域淋巴结转移及预后良好的预测指标。硬癌的间质反应预示侵袭行为及腹膜种植的风险增加。

4. 其他分类

在Lauren分类中，肿瘤被分为弥漫型、肠型、混合型和不确定型。弥漫型癌由黏附性差的癌细胞组成，腺体形成少见或缺失。肠型癌由各种不同分化程度的腺体构成。肿瘤含有接近等量的肠型和弥漫型癌成分称为混合型癌。未分化肿瘤被定义为不确定型癌。

Ming分类依据生长方式和进展边缘的侵袭状态，将肿瘤分为膨胀型和浸润型。Nakamura分类将所有肿瘤分为分化癌和未分化癌两大类。Mulligan分类系统将肿瘤分为黏液型、肠型和胃窦-幽门腺型。

三、分级

分级系统最初用于管状和乳头状癌（不包括其他亚型）。高分化腺癌由完好的腺体组成，有时可类似于化生的肠上皮。中分化腺癌由介于高分化和低分化之间的肿瘤构成。低分化腺癌由难以辨认的高度不规则腺体组成。有时也会采用二分法分级，即低级别（高和中分化）或高级别（低分化）。

四、前驱病变

1. 胃炎和肠化生

一些幽门螺杆菌相关性慢性胃炎患者随时间的推移发生肠化生进而发展成慢性萎缩性胃炎。这就是肿瘤形成系列时间的起始，尤其是肠型腺癌亚型。

1）胃炎

胃炎的分类系统（如Sydeney系统）将炎症部位、组织形态学和病因学等综合信息纳入报告系统，有助于对胃炎进行分级和分期。自身免疫性胃炎的发生基础是抗壁细胞和主细胞自身抗体，影响胃底、胃体的黏膜。炎症与肠化生以及罹患胃癌（尤其是肠型）的高危因素相关。有学者认为，幽门螺杆菌与胃黏膜上皮细胞的交叉反应可能直接导致或参与了自身免疫性胃炎的发生。

2）肠化生

肠化生主要包括：完全型（也称小肠型或Ⅰ型）和不完全型（ⅡA/Ⅱ和ⅡB/Ⅲ型）。肠化生可用IHC染色法进行辅助分类。完全型化生时，胃黏蛋白（MUC1、MUC5AC和MUC6）表达减少，但表达肠黏蛋白（MUC2）。相反，在不完全肠化生中，胃黏蛋白与肠黏蛋白MUC2可共表达。这些表达方式提示不完全肠化生具有胃和肠的混合表型，反映了一种异常的分化过程。某些研究显示，不完全肠化生的程度、范围与进展成为癌的危险性呈正相关。然而另有部分研究认为，肠化生是癌旁病变而非癌前病变。

此外，还存在一种解痉多肽表达化生（spasmolytie polypeptide-expressing metaplasis, SPEM），表达解痉多肽与泌酸减少相关。SPEM特征的发生部位是胃底和胃体，与假幽门腺化生有几分相似，与慢性幽门螺杆菌感染及胃腺癌密切相关，可能是胃癌发生的另一种潜在的机制。

2. 癌前病变

胃癌的癌前病变主要指上皮细胞异型增生/上皮内瘤变。识别胃上皮异型增生/上皮内瘤变的主要问题是将上皮内瘤变与活动性炎症相关的反应性或再生性病变相鉴别,以及黏膜内癌和侵袭性癌的区别。鉴于异型增生一词在欧美文献及临床工作中被根深蒂固地应用,因此,将"上皮内瘤变"和"异型增生"的称谓沿用至今。

异型增生/上皮内瘤变是指由不同程度的细胞和结构的不典型性、具有明确上皮肿瘤性增生特征的病变组成,但没有确凿的图像显示侵袭性生长。日本和欧美的病理学家对上皮内瘤变的分类观点有分歧。例如,后者诊断胃高级别上皮内瘤变(重度异型增生),而日本病理学家则分类为"非侵袭性上皮内癌"。未解决以上关于从非肿瘤性病变到早期浸润性癌变的命名和形态学谱系的问题,已经提出了包括Padova和Vienna分类在内的几个建议。

胃的上皮异型增生/上皮内瘤变可能呈息肉样、扁平或轻度凹陷性生长方式,可能在染色内镜检查时显示不规则或窄带影像学检查显示血管异常,而在传统白光内镜检测时差异不明显。在欧洲和北美,本领域学者认为"腺瘤"一词是指一个孤立的、隆起性肿瘤性增生病变;而在日本,"腺瘤"包括所有大体类型(即扁平、隆起和凹陷)。发生在胃的上皮异型增生/上皮内瘤变多数病例具有与结肠腺瘤相似的肠型(腺瘤样,即Ⅰ型)表型,具有密集的管状腺体,被覆不典型柱状细胞,这些细胞核重叠、束状、深染和(或)多形性、假复层排列、核仁不明显、缺失黏液及表面成熟趋势。其他亚型包括胃的表型(小凹或幽门型,即Ⅱ型),其上皮细胞呈立方形或低柱状、胞质透明或嗜酸性、核圆形或卵圆形。两种类型可以通过黏液类型、黏膜背景的变化及CD10/CDX2表达状态进行鉴别。

上皮异型增生/上皮内瘤变分为两级,即低级别和高级别。低级别上皮内瘤变(轻度异型增生)表现轻微的结构紊乱,细胞轻-中度细胞异型,细胞核延长、有极性、位于基底部,核分裂活性轻-中度。对于息肉样病变,也应用"低级别腺瘤"的名称。高级别上皮内瘤变(重度异型增生)是指构成肿瘤的细胞通常呈立方形而不是柱状的,核质比例升高,双嗜性核仁明显、结构紊乱更明显,核分裂象显著增多以及出现不典型核分裂象;重要的一点是,细胞核通常定位于腔侧面伴有核极性消失。对于息肉样变,"高级别腺瘤"的名称也被广泛应用。

3. 黏膜内侵袭性肿瘤/黏膜内癌

该病定义癌侵袭至固有膜,与上皮内瘤变的区别除伴或不伴促进间质反应(促结缔组织增生等)外,更重要的结构异常更加明显,如腺体拥挤、过度的分支和出芽。腔内常见肿瘤性坏死和碎屑。在缺乏间质反应的病变中可见到单个浸润的肿瘤细胞。瘤细胞常呈立方形,核质比例升高、核圆形、核仁明显、核极性消失,核分裂象通常多见,可见不典型核分裂象。

诊断为黏膜内癌也提示淋巴管和淋巴结转移的危险性提高。有时新的内镜技术可提供患者非开腹手术治疗，特别指肿瘤直径＜2 cm和分化好的病变。

五、胃息肉

胃的肿瘤性息肉病变包括癌（原发或转移）、神经内分泌肿瘤、腺瘤样息肉、胃型腺瘤（幽门腺腺瘤和小凹型腺瘤）和胃底腺息肉。

1. 腺瘤样息肉

腺瘤样息肉（图7-1-10）通常具有肠型分化的特点（具有吸收细胞、杯状细胞、内分泌细胞或潘氏细胞），表达肠上皮标志物（MUC2和CD10）而不表达胃黏液标志物（MUC5AC和MUC6）。恶性转化的危险性与病变大小（直径＞2 cm）、出现重度异型增生有关，而对表型（肠型和胃型）的重要性存在争议。胃型腺瘤包括幽门腺腺瘤和小凹型腺瘤。幽门腺腺瘤是具有胃上皮分化的少见肿瘤，特点是紧密排列的幽门腺腺管，伴有单层立方或低柱状上皮细胞，核圆形，胞质淡染到嗜酸性；小凹型腺瘤，为少见类型，多见于家族性息肉病的患者，主要表达MUC5AC而不表达MUC6。

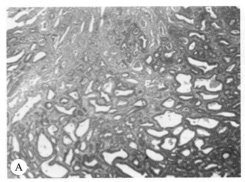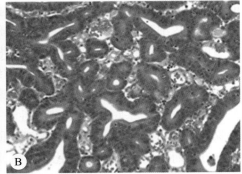

图7-1-10　胃腺瘤样息肉

注：A（低倍镜）和B（中倍镜）细胞呈现不同程度的异型性，排列以腺样为主，形状较规则（HE染色）。

2. 胃底腺息肉

胃底腺息肉（图7-1-11）可以为散发，也可发生在伴有家族性息肉病的患者，或只限于胃而无结直肠息肉病的家族性疾病，也发生于长期接受质子泵抑制剂治疗的患者。散发性胃底腺息肉的恶性潜能很低，异型增生的发生率也比较低。伴有家族性息肉病的患者可能在胃底腺息肉中（约48%的病例）发生异型增生，但癌变却极少见。常见的遗传学变化包括APC/β-联蛋白通路异常，无

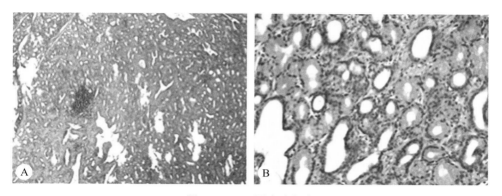

图7-1-11　胃底腺息肉

注：A（低倍镜）和B（中倍镜）细胞异型性不明显、胞质红染、排列规则，局部可见不规则腺样扩张（HE染色）。

论在散发还是家族性息肉病的人群中，都提示胃底腺息肉可能是肿瘤性病变的可能。

胃的非肿瘤性息肉包括增生性息肉、错构瘤性息肉（波伊茨-耶格综合征相关性息肉、幼年性息肉、卡纳达-克朗凯特综合征相关性息肉）和伴息肉样生长方式的异位性病变。

六、遗传易感性

目前已知遗传性弥漫性胃癌与上皮钙黏着蛋白编码基因*CDH1*突变相关。此外，显性遗传性易患癌综合征（如家族性腺瘤性息肉病、伴*TP53*胚系突变的利-弗劳梅尼综合征和林奇综合征）的人群患胃癌的危险性增加。此外，*STK11*基因突变的波伊茨-耶格综合征患者会发展为侵袭性胃癌，*MSH2*突变的携带者发生胃癌的风险也显著增加。

第二节　遗传性弥漫性胃癌的特点

一、定义

遗传性弥漫性胃癌（hereditary diffuse gastric cancer, HDGC）是一种常染色体显性遗传综合征，特征是印戒细胞（弥漫性）胃癌和乳腺小叶癌。HDGC的遗传学基础在1998年由Guilford等发现,通过对新西兰3个伴有多代弥漫性胃癌毛利家族的联合分析和突变筛选,鉴定出上皮钙黏着蛋白(*CDH1*)基因的胚系突变。

二、大体检查

无症状的*CDH1*突变携带者,肉眼观察几乎很难发现胃的异常,触诊也正常,切片则显示黏膜增厚。与多数散发性胃癌不同,HDGC没有肿块性病变。有些肉眼看似正常的胃黏膜,在甲醛固定后可发现白色斑片,与后续镜下发现的黏膜内印戒细胞癌相对应。

三、组织病理学

*CDH1*突变携带者的早期HDGC特征是在浅表胃黏膜内形成多灶性、无淋巴结转移的侵袭性印戒细胞(弥漫型)癌。位于腺体颈区水平的肿瘤细胞小,通常趋向胃黏膜表面的肿瘤细胞增大,两者之间有移行区。黏膜内癌病灶由核分裂象不活跃的肿瘤细胞构成。在家族内或家族之间,肿瘤病灶数量变异很大,从单一病灶到几百个小病灶不等。在排除HDGC之前需要做全胃黏膜组织学检查。早期侵袭性癌并不局限于胃的任何区域,可从贲门到幽门前区,胃窦不再是聚集地。黏膜内印戒细胞癌病灶小,直径为0.1~10 mm,多数直径<1 mm。在无症状*CDH1*突变携带者中观察到印戒细胞癌对上皮钙黏着蛋白表达缺失或降低,与癌灶单克隆起源一致,提示第2个等位基因已经下调或缺失。

预防性胃切除标本中,胃黏膜背景为轻度慢性炎症,有时为慢性淋巴细胞性胃炎,偶尔在某些塌陷的腺体周围可见炎性肉芽肿性反应。小凹增生、黏膜上皮丛形成以及局灶杯状细胞改变也是常见的形态学特征。

四、前驱病变

1. 原位印戒细胞癌

对应的病变是在基膜内出现印戒细胞代替正常上皮细胞,常伴有细胞核染色加深并失去极性。

2. 佩吉特病样的播散方式

位于完好的腺体和小凹上皮下的印戒细胞在基膜以内出现佩吉特病样的播散方式(不一定合并侵袭性癌),这些病变中上皮钙黏着蛋白表达缺失或降低。严格遵循这些证据识别前驱病变会降低非特异性病变过诊断的危险，并有助于将前驱病变和类似于印戒细胞原位癌的病变加以区分，也包括与内镜下正常腺体的区分。在前驱病变的基础上，提出*CDH1*胚系突变的携带者其病变可能发展为弥漫性胃癌。

五、遗传易感性

在30%～40%的HDGC病例中检测到位于16号染色体长臂（16q22.1）的*CDH1*突变，*CDH1*编码上皮钙黏着蛋白。*CDH1*突变中75%～80%为截断突变（包括无义突变、框架迁移和结合点突变），剩余的20%～25%是错义突变。

第三节　胃神经内分泌肿瘤的特点

发生于胃的伴有神经内分泌分化的肿瘤，包括高分化（低级别/低度恶性）神经内分泌肿瘤（neuroendocrine tumor, NET），又称类癌或高分化内分泌肿瘤（癌）；低分化（高级别/高度恶性）神经内分泌癌（neuroendocrine carcinoma, NEC），又称低分化神经内分泌癌、高级别神经内分泌癌、小细胞癌和大细胞内分泌癌。混合性神经内分泌癌具有两种成分，即外分泌性和内分泌性成分，每种至少占30%。

一、大体检查

1. ECL细胞/组胺生成性NET

大约60%的Ⅰ型ECL细胞NET为多发性，常表现为褐色小结节或息肉，一般位于黏膜层，其次为黏膜下层。约77%的肿瘤直径＜1 cm，97%的肿瘤直径＜1.5 cm，仅有约7%的病例出现肌层受累。Ⅱ型ECL细胞NET常表现为全胃体积增大，胃壁增厚，多发性病灶并位于黏膜及黏膜下层，肿瘤平均大小大于Ⅰ型ECL细胞NET，75%的肿瘤直径＜1.5 cm。Ⅲ型ECL细胞NET常为单发，33%的肿瘤直径＞2 cm，大部分浸润肌层，且半数以上深达浆膜层。

2. NEC和混合性神经内分泌癌

NEC可形成一个巨大的蕈伞样肿块，浸润胃壁肌层，常伴有淋巴结和肝转移。

二、分级

根据形态学和增殖指数Ki-67,按照欧洲神经内分泌肿瘤学会(ENETS)分类系统进行分级(图7-3-1)。前肠起源的NET,包括胃和胰腺NET,增殖指数具有预后意义。参考核分裂象和Ki-67指数,将NET分为三级(G_1、G_2、G_3),具体标准如下:

G_1：< 2 个核分裂象/10个高倍视野和/或Ki-67指数≤ 2%。

G_2：2～20个核分裂象/10个高倍视野和/或Ki-67指数3%～20%。

G_3：> 20个核分裂象/10个高倍视野和/或Ki-67指数> 20%。

这个分级系统需要计数至少50个高倍视野;需要使用MIB抗体,并对核标记染色最强的区域(热点区域)计数最少500个细胞中的阳性率。如果核分裂象分级与Ki-67指数分级对比有差异,则选择级别高的分级。

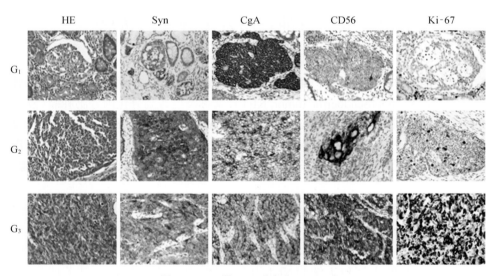

图7-3-1　胃NET分级(ENETS)

注：形态学观察(HE染色,中倍镜),IHC染色法标记NET标志物Syn、CgA、CD56及增殖指数Ki-67的表达分布(Envision法,中倍镜)。

三、组织病理学

1. NET

大部分Ⅰ、Ⅱ型及少数Ⅲ型的ECL细胞NET常局限于黏膜或黏膜下层,由规则排列的细胞聚集成小的微叶状、梁状结构。肿瘤细胞核形态单一,核仁不明显，胞质丰富且呈嗜伊红色，核分裂象极少见，血管浸润罕见，这些特点适合G_1级肿瘤。Ⅲ型散发的ECL细胞NET比Ⅰ、Ⅱ型更具侵袭性，表现为细胞圆形到梭形、实性聚集、梁状排列、密集不规则分布。肿瘤细胞有显著的大泡状细胞核，核仁明显或核小深染，坏死少见但核分裂象多见（平均9个/10高倍视野，偶见不典型核分裂象）；很高的Ki-67指数（1 000个阳性肿瘤细胞/10个高倍视野），这些特点符合G_2级肿瘤。Ⅲ型NET多表达*TP53*（60%），常有血管和淋巴管浸润，肿瘤多有深部浸润合并局部和/或远处转移。

胃NET行IHC染色常表现为CgA和Syn呈强阳性。由于大部分NET由ECL细胞构成，可用小泡单胺转运蛋白（VMAT2）进行染色，也可以采用超微电镜分析。

2. NEC

肿瘤由大片排列紊乱的梁状、巢状或层状的细胞组成，细胞较原始，呈圆形、多边形及梭形，细胞体积可大、可小。一般的神经内分泌标志物阳性，如CgA、Syn、CD56、PGP9.5和/或NSE。NEC常为多灶性，多见大量坏死及核分裂象（>20个/10个高倍视野）。这些特征适合放在G_3级。

根据核的结构和细胞大小，可将NEC分为2个亚型，即小细胞型和大细胞型。大细胞型NEC多表现为泡状细胞核，核仁明显，具有器官样结构，且神经内分泌标志物弥漫强阳性，这些表现提示为神经内分泌分化。

3. 混合性神经内分泌癌

顾名思义，此类肿瘤是一种混合癌，其中的神经内分泌细胞成分至少要占全部肿瘤的30%。发生在胃的混合性神经内分泌癌相对其他部位少见。尽管在胃腺癌中常发现伴有神经内分泌成分（<30%），仍应将其诊断为腺癌。胃混合性神经内分泌癌常由NEC组成，尤其以大细胞型多见，罕见神经内分泌瘤。外分泌成分常为不同分化程度的腺癌成分。IHC染色有助于区分不同组成成分（图7-3-2）。

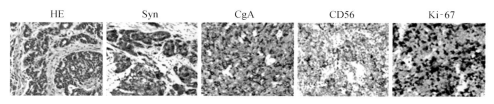

| HE | Syn | CgA | CD56 | Ki-67 |

图7-3-2　胃混合性神经内分泌癌形态学观察（HE染色，中倍镜）

注：IHC染色法标记神经内分泌肿瘤标志物Syn、CgA、CD56及增殖指数Ki-67的表达分布（Envision法，中倍镜）。

四、前驱病变

胃ECL细胞NET（Ⅰ型和Ⅱ型）发生于高胃泌素血症状态下，经历增生—异型增生—瘤变的过程。此过程已被证实。异型增生的特点是中度不典型细胞，伴增大或融合的微结构、间质微浸润或新生。当结节直径＞0.5 mm或者浸润黏膜下层，病变被分为微类癌（直径＜0.5 cm）和平坦类癌（直径≥0.5 cm）。在多发性内分泌腺瘤病1型（MEN1）-佐林格-埃利森综合征（ZES）和自身免疫性慢性萎缩性胃炎病例中观察到ECL细胞完整的生长谱，即增生—异型增生—瘤变。

五、遗传易感性

相关研究提供的资料较少，这与其他胃肠道部位的NET类似。胃ECL细胞NET表现为少量遗传异常，最有关联且被较多研究的是*MEN1*基因。在家族性MEN1-ZES患者，有13%～30%的病例发生Ⅱ型胃NET，而散发性ZES患者尽管血清胃泌素水平长期维持在高位，但很少发生NET。

第四节　胃癌的分子分型

2009年，美国临床肿瘤学会报道了曲妥珠单抗在*HER2*阳性晚期胃癌患者的临床治疗效果和安全性，ToGA试验第一次证实靶向药物曲妥珠单抗联合化疗可显著改善*HER2*阳性晚期胃癌患者的生存期，这对胃癌分子诊断和靶向治疗具有里程碑式的意义。随后，多个国家的多个研究团队借助二代测序等先进技术平台从不同角度对胃癌进行了分子分型。

一、新加坡分型

2013年，新加坡杜克国立大学医学院Lei等对248例胃癌基因表达模式进行比较，鉴定出3种主要亚型：增殖型、代谢型和间质型。

1. 增殖型

增殖型多数属于Lauren肠型（约占73.6%）。此型具有细胞周期改变和高水平的基因组不稳定性，表现出特征性高拷贝数改变，其中包括 *Ras* 基因扩增、*PDE4D* 和 *PTPRD* 基因的缺失。此型还有 *TP53* 频发突变和 DNA 低甲基化，DNA 低甲基化能引起染色体稳定性的改变。增殖型有 E2F、MYC 和 Ras 等致癌信号转导通路激活。

2. 代谢型

代谢型中 Lauren 弥漫型和肠型比例相当。此型有 SPEM 发生，SPEM 是胃腺癌发展的一个中间步骤，SPEM 发展进程可以作为诊断代谢型胃癌的标志。代谢型胃癌细胞较其他亚型的肿瘤而言，对 5-FU 的敏感性更高，经 5-FU 治疗有更好的获益。代谢型胃癌对 5-FU 敏感的原因可能与此型胃癌患者体内低水平的胸苷酸合成酶（TS）和二氢嘧啶脱氢酶（DPD）有关。TS 是 DNA 合成过程的关键酶，参与 DNA 修复、细胞增殖过程，而 DPD 是 5-FU 分解代谢的限速酶。5-FU 治疗胃癌的作用机制主要是抑制体内 TS 的合成，低水平的 DPD 能减少 5-FU 的降解。

3. 间质型

间质型多数属于 Lauren 弥漫型（约占 58.2%）。此型具有肿瘤干细胞特性，高表达胃癌干细胞表面标志物 CD44，低表达 CD24。2006 年，美国癌症研究协会对肿瘤干细胞给出的定义是：肿瘤中具有自我更新能力并能产生异质性的肿瘤细胞。间质型胃癌病理分型多为低分化。肿瘤干细胞另外一个特点是能维持这种低分化状态。传统的常规化疗主要针对处于细胞增殖周期的肿瘤细胞，肿瘤干细胞虽表现为较强的自我更新能力，但多数时间处于静止期，因此能逃避常规的化疗和放疗杀伤作用，对化疗药物和放疗耐受。未来肿瘤治疗策略可以是找到肿瘤发生过程中肿瘤干细胞的基因表达模式，并以此作为药物靶标来治疗肿瘤。间质型胃癌具有上皮−间质转化（EMT）的特点，高表达 CDH2（神经钙黏着蛋白）和低表达 CDH1（上皮钙黏着蛋白）还与 p53、转化生长因子（TGF）-β、血管内皮生长因子（VEGF）、哺乳动物雷帕霉素靶蛋白（mTOR）、刺猬蛋白家族（Hedgehog）等信号通路具有相关性。在体外检测该亚型的胃癌细胞对 PIK/Akt/mTOR 抑制剂有特殊的敏感性。PIK 是一类催化细胞质膜磷脂磷酸化的蛋白激酶，其最重要的底物是 Akt 酶。PIK/Akt/mTOR 信号转导通路在许多肿瘤的启动、发生过程中发挥重要作用。间质型胃癌细胞对 PIK/Akt/mTOR 信号通路抑制剂敏感的原因与胃癌组织内 mTOR 信号通路高活化状态相符合，也与此型肿瘤干细胞特点有关。研究表明，具有肿瘤干细胞特性的恶性胶质瘤和前列腺癌也对 mTOR 信号通路抑制剂敏感。

新加坡分型系统充分考虑到胃癌分子亚型具有不同的分子特征和对药物

治疗的反应性差异，这些信息有助于对不同亚型的胃癌患者选择更具有针对性的治疗方案。

二、国际癌症基因组图谱分型

作为TCGA计划工作的一部分，TCGA联合课题组对未经化疗的295例胃癌患者组织和血液标本，整合分析了基于体细胞拷贝数阵列分析、全外显子序列分析、DNA甲基化程度阵列分析、mRNA序列分析、miRNA序列分析和基于反相蛋白阵列分析所测得的数据，在2014年发表了胃腺癌的分子分型，提出将胃癌分为4个亚型，即EB病毒（EBV）阳性型、微卫星不稳定型（MSI型）、基因组稳定型（GS型）和染色体不稳定型（CIN型）。

1. EBV 阳性型

此型约占9%，好发于胃底和胃体，多见于男性。此型有高水平的CpG岛甲基化表型（CpG island methylator phenotype, CIMP），并且其DNA超甲基化水平比TCGA研究团队报道的任何癌症（结直肠癌、子宫内膜癌等）都高。EBV阳性型都有*CDKN2A*（p16INK4A）启动子超甲基化。*CDKN2A*是一种重要的抑癌基因，属于细胞周期依赖性激酶抑制因子基因家族，具有调节细胞增殖与凋亡的作用，其启动子发生甲基化可促进肿瘤发生。EBV阳性型中多有*PIK3CA*突变，80% EBV阳性型发生了非沉默*PIK3CA*突变，且其突变位点弥散；而其他亚型中仅有3%~42%的*PIK3CA*突变，突变位点多集中于编码激酶的外显子20处。除了*PIK3CA*突变，EBV阳性型还有*ARID1A*（55%）和*BCOR*（23%）突变。*ARID1A*蛋白是SWI/SNF亚基之一，具有非序列特性DNA，参与DNA复制、转录、修复和重组等。*ARID1A*在内的染色质修饰基因的频发突变，使通过改变染色质结构以治疗胃癌变成可行的疗法。*BCOR*基因能够编码抗凋亡蛋白，且*BCOR*突变也存在于白血病和髓母细胞瘤。研究者在染色体9p24.1处发现一个新的频发扩增位点，包括*JAK2*、*CD274*和*PDCD1LG2*基因扩增。*JAK2*基因编码一种受体酪氨酸激酶，是潜在的治疗靶点。*CD274*和*PDCD1LG2*基因分别编码PD-L1和PD-L2蛋白，PD-L1和PD-L2是一种免疫抑制蛋白，可能成为抗肿瘤免疫应答的治疗靶点。以上研究结果表明，JAK2抑制剂和PD-1/2拮抗剂可能对EBV阳性型胃癌治疗有效。

2. MSI 型

MSI型约占21%，好发于胃窦或幽门，多见于女性和老年人，初诊年龄偏高（中位年龄72岁）。该型DNA超甲基化包括MSI相关胃型CpG岛甲基化及特征性*MLH1*启动子的超甲基化。*MLH1*启动子的超甲基化能引起错配修复系统缺陷,导致胃癌的发生。由于DNA修复机制异常导致DNA高突变率,包括多种能激活致癌信号蛋白的基因突变,如*PIK3CA*、*ERBB3*、*ERBB2*和*EGFR*等突变。HOTNET分析MSI型中的突变基因,发现包括*B2M*和*HLA-B*的主要组织相容性复合体Ⅰ类基因改变。在结直肠癌和黑色素瘤中,*B2M*突变可导致Ⅰ类HLA复合物表达缺失。以上发现提示这类突变能通过减少抗原呈递而导致肿瘤免疫逃逸。

3. GS型

此型约占20%,初诊年龄偏低(中位年龄59岁),多属Lauren弥漫型(73%)。GS型多有*CDH1*突变(37%)、*RhoA*突变或*Rho*家族GTP酶活化蛋白基因融合现象(CLDN18-ARHGAP融合)。*CDH1*种系突变与遗传性弥漫型胃癌密切相关,然而种系分析只显示有两种*CDH1*基因呈多态性,但都不是遗传性弥漫型胃癌的致病因子。*RhoA*突变是GS型的特征性突变。当RhoA处于GTP结合的活化态时,作用于包括ROCK1、mDIA和蛋白激酶N等的各种效应因子,调节肌动蛋白-肌球蛋白依赖的细胞收缩和移动,并激活STAT3信号通路促进肿瘤发生。*RhoA*突变位点主要集中在RhoA与ROCK1等效应因子相接触的两个邻近的氨基末端结构域,*RhoA*突变位点并不类似于发生在Ras家族GTP酶处的癌基因突变。*RhoA*突变能改变RhoA下游信号通路,也会导致肿瘤呈分散性生长并使细胞缺乏黏附性,这些均是弥漫型胃癌的标志。该型有染色体间的CLDN18和ARHGAP26(GRAF)易位。ARHGAP26是一种GTP酶激活蛋白(GAP),能使Rho GTP酶转化为GDP态,增强细胞移动。CLDN18是细胞紧密连接结构的组成部分。此外,还发现了9例CLDN18-ARHGAP26融合,2例CLDN18-ARHGAP6(编码同源GAP)融合现象。CLDN18-ARHGAP融合与*RhoA*突变相互排斥,其在GS型胃癌中的发生率为62%。认识到这些突变基因以及基因的融合现象,可为未来研究开发药物提供新思路。

4. CIN型

此型约占50%,常发生于胃食管交界处和贲门,多属Lauren肠型。CIN型常表现出明显的异倍体性和酪氨酸激酶受体原位扩增。几乎所有酪氨酸激酶受体都有基因原位扩增,其中许多已能被现有的或研发中的药物阻滞。该型多有EGFR(Py1608)扩增所致的EGFR磷酸化水平升高,编码配体VEGFA的基因频发扩增能活化胃癌VEGFR2靶向抗体雷莫芦单抗。另外,细胞周期调节基因(*CCNE1*、*CCND1*和*CDK6*)频繁扩增表明可能成为抑制周期素依赖激酶的潜在治疗靶点。另外,CIN型中多有*TP53*突变(71%),*TP53*频繁突变和染色体异倍体性有关。

TCGA分子分型系统确定了4种分子亚型，显示出每种亚型特有的基因组特征，在胃癌患者靶向治疗的选择和临床试验中具有指导意义。基于对胃癌分子和基因层面的特征分析，通过对现有MSI型和EBV阳性型的检测以及最新的基因组分析法的使用，找到集中的突变和扩增基因集，若将此项研究应用于胃癌的分子诊断中，可以促进这个分子分型系统的完善和发展，将有助于探索胃癌特定类型患者的治疗方法，提高这一致命疾病的生存率。

三、ACRG分型

亚洲癌症研究组织（ACRG）对来源于韩国三星医学中心的300例肿瘤标本的表达数据进行分析，采用主要组成成分分析法，并与一些预设的基因表达特征进行比较（EMT、MSI、细胞因子通路、细胞增殖、DNA甲基化、*TP53*活性和胃组织等）。ACRG在2015年提出将胃癌分为4个分子亚型。

1. MSI 型

MSI型约占22.6%，好发于胃窦，多属Lauren肠型，50%的患者在病程初期即被确诊（Ⅰ/Ⅱ期），病理类型多为分化良好的腺癌。此型几乎没有EBV感染，主要通过淋巴管以及血管浸润转移，对放化疗敏感度最佳（58.2%）。该型与超突变相关，突变基因包括*KRAS*（23.3%）、*PI3K-PTEN-mTOR*（42.0%）、*ALK*（16.3%）以及*ARID1A*（44.2%）等。mTOR是一种PI3K相关激酶，PTEN是一个PIP3-磷酸酶，与PI3K的功能相反。研究发现肿瘤细胞内mTOR信号表达与PTEN呈现一定的负相关，而在胃癌的分期浸润、发展和转移过程中却呈现一定的正相关。因此，联合检测PTEN和mTOR信号可适用于评估肿瘤的转移和进展程度，可用于胃癌的早期诊断及预后评估。MSI型中*PIK3CA*突变位点主要集中在*H1047R*（位于外显子20，编码激酶区），而微卫星稳定（MSS）亚型主要集中在*E542K*、*E545K*（位于外显子9，编码螺旋区）。此型有*MLH1*表达的缺失，但是没有TCGA分型中MSI相关胃型CpG岛甲基化及特征性*MLH1*启动子的超甲基化。

2. MSS/EMT 型

MSS/EMT型约占15.3%，男性多于女性，在年轻患者中常见，超过80%的患者在Ⅲ/Ⅳ期，多为Lauren弥漫型。病理类型多数为低分化腺癌和印戒细胞癌，转移方式主要通过淋巴管浸润和神经浸润。MSS/EMT亚型中的腹膜种植率（64%）高于其他3型之和（23%），放化疗效果不如其他3种亚型。MSS/EMT型中有*CDH1*表达缺失。与其他两种MSS亚型相比，MSS/EMT亚型发生突变事件最少。

3. MSS/TP53 失活型 (MSS/TP53⁻型)

MSS/TP53失活型约占35.7%,男性多于女性,好发于胃窦。病理类型多为分化良好的管状腺癌,转移方式主要通过淋巴管浸润。MSS/TP53失活型(21%)和MSI型(23%)的肝转移率高于MSS/EMT(4.6%)和MSS/TP53活化型(MSS/TP53⁺型)(8%)。*TP53*基因突变频率最高(60%),其他基因突变率低。该型有频发局灶扩增基因,包括*ERBB2*、*EGFR*、*CCNE1*、*CCND1*、*MDM2*、*ROBO2*、*GATA6*和*MYC*。

4. MSS/TP53 活化型 (MSS/TP53⁺型)

此型约占26.4%,男性多于女性,好发于胃体,Lauren弥漫型与肠型比例相当,转移途径主要通过淋巴管浸润。此型EBV感染频率较高。与MSS/TP53⁻型相比,MSS/TP53⁺型中有相对高比例的*APC*、*ARID1A*、*KRAS*、*PIK3CA*和*SMAD4*基因突变。

ACRG的研究者对这4种亚型进行了生存分析,发现MSI型预后最好,其次是MSS/TP53⁺型和MSS/TP53⁻型,MSS/EMT型预后最差。胃癌组织中有6.5%的EBV感染和42.5%的幽门螺杆菌感染,未观察到幽门螺杆菌感染在这4种分子亚型之间存在差异。另外,ACRG的研究者在基因亚型和表达集聚两方面对新加坡、TCGA与ACRG这3种胃癌分型系统进行比较。TCGA以及ACRG分型系统在基因分型方面既有相似性,也有差异。在表达集聚方面,新加坡分型与TCGA分型系统有相似的表达亚型,但是新加坡和TCGA分型中却没有相同的亚型可以替代ACRG分型的MSS/TP53⁺和MSS/TP53⁻亚型,提示ACRG的分子分型具有独特性。

目前,分子靶向药物的抗肿瘤功效都是依据分子分型来评价。例如,在不同的胃癌分子亚型中都有*PIK3CA*突变,但是它们在预后及靶向*PIK3CA*的抑制剂方面存在差异,这就可能需要考虑用不同的分子亚型来解释。与分子治疗相关的分子改变与胃癌分子分型的亚型具有关联性。例如,MSS/TP53⁻有较多基因扩增,其中HER2单抗(曲妥珠单抗)已在临床上广泛使用,以*EGFR*为靶点的单抗药物(尼妥珠单抗)已进入临床试验阶段,其他治疗包括针对*CCND1*扩增的CDK4/6抑制剂,针对*CCNE1*扩增的CDK2抑制剂,针对*MDM2*扩增的MDM2抑制剂。简言之,临床工作者可以通过MLH1行IHC染色化学和pentaplex阵列分析来鉴定MSI型,MSS/EMT型可以用*VIM*、*ZEB1*或者*CDH1*表达水平来进行鉴定,而剩余样本则可以根据p53活化代表基因*MDM2*和*CDKN1A*的表达量区分MSS/TP53⁺型和MSS/TP53⁻型。

四、中国学者对胃癌分子分型的研究

Wang等对100例中国香港胃癌患者的肿瘤-正常样本进行了全基因组测序，包括编码区域和非编码区域的点突变、插入缺失、拷贝数变异、结构变异和甲基化图谱等。研究人员发现了MSI型胃癌突变频率大，每一Mb区域发生约47.6个DNA插入缺失突变和平均23.7个单核苷酸突变。此型绝大多数突变是C＞T/T＞C转化。EBV阳性型表现出最大程度的全基因组高甲基化，以及低水平的去甲基化；也有较高程度从非同义到同义单核苷酸突变率。MSI型和EBV阳性型胃癌均缺乏TP53突变。MSS型胃癌突变频率小，每一个Mb区域发生0.6个DNA插入缺失和平均5.1个单核苷酸突变。此型突变多数是发生在CpG上的C＞T转化和在TpT上的T＞G转化，T＞G转化主要位于胃窦。这表明随着转录偶联修复，特定突变暴露在MSS型胃癌中形成突变数量、突变位置和突变谱的过程中有着至关重要的作用。

Chen等对来自中国的78例胃癌组织进行了全外显子测序，将胃癌分为高水平克隆异质性（high-clonality）和低水平克隆异质性（low-clonality）的两种亚型。高水平克隆异质性亚型确诊时年龄相对较大，存在TP53突变、丰富的C＞G转化以及明显较短的生存期；低水平克隆异质性亚型确诊时年龄相对较小，存在ARID1A突变以及明显延长的生存期。

五、分子分型预测转移性胃癌PD-1抑制疗效

2018年，韩国研究团队在一项接受PD-1单抗帕博利珠单抗治疗的转移性胃癌的Ⅱ期前瞻性研究中，对组织和循环肿瘤DNA进行分子分型分析。研究发现帕博利珠单抗疗效与TCGA分子分型显著相关，总体有效率在EBV阳性组、MST-H型组、GS型组和CIN型组分别为100%、100%、12%和5%。总体有效率与MST-H和EBV阳性显著相关，同时肿瘤突变负荷也与疗效相关。

综上所述，随着分子生物学和分子诊断技术的发展，胃癌分子分型系统也需要不断完善。新加坡分型初步分析了各亚型与不同化疗药物疗效的关系。TCGA分型显示每种分子亚型独特的基因组特征，但是队列中多数病例缺乏足够的临床随访数据，未分析分子亚型与临床的相关性，也未进行生存率和化疗疗效的分析，具有一定的局限性。ACRG分型充分考虑分子亚型与临床的相关性，并进行了生存率和放化疗敏感度分析，且患者主要来自亚洲人群，对中国临

床医师有借鉴意义。但该分子分型主要是基于基因表达谱数据,有关利用新一代测序技术如全基因组测序的数据尚显不足。中国胃癌工作者可利用或汲取上述研究数据资料,并针对其不足加以完善和创新,制订对胃癌治疗具有指导意义的分子分型。总之,胃癌分子分型的产生,结合了分子生物学和临床医学的研究成果,为肿瘤的综合治疗引入了新的概念,带来了新的希望。值得注意的是,胃癌分子分型的研究尚处在初级阶段,建立特异性强、精准度高的分子分型工作方案,仍需要积累大量的分子生物学研究结果和大样本的治疗统计与随访资料。

-------------------------------- 参 考 文 献 --------------------------------

［ 1 ］ Abraham S C, Montgomery E A, Singh V K, et al. Gastric adenomas: intestinal-type and gastric-type adenomas differ in the risk of adenocarcinoma and presence of background mucosal pathology[J]. Am J Surg Pathol, 2002, 26(10): 1276−1285.

［ 2 ］ Bang Y J, Van Cutsem E, Feyereislova A, et al. Trastuzumab in combination with chemotherapy versus chemotherapy alone for treatment of HER2-positive advanced gastric or gastro-oesophageal junction cancer (ToGA): a phase 3, open-label, randomised controlled trial[J]. Lancet, 2010, 376(9472): 687−697.

［ 3 ］ Bosman F T, Carneiro F, Hruban R H, et al. WHO classification of tumours of the digestive system[M]. Lyon: IARC Press, 2010.

［ 4 ］ Carmack S W, Genta R M, Graham D Y, et al. Management of gastric polyps: a pathology-based guide for gastroenterologists[J]. Nat Rev Gastroenterol Hepatol, 2009, 6(6): 331−341.

［ 5 ］ Carneiro F, Huntsman D G, Smyrk T C, et al. Model of the early development of diffuse gastric cancer in E-cadherin mutation carriers and its implications for patient screening[J]. J Pathol, 2004, 203(2): 681−687.

［ 6 ］ Carneiro F, Oliveira C, Suriano G, et al. Molecular pathology of familial gastric cancer, with an emphasis on hereditary diffuse gastric cancer[J]. J Clin Pathol, 2008, 61(1): 25−30.

［ 7 ］ Chen K, Yang D, Li X, et al. Mutational landscape of gastric adenocarcinoma in Chinese: implications for prognosis and therapy[J]. Proc Natl Acad Sci USA, 2015, 112(4): 1107−1112.

［ 8 ］ Cristescu R, Lee J, Nebozhyn M, et al. Molecular analysis of gastric cancer identifies subtypes associated with distinct clinical outcomes[J]. Nat Med, 2015, 21(5): 449−456.

［ 9 ］ Dixon M F, Genta R M, Yardley J H, et al. Classification and grading of gastritis. The updated Sydney System. International Workshop on the Histopathology of Gastritis, Houston 1994[J]. Am J Surg Pathol, 1996, 20(10): 1161−1181.

［10］ D'Elios M M, Appelmelk B J, Amedei A, et al. Gastric autoimmunity: the role of *Helicobacter pylori* and molecular mimicry[J]. Trends Mol Med, 2004, 10(7): 316−323.

［11］ Endoh Y, Tamura G, Motoyama T, et al. Well-differentiated adenocarcinoma mimicking complete-type intestinal metaplasia in the stomach[J]. Hum Pahol, 1999 30(7): 826−832.

[12] Guilford P, Hopkins J, Harraway J, et al. E-cadherin germline mutations in familial gastric cancer[J]. Nature, 1998, 392(6674): 402−405.

[13] Gutiérrez-González L, Wright N A. Biology of intestinal metaplasia in 2008: more than a simple phenotypic alteration[J]. Dig Liver Dis, 2008, 40(7): 510−522.

[14] Humar B, Guilford P. Hereditary diffuse gastric cancer: a manifestation of lost cell polarity[J]. Cancer Sci, 2009, 100(7): 1151−1157.

[15] Huntsman D G, Carneiro F, Lewis F R, et al. Early gastric cancer in young, asymptomatic carriers of germ-line E-cadherin mutations[J]. N Engl J Med, 2001, 344(25): 1904−1909.

[16] Jiang S X, Mikami T, Umezawa A, et al. Gastric large cell neuroendocrine carcinomas: a distinct clinicopathologic entity[J]. Am J Surg Pathol, 2006, 30(8): 945−953.

[17] Kim S T, Cristescu R, Bass A J, et al. Comprehensive molecular characterization of clinical responses to PD-1 inhibition in metastatic gastric cancer[J]. Nat Med, 2018, 24(9): 1449−1458.

[18] Laruren P. The two histological main types of gastric carcinoma: Diffuse and so-called intestinal-type carcinoma. An attempt at a histo-clinical classification[J]. Acta Pathol Microbiol Scand, 1965, 64: 31−49.

[19] Lauwers G Y, Shimizu M, Correa P, et al. Evaluation of gastric biopsies for neoplasia: differences between Japanese and Western pathologists[J]. Am J Surg Pathol, 1999, 23(5): 511−518.

[20] Lehy T, Cadiot G, Mignon M, et al. Influence of multiple endocrine neoplasia type 1 on gastric endocrine cells in patients with the Zollinger-Ellison syndrome. Gut, 1992, 33(9): 1275−1279.

[21] Lei Z, Tan I B, Das K, et al. Identification of molecular subtypes of gastric cancer with different responses to PI3-kinase inhibitors and 5-fluorouracil[J]. Gastroenterology, 2013, 145(3): 554−565.

[22] Ming S C. Gastric carcinoma. A pathobiological classification[J]. Cancer, 1977, 39(6): 2475−2485.

[23] Mulligan R M. Histogenesis and biologic behavior of gastric carcinoma[J]. Pathol Annu, 1972, 7: 349−415.

[24] Nakajima T. Gastric cancer treatment guidelines in Japan[J]. Gastric Cancer, 2002, 5(1): 1−5.

[25] Nogueira A M, Machado J C, Carneiro F, et al. Patterns of expression of trefoil peptides and mucins in gastric polyps with and without malignant transformation[J]. J Pathol, 1999, 187(5): 541−548.

[26] Park D Y, Lauwers G Y. Gastric polyps: classification and management[J]. Arch Pathol Lab Med, 2008, 132(4): 633−640.

[27] Park D Y, Srivastava A, Kim G H, et al. Adenomatous and foveolar gastric dysplasia: distinct patterns of mucin expression and background intestinal metaplasia[J]. Am J Surg Pathol, 2008, 32(4): 524−533.

[28] Park D Y, Srivastava A, Kim G H, et al. CDX2 expression in the intestinal-type gastric

epithelial neoplasia: frequency and significance[J]. Mod Pathol, 2010, 23(1): 54−61.

[29] Rayhan N, Sano T, Qian Z R, et al. Histological and immunohistochemical study of composite neuroendocrine-exocrine carcinomas of the stomach[J]. J Med Invest, 2005, 52(3−4): 191−202.

[30] Reis C A, David L, Correa P, et al. Intestinal metaplasia of human stomach displays distinct patterns of mucin (MUC1, MUC2, MUC5AC, and MUC6) expression[J]. Cancer Res, 1999, 59(5): 1003−1007.

[31] Rindi G, Azzoni C, La Rosa S, et al. ECL cell tumor and poorly differentiated endocrine carcinoma of the stomach: prognostic evaluation by pathological analysis[J]. Gastroenterology, 1999, 116(3): 532−542.

[32] Rindi G, Bordi C, Rappel S, et al. Gastric carcinoids and neuroendocrine carcinomas: pathogenesis, pathology, and behavior[J]. World J Surg, 1996, 20(2): 168−172.

[33] Rugge M, Correa P, Dixon M F, et al. Gastric dysplasia: the Padova international classification[J]. Am J Surg Pathol, 2000, 24(2): 167−176.

[34] Schlemper R J, Itabashi M, Kato Y, et al. Differences in diagnostic criteria for gastric carcinoma between Japanese and western pathologists[J]. Lancet, 1997, 349(9067): 1725−1729.

[35] Schlemper R J, Riddell R H, Kato Y, et al. The Vienna classification of gastrointestinal epithelial neoplasia[J]. Gut, 2000, 47(2): 251−255.

[36] Shia J, Tang L H, Weiser M R, et al. Is nonsmall cell type high-grade neuroendocrine carcinoma of the tubular gastrointestinal tract a distinct disease entity[J]. Am J Surg Pathol, 2008, 32(5): 719−731.

[37] Stolte M. The new Vienna classification of epithelial neoplasia of the gastrointestinal tract: advantages and disadvantages[J]. Virchows Arch, 2003, 442(2): 99−106.

[38] Tang L H, Modlin I M, Lawton G P, et al. The role of transforming growth factor alpha in the enterochromaffin-like cell tumor autonomy in an African rodent mastomys. Gastroenterology, 1996, 111(5): 1212−1223.

[39] The Cancer Genome Atlas Research Network. Comprehensive molecular characterization of gastric adenocarcinoma[J]. Nature, 2014, 513(7517): 202−209.

[40] Torbenson M, Lee J H, Cruz-Correa M, et al. Sporadic fundic gland polyposis: a clinical, histological, and molecular analysis[J]. Mod Pathol, 2002, 15(7): 718−723.

[41] Varley J M, McGown G, Thorncroft M, et al. An extended Li-Fraumeni kindred with gastric carcinoma and a codon 175 mutation in TP53[J]. J Med Genet, 1995, 32(12): 942−945.

[42] Vasen H F, Stormorken A, Menko F H, et al. MSH2 mutation carriers are at higher risk of cancer than MLH1 mutation carriers: a study of hereditary nonpolyposis colorectal cancer families[J]. J Clin Oncol, 2001, 19(20): 4074−4080.

[43] Wang K, Yuen S T, Xu J, et al. Whole-genome sequencing and comprehensive molecular profiling identify new driver mutations in gastric cancer[J]. Nat Genet, 2014, 46(6): 573−582.

[44] WHO Classification of Tumours Editorial Board. WHO classification of tumours of digestive system[M]. Lyon: IARC Press, 2019.

［45］ 黄丹，朱雄增，盛伟祺. 2019版《WHO 消化系统肿瘤分类》胃肠上皮性肿瘤部分解读［J］. 中华病理学杂志，2020，49（3）：209-213.

［46］ 赵倩，杨晓燕，甘润良. 胃癌的分子分型研究进展［J］. 中华病理学杂志，2016，10（3）：737-741.

［47］ 2013年中国胃肠胰神经内分泌肿瘤病理诊断共识专家组. 中国胃肠胰神经内分泌肿瘤病理诊断共识（2013）［J］. 中华病理学杂志，2013，42（10）：691-693.

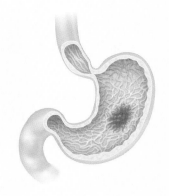

第八章

胃癌分子标志物的
研究及临床转化

贺亚敏　刘　强

　　传统意义上，胃癌的分类主要是基于肿瘤组织学，最常用的是
Lauren分型（肠型、弥漫型、混合型），或者是WHO分型（乳头型、管型、黏
液型和低黏附型等）。这些分型最大的缺点是不能体现预后，因而限制了
其在临床治疗决策中的使用。识别恶性肿瘤中的特异性基因改变可以作
为分子分型的基础，并成为靶向治疗的分子标志物。全基因组测序技术
在肿瘤研究中的发展应用，有利于不同恶性肿瘤分子分型系统的建立并
发掘新的分子标志物。胃癌基因改变的复杂性和异质性使得进展期胃癌
的治疗尚无有效和标准化的方案。目前，这些分子标志物的研究最终是
为了在临床转化为预后上的分层，并且能作为治疗的分子靶点。未来研
究的目的是揭示更多不同的胃癌分子通路，以期能获得新的或者改善性
的靶向治疗策略。

［通信作者］　刘　强，Email: liuq1963@sohu.com

第一节 表皮生长因子受体家族的
研究及临床转化

人表皮生长因子受体（human epidermal growth factor receptor, HER）家族也称ErbB家族，属于酪氨酸激酶Ⅰ型受体家族。基因定位于7号染色体，全长包括28个外显子，编码蛋白为跨膜蛋白，含有胞外段、跨膜段与胞内段3个区域。成员包括HER1、HER2、HER3、HER4四种同源受体，目前研究最多、临床应用最为广泛的是HER1/EGFR以及HER2。

一、*HER2*

人类表皮生长因子受体2（HER2，也称为CerbB-2或ErbB2），是HER家族成员之一，*HER2*激活后参与了多条信号通路的激活，促进肿瘤形成信号通路，如PI3K/Akt、MAPK，还可以激活NF-κB、MMPs及VEGF等抑制细胞凋亡及加速细胞周期进程、降低宿主对肿瘤细胞免疫力、诱导肿瘤血管形成和生长、改变组织结构，使肿瘤细胞发生移位，促进肿瘤细胞浸润和/或转移。HER2的基因扩增和蛋白过表达最早在乳腺癌中被发现，这部分患者病理组织分化差，病情进展迅速，预后差。因此，HER2可作为乳腺癌不良预后的标志之一。除乳腺癌之外，HER2在卵巢癌、结直肠癌、肺癌及胃癌等肿瘤中也均有不同程度的表达。一项国际多中心随机对照Ⅲ期临床研究（ToGA试验）的结果显示，化疗联合针对HER2的曲妥珠单抗治疗可显著延长进展期胃癌患者的生存期。基于这一结果，2010年欧洲药品管理局及美国食品和药品管理局（FDA）先后批准化疗联合使用曲妥珠单抗治疗*HER2*阳性的胃癌及食管胃交界癌患者。精准的胃癌HER2表达和基因扩增检测结果是进展期胃癌*HER2*靶向治疗患者筛选和疗效预测的前提。

1. 胃癌*HER2*的表达与检测

目前，胃癌*HER2*检测的方法主要有用特异性单抗进行的免疫组织化学染色（immunohistochemistry staining, IHC染色）、显色原位杂交（chromogenic *in situ* hybridization, CISH）以及荧光原位杂交（fluorescence *in situ* hybridization, FISH）。其中IHC是推荐的首选方法。IHC检测中HER2阳性定位于细胞膜，并且需要有阳性对照。与乳腺癌不同，在胃癌标准中，IHC 2$^+$或IHC 3$^+$不需要完全的细胞膜染色,在胃癌中"U"形染色(即部分细胞外膜中、高度染色)即为阳性。胃癌HER2的IHC判读有详尽的评分标准(表8-1-1)。2016年的指南更新了部分内容,对于着色强度相当于IHC 3⁺水平,但阳性细胞比例不足10%的手术标本,建议更换一个肠型成分较多的蜡块再次进行检测。IHC 3⁺的病例直接判定为HER2阳性,IHC 1⁺和IHC 0的病例直接判定为HER2阴性。IHC 2⁺的病例为"不确定"病例,需进一步行原位杂交检测最终明确HER2状态,如有扩增判定为HER2阳性,如无扩增则判定为HER2阴性。FISH判断方法参照ToGA研究经验判读:HER2与17号染色体着丝粒(CEP17)的比值≥2.0表示阳性。注意因其有较强的异质性,与乳腺癌判读有所不同(表8-1-2)。不同国家/地区、不同研究、不同部位及不同组织学亚型中胃癌*HER2*的扩增率并不相同。Ⅲ期临床试验ToGA研究,有欧洲、亚洲、美洲、非洲及大洋洲等地的24个国家的130个研究中心参加,其中中国有15家医院的614例患者入组。ToGA研究中同时使用了IHC和FISH检测,参照Hofmann等提出的评分标准,IHC 3⁺表示阳性;FISH检测结果以HER2 : *CEP17*扩增≥2.0表示阳性,两者有一项阳性即可入组。该研究纳入的3 807例患者中,经检测有810例(22.1%)为HER2阳性。该研究中,HER2表达的研究结果与此前的多家研究结果基本相符。就不同解剖部位而言,AEG的HER2阳性率高于胃癌;组织学亚型中,肠型胃癌的HER2阳性率

表8-1-1　胃癌HER2的IHC染色判读和评分标准

标　本　类　型		评分	*HER2*过表达评估
手　术　标　本	活　检　标　本		
无反应或<10%的肿瘤细胞膜染色	任何肿瘤细胞无膜染色	0	阴性
≥10%的肿瘤细胞微弱或隐约可见膜染色;仅有部分细胞膜染色	肿瘤细胞团微弱或隐约可见膜染色(无论着色的肿瘤细胞占整个组织的百分比)	1⁺	阴性
≥10%的肿瘤细胞有弱到中度的基底侧膜、侧膜或完全性膜染色	肿瘤细胞团有弱到中度的基底侧膜、侧膜或完全性膜染色(无论着色的肿瘤细胞占整个组织的百分比,但至少有5个成膜的肿瘤细胞着色)	2⁺	不确定
≥10%的肿瘤细胞基底侧膜、侧膜或完全性膜强染色	肿瘤细胞的基底侧膜、侧膜或完全性膜强染色(无论着色的肿瘤细胞占整个组织的百分比,但至少有5个成膜的肿瘤细胞着色)	3⁺	阳性

表8-1-2　*HER2*检测在胃癌和乳腺癌中的异同

检测方法		胃　　癌	乳　腺　癌
IHC评分	数量	活检标本≥5个细胞 手术标本≥10%	≥10% 临界值：≥30%
	完全性膜着色	大多缺乏（IHC 2[+]/3[+]常仅有双侧膜着色）	IHC 2[+]/3[+]必须满足
FISH分析	计数细胞	在基因拷贝数最高区域计数20个连续肿瘤细胞（比值介于1.8~2.2时另数20个细胞）	方法同胃癌
	有扩增	比值≥2.0	比值≥2.0（≥2.2）
*HER2*阳性率	肿瘤类型	肠型约30% 混合型约15% 弥漫型约5% 印戒细胞癌多为阴性	Ⅱ/Ⅲ级导管癌15%~25%（小叶癌、髓样癌和Ⅰ级导管癌几乎从不呈阳性）
	肿瘤部位	贲门/胃食管交接癌约30%；全胃癌约15%	无关
患者选择	FISH *vs* IHC	IHC更有预测价值，IHC初筛，IHC 2[+]加做FISH	FISH和IHC的预测价值相同

高于混合型和弥漫型。另外，手术标本和胃镜标本HER2阳性率相当。一项汇集了中国4个大型医疗中心1年内连续胃癌手术病例（726例）的多中心研究结果显示，中国人胃癌*HER2*阳性率为13%。在全球胃癌HER2调研项目（HER-EAGLE）中，中国11家中心联合提供了734例胃癌病例，HER2阳性率为12%。

2. 胃癌*HER2*的靶向治疗

针对*HER2*的靶向治疗分为单抗及小分子的激酶活性抑制剂。抗体类药物中，研究最为充分的应属曲妥珠单抗。曲妥珠单抗是一种抗HER2人源化单抗，主要通过与HER2的结合抑制其二聚体的形成，从而拮抗*HER2*下游信号转导通路以达到抑制肿瘤的作用，已被批准用于治疗HER2阳性胃癌。

ToGA研究第一次证实，曲妥珠单抗联合化疗可改善HER2阳性晚期胃癌患者的生存情况，尤其是HER2高水平表达者（IHC 2[+]/FISH 1[+]或IHC 3[+]）的生存期，由对照组的11.8个月延长至16.0个月。同时，使缓解率从34.5%提高至47.3%，而通常胃癌化疗的缓解率在30%左右。因此，ToGA研究可谓是胃癌治疗的一项里程碑式研究。ToGA研究结果确立了曲妥珠单抗在胃癌中的治疗地位，使其有望成为HER2阳性胃癌患者的重要治疗药物。ToGA研究之后的多项临床试验结果进一步验证了曲妥珠单抗治疗HER2阳性晚期胃癌患者的有效性和安全性。德国多中心观察性研究显示，曲妥珠单抗联合不同化疗方案一线治疗*HER2*阳性晚期胃癌患者，其治疗效果与ToGA研究结果相似，且患者在治疗期间的健康相关生活质量评分保持稳定。中国的一项Ⅱ期临床研究进一步证实，曲妥珠单抗联合其他化疗药物治疗HER2阳性晚期胃癌患者的中位总生存时间为19.5个月，远高于ToGA研究的16.0个月。多项Ⅱ期临床研究也成功探索了曲妥珠单抗与多种化疗方案配伍的可行性。

帕妥珠单抗也是靶向治疗HER2的单抗，目的是防止HER2的二聚体高度有丝分裂。有文献报道，帕妥珠单抗联合曲妥珠单抗在胃癌模型上抗肿瘤效果良好，期待在胃癌的临床应用上会有更多的研究。另一种抑制性分子拉帕替尼（lapatinib）是口服小分子酪氨酸激酶抑制剂，可中断EGFR/HER2相关的下游信号转导级联，进而起作用。在胃癌的发展过程中由于HER2参与了EGFR的信号转导过程，所以简单地阻断EGFR信号转导通路可能无法达到抑制胃癌的效果，而拉帕替尼作为EGFR和HER2的双靶点抑制剂则被赋予了更多的期待。然而，数据证明这些疗效是温和的，或比预期的疗效低。这可能归因于机体对HER2靶向治疗产生了耐药性。因此，未来的研究重点也应致力于克服这种耐药性。

此外，除了曲妥珠单抗之外的其他抗*HER2*靶向药物，如拉帕替尼、T-DM1（kadcyla）和帕妥珠单抗，也在晚期胃癌中开展了临床研究。在这些临床研究中，HER2状态都是筛选入组患者最重要的指标之一。因此，检测胃癌HER2蛋白及分子状态具有极其重要的临床意义。

3. HER2 与胃癌预后的相关性。

除了指导治疗，HER2与胃癌预后也相关，但是否为胃癌独立的预后因子尚存争议。He等研究表明，*HER2*是Lauren分型肠型胃癌的独立预后因子。该研究也被日本病理学会的新版《胃癌HER2病理诊断指南》引为证据。但HER2与Lauren分型弥漫型胃癌的预后关系尚无定论。Qiu等研究显示，HER2阴性的肠型胃癌患者生存结局最佳，而HER2阳性的弥漫型胃癌患者生存结局最差，HER2联合Lauren分型是胃癌独立预后因子。此外，HER2状态与胃癌淋巴结转移相关。一项欧洲回顾性研究统计了90例接受曲妥珠单抗治疗的转移性胃癌，发现HER2：CEP17＝4.7是判断曲妥珠单抗治疗敏感和不敏感的最佳界值。另一项韩国学者的研究分析了126例经曲妥珠单抗治疗的*HER2*阳性晚期胃癌患者，结果显示*HER2*状态为IHC 3[+]和HER2：CEP17＞4.48的病例组预后更好。

中国的临床研究数据也显示，在接受曲妥珠单抗一线联合治疗的 *HER2* 阳性晚期胃癌患者中，HER2：CEP17 ＞ 5 的患者总生存时间较长。因此，在原位杂交检测报告中，除了明确 HER2 基因是否扩增外，应注明 *HER2* 与 *CEP17* 的比值以协助临床医师预测疗效。

二、EGFR（HER1）

EGFR 广泛分布于各种上皮细胞的细胞膜上。目前发现的 EGFR 配体有表皮生长因子（EGF）、转化生长因子 -α、双调蛋白、结合肝素的 EGF 等。EGFR 活化过程依次为：配体与 EGFR 结合形成二聚体，酪氨酸激酶区激活，结合 ATP 分子使受体酪氨酸残基磷酸化，识别 SH2 蛋白的底物酶，将信号传入细胞内，从而激活 EGFR 下游的各种信号通路（包括 MAPK、PI3K/Akt 以及 STAT3 与 ATT5 等通路）。EGFR 不仅表达于上皮细胞，也表达于部分基质细胞及神经胶质细胞、平滑肌细胞。通过其激活的多条下游信号通路，在调节细胞生长和组织修复中起十分重要的作用，引发的细胞效应包括细胞增殖、迁移、黏附等多个环节。机体肿瘤的发生、发展过程多与 EGFR 介导的功能相关，且 EGFR 也被发现高表达于肿瘤细胞，促进了肿瘤的增殖、侵袭、转移及血管形成。

1. 胃癌中 EGFR 的表达及靶向治疗

EGFR 是多条肿瘤信号转导通路的共有上游结点因子。大量研究表明胃癌组织 EGFR 也有着明确的高表达现象，阳性表达率为 40%～60%。因此，有大量研究者投入针对 EGFR 的靶向药物开发。EGFR 抑制剂主要分为两类：一类是 EGFR 胞外区竞争性抑制剂，代表药物为抗 EGFR 单抗；另一类是小分子的激酶活性抑制剂，被摄入细胞内针对 EGFR 胞内段的酪氨酸激酶区，抑制 *EGFR* 的活化。第一类药物中的代表是西妥昔单抗，为人源化鼠抗 EGFR 单抗，通过与 EGFR 胞外段的亲和作用竞争性抑制 EGFR 天然配体与其结合，抑制下游信号通路激活，达到诱导肿瘤细胞凋亡、抑制肿瘤的浸润转移作用，已被美国 FDA 批准上市，用于晚期结直肠癌、鼻咽癌的靶向治疗。对于胃癌的治疗目前也已进入临床试验阶段，并在 Ⅰ、Ⅱ 期临床试验中获得了良好的疗效。使用奥沙利铂联合西妥昔单抗治疗胃癌过程中，38 例患者中有 50% 获得了部分缓解，疾病进展时间为 5.5 个月，总生存期为 9.9 个月。尼妥珠单抗是我国第 1 个用于治疗恶性肿瘤的功能性单抗药物，临床用于 EGFR 阳性的晚期鼻咽癌患者的治疗。在胃癌治疗的 Ⅱ 期临床试验中，33.3% 的进展期胃癌患者获得部分缓解，中位无进展生存期为 118 d，中位总生存时间为 358 d，较无治疗组有所延长。马妥珠单抗也是人源化抗EGFR抗体，获批用于晚期结直肠癌患者的治疗，对于胃癌治疗也进入了Ⅱ期临床试验阶段。帕尼单抗作为结直肠癌获批药物，目前已进入针对胃癌的Ⅲ期临床实验。

在抗体类药物开发获得进展的同时，小分子酪氨酸激酶抑制剂也在临床上得到了较为成熟的研究。该类药物不具备抗体类药物特殊的靶向性，因此可针对包括EGFR、HER2在内的多种EGFR，通过抑制其活化区域阻断下游信号通路的转导。拉帕替尼是EGFR与HER2的共同不可逆性抑制剂，是该类药物中相对获批较早用于临床晚期乳腺癌治疗的药物，在胃癌的临床前期试验中可以与传统化疗药起到协同作用，目前已进入Ⅱ期临床试验，但有一项试验提供的客观缓解率仅12%。阿伐替尼是HER家族共同抑制剂，2013年获批用于晚期肺癌的治疗，但对胃癌的临床疗效尚待评估。还有另一种全HER家族抑制剂波齐替尼（poziotinib），目前在胃癌中的研究也进入Ⅱ期临床试验阶段。尽管目前针对*EGFR*的靶向药物种类繁多，临床研究也比较成熟，但真正获批用于胃癌临床治疗的仍然空缺，还有待进一步探索。

在研究抗EGFR治疗胃癌时，采用IHC与ISH检测EGFR蛋白表达与基因扩增可能改善患者选择的特异性。

2. EGFR与胃癌预后的相关性。

EGFR表达与胃癌患者的预后以及部分临床病理特征相关。有报道称EGFR高表达与年龄、分化程度及分级相关，其表达水平可能是独立的预后不良因素。也有研究支持EGFR表达与肿瘤分化程度、浸润深度、淋巴结转移、远处转移及临床TNM分期相关，并可能通过VEGF促进肿瘤的血管生成。一项EGFR与多肿瘤相关关系的研究提出，EGFR表达水平与肿瘤患者预后相关，尤其是在头颈部、卵巢、膀胱以及食管肿瘤中，对于胃癌、乳腺癌、子宫内膜癌及结直肠癌EGFR的高表达往往提示疾病预后不良，但对于非小细胞肺癌EGFR表达与预后相关性不明显。尽管并非所有的研究都能达到一致的观点，但绝大多数研究者都支持EGFR是明确的胃癌标志物，并有评估胃癌预后的作用。

第二节　血管内皮生长因子及其受体的研究及临床转化

肿瘤在生长、转移过程中，对新生血管有明确的依赖性，一方面由于肿瘤细胞不断地异常增殖，导致需要更多的营养成分与氧气，这就需要通过新生血管从宿主向肿瘤组织输送；另一方面肿瘤组织也不断地通过血管向宿主输送肿瘤细胞，进而形成肿瘤病灶向远处转移的能力。肿瘤的血行转移往往与新生血管数量呈正关系。微血管密度（micro-vessel density, MVD）是常用的肿瘤新生血管评价指标。血管内皮生长因子（VEGF）及其受体在已知的细胞因子中对肿瘤血管生成影响最强。

在对早癌及进展期胃癌患者的研究发现，VEGF 阳性者肿瘤体积较阴性者大，浸润程度深，转移风险高，临床分期晚，生存期短，且 VEGF 表达水平是胃癌患者预后及肝转移的独立危险因素。还有人指出，VEGF 不仅在肿瘤局部，在外周血中也有高表达现象，并与胃癌组织中血管生成水平、淋巴结转移水平密切相关，是评估胃癌患者肿瘤分期的敏感指标。VEGF 血管生成作用的主要介导受体是血管内皮生长因子受体-2（VEGFR-2），与胃癌进展程度、远处转移及新生血管数量相关。

针对 VEGF 的靶向抗肿瘤药物也是胃癌分子靶向治疗的研究热点之一。贝伐珠单抗（bevacizumab）是针对 VEGF 的重组人源化单抗，首先由美国 FDA 批准用于治疗晚期结直肠癌，后来被批准用于乳腺癌、肾癌和非小细胞肺癌的治疗。2010 年美国临床肿瘤学会年会上公布了关于贝伐珠单抗的一项多中心、随机、双盲、安慰剂对照的 Ⅲ 期临床研究（AVAGAST 研究）结果，主要内容是贝伐珠单抗或安慰剂联合顺铂和卡培他滨（XP 方案）治疗晚期胃癌，显示贝伐珠单抗并未显著提高晚期胃癌患者的总生存率（HR: 0.87; $95\%\ CI$: $0.73 \sim 1.03$, $P = 0.100\ 2$），但次要观察终点：贝伐珠单抗组患者较安慰剂组的无进展生存期和肿瘤反应率均明显提高而获益，其中无进展生存期贝伐珠单抗组和安慰剂组分别为 6.7 个月和 5.3 个月（$P = 0.004$），总有效率分别为 46% 和 37%（$P = 0.032$）。阿帕替尼是我国自主研制的靶向治疗胃癌的新药，是一种 VEGFR-2 的小分子酪氨酸激酶抑制剂，可通过高度选择性竞争细胞内 VEGFR-2 的 ATP 结合位点阻断下游信号转导，抑制酪氨酸激酶生成，从而抑制肿瘤组织新血管的生成，最终达到治疗肿瘤的目的，2013 年其 Ⅱ 期临床试验已在《临床肿瘤学杂志》（*Journal of Clinical Oncology*）上发表。2014 年，阿帕替尼的多中心、随机、双盲、安慰剂对照的 Ⅲ 期试验研究结果显示：疗效方面，治疗组和安慰剂组的客观缓解率分别为 2.84% 和 0，与安慰剂组对比，阿帕替尼组的中位总生存期显著延长（195 d *vs* 140 d; HR: 0.71, $95\%\ CI$: $0.54 \sim 0.94$, $P < 0.016$），中位无进展生存期也显著延长（78 d *vs.* 53 d; HR: 0.44; $95\%\ CI$: $0.33 \sim 0.61$, $P < 0.000\ 1$）。安全性方面，阿帕替尼一般耐受性良好，大部分不良反应可以通过剂量中断或减量来处理，超过

2%的患者发生的3/4级不良反应为原发性高血压、手足综合征、蛋白尿、乏力、厌食及转氨酶升高。

雷莫芦单抗为抗*VEGFR-2*全人源IgG1单抗，可特异性结合*KDR/VEGFR-2*，可以通过抑制*VEGFR-2*及血管生成相关信号通路来抑制受体磷酸化及血管新生，从而导致肿瘤细胞凋亡，最终导致肿瘤衰退。另外，选择性抑制*VEGFR-2*对其酪氨酸激酶受体无影响，因而可以消除由抑制受体所造成的不良反应。雷莫芦单抗用于靶向治疗胃癌是基于一项国际性的、随机、双盲、安慰剂对照的多中心Ⅲ期临床研究：在北美、中美、南美、欧洲、亚洲、澳洲及非洲的29个国家119个医学中心进行试验，其中包括355例晚期胃腺癌或食管胃结合部腺癌（AEG）患者，将患者按2：1的比例分组，238人被分入雷莫芦单抗组，另有117人被分入安慰剂对照组，主要终点为总生存期。研究结果显示：治疗组患者有较长的中位总生存期（5.2个月 *vs* 3.8个月；*HR*：0.776；*95% CI*：0.603～0.998，*P*=0.047）和较长的中位无进展生存期。2014年4月21日，FDA批准由Lily公司开发的抗*VEGFR-2*单抗——雷莫芦单抗上市，批准的适应证为化疗失败的胃癌、晚期胃癌及胃食管连接处腺癌。2014年10月的另一项Ⅲ期试验：将665例患者随机分为雷莫芦单抗联合紫杉醇治疗组（*n*=330）和安慰剂联合紫杉醇组（*n*=335），试验结果显示：与安慰剂联合紫杉醇组相比，雷莫芦单抗联合紫杉醇组疗效显著，生存期显著延长，该联合化疗方案可以将总生存期至少延长2个月。

但*VEGF*抑制剂自身有着一系列的不良反应，如原发性高血压、血栓及蛋白尿等，部分患者也存在耐药性。这些问题限制了*VEGF*抑制剂的临床应用，仍有待于进行不断的深入研究，使之得到更广泛、更有效的应用。

第三节　EB病毒的研究及临床转化

EBV是胃癌发生的生物学病因之一。EBV相关型胃癌具有独特的临床病理学特征，其预后相对较好。EBV相关型胃癌大约占9%，与不同的流行病学和临床病理学特征有关。

Bae等通过一项荟萃分析发现，EBV感染与胃癌发生风险之间存在较强的相关性，可能使胃癌发生的风险增加10倍。Murphy等通过荟萃分析发现，EBV相关型胃癌发病率为8.7%，其中美洲的发病率为9.9%，亚洲为8.3%，欧洲为9.2%。长期多盐饮食、吸烟和咖啡可能是导致EBV相关型胃癌发生的危险因素。EBV相关型胃癌多发于男性，肠型胃癌中多见，肿瘤多发生于近端胃和残胃。此外，男性患病率近乎是女性的2倍，并好发于老年人，平均发病年龄为50～68岁。EBV相关型胃癌另一个重要的组织学特征就是炎症细胞浸润，特别是$CD4^+$或$CD8^+$ T细胞的浸润。同时，可伴有大量的B细胞、浆细胞或中性粒细胞浸润。

EBV能够识别淋巴细胞或上皮细胞的EBV结合位点并介导细胞融合，形成潜伏感染状态，表达EBV核抗原（Epstein-Barr nuclear antigen, EBNA）、EBV潜伏膜蛋白（latent membrane protein, LMP）及EBV编码的小RNA（EBER）等。

EBV感染宿主细胞后，多数细胞中的病毒基因处于潜伏状态，此时细胞合成EBNA和LMP。根据EBV在不同肿瘤细胞中的表达情况，分为潜伏Ⅰ～Ⅲ型。潜伏Ⅰ型表达EBNA和EBER，多见于B细胞中，如伯基特淋巴瘤（Burkitt lymphoma）；潜伏Ⅱ型见于B细胞和上皮细胞中，表达EBNA1、LMP1、LMP2A、LMP2B和EBER，如鼻咽癌和霍奇金淋巴瘤；Ⅲ型见于B细胞，表达EBNA1、EBNA2、EBNA3A、EBNA3C、LP、LMP2A、LMP2B和EBER，多见于移植后的淋巴瘤。EBV相关型胃癌中可以检测到EBNA1、EBER、LMP2A等的表达，而无*LMP1*的表达，不同于Ⅰ型和Ⅱ型感染，而是介于两者之间的独特类型。EBNA分型有6种，分别为EBNA1、EBNA2、EBNA3、EBNA4、EBNA5和EBNA6。EBNA1目前是唯一能在EBV感染的宿主细胞中持续表达的氨基酸蛋白，可以通过顺式作用阻止细胞处理和呈递抗原，使细胞毒性T淋巴细胞（cytotoxic T lymphocyte, CTL）不能识别自身免疫表位而逃避机体免疫应答。通过EBV对人胃癌印戒细胞系（HSC-39）及13例EBV相关型胃癌患者基因检测发现，EBV相关型胃癌癌细胞中均有*EBNA1*表达，而无*EBNA2*等。近年来，有以*EBNA1*为靶点治疗EBV相关型胃癌的研究，但仍处于体外研究阶段，需要进一步深入探究。LMP是EBV增殖过程表达的膜抗原，包括LMP1、LMP2A和LMP2B。LMP1在鼻咽癌的发病机制中具有重要作用，但多数研究认为EBV相关型胃癌细胞中并未表达或仅低表达LMP1。而LMP2A在近一半的EBV相关型胃癌中表达，能够阻止胃癌细胞系中转化生长因子-β（transforming growth factor-β, TGF-β）诱导的细胞凋亡。*LMP2A*通过抑制TWIST/YB-1表达下调HER-2的表达，可能是EBV相关型胃癌患者预后较好的机制之一。EBV转录2个小RNA，包括*EBER1*和*EBER2*，是EBV在潜伏期表达最多的病毒基因，与宿主细胞表达的蛋白相互作用，促进细胞增殖和抗凋亡。

临床病理检测中当胃癌的背景中有大量炎症细胞浸润时，可以通过ISH方法进行EBER的检测来协助诊断EBV相关型胃癌。EBV相关型胃癌几乎所有原位癌组织、转移淋巴结及转移灶中的细胞核内均有EBER表达,而癌旁组织则为阴性。EBV相关型胃癌最常见于贲门,其次为胃体、胃窦。大部分研究认为EBV相关型胃癌淋巴转移率低,较EBV阴性型胃癌预后好,可能与程序性死亡受体-1(programmed death-1, PD-1)的高表达有关。

综上所述,EBV相关型胃癌是一种介于Ⅰ、Ⅱ型之间的感染,EBV基因 *EBNA1*、*LMP2A*、*EBER*、*BZLF1*、*BARF1* 等是目前认为在EBV相关型胃癌中明确表达的相关基因,*LMP1*、*EBNA2*、*EA* 等不表达或少量表达,而 *BRLF1* 等尚存在争议。

EBV的DNA与相关抗原等已成功应用于鼻咽癌筛查、诊断及预后等,但EBV在EBV相关型胃癌上的临床应用尚少见,EBV相关型胃癌的发病机制及血清学抗体仍需进一步研究,其可能为EBV相关型胃癌的筛查、诊断、治疗和预后提供有力的理论基础及思路。

第四节　长链非编码RNA和免疫相关分子标志物的研究及临床转化

一、长链非编码RNA

微RNA(miRNA)与lncRNA是参与细胞增殖、转录及转录后调控的体内长链非编码RNA。异常表达时可引起细胞生物遗传表型的改变,进而导致肿瘤。上述两种RNA异常表达,在不同肿瘤中可产生相反的作用。目前发现与胃癌相关的miRNA有 *miR-21*、*miR-29*、*miR-106*、*miR-148* 及 *miR-622* 等,通过miRNA芯片在胃癌中检测上调及下调的miRNA更是种类繁多。有的被验证可作为评估胃癌预后的肿瘤标志物,如 *miR-21*、*miR-106*、*miR-223*、*miR-338* 及 *miR-let7a* 等;有的可作为淋巴结转移的评价指标,如 *miR-212*、*miR-195*。一些验证性的研究为部分miRNA的功能提供了可能的机制。如 *miR-622* 可通过抑制生长抑制因子1消除其对细胞生长的抑制作用,促进肿瘤发生; *miR-148* 则通过调节蛋白交互网络,降低肿瘤细胞的增殖及转位,上调 *miR-148* 可降低肿瘤细胞生长、黏附、侵袭及迁移; miR-let7家族可抑制高迁移率蛋白A2增加胃癌的侵袭转移能力; *miR-106* 家族中, *miR-106-b-25* 可通过抑制P21促进肿瘤形成,还可以通过TGF-β干扰正常的细胞周期阻滞及细胞凋亡,导致肿瘤细胞的形成。

与蛋白-蛋白相互作用的复杂情况不同,核酸之间的相互作用更为直接和直观,易于设计,使用人工设计miRNA实现目的基因的沉默是实验中常用的技术。再结合miRNA在胃癌中的研究基础,针对miRNA的靶向治疗也有了相应的进展,但目前仍多停留在临床前期试验。应用人工设计的miRNA使胃癌细胞中的*PRL3*基因沉默后,其蛋白表达显著减少,借此胃癌细胞的侵袭转移能力也相应降低,改善了移植瘤模型中胃癌的转移情况。尽管基因的沉默已经是成熟技术,但目前核酸类药物在临床中仍不如蛋白及其他小分子药物成熟,还需要更好的设计和更多的实践基础。

二、免疫相关分子标志物的研究及临床转化

近20年来,研究者们努力尝试利用机体自身的免疫功能对抗肿瘤,这种治疗策略被称为肿瘤免疫疗法。其目的是通过增强机体自身的抗肿瘤免疫应答,或外源性地补充抗肿瘤免疫活性细胞或药物,从而达到治疗效果。以免疫检查点阻断、肿瘤浸润淋巴细胞(tumor infiltrating lymphocyte, TIL)、CAR-T及T细胞受体嵌合型T细胞在内的免疫疗法在多种肿瘤的治疗中均取得了一定疗效,其中免疫检查点阻断疗法备受瞩目。

逃避免疫系统的监视和杀伤是肿瘤细胞的重要生物学特征,而免疫检查点通路是肿瘤逃避免疫的主要机制。肿瘤细胞可通过多条途径调控免疫检查点活性,逃避免疫系统的监视。利用可特异性结合在肿瘤细胞或免疫细胞表面免疫检查点的单抗,阻断抑制性分子发挥作用,刺激免疫系统重新活化以杀伤肿瘤细胞,是近5年内新兴的免疫疗法。目前,研究较多的是细胞毒性T淋巴细胞相关抗原-4(cytotoxic T lymphocyte associated antigen-4, CTLA-4)、PD-1和PD-L1,在胃癌的治疗中也进行了初步探索及应用。

PD-1及其配体PD-L1或PD-L2是一对负性共刺激因子,可以在肿瘤发生和进展过程中抑制T细胞的分化和相关功能。PD-1/PD-L1是目前研究最多、疗效最佳的靶点,PD-1/PD-L1抗体甚至一度被誉为"抗癌神药"。自2014年7月首个PD-1抑制剂在日本获批上市后,截至目前,已有5种PD-1/PD-L1抑制剂在欧美十几个国家上市,被用于治疗恶性黑色素瘤、非小细胞肺癌、肝癌、胃癌、肾癌以及所有MSI-H型实体瘤等多种类型肿瘤。研究发现,特异性阻断PD-1/PD-L1在不同类型实体瘤的临床治疗中应答率为20%～40%,在血液系统肿瘤,如晚期霍奇金淋巴瘤中的总缓解率为87%。同时检测PD-1和PD-L1蛋白的表达可能用来预测肿瘤的预后。

免疫检查点阻断疗法在胃癌的研究中起步较晚，直至2015年才有首个阳性临床试验结果报道。Boger 等分析465例胃癌患者，发现肿瘤细胞 PD-L1 的阳性率为23.87%。间质淋巴细胞 PD-1 的阳性率为53.76%，明显高于周围正常组织。韩奕文等发现胃癌组织中 PD-1 表达高于癌旁组织。在 Wu 等的研究中，正常胃组织不表达 PD-L1，但在42%的胃癌组织中检测到 PD-L1。李毓飞等的实验结果显示，胃癌细胞 PD-L1 的阳性率为37.3%，间质淋巴细胞 PD-1 的阳性率为46.7%，胃癌组织中 PD-L1、PD-1 的阳性率均高于癌旁组织。临床实践表明，PD-L1 高表达、MSI、肿瘤突变负荷（tumor mutation burden, TMB）高以及肿瘤组织高 TIL 水平是预测 PD-1 抑制剂有效的主要因素。

阳性率产生差异的原因在于：① 实验人群人种不同。② 不同肿瘤采用的试剂克隆号不同，试剂仍未标准化。Diggs 等研究在治疗不同肿瘤、使用不同药物时，检测使用了不同的抗体型号（SP263、SP142、22C3、28-8）。③ 检测方法不同。主要有蛋白水平和 mRNA 水平两种检测方法，在以 mRNA 的检测中有时会同时检测到非肿瘤细胞 mRNA 的表达。④ 阳性判断标准阈值不同。有文献对胃癌患者不同 PD-L1 诊断抗体、不同肿瘤细胞阳性阈值进行预后统计。PD-L1 表达水平的高低以肿瘤比例评分（tumor proportion scores, TPS）进行定义，包括高表达（TPS ≥ 50%）、阳性表达（TPS ≥ 1%）和阴性表达3种情况。有文献选择5%作为阳性阈值。在目前大部分临床试验中，PD-L1 高表达的阈值界定为50%。检测筛选很重要，检测的阈值如何界定尚没有统一标准。

越来越多的研究显示，PD-L1 可作为肿瘤预后的标志物，但是 PD-L1 在不同肿瘤表达的预后意义仍存在争议。Boger 等研究显示，西方人群中高表达 PD-L1、PD-1 的胃癌患者预后较好，PD-L1 是独立的生存预后因子。Ma 等研究显示 PD-L1 表达患者的5年总生存率较差，PD-1 表达与预后无关。Wang 等通过60项研究10 310例癌症患者，荟萃分析了 PD-L1 表达与预后的关系，结果显示 PD-L1 过表达是多种肿瘤预后的不良因子。对于不同种类的肿瘤，如乳腺癌、尿路上皮癌、肾癌、胃癌（$P=0.04$）的总生存率较差。在不同种族的患者中也观察到 PD-L1 过表达对不同种族人群预后的影响。

有研究表明，EBV 感染阳性也可能是预测 PD-1 抗体治疗效果的指标之一。Derks 等对 PD-L1 在 EBV 相关型胃癌中的潜在作用进行了研究，发现在32例 EBV 相关型胃癌中，50%（16/32）的肿瘤细胞和94%（30/32）肿瘤浸润免疫细胞中有 PD-L1 蛋白的表达；相比之下，EBV 阴性型胃癌则表现出较低的 PD-L1 表达，仅有10%的肿瘤细胞和39%的肿瘤浸润免疫细胞中有 PD-L1 蛋白的表达（$P < 0.001$）。根据 TCGA 的研究报道，PD-1 在 EBV 相关型胃癌中频繁扩增，提

示该类胃癌具有高免疫原性。

因此，评估肿瘤细胞和肿瘤浸润免疫细胞中生物标志物的表达，对于预测EBV相关型胃癌患者长期生存和靶向药物的疗效有一定意义。

肿瘤免疫治疗相关生物标志物的检测承担着指导临床药物使用的重要角色，是实现肿瘤免疫精准治疗的基石。PD-L1检测时机没有统一定论。但是最新的美国《NCCN胃癌临床实践指南》推荐，患者确诊时就应该检测。目前，已经有4种PD-L1的检测试剂盒获批，但是多种检测平台与抗体一致性如何、病理科医师如何规范判读等问题仍亟待解决。

三、问题及展望

肿瘤的多基因发生基础以及胃癌的异质性使得我们需要在对现有的标志物进行深入研究外，还要探究更多的新的分子标志物，更重要的是在临床转化的应用中考虑人群、胃癌的病理甚至分子分型中的差异等，从而为胃癌预后的分层以及靶向治疗的决策奠定坚实的理论和实践基础。目前，分子标志物的研究主要集中在血液、病理组织等样本。新兴的循环肿瘤细胞检测技术，已成为研究热点并进入临床应用。循环肿瘤细胞是指进入人体外周血的肿瘤细胞，1869年由澳大利亚籍医师Ashworth首次提出。循环肿瘤细胞可有效地应用于体外早期诊断、化疗药物的快速评估，个体化治疗包括临床筛药、耐药性的检测、肿瘤复发的监测以及肿瘤新药物的开发等。循环肿瘤细胞及液体活检技术方兴未艾，也为我们评估胃癌的诊断、进展、治疗以及预后提供了更多可能性。

------------------------------ **参 考 文 献** ------------------------------

[1] Abad A. New drugs in the treatment of gastric tumors[J]. Clin Transl Oncol, 2008, 10(5): 256−261.

[2] Bilgin B, Sendur MA, Bülent Akinci M, et al. Targeting the PD-1 pathway: a new hope for gastrointestinal cancerzs[J]. Curr Med Res Opin, 2017, 33(4): 749−759.

[3] Cancer Genome Atlas Research Network. Comprehensive molecular characterization of gastric adenocarcinoma[J]. Nature, 2014, 513(7517): 202−209.

[4] Diggs L P, Hsueh E C. Utility of PD-L1 immunohistochemistry assays for predicting PD-1/PD-L1 inhibitor response[J]. Biomark Res, 2017, 5: 12.

[5] Fuchs C S, Tomasek J, Yong C J, et al. Ramucirumab monotherapy for previously treated advanced gastric or gastro-oesophageal junction adenocarcinoma (REGARD): an

international, randomised, multicentre, placebo-controlled, phase 3 trial[J]. Lancet, 2014, 383(9911) : 31−39.

[6]　Hofmann M, Stoss O, Shi D, et al. Assessment of a HER2 scoring system for gastric cancer: results from a validation study[J]. Histopathology, 2008, 52(7): 797−805.

[7]　Khalil D N, Smith E L, Brentjens R J, et al. The future of cancer treatment: immunomodulation, CARs and combination immunotherapy[J]. Nat Rev Clin Oncol, 2016, 13(5): 273−290.

[8]　Kim S Y, Park C, Kim H J, et al. Deregulation of immune response genes in patients with Epstein-Barr virus-associated gastric cancer and outcomes[J]. Gastroenterology, 2015, 148(1): 137−147.

[9]　Kim S, Barzi A, Rajdev L. Biomarker-driven targeted therapies for gastric/GEJ malignancies[J]. Semin Oncol, 2018, 45(3): 133−150.

[10]　Li J, Qin S, Xu J, Guo W, et al. Apatinib for chemotherapy-refractory advanced metastatic gastric cancer: results from a randomized, placebo-controlled, parallelarm, phase Ⅱ trial[J]. J Clin Oncol, 2013 , 31(26) : 3219−3225.

[11]　Ma J, Li J, Hao Y, et al. Differentiated tumor immune microenvironment of Epstein-Barr virus-associated and negative gastric cancer: implication in prognosis and immunotherapy[J]. Oncotarget, 2017, 8(40): 67094−67103.

[12]　McDermott D F, Atkins M B. PD-1 as a potential target in cancer therapy[J]. Cancer Med, 2013, 2(5): 662−673.

[13]　Meulendijks D, Beerepoot L V, Boot H, et al. Trastuzumab and bevacizumab combined with docetaxel, oxaliplatin and capecitabine as first — line lreatment of advanced HER2-positive gastric cancer: a multicenler phase Ⅱ study[J]. Invest New Dmgs, 2016, 34(1): 119−128.

[14]　Ohtsu A, Shah M A, Van Cutsem E, et al. Bevacizumab in combination with chemotherapy as first-line therapy in advanced gastric cancer: a randomized, double-blind, placebo-controlled phase Ⅲ study[J]. J Clin Oncol, 2011 , 29(30) : 3968−3976.

[15]　Okines A F, Reynolds A R, Cunningham D. Targeting angiogenesis in esophagogastric adenocarcinoma[J]. Oncologist, 2011, 16(6) : 844−858.

[16]　Ryu M H, Yoo C, Kim J G, et al. Multicenter phase Ⅱ study of trastuzumab in combination with capecitabine and oxaliplatin for advanced gastric cancer[J]. Eur J cancer, 2015, 51(4): 482−488.

[17]　Rüschoff J, Dietel M, Baretton G, et al. HER2 diagnostics in gastriccancer-guidelinevalidation and development of standardized immunohistochemical testing[J]. Virchows Arch, 2010, 457 (3) : 299−307.

[18]　Shinozaki-Ushiku A, Kunita A, Fukayama M. Update on Epstein-Barr virus and gastric cancer (review)[J]. Int J Oncol, 2015, 46(4): 1421−1434.

[19]　Tseng C W, Lin C C, Chen C N, et al. Integrative network analysis reveals active microRNAs and their functions in gastric cancer[J]. BMC Syst Biol, 2011, 5: 99.

[20]　Wang Q, Liu F, Liu L. Prognostic significance of PD-L1 in solid tumor: an updated meta-analysis[J]. Medicine (Baltimore), 2017, 96(18): e6369.

[21]　Wilke H, Muro K, Van Cutsem E, et al. Ramucirumab plus paclitaxel versus placebo

plus paclitaxel in patients with previously treated advanced gastric or gastro-oesophageal junction adenocarcinoma (RAINBOW): a double-blind, randomised phase 3 tria[J]. Lancet Oncol, 2014, 15(11): 1224−235.

［22］《胃癌HER2检测指南》编写组. 胃癌HER2检测指南（2016版）［J］. 中华病理学杂志，2016，45（8）: 528−532.

［23］《胃癌HER2检测指南》编写组. 胃癌HER2检测指南［J］. 中华病理学杂志，2011，40（8）: 553−557.

［24］龙晓雨，步宏，刘键平. 胃癌HER2检测的标准化研究进展［J］. 中华病理学杂志，2011，4（9）: 645−648.

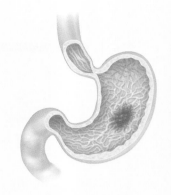

第九章

胃癌的内镜诊断和治疗

梁　晓　戈之铮　陆　红　李晓波

在我国所有恶性肿瘤中,胃癌的发病率居第2位,病死率居第3位。胃癌对国人的健康造成了严重的危害。早期诊断和治疗是降低胃癌患者病死率最有效的方法。白光内镜在早期胃癌的诊断中显示出局限性,近年来,窄带成像(narrow band imaging, NBI)技术结合放大内镜(magnifying endoscopy, ME)对提高早期胃癌的诊断做出了杰出贡献。而使得NBI依靠的关键技术之一为ME技术,这两者结合起来,使得像素更密集,可重点观察隐窝、腺管开口形态或黏膜下血管形态,对早期黏膜病变的诊断效果更优。两者结合在早期胃癌的诊断与鉴别诊断作用中具有重要意义。本章将从多个方面并结合病例综合阐述ME-NBI在早期胃癌中的作用。

［通信作者］　李晓波,Email: lxb_1969@163.com

第一节 胃癌的内镜诊断

一、简介

窄带成像（NBI）是利用滤光器过滤掉内镜光源所发出的红蓝绿光波中的宽带光谱，仅留下窄带光谱用于诊断消化道各种疾病。其主要的优势在于不仅能够精准观察消化道黏膜上皮形态，如上皮腺凹结构，还可以观察上皮血管网的形态。这种新技术能够更好地帮助内镜医师区分胃肠道黏膜上皮异常，如胃肠道早期肿瘤腺凹不规则改变，从而提高内镜诊断的精准率。

诊断为早期胃癌后，ME-NBI对早期胃癌治疗方式的选择、切除术后病灶有无残留以及术后随访等方面都具有重要作用。需要注意的是背景黏膜，癌变的周围黏膜由于受到炎症、萎缩、肠化生等影响，呈现出与幽门螺杆菌阴性的正常黏膜所不同的多样化表现。另外，早期胃癌受病变形态、部位、病理类型及浸润深度等影响，病灶本身也呈现多样化表现。因此，ME-NBI在早期胃癌中的运用比在消化道其他疾病中的运用更难掌握，且其对早期胃癌诊断的精准性受到内镜医师主观因素的影响。

二、鉴别病灶性质

近年来，内镜技术发展迅速，逐渐证实了ME-NBI在早期胃癌诊断上的作用。日本内镜协会2016年提出了诊断早期胃癌的《NBI指南》，指出针对怀疑为早期胃癌的病变，首先ME-NBI下观察判断病变区域和正常区域是否有边界，没有明显边界为非肿瘤病变，如果有边界需要继续判断其腺管或者微血管结构是否呈不规则或者消失（图9-1-1），符合上述表现者为早期胃癌；若腺管或微血管结构规则，则为非肿瘤病变。另外，在一些隆起型病变中，病变表面可能存在一些白色不透明物质，遮蔽了微血管结构，微血管往往表现为缺失，这时候可以通过观察白色不透明物质的分布来反映腺管的结构，进而判断病变的性质。一般白色不透明物质分布规则常提示为腺瘤；白色不透明物质分布紊乱（图9-1-2）则提示为早期胃癌。

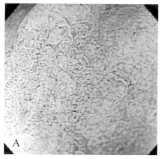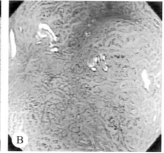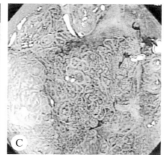

图9-1-1　胃癌ME-NBI表现

注：A.病灶与周围正常黏膜存在明显的分界线,腺管结构紊乱,微血管扩张,内径不一,排列成不规则网状；B.病灶与周围正常黏膜存在明显的分界线,腺管结构紊乱,微血管扭曲,分布不均；C.病灶腺管呈不规则乳头状；微血管扩张、不规则,局部排列于腺管内,部分互相间交错连接。

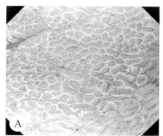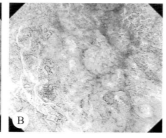

图9-1-2　白色不透明物质分布

注：A.白色不透明物质分布规则,病理提示腺瘤；B.白色不透明物质分布不规则,病理提示胃癌。

三、推测Ⅱc型癌的分化程度

日本内镜协会在《早期胃癌内镜治疗指南》中指出,早期胃癌组织学类型有分化型与未分化型。分化型胃癌的处理方法明显不同于未分化型胃癌,未分化型胃癌往往需要外科手术治疗。因此,在处理前精准区分胃癌的两种病理类型具有重要的临床意义。目前,ME-NBI对早癌中的中央凹陷型(Ⅱc型)病理分化程度具有可靠的指导作用。据日本《NBI指南》推荐和笔者医院研究发现,早期胃癌在ME-NBI下的血管结构表现为网状格改变(图9-1-1 A),或者腺管呈现为不规则的乳头状,微血管表现不规则、位于腺管内(图9-1-1 C),往往提示早期胃癌分化良好；若血管结构呈螺旋状改变或者血管稀疏或极度扭曲(图9-1-3),往往提示早期胃癌分化不良。

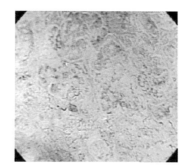

图9-1-3　早期胃癌分化不良

四、帮助寻找隐匿癌

胃隐匿癌通常指的是白光内镜下未发现明显病变，但病理学检查提示为早癌的病变，一般多由活检发现，但复查白光胃镜通常难以发现其病变部位。而随着ME-NBI在临床上的推广运用，使越来越多的胃隐匿癌被发现。

五、病灶浸润深度的判断

2015年，日本《早期胃癌内镜治疗指南》中对早期胃癌的内镜黏膜下剥离术（endoscopic submucosal dissection, ESD）适应证做出明确规定，局限于黏膜层及黏膜下浅层浸润（SM1）的早期胃癌适合ESD治疗，对黏膜下深层浸润的早期胃癌（SM2以下）（图9-1-4）行外科治疗。因此，对浸润深度的精准判断至关重要，可以判断是否有必要进行手术，以及是否因低估胃癌浸润深度而采取ESD治疗后而需要追加二次手术。2011年，亚太区NBI共识会议上，所有参会专家都否决了NBI在浸润深度判断的作用。2012年，Kobara等人总结了35例黏膜下层癌发现ME-NBI下的无腺管结构区域，血管稀疏紊乱对分化型早期胃癌区分SM2浸润有一定的指导意义。另外，笔者医院研究中心提出的ME-NBI下C型

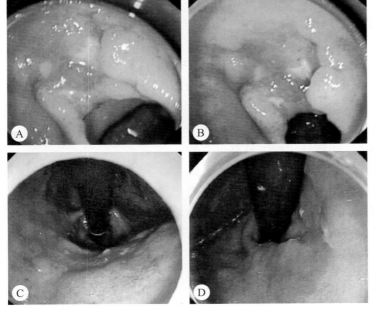

图9-1-4 黏膜下深层浸润癌

注：A、B，胃窦SM2以下深层浸润癌，白光镜下见黏膜皱襞中断，末端增大。C、D，胃体近贲门SM2以下深层浸润癌，白光镜下可见病变中央凹陷，黏膜发红，周围黏膜略抬起。

对浸润深度的判断也有一定的指导意义。但总体来说，ME-NBI不作为判断早期胃癌浸润深度的主要手段。

此外，判断早期胃癌浸润深度的方法还有超声内镜以及白光镜下结合染色内镜。一项荟萃分析显示超声内镜判断胃癌的浸润深度不尽人意，且不优于白光内镜下评估。一些白光内镜下的特征如结节状改变，黏膜皱襞集中（突然中断、融合、水肿等），病变大小及溃疡的大小形态对浸润深度的判断有一定的精准性，其判断黏膜层与黏膜下层的准确率可达71.9%。最近一项回顾性研究分析了白光内镜下结合染色区分SM1与SM2以下浸润深度的诊断精准性，其精准率达96.9%。有研究指出在胃内充分充气的情况下，病变及纠集的黏膜皱襞不能够变平坦消失，往往提示有SM2以下深层浸润的可能。

六、纠正白光内镜下活检诊断

低级别上皮内瘤变进展缓慢，仅有小部分发展为浸润癌，临床上可选择药物化学预防治疗及内镜随访。考虑到内镜医师对病灶性质的判断力、活检取材部位、取材深度不同等因素，有可能未取得肿瘤组织或理想标本而造成漏诊。因此，针对白光内镜下活检为低级别上皮内瘤变时，建议借助内镜新技术进一步排除假阴性及低级别上皮内瘤与癌共存的情况。

笔者医院研究中心纳入113例分别经白光内镜下活检、ME-NBI靶向活检以及ESD术后病理，并比较结果。以ESD术后病理作为"金标准"，发现55例被白光镜下活检诊断为低级别上皮内瘤变的病变经靶向活检后有47.8%（22/46）被重新诊断为高级别内皮内瘤变与癌，说明ME-NBI引导下的靶向活检可一定程度纠正白光内镜下活检的诊断结果，但是需要说明的是，不一定每次靶向活检都能取到正常的癌组织，靶向活检还是有一定局限性的。

七、溃疡愈合后鉴别良恶性

由于某些溃疡性病变表面附有白苔，导致放大内镜下无法观察其白苔下具体的表面微细结构，故无法对病变的良恶性进行精准判断。同时，溃疡周缘黏膜水肿、炎症较重，活检病理往往无法帮助诊断，此时不需要反复行胃镜下活检，而可以采取幽门螺杆菌治疗或质子泵抑制剂（proton pump inhibitor，PPI）治疗4周后再作观察，此时溃疡愈合，瘢痕周缘黏膜炎症消退，有利于发现Ⅱc病变，而通过ME-NBI能够进一步帮助诊断。

八、总结

ME-NBI能有效地鉴别癌与非癌，并能有效推测Ⅱc型癌的分化程度，帮助寻找隐匿癌，并能纠正白光内镜下可疑病灶的活检病理学诊断，通过溃疡愈合后的表面微细改变来鉴别溃疡的良恶性。但需要注意的是，虽然研究显示ME-NBI对早期胃癌的边界判定优于靛胭脂染色，但对于ME-NBI不能精准判断其边界的早期胃癌往往需要结合染色内镜一起判断。而对于早期胃癌浸润深度的判断，虽然ME-NBI对判断SM2以下浸润有一定的指导意义，但目前不作为判断早期胃癌浸润深度的主要手段，多需要结合白光内镜和染色对其浸润深度进行综合判断。

第二节　胃癌的内镜治疗

对于食管、胃、结直肠早期肿瘤，内镜切除治疗在日本已是标准的治疗方法，在全球其他地方也日益被接受。内镜切除术适合于没有或仅有极低淋巴结转移风险的患者。与传统手术方法相比，具有侵袭性小的优点；而与电灼等其他内镜治疗方法相比，则具有获得含有病灶完整病理标本的优点，这有利于明确肿瘤浸润深度、分化程度及血管等侵犯情况，评估患者预后，并决定是否需要追加手术。

一、从EMR到ESD

从1984年内镜黏膜切除术（endoscopic mucosal resection, EMR）的最早开始应用，至1992年开始有应用透明帽辅助的EMR法（EMR-C）治疗食管、胃和结直肠黏膜病变。传统EMR的适应证是直径≤2 cm并局限于黏膜层的早期肿瘤。随着研究的深入及临床经验的积累，逐步发现即使直径＞2 cm的黏膜内癌，淋巴结转移率也不超过3%，也适用内镜切除治疗。但采用EMR的方法很难将直径＞15 mm的病灶整块切除，而整块切除的标本对于病理学研究非常重要，是病灶是否完全治愈的评价标准之一。同时研究也发现，通过EMR分块切除病灶的缺陷暴露无遗，即切除后复发率相当高。有报道早期胃癌EMR术后局部复发率可达2%～35%。新的内镜切除方法即ESD在1999年应运而生，切除工具最早是带绝缘头的IT刀,其后Hook刀、Flex刀、Hood刀、TT刀、IT- II刀以及Dual刀等多种操作工具相继出现。与EMR相比,ESD操作所需时间较长,技术要求更高,术中出血量较多,但对直径＞10 mm的胃黏膜内癌的整块切除率明显提高,其优势是病变残留或复发率显著降低。

二、ESD适应证

对于淋巴结转移可能极低的早期胃癌,内镜下治疗的绝对适应证为：直径≤2 cm,不合并溃疡的分化良好的黏膜内癌。Gotada等在对5 000余例早期胃癌手术结果分析表明,不伴血管浸润的黏膜内分化型腺癌,无论有无溃疡形成,直径≤3 cm的肿瘤其淋巴结转移率为0(95% CI: 0～0.3%);而没有溃疡形成时,无论肿瘤大小,其淋巴结转移率均为0(95% CI: 0～0.4%)。在不伴血管侵犯的黏膜下浅层浸润(距黏膜肌层≤500 μm,SM1)分化型腺癌,直径≤3 cm肿瘤的淋巴结转移率为0(95% CI: 0～2.5%)。在不伴血管浸润的黏膜内未分化型腺癌没有溃疡形成时,直径≤2 cm肿瘤的淋巴结转移率为0(95% CI: 0～2.6%)。根据以上结果,他们提出了4条内镜下局部切除的扩大适应证：① 黏膜内分化型癌,无溃疡形成时无论肿瘤大小;② 黏膜内分化型癌,有溃疡形成时肿瘤直径≤3 cm;③ 黏膜下SM1浸润(距黏膜肌层≤500 μm)分化型癌,肿瘤直径≤3 cm;④ 未分化型黏膜内癌,表面未形成溃疡,且病变直径≤2 cm。尽管如此,第④条未分化型早期胃癌的扩大适应证在当时并未被广泛性接受,主要是考虑到以下2点：① 未分化型早期胃癌比分化型早期胃癌淋巴结转移的风险高;② 未分化型早期胃癌倾向于在黏膜中间层增殖而未完全暴露于黏膜表面,此时内镜下很难判断肿瘤的真正范围。

最近有几项研究分别报道了ESD切除未分化型早期胃癌的可行性和良好治愈率。Hirasawa等报道了他们长达9年的未分化型早期胃癌的内镜切除结果,符合扩大适应证的例数达310例,其中无发生淋巴结转移的病例。该研究中,淋巴结转移率的95% CI为0～0.96%,相比于后藤田卓志研究中的2.6%的上限大幅降低。同样地,多个研究报道了手术标本中的无淋巴结转移,支持直径＜2 cm、无溃疡的未分化型早期胃癌的局部切除。尽管如此,也有少数的研究在手术标本中发现了1～2例淋巴结阳性的结果。

虽然淋巴结转移的风险高于分化型早期胃癌,但在严格符合扩大适应证的未分化型早期胃癌中,发生淋巴结转移的概率还是极小的。为了尽可能提高患者的生活质量、避免侵袭性手术治疗,未分化早期胃癌的ESD治疗逐渐被接受。

日本2010年发布的《胃癌治疗指南》中，已将4条扩大适应证全部包含在ESD治疗适应证中。在国内，未分化早期胃癌的内镜切除还未被广泛性接受，仍在进一步探索中。

鉴于对混合型早期胃癌认识的不足，其ESD治疗适应证尚未达成共识。2015年，日本早期胃癌内镜治疗适应证中指出，混合型早期胃癌在符合上述ESD治疗适应证的基础上，满足以下条件可暂且视为治愈性切除，无须追加外科手术（表9-2-1）：① 以分化型为主的混合型黏膜内癌直径 ≥ 2 cm且无溃疡形成时，要求未分化成分直径 ≤ 2 cm；对于直径 ≤ 3 cm的SM1层癌，黏膜下层不能含有未分化癌。② 以未分化型为主的混合型黏膜内癌，表面未形成溃疡，且病变直径 ≤ 2 cm。此点与未分化癌的治愈性切除标准相同。对于直径 ≤ 3 cm、有溃疡形成的黏膜内癌，在2010版《胃癌治疗指南》中认为一旦含有未分化癌即为非治愈性切除，而2015版《胃癌治疗指南》中改为：尽管含有未分化癌，但仍以分化型为主的病变淋巴结转移率低于1%，无须追加外科手术。

表9-2-1　早期胃癌内镜下切除的扩大适应证

	黏 膜 层 癌				黏 膜 下 癌	
	溃疡（－）		溃疡（＋）		SM1	SM2
	≤ 20 mm	< 20 mm	≤ 30 mm	< 30 mm	≤ 30 mm	任意大小
分化型						
未分化型						

■ EMR适应证　　■ ESD扩大适应证　　■ 手术

三、ESD 术前评估

对于胃肠道早期肿瘤，如果与正常组织的边界或浸润深度诊断错误，将导致切除不完全，局部复发不可避免。因此，ESD术前必须对肿瘤的边界和深度做出精准判断。目前，可用于ESD术前评估的技术有放大内镜、放大色素内镜、NBI、红外荧光内镜、激光共聚焦显微内镜和超声内镜等。其中，放大色素内镜和NBI应用较多，分别用于观察病灶的表面微细结构和微血管网的改变。常用的放大色素技术包括卢戈液染色、亚甲蓝染色、靛胭脂染色、结晶紫染色及醋酸染色等。有报道表明，预先喷洒1.5%的醋酸有助于判断胃黏膜表面结构分型，其中Ⅳ～Ⅴ型预示早期胃癌的敏感度为100%、特异度为89.7%、精准度为90.4%。对结直肠息肉的前瞻性研究表明，采用腺管分型，ME-NBI鉴别肿瘤和非肿瘤性病变的敏感度为90.5%、特异度为89.2%，与放大色素内镜（敏感度为91.7%、特异度为90%）基本一致；而采用血管分型，两者特异度相近（分别为89.2%和95%），但NBI的敏感度显著高于后者（分别为93.7%和66.7%）。此外，许多研究资料表明，ME-NBI不仅能有效鉴别胃肠道的良恶性病变，在预测早期胃癌的病理类型上也有良好的精准性，因此能有效地指导治疗方案。

四、ESD术后病理学评估

ESD术后做出准确的病理学分期判断的先决条件是标本的定向处理，术后应由术者或其助手迅速地将切除标本周缘用细针固定于橡皮或软木上，黏膜下层面与固定板接触。标本浸泡于甲醛溶液中固定后，每隔2 mm连续平行切开，以保证侧面和垂直切面都能被完整观察。组织学评估内容包括肿瘤浸润深度、分化程度、淋巴或血管侵犯与否，并根据内镜和组织学判断标本侧缘肿瘤侵犯程度。① 完全切除：标本侧缘边界清晰（局部复发可能性很小）；② 不完全切除：肿瘤明显侵犯到标本侧缘（局部复发可能性高）；③ 无法评估：内镜切除肿瘤，但标本侧缘由于治疗时灼烧效应、机械性损伤或多块切除难以复原肿瘤面貌而无法做出组织学评估。最终的病理学报告应包括组织学分型、肿瘤浸润深度、大小、部位以及肉眼观察的结果。同时，是否有溃疡形成、淋巴和/或血管侵犯、切除边缘的情况等均需详尽描述以明确ESD治愈的可能性。

五、ESD对早期胃肠道肿瘤的疗效

早期胃肠道癌内镜切除术后局部复发率与切除标本的数量相关。切除标本≤2块的复发率一般不超过10%，而一旦切除标本＞3块复发率即升至20%以上。因此，获得整块切除对降低局部复发率至关重要。完整切除（complete resection, CR）定义为一整块切除病变，同时边缘无癌组织。有研究比较了ESD（IT刀）与传统EMR对早期胃癌的CR率，差异显著：ESD和EMR对于直径＜2 cm、2～3 cm、＞3 cm病变的CR率分别为96% vs 45%、91% vs 24%和83% vs 0，总体为87% vs 42%。多项研究中采用不同的ESD器械（IT刀、TT刀等）。总结其结果发现，ESD对直径＜2 cm的早期胃癌CR率为88%～100%，≥2 cm病变为79%～100%；ESD术后早期胃癌的局部复发率≤0.5%。对EMR术后局部复发的早期胃癌，ESD同样可获得高CR率（89%）和治愈率（76%）。此外，ESD术中可联合使用多种器械，如IT刀做环周切开、TT刀和Hook刀等做黏膜下剥离，同样可获得满意的疗效和相当低的并发症发生率。对于分化型早期胃癌，ESD术后5年生存率和疾病特异生存率可分别达97.1%和100%；对于未分化型早期胃癌，5年疾病特异生存率可达96.7%。荟萃分析显示，对于符合ESD绝对适应证和扩大适应证的早期胃癌，ESD完整切除率分别为95.8%和87.8%，治愈性切除率分别为94.0%和82.4%，术后复发率仅为0.6%和1.5%。混合型早期胃癌ESD疗效相关报道较少。Han等回顾性分析了169例行ESD治疗的混合型早期胃癌，整块切除率为94.1%，完全切除率为81.7%，虽然治愈性切除的病例ESD术后随访均未发现淋巴结转移或远处转移，但仅有53.9%的混合型早期胃癌达到治愈性切除。

六、ESD并发症及其处理

1. 疼痛

黏膜下切除术后出现的疼痛往往是比较轻微的，一般给予标准剂量的质子泵抑制剂（PPI），每天2次，连续使用8周。术后应禁食24 h，第2天流质饮食，第3天半流质饮食。

2. 出血

出血是最常见的并发症。标准胃ESD引起出血的概率高达7%，切除位于上1/3胃部病变时则更易发生即刻出血。结肠ESD引起出血的概率为1.4%～2%。术中轻微出血相当常见，但通过对出血血管使用热活检钳或双极止血钳一般均能成功止血。对于术中出血量较大时常使用金属夹止血。迟发性出血在ESD术后并不少见，常表现为术后0～30 d发生便血或黑便，与病变部位和大小密切相关，如病变位于胃中1/3或下1/3时发生率较高（7%～8%），显著高于上1/3的胃部病变（1%）；一般认为病变越大，则出血概率越高。对于迟发性出血的处理，在补充体液后多需要行急诊内镜下止血，采用的方法与术中即刻出血时所述相近。为预防迟发性出血，现多强调ESD术后应对创面裸露的血管（即使是微细的血管）仔细搜寻，并行凝固处理。

3. 穿孔

EMR造成穿孔非常少见，但在ESD操作过程中则相对多见，发生胃穿孔的危险性约为4%，有报道老年患者（75～88岁，平均年龄78.9岁）发生率并未见增高（仅2%）。研究表明，肿瘤位于胃部上或中1/3的穿孔发生率（7%～8%）显著高于胃下 1/3 者（1%）；肿瘤直径＞3 cm 的穿孔发生率（8%）显著高于肿瘤直径≤3 cm 者（3%）；而有溃疡形成的穿孔发生率（6%）也显著高于无溃疡者（3%）。因此，初学者以选择胃下 1/3 及病变直径≤3 cm 为宜。

为降低穿孔发生，现主张使用聚乙二醇或透明质酸钠作为黏膜下注射剂。报道表明，新型注射剂能够在黏膜下层停留更长时间，切除时分层更为清晰，从而使 ESD 操作更简便、安全。发生穿孔时，在没有大量腔内容物溢漏至纵隔、腹腔及腹膜后时，应首先判断有无内镜治疗可能。胃穿孔直径≤1 cm 时，经金属夹处理多能完全闭合，成功率达到 98.3%；当穿孔直径＞1 cm 时，可通过内镜吸引网膜到胃内，将其作为补片，再使用金属夹缝补。ESD 操作过程中需要密切观察血压、血氧饱和度等生命体征及心电图变化。如穿孔引起严重气腹，则可能导致呼吸受阻或休克。为预防这一并发症（称为腹部间隔综合征）发生，当出现胃穿孔时，可在经腹超声引导下采用带侧孔的 14G 穿刺针进行腹腔穿刺减压。当出现纵隔气肿或腹膜后气肿时，一般难以通过经皮穿刺排气，前者可引起严重的纵隔压迫，常需急诊手术处理；后者多无症状，保守治疗即可。因此，在采用金属夹缝合时应注意尽量少注气体。

总之，ESD 技术的迅速发展使早期胃肠道肿瘤的内镜治疗成为可能，并逐渐被广大医师认可。随着新的器械和技术的不断推出，ESD 未来发展的方向将是更简便、更安全，使一般内镜医师也能操作，从而得到广泛的普及。

-------------------------------- 参 考 文 献 --------------------------------

［1］ Abe N, Watanabe T, Sugiyama M, et al. Endoscopic treatment or surgery for undifferentiated early gastric cancer[J]. Am J Surg, 2004, 188(2): 181-184.

［2］ Chiu P W Y, Chan K F, Lee Y T, et al. Endoscopic submucosal dissection used for treating early neoplasia of the foregut using a combination of knives[J]. Surg Endosc, 2008, 22(3): 777-783.

［3］ Choi J, Kim S G, Im J P, et al. Comparison of endoscopic ultrasonography and conventional endoscopy for prediction of depth of tumor invasion in early gastric cancer[J]. Endoscopy, 2010, 42(9): 705-713.

［4］ Choi J, Kim S G, Im J P, et al. Endoscopic prediction of tumor invasion depth in early gastric cancer[J]. Gastrointest Endosc, 2011, 73(5): 917-927.

［5］ Fujishiro M, Kodashima S. Indications, techniques, and outcomes of endoscopic submucosal dissection for esophageal squamous cell carcinoma[J]. Esophagus, 2009, 6(3): 143-148.

［6］ Fujishiro M, Yahagi N, Nakamura M, et al. Successful outcomes of a novel endoscopic treatment for GI tumors: endoscopic submucosal dissection with a mixture of high-molecularweight hyaluronic acid, glycerin, and sugar[J]. Gastrointest Endosc, 2006, 63: 243-249.

［ 7 ］ Fujishiro M. Endoscopic submucosal dissection for stomach neoplasms[J]. World J Gastroenterol, 2006, 12(32): 5108-5112.

［ 8 ］ Gotoda T, Kondo H, Ono H, et al. A new endoscopic mucosal resection (EMR) procedure using an insulation-tipped diathermic (IT) knife for rectal flat lesions[J]. Gastrointest Endosc, 1999, 50(4): 560-563.

［ 9 ］ Gotoda T, Yanagisawa A, Sasako M, et al. Incidence of lymph node metastasis from early gastric cancer: estimation with a large number of cases at two large centers[J]. Gastric Cancer, 2000, 3(4): 219-225.

［ 10 ］ Gotoda T. Endoscopic resection of early gastric cancer: the Japanese perspective[J]. Curr Opin Gastroenterol, 2006, 22(5): 561-569.

［ 11 ］ Ha T K, An J Y, Youn H K, et al. Indication for endoscopic mucosal resection in early signet ring cell gastric cancer[J]. Ann Surg Oncol, 2008, 15(2): 508-513.

［ 12 ］ Han J P, Hong S J, Kim H K. Long-term outcomes of early gastric cancer diagnosed as mixed adenocarcinoma after endoscopic submucosal dissection[J]. J Gastroenterol Hepatol, 2015, 30(2): 316-320.

［ 13 ］ Hirasawa K, Kokawa A, Oka H, et al. Superficial adenocarcinoma of the esophagogastric junction: long-term results of endoscopic submucosal dissection[J]. Gastrointest Endosc, 2010, 72(5): 960-966.

［ 14 ］ Hirasawa T, Gotoda T, Miyata S, et al. Incidence of lymph node metastasis and the feasibility of endoscopic resection for undifferentiated-type early gastric cancer[J]. Gastric Cancer, 2009, 12(3): 148-152.

［ 15 ］ Isomoto H, Shikuwa S, Yamaguchi N, et al. Endoscopic submucosal dissection for early gastric cancer: a large-scale feasibility study[J]. Gut, 2009, 58(3): 331-336.

［ 16 ］ Kakushima N, Fujishiro M, Kodashima S, et al. Technical feasibility of endoscopic submucosal dissection for gastric neoplasms in the elderly Japanese population[J]. J Gastroenterol Hepatol, 2007, 22(3): 311-314.

［ 17 ］ Kang H Y, Kim S G, Kim J S, et al. Clinical outcomes of endoscopic submucosal dissection for undifferentiated early gastric cancer[J]. Surg Endosc, 2010, 24(3): 509-516.

［ 18 ］ Kim J H, Lee Y C, Kim H, et al. Endoscopic resection for undifferentiated early gastric cancer[J]. Gastrointest Endosc, 2009, 69(4): e1-9.

［ 19 ］ Kiyotoki S, Nishikawa J, Satake M, et al. Usefulness of magnifying endoscopy with narrow-band imaging for determining gastric tumor margin[J]. J Gastroenterol Hepatol, 2010, 25(10): 1636-1641.

［ 20 ］ Kobara H, Mori H, Fujihara S, et al. Prediction of invasion depth for submucosal differentiated gastric cancer by magnifying endoscopy with narrow-band imaging[J]. Oncol Rep, 2012, 28(3): 841-847.

［ 21 ］ Kunisaki C, Takahashi M, Nagahori Y, et al. Risk factors for lymph node metastasis in histologically poorly differentiated type early gastric cancer[J]. Endoscopy, 2009, 41(6): 498-503.

［ 22 ］ Li C, Kim S, Lai J F, et al. Risk factors for lymph node metastasis in undifferentiated early gastric cancer[J]. Ann Surg Oncol, 2008, 15(3): 764−769.

[23] Li H Y, Dai J, Xue H B, et al. Application of magnifying endoscopy with narrow-band imaging in diagnosing gastric lesions: a prospective study[J]. Gastrointest Endosc, 2012, 76(6): 1124−1132.

[24] Li H, Lu P, Lu Y, et al. Predictive factors for lymph node metastasis in poorly differentiated early gastric cancer and their impact on the surgical strategy[J]. World J Gastroenterol, 2008, 14(26): 4222−4226.

[25] Li H, Lu P, Lu Y, et al. Predictive factors of lymph node metastasis in undifferentiated early gastric cancers and application of endoscopic mucosal resection[J]. Surg Oncol, 2010, 19(4): 221−226.

[26] Minami S, Gotoda T, Ono H, et al. Complete endoscopic closure of gastric perforation induced by endoscopic resection of early gastric cancer using endoclips can prevent surgery (with video)[J]. Gastrointest Enclose, 2006, 63(4): 596−601.

[27] Muto, M, Yao K, Kaise M, et al. Magnifying endoscopy simple diagnostic algorithm for early gastric cancer (MESDA-G)[J]. Dig Endosc, 2016, 28(4): 379−394.

[28] Nagahama T, Yao K, Imamura K, et al. Diagnostic performance of conventional endoscopy in the identification of submucosal invasion by early gastric cancer: the "non-extension sign" as a simple diagnostic marker[J]. Gastric Cancer, 2017, 20(2): 304−313.

[29] Nagahama T, Yao K, Maki S, et al. Usefulness of magnifying endoscopy with narrow-band imaging for determining the horizontal extent of early gastric cancer when there is an unclear margin by chromoendoscopy (with video)[J]. Gastrointest Endosc, 2011, 74(6): 1259−1267.

[30] Nakayoshi T, Tajiri H, Matsuda K, et al. Magnifying endoscopy combined with narrow band imaging system for early gastric cancer: correlation of vascular pattern with histopathology (including video)[J]. Endoscopy, 2004, 36(12): 1080−1084.

[31] Niimi K, Fujishiro M, Kodashima S, et al. Long-term outcomes of endoscopic submucosal dissection for colorectal epithelial neoplasms[J]. Endoscopy, 2010, 42(9): 723−729.

[32] Ninomiya Y, Yanagisawa A, Kato Y, et al. Unrecognizable intramucosal spread of diffuse-type mucosal gastric carcinomas of less than 20 mm in size. Endoscopy[J], 2000, 32(8): 604−608.

[33] Oda I, Gotoda T, Hamanaka H, et al. Endoscopic submucosal dissection for early gastric cancer: technical feasibility, operation time and complications from a large consecutive cases[J]. Dig Endosc, 2005, 17: 54−58.

[34] Okada K, Fujisaki J, Yoshida T, et al. Long-term outcomes of endoscopic submucosal dissection for undifferentiated-type early gastric cancer[J]. Endoscopy, 2012, 44(2): 122−127.

[35] Ono H, Yao K, Fujishiro M, et al. Guidelines for endoscopic submucosal dissection and endoscopic mucosal resection for early gastric cancer[J]. Dig Endosc, 2016, 28(1): 3−15.

[36] Ono H. Early gastric cancer: diagnosis, pathology, treatment techniques and treatment outcomes[J]. Eur J Gastroenterol Hepatol, 2006, 18(8): 863−866.

[37] Ono S, Fujishiro M, Niimi K, et al. Long-term outcomes of endoscopic submucosal

dissection for superficial esophageal squamous cell neoplasms[J]. Gastrointest Endosc, 2009, 70(5): 860−866.

[38] Park Y D, Chung Y J, Chung H Y, et al. Factors related to lymph node metastasis and the feasibility of endoscopic mucosal resection for treating poorly differentiated adenocarcinoma of the stomach[J]. Endoscopy, 2008, 40(1): 7−10.

[39] Pei Q, Wang L, Pan J, et al. Endoscopic ultrasonography for staging depth of invasion in early gastric cancer: A meta-analysis[J]. J Gastroenterol Hepatol, 2015, 30(11): 1566−1573.

[40] Peng L J, Tian S N, Lu L, et al. Outcome of endoscopic submucosal dissection for early gastric cancer of conventional and expanded indications: systematic review and meta-analysis[J]. J Dig Dis, 2015, 16(2): 67−74.

[41] Saito Y, Uraoka T, Matsuda T, et al. Endoscopic treatment of large superficial colorectal tumors: a case series of 200 endoscopic submucosal dissections[J]. Gastrointest Endosc, 2007, 66: 966−973.

[42] Shimura T, Sasaki M, Kataoka H, et al. Advantages of endoscopic submucosal dissection over conventional endoscopic mucosal resection[J]. J Gastroenterol Hepatol, 2007, 22(6): 821−826.

[43] Tanaka K, Toyoda H, Kadowaki S, et al. Surface pattern classification by enhanced-magnification endoscopy for identifying early gastric cancers[J]. Gastrointest Endosc, 2008, 67(3): 430−437.

[44] Tanaka M, Ono H, Hasuike N, et al. Endoscopic submucosal dissection of early gastric cancer[J]. Digestion, 2008, 77(S1): 23−28.

[45] Tanaka S, Oka S, Kaneko I, et al. Endoscopic submucosal dissection for colorectal neoplasia: possibility of standardization[J]. Gas, 2007, 66(1): 100−107.

[46] Tanaka S, Terasaki M, Kanao H, et al. Current status and future perspectives of endoscopic submucosal dissection for colorectal tumors[J]. Dig Enclose, 2012, 24 (S1): 73−79.

[47] Tischendorf J, Wasmuth H, Koch A, et al. Value of magnifying chromoendoscopy and narrow band imaging (NBI) in classifying colorectal polyps: a prospective controlled study[J]. Endoscopy, 2007, 39: 1092−1096.

[48] Toyonaga T, Man I M, East J E, et al. 1,635 Endoscopic submucosal dissection cases in the esophagus, stomach, and colorectum: complication rates and long-term outcomes[J]. Surg Endosc, 2013, 27(3): 1000−1008.

[49] Yamamoto Y, Fujisaki J, Hirasawa T, et al. Therapeutic outcomes of endoscopic submucosal dissection of undifferentiated-type intramucosal gastric cancer without ulceration and preoperatively diagnosed as 20 millimetres or less in diameter[J]. Dig Endosc, 2010, 22(2): 112−118.

[50] Yamao T, Shirao K, Ono H, et al. Risk factors for lymph node metastasis from intramucosal gastric carcinoma[J]. Cancer, 1996, 77(4): 602−606.

[51] Yao K, Anagnostopoulos G K, Ragunath K. Magnifying endoscopy for diagnosing and delineating early gastric cancer[J]. Endoscopy, 2009, 41(5): 462−467.

[52] Yao K, Iwashita A, Tanabe H, et al. White opaque substance within superficial elevated gastric neoplasia as visualized by magnification endoscopy with narrow-band imaging:

a new optical sign for differentiating between adenoma and carci-noma[J]. Gastrointest Endosc, 2008, 68(3): 574−580.

［53］ Ye B D, Kim S G, Lee J Y, et al. Predictive factors for lymph node metastasis and endoscopic treatment strategies for undifferentiated early gastric cancer[J]. J Gastroenterol Hepatol, 2008, 23(1): 46−50.

［54］ Yokoyama A, Inoue H, Minami H, et al. Novel narrow-band imaging magnifying endoscopic classification for early gastric cancer[J]. Dig Liver Dis, 2010, 42(10): 704−708.

［55］ 宋洁莹,李海燕,朱凌音,等. 放大内镜结合窄带成像技术指导活检对诊断早期胃癌的重要性［J］.中华消化内镜杂志,2014,31（8）:455−458.

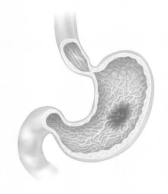

第十章

胃癌的影像学诊断

冯　琦　程赛明　朱　炯

　　X线钡餐造影及增强CT检查曾经是胃癌影像学评估的主要手段,随着影像学检查技术的不断更新,MRI检查逐步被纳入这一评价体系。近年来,功能性、可量化的影像学检查,如CT灌注成像(CTP)、双源CT、磁共振弥散加权成像(DW-MRI)、动态磁共振增强成像(DCE-MRI)、正电子发射计算机断层显像(positron emission tomography, PET/CT)对于进展期胃癌评估、新辅助化疗应答的评估以及患者预后的预测更加具有优势。本章主要介绍胃癌的传统影像学诊断方法及目前的影像学诊断进展。

［通信作者］　冯　琦,Email: 13917191951@163.com

第一节 X线影像学诊断

一、检查方法

X线钡餐检查采用气钡双重对比造影，患者空腹并于造影检查前15 min肌内注射低张药物山莨菪碱（654-2，10～20 mg）抑制胃蠕动。检查前5 min服产气粉，服药后2～5 min服钡剂50～100 mL（采用高浓度低黏度精制硫酸钡，质量体积比一般为60～80）。透视下根据病灶显示情况嘱患者变化体位并摄取一组点片。

二、影像学表现

不同类型胃癌的X线影像学表现有各自的特点。共同的影像学改变为胃腔轮廓改变、蠕动异常及胃壁黏膜破坏，如隆起型胃癌可表现为不规则充盈缺损影，浸润型胃癌可表现为"皮革胃"，溃疡型胃癌则主要表现为"半月综合征"（图10-1-1）。

X线钡餐造影只能观察胃腔黏膜面的情况，对早期胃癌的检出率低，目前已不作为胃癌临床诊断的主要检查手段。

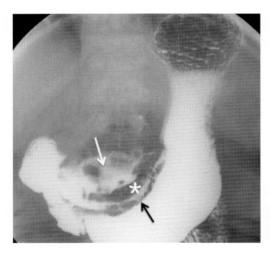

图10-1-1 溃疡型胃窦癌
注：胃窦-体部小弯侧巨大的腔内不规则龛影（白色箭头示），龛影边缘可见透明环堤（白色星号示）和尖角征（黑色箭头示）；星号所指为胃癌病灶。

第二节　CT影像学诊断

一、检查方法

增强CT检查不但可以显示胃壁黏膜的病变情况及胃腔外脂肪间隙及淋巴结改变,还可显示肿瘤对邻近脏器的侵犯和是否存在远处转移。患者先禁食8 h以上,检查前15 min饮水1 000～1 200 mL,上检查床时再饮水约250 mL以充分充盈胃腔,并给予肌内注射低张药物(如山莨菪碱,10～20 mg)以抑制胃蠕动和减低胃壁张力。扫描时患者一般取仰卧位,如怀疑有前壁病变可取俯卧位,而胃窦和幽门部病变时也可根据情况取右侧斜卧位。扫描范围一般建议包含全腹(自膈顶至耻骨联合),扫描层厚取5～10 mm,螺距1.375∶1,重建层厚1.0～1.5 mm,然后利用后处理软件进行多平面重建。增强采用碘对比剂120～180 mL(或每千克体重1.5 mL)予以静脉团注,注射速率3～4 mL/s,延迟30、60、120 s扫描分别获得动脉期、门脉期和平衡期CT增强图像。

二、影像学表现

增强CT扫描在胃癌的肿瘤TNM分期中占据非常重要的地位,即便在正电子发射计算机断层显像(positron emission tomography, PET/CT)、功能性MRI检查等日益普及的今天,快速的扫描速度及一次性大范围成像的优点使其依然是临床诊疗工作中颇受医师青睐的检查随访手段。传统CT检查对胃癌T分期的准确率可达77.1%～88.9%(**图10-2-1**),评估浆膜累及的敏感度为82.8%～100%,特异度为80%～96.8%。最近的一项荟萃分析也表明,增强CT检查与超声内镜对于T_2～T_4期胃癌分期的评价是等效的。但必须注意的是,CT对T_1期胃癌的诊断精准率要明显低于超声内镜(41% *vs* 82%),因此并不推荐用于早期胃癌的确诊。

胃癌术前对阳性淋巴结(尤其是位于计划手术范围外的)的准确定位对于患者治疗策略的选择和预后具有重要意义。CT影像对于淋巴结转移的鉴别主要依据淋巴结大小、强化方式及边缘是否光整(**图10-2-2**),遗憾的是,由于炎性淋巴结和癌性淋巴结之间常存在重叠,鉴别并不容易。不同的研究数据之间

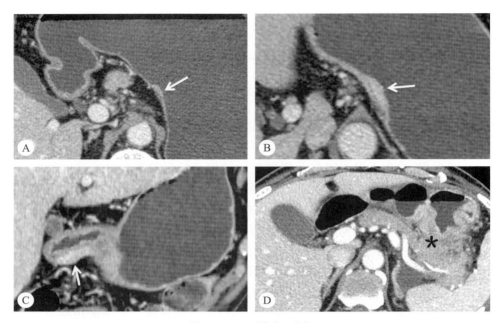

图10-2-1　胃癌T分期

注：A.胃体小弯侧T₁期胃癌，仅表现为胃壁局限性增厚伴黏膜强化；B.胃体小弯侧偏上壁T₂期胃癌，表现为胃壁增厚、黏膜下层低密度线中断；C.胃窦偏下壁T₃期胃癌，表现为胃壁全层增厚强化，胃周脂肪尚清晰，胃周血管未见受累；D.胃角偏后壁T₄期病灶，表现为胃壁弥漫性增厚强化，累及胃周脂肪和胰腺体尾部。A、B、C中箭头和D中星号所指为胃癌病灶。

存在差异，其敏感度为62.5%～91.9%（中位数80%），特异度为50.5%～87.9%（中位数77.8%）。因此，CT检查对胃癌N分期的诊断准确率仍有待进一步提高。

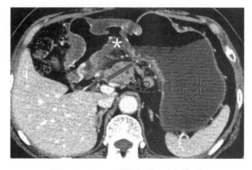

图10-2-2　胃癌淋巴结转移

注：图中星号所指为胃窦弥漫性占位，胃小弯内侧可见多发淋巴结转移，其中最大一枚长径约3.2 cm，病理提示腺癌Ⅱ～Ⅲ级（浸润溃疡型），小弯淋巴结见癌转移。

CT目前仍是判断胃癌是否存在腹盆腔转移的首选影像学检查方法，其对胃癌M₁肝转移的诊断敏感度为14.3%～59.1%，特异度为93.3%～99.8%；对腹膜转移的诊断敏感度为28.3%，特异度为98.9%（图10-2-3、图10-2-4）。由于CT对胃癌M分期诊断敏感度较低，容易导致一些较为隐匿的转移灶被漏诊，此时可能需要借助其他的影像学手段或者腹腔镜探查。

除了传统的二维成像方法外，有学者提出利用CT虚拟内镜技术，通

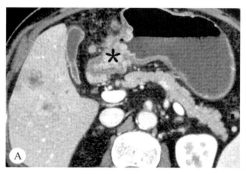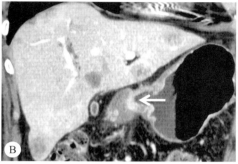

图10-2-3　胃癌肝脏转移患者影像学表现

注：A、B为同一患者，B为冠状位重建，A、B中星号和箭头所指为胃癌病灶，图中肝脏内可见多发环状强化转移灶，部分表现为"牛眼征"。

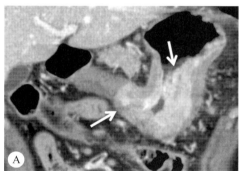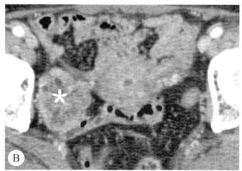

图10-2-4　胃癌盆腔转移患者影像学表现

注：A、B为同一患者，A中箭头所指为胃体至胃窦弥漫性肿物，B中星号所指右侧卵巢不均匀强化肿块，病理提示"胃体"低分化腺癌（弥漫浸润型），"右卵巢结节"见癌转移。

过对胃腔黏膜面细节的观察发现较早期的胃癌病灶，其结果发现虚拟内镜的表现要优于传统轴位成像，尤其是在早期胃癌检测上敏感度和特异度可达91.9%和74.3%。

　　与传统的CT扫描相比，能谱CT或双源CT可以实现物质分离和鉴别（以水碘分离最常见）。碘浓度能反映出不同组织对比剂摄取能力的差异，能谱曲线则反映了不同组织在虚拟单能图像上不同的衰减曲线，从而得出组织的量化参数，为进一步判断胃癌的浸润深度、有无淋巴结转移等提供更多信息（图10-2-5），有研究认为能谱CT扫描可用于区分胃黏膜病变的良恶性，甚至可在术前预判胃癌的病理学分型。

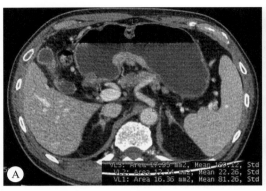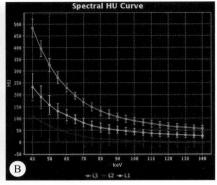

图 10-2-5　胃癌能谱 CT 表现

注：A. 虚拟单能图（70 KeV）；B. 能谱曲线图。ROI 分别为：L1 胃癌，L2 正常胃壁，L3 腹主动脉，癌灶碘浓度明显高于正常胃壁，能谱曲线斜率亦明显大于正常胃壁。

第三节　MR 影像学诊断

一、检查方法

　　过去，MR 在胃癌诊断中的应用一直受到限制，虽然其具有无 X 线辐射的优势，且具有很高的软组织分辨率，但由于扫描时间长，以及呼吸伪影和胃自身蠕动的干扰，难以获得高质量的图像。随着快速扫描序列的技术发展以及功能序列的不断开发，MR 正越来越多地被运用于胃癌的诊断评估中。MR 检查前的准备和扫描体位与 CT 检查基本一致，通常以水作为对比剂充盈胃腔。扫描时一般选用体线圈，5～8 mm 层厚，仰卧位，呼吸门控联合三维屏息压脂增强扫描技术（表 10-3-1）。

表 10-3-1　胃癌 MR 检查中的常规序列参数

参　数	T_2WI	T_1 dixon C^-/C^+	DWI（$b=800$）
重复时间（ms）	7059/82	6.7/2	（6 208/min）
翻转角（°）	160	15	−
视野（mm）	380 × 320	400 × 360	380 × 380
矩阵	224 × 256	320 × 192	128 × 128

（续表）

参　数	T₂WI	T₁ dixon C⁻/C⁺	DWI（b=800）
激励次数	3	1	3
层厚（mm）	6	3	6
间距（mm）	1.5	0	0.6
截面数	26	44	50
脂肪抑制伪影	+/−	+	+

注：T₂WI表示T₂加权成像；DWI表示弥散加权成像。

二、影像学表现

MRI的高软组织分辨率可使肿瘤灶范围的确定更为精准。通常情况下，T₁W序列中胃癌病灶呈等或稍低信号，T₂W序列中多呈不均匀偏高信号，增强MR序列中根据肿瘤组织成分不同表现为乏血供或富血供强化（图10-3-1）。

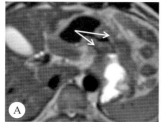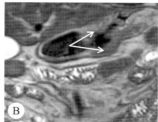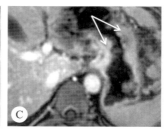

图10-3-1　胃体胃癌患者MRI表现

注：A～C为同一患者，分别为T₂WI、T₁WI和T₁WI增强，箭头所示为胃癌病灶，表现为T₂WI不均匀高信号、T₁WI不均匀低信号和明显强化。

研究表明，3.0T MR常规序列用于胃癌术前T分期的准确性与多排螺旋CT相当。而弥散加权成像（diffusion-weighted imaging, DWI）扫描中，肿瘤累及的胃壁因肿瘤组织而呈明显弥散受限，与正常胃壁的对比和分界较传统T₂WI更清晰，同时还可以明确区分肿瘤组织浸润导致的胃壁增厚与邻近可能存在的胃壁水肿，可为癌肿的浸润范围评估提供更精准的信息（图10-3-2）。有学者总结诸多前人研究得出，MRI对胃癌T分期的精准度为64%～88%，T₂WI结合动态磁共振增强成像（dynamic contrast-enhanced MR imaging, DCE-MRI）和DWI可显著提高T分期的精准性（图10-3-3）。

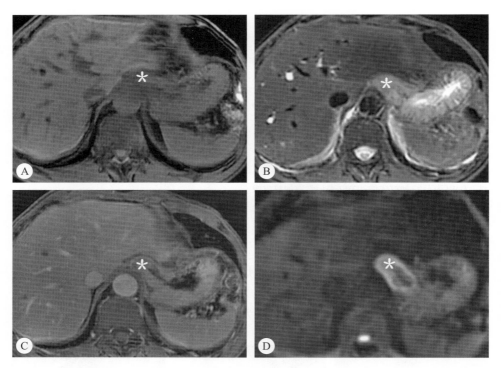

图 10-3-2 贲门胃癌患者 MRI 表现

注：A. T₁WI等低信号；B. T₂WI稍高信号；C. T₁WI增强不均匀强化；D. DWI明显高信号；星号所指为病灶。

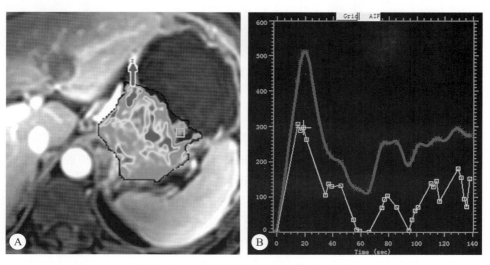

图 10-3-3 胃底胃癌患者 DCE-MRI 表现

注：A. DCE-MRI彩色覆盖区为病灶；B. 癌灶快进快出样强化。

　　总体而言,MRI对于胃癌T分期的效果仅略优于或与CT/超声内镜相当,鉴于其费用较高且扫描时间较长等因素,目前仍较多地选择性应用于不适合CT检查的患者,如妊娠、CT对比剂过敏或肾功能不全等。

　　与CT检查相比,MR多参数成像的特点有助于其对淋巴结转移的判断。转移淋巴结在MRI上常呈椭圆形,边缘锐利,其信号特征依扫描参数而定,T_1WI上表现为等低信号,T_2WI上表现为高信号,转移淋巴结增强扫描时多明显强化,出现坏死时可呈环形强化。有研究表明,转移淋巴结在DWI上呈明显高信号,有助于提高判断淋巴结转移的敏感性(图10-3-4)。同时,癌性淋巴结表观弥散系数(apparent diffusion coeffecient, ADC)值低于良性淋巴结,当界值设为1.39×10 mm²/s,ADC值诊断淋巴结转移的敏感度和特异度可分别达85.7%和79.4%。除此之外,超顺磁性氧化铁(ultrasmall superparamagnetic iron oxide, USPIO)增强MRI有望显著提高淋巴结转移的诊断精准度、敏感度及特异度,但目前USPIO更多的是作为一种生物医药领域的载体,且由于对其不良反应认识不足,限制了其作为MRI对比剂广泛应用于临床。

　　目前,关于MRI在确定胃癌远处转移诊断效能方面的研究较少。Joo和Soussan等研究发现,MRI对于腹膜转移的诊断准确率与^{18}F-FDG PET/CT或CT相比并没有明显提高。在肝转移方面(图10-3-5),MRI扫描对于直径<1 cm

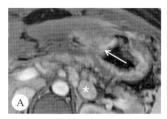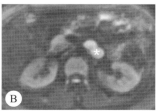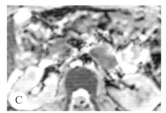

图10-3-4　胃窦癌患者MRI表现

注:A～C为同一患者;A. T_1WI增强;B. DWI;C. ADC,箭头所指为胃癌病灶,星号所指为转移淋巴结,淋巴结可见明显强化、DWI明显高信号,ADC值为1.028×10^3 mm²/s。

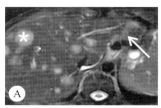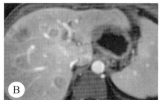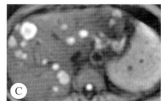

图10-3-5　胃癌肝转移患者MRI表现

注:A～C为同一患者;A. T_2WI;B. T_1WI增强;C. DWI;箭头所指为胃癌病灶,肝脏内可见多发大小不一转移瘤(星号),部分直径<1 cm。

的转移瘤的检出率要优于 ^{18}F-FDG PET/CT。需要强调的是,借助DWI与DCE-MRI技术可以将肝转移灶与其他性质的病变(如化疗引起的肝实质变性坏死等)进行鉴别,从而避免对患者当前疾病状态的误判。而MRI与PET的整合检查则有望进一步提升胃癌影像学分期的整体效果。

第四节 术前辅助化疗影像学评估

新辅助化疗(neoadjuvant chemotherapy)可通过缩瘤、降期,使原本的潜在可切除性胃癌患者获得根治性手术切除的机会,从而延长生存期。对新辅助化疗应答好的患者手术预后优于新辅助化疗应答差的患者。客观精准的疗效评价对于下一步治疗方案的选择及预后等至关重要。

传统的影像学疗效评估标准包括:1981年Miller等提出的WHO标准、2009年修订版《实体瘤疗效评价标准》(*Respone Evaluation Criteria Solid Tumor, RECIST*)和2007年Choi等针对胃肠间质瘤提出的Choi标准。但进展期胃癌病灶形态多数不规则,且胃自身作为空腔脏器形态体积多变,导致精准测量肿瘤体积非常困难且误差较大。国外学者研究也发现,利用RECIST或WHO标准进行进展期胃癌新辅助化疗效果评价时,无论是有效组与无效组之间的死亡风险比、反应率,抑或患者的总生存率、无瘤生存率都没有统计学差异。Choi标准在考虑靶向药物治疗后间质瘤体积变化的基础上引入了对肿瘤密度变化的考量(如治疗后肿瘤发生坏死囊变导致增强扫描中强化减弱),但可能存在的瘤内出血会干扰评估,导致疗效被低估。由此可见,上述几种传统的影像学评估方法都存在不小的缺憾,且评估结果与术后的病理退缩间也都并不相关($P > 0.05$)。

Park等尝试通过CT影像学检查对胃癌化疗前后TNM分期的比较来评估新辅助化疗效果(**图10-4-1**)。Joo等提出基于第7版《AJCC胃癌分期标准的改良后TNM分期法》,以原发灶和淋巴结是否仍有强化而非形态大小的变化作为关键性的评判标准,但该研究病例数有限,结果仍需要加大样本进一步检验。而且由于CT扫描本身并不足以分辨治疗引起的组织学变化,因此结果并不理想,也无法作为指导临床决策的可靠依据。

结合组织病理学改变可以发现,术前新辅助化疗引起的肿瘤组织微血管密度与代谢水平的变化往往明显早于病灶整体形态的改变,此时就有必要引入能

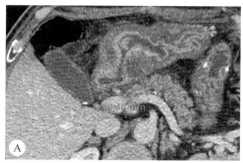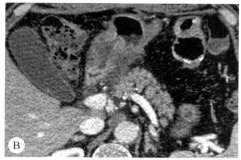

图 10-4-1　胃癌患者化疗后 CT 影像
注：A、B 为同一患者 4 周期化疗前后对比，癌肿有所缩小。

反映肿瘤灶功能性改变的影像学监测手段。

CT 灌注成像（computed tomography perfusion, CTP）既往多应用于神经系统或腹部实质性脏器的研究。最近有研究表明，血流量（blood flow）和表面通透性（permeability surface）可能有助于预测患者对治疗的应答性，高血流量和高表面通透性的患者对新辅助化疗的效果更好，且治疗有效的患者血流量、表面通透性明显下降，平均通过时间延长。

双能 CT 和能谱 CT 扫描都能获得具有定量值的碘图，不仅可以反映胃癌病灶对碘对比剂的摄取和分布，还同时反映组织的微血管密度与血供。相较传统的 CT 检查，上述两种新型的 CT 扫描模式能更有效地反映出化疗过程中由于肿瘤细胞变性坏死、间质纤维化以及肿瘤血供减少引起的组织学变化。张阳等在此基础上，利用双能 CT 扫描进一步得出结论：门脉期总碘摄取值（total iodine uptake of portal venous phase, $\triangle$ TIU-p）可较传统的评价标准更为精准地预判进展期胃癌患者新辅助化疗后的病理退缩；化疗前后门脉期总碘摄取值的变化率（%$\triangle$ TIU-p）可能是预测胃癌患者新辅助化疗后肿瘤无进展生存期潜在有价值的预后指标。

Giganti 等发现，利用磁共振弥散加权成像（diffusion-weighted magnetic resonance imaging, DW-MRI）获得的 ADC 值是评估进展期胃癌侵袭性的强有力的独立预后因素（图 10-4-2），其对患者新辅助化疗的反应预测效果要优于 PET/CT 检查的 SUV 值。相似的结论同样见于新辅助化疗前后对淋巴结的评估研究中，遗憾的是，完全应答、部分应答及稳定组患者之间的差异并无统计学意义。

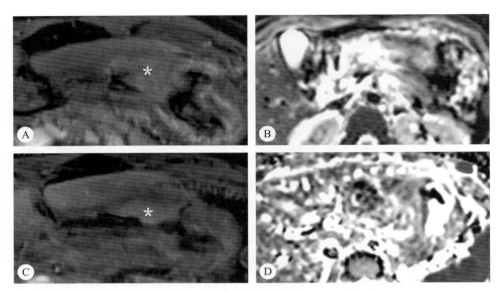

图10-4-2　胃癌患者化疗后MRI表现

注：A～D为同一患者，3周期DCF方案化疗，A、B为化疗前T_1WI增强和ADC图，癌肿ADC值为2.063×10^3 mm^2/s；C、D为化疗后T_1WI增强和ADC图，癌肿ADC值为3.0 mm^2/s，癌肿有所缩小，ADC值升高。

------------------------------ 参 考 文 献 ------------------------------

[1] Borggreve A S, Goense L, Brenkman H J F, et al. Imaging strategies in the management of gastric cancer: current role and future potential of MRI[J]. Br J Radiol, 2019, 92(1097): 20181044.

[2] Chapman A H. Double-contrast barium enema examination as performed by radiographers[J]. Abdom Imaging, 1998, 23(3): 289−291.

[3] Choi H, Charnsangavej C, Faria S C, et al. Correlation of computed tomography and positron emission tomography in patients with metastatic gastrointestinal stromal tumor treated at a single institution with imatinib mesylate: proposal of new computed tomography response criteria[J]. J Clin Oncol, 2007, 25(13): 1753−1759.

[4] Choi J I, Joo I, Lee J M. State-of-the-art preoperative staging of gastric cancer by MDCT and magnetic resonance imaging [J]. World J Gastroenterol, 2014, 20(16): 4546−4557.

[5] Coburn N, Seevaratnam R, Paszat L, et al. Optimal management of gastric cancer: results from an international RAND/UCLA expert panel[J]. Ann Surg, 2014, 259(1): 102−108.

[6] Eto K, Hiki N, Kumagai K, et al. Prophylactic effect of neoadjuvant chemotherapy in gastric cancer patients with postoperative complications［J］.Gastric Cancer, 2018, 21(4): 703−709.

［ 7 ］ Gao X, Zhang Y, Yuan F, et al. Locally advanced gastric cancer: total iodine uptake to predict the response of primary lesion to neoadjuvant chemotherapy[J]. J Cancer Res Clin Oncol, 2018, 144(11): 2207-2218.

［ 8 ］ Giganti F, De Cobelli F, Canevari C, et al. Response to chemotherapy in gastric adenocarcinoma with diffusion-weighted MRI and 18F—FDG-PET/CT: correlation of apparent diffusion coefficient and partial volume corrected standardized uptake value with histological tumor regression grade[J]. J Magn Reson Imaging, 2014, 40(5): 1147-1157.

［ 9 ］ Giganti F, Orsenigo E, Arcidiacono P G, et al. Preoperative locoregional staging of gastric cancer: is there a place for magnetic resonance imaging? Prospective comparison with EUS and multidetector computed tomography[J]. Gastric Cancer, 2016, 19(1): 216-225.

［ 10 ］ Giganti F, Tang L, Baba H. Gastric cancer and imaging biomarkers: Part 1 — a critical review of DW-MRI and CE-MDCT findings[J]. Eur Radiol, 2019, 29(4): 1743-1753.

［ 11 ］ Johnson T R, Krauss B, Sedlmair M, et al. Material differentiation by dual energy CT: initial experience [J]. Eur Radiol, 2007, 17(6): 1510-1517.

［ 12 ］ Joo I, Kim S H, Ahn S J, et al. Preoperative tumor restaging and resectability assessment of gastric cancers after chemotherapy: diagnostic accuracy of MDCT using new staging criteria[J]. Abdom Radiol, 2017, 42(12): 2807-2815.

［ 13 ］ Joo I, Lee J M, Kim J H, et al. Prospective comparison of 3T MRI with diffusion-weighted imaging and MDCT for the preoperative TNM staging of gastric cancer [J]. J Magn Reson Imaging, 2015, 41(3): 814-821.

［ 14 ］ Kim H J, Kim A Y, Oh S T, et al. Gastric cancer staging at multi-detector row CT gastrography: comparison of transverse and volumetric CT scanning[J]. Radiology, 2005, 236(3): 879-885.

［ 15 ］ Kim J H, Eun H W, Hong S S, et al. Gastric cancer detection using MDCT compared with 2D axial CT: diagnostic accuracy of three different reconstruction techniques[J]. Abdom Imaging, 2012, 37(4): 541-548.

［ 16 ］ Kim J Y, Chung W-S, Lee H J, et al. Usefulness of histologic diferences and perivascular infltration for preoperative T staging of advanced gastric cancer using computed tomography[J]. Jpn J Radiol, 2019, 37(12): 817-825.

［ 17 ］ Kim S J, Kim H-H, Kim Y H, et al. Peritoneal metastasis: detection with 16- or 64-detector row CT in patients undergoing surgery for gastric cancer[J]. Radiology, 2009, 253(2): 407-415.

［ 18 ］ Kruk-Baehonko J, Krupski W, Czechowski M, et al. Perfusion CT-A novel quantitative and qualitative imaging biomarker in gastric cancer[J]. Eur J Radiol, 2017(95): 399-408.

［ 19 ］ Kurokawa Y, Shibata T, Sasako M, et al. Validity of response assessment criteria in neoadjuvant chemotherapy for gastric cancer(JCOG0507-A)[J]. Gastric Cancer, 2014, 17(3): 514-521.

［ 20 ］ Kwee R M, Kwee T C. Imaging in assessing lymph node status in gastric cancer[J]. Gastric Cancer, 2009, 12(1): 6-22.

［ 21 ］ Kwee R M, Kwee T C. Imaging in local staging of gastric cancer: a systematic review[J]. J Clin Oncol, 2007, 25(15): 2107-2116.

［ 22 ］ Kwee R M, Kwee T C. Modern imaging techniques for preoperative detection of distant metastases in gastric cancer[J]. World J Gastroenterol, 2015, 21(37): 10502-10509.

［ 23 ］ Makino T, Fujiwara Y, Takiguchi S, et al. Preoperative T staging of gastric cancer by multidetector row computed tomography[J]. Surgery, 2011, 149(5): 672−679.

［24］ Mi H L, Dongil C, Min J P, et al. Gastric cancer: imaging and staging with MDCT based on the 7th AJCC guidelines[J]. Abdom Imaging, 2012, 37(4): 531−540.

［25］ Miller A B, Hoogstraten B, Staquet M, et al. Reporting results of cancer treatment[J]. Cancer, 1981, 47(1): 207−214.

［26］ Nakashima H, Nagahama R. Gastrography [J]. Nihon Rinsho, 2012, 70(10): 1738−1741.

［27］ Nie R C, Yuan S Q, Chen X J, et al. Endoscopic ultrasonography compared with multidetector computed tomography for the preoperative staging of gastric cancer: a meta-analysis[J]. World J Surg Oncol, 2017, 15(1): 113.

［28］ Pan Z, Pang L, Ding B, et al. Gastric cancer staging with dual energy spectral CT imaging [J]. PLoS One, 2013, 8(2): e53651.

［29］ Park S R, Lee J S, Chan G K, et al. Endoscopic ultrasound and computed tomography in restaging and predicting prognosis after neoadjuvant chemotherapy in patients with locally advanced gastric cancer[J]. Cancer, 2008, 112(11): 2368−2376.

［30］ Rombola F, Caravetta A, Mollo F, et al. Sorafenib, risk of bleeding and spontaneous rupture of hepatoeellular carcinoma.A clinical case[J]. Acta Medica (Hradec Kralove), 2011, 54(4): 177−179.

［31］ Smyth E C, Verheij M, Allum W, et al. Gastric cancer: ESMO clinical practice guidelines for diagnosis, treatment and follow-up[J]. Ann Oncol, 2016, 27(S5): v38−49.

［32］ Soussan M, Des Guetz G, Barrau V, et al. Comparison of FDG-PET/CT and MR with diffusion-weighted imaging for assessing peritoneal carcinomatosis from gastrointestinal malignancy[J]. Eur Radiol, 2012, 22(7): 1479−1487.

［33］ Tatsumi Y, Tanigawa N, Nishimura H, et al. Preoperative diagnosis of lymph node metastases in gastric cancer by magnetic resonance imaging with ferumoxtran-10[J]. Gastric Cancer, 2006, 9(2): 120−128.

［34］ Tokuhara T, Tanigawa N, Matsuki M, et al. Evaluation of lymph node metastases in gastric cancer using magnetic resonance imaging with ultrasmall superparamagnetic iron oxide (USPIO): diagnostic performance in post-contrast images using new diagnostic criteria[J]. Gastric Cancer, 2008, 11(4): 194−200.

［35］ Vergadis C, Schizas D. Is accurate N-staging for gastric cancer possible[J]. Front Surg, 2018, 5: 41.

［36］ Watanabe H, Okada M, Kaji Y, et al. New response evaluation criteria in solid tumours: Revised RECIST guideline(version 1.1)[J]. Gan to Kagaku Ryoho, 2009, 36(13): 2495−2501.

［37］ Zhong J, Zhao W, Ma W, et al. DWI as a quantitative biomarker in predicting chemotherapeutic efficacy at multitime points on gastric cancer lymph nodes metastases[J]. Medicine, 2016, 95(13): e3236.

［38］ 高剑波,杨学华,李荫太,等.进展期与早期胃癌螺旋CT三期增强的诊断价值［J］.中华放射学杂志,2001,35(4): 253−257.

［39］ 韩萍,于春水.医学影像诊断学［M］.4版.北京：人民卫生出版社,2017.

［40］ 张阳,张欢,闫静,等.双源双能量CT碘值在评估进展期胃腺癌新辅助化疗疗效中的价值［J］.诊断学理论与实践,2018,17(2): 191−196.

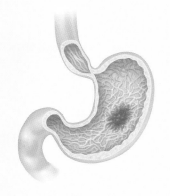

第十一章

胃癌的微创外科治疗

徐 佳 赵 刚

自1994年日本Kitano等首次报道腹腔镜辅助远端胃切除术治疗早期胃癌以来，腹腔镜技术在胃癌外科治疗中应用得到迅速普及和推广。与传统开腹手术相比，腹腔镜手术具有切口小、疼痛轻、术后恢复快及住院时间少等优点，而伴随着手术机器人系统应用于临床，其三维成像、稳定操控、精细操作及学习曲线短等优势也凸显，未来胃癌外科治疗逐步朝着微创化、精准化的方向发展。本章将介绍腹腔镜和机器人胃癌手术在近年来胃癌手术治疗中的应用与发展，并展望我国胃癌微创治疗的发展方向。

[通信作者] 赵 刚，Email: zhaogang74313@aliyun.com

第一节　腹腔镜胃癌手术的临床应用及发展

腹腔镜胃癌手术是胃癌微创外科治疗的主要方向之一，自1999年我国首次报告腹腔镜胃癌手术以来，开展单位和手术例数逐年增加，手术技术也日益成熟，取得了满意的临床疗效，但仍然存在着技术不够规范、循证医学证据不足及各地区发展水平不均衡等问题。因此，未来必须大力推动腹腔镜胃癌手术的规范化，深入开展腹腔镜胃癌手术的循证医学研究，才能进一步提高我国胃癌微创外科治疗水平。

早期胃癌行腹腔镜手术治疗的安全性、可行性、肿瘤根治性和短期疗效已被来自日韩的多中心随机对照试验所证实。日本JCOG0912试验表明，采用腹腔镜辅助远端胃切除术治疗临床 I A 期（T_1N_0）或 I B 期（T_1N_1 或 T_2N_0）的胃癌，患者的术中出血量更少，术后手术相关并发症发生率与开腹远端胃切除术并无差异。韩国KLASS01试验也发现，腹腔镜辅助远端胃切除术后并发症发生率低于开腹远端胃切除术的结果。基于上述循证医学依据，第4版日本《胃癌治疗指南》已将腹腔镜辅助远端胃切除术作为临床 I 期胃癌的常规手术方式。我国国家卫生健康委员会出版的《胃癌诊疗规范》也指出，对临床 I 期胃癌行远端胃癌根治术，腹腔镜可以作为常规治疗方式，这也早已成为国内学者的共识。但对于局部进展期胃癌，尤其是 T_{4a} 胃癌的腹腔镜手术，仍缺乏与肿瘤根治性和远期疗效相关的高级别循证医学证据。目前，日本JLSSG0901、韩国KLASS02和我国的CLASS01三项多中心Ⅲ期前瞻性随机对照临床试验均在进行中，其中CLASS01试验已经证实腹腔镜辅助远端胃切除术在局部进展期胃癌中的手术安全性，长期生存结果则有待公布。上述临床试验的结果将探索腹腔镜手术在局部进展期胃癌中的可行性。同时，基于我国胃癌的流行病学特点，腹腔镜手术设备和器械迅速发展，以及手术技术的不断成熟和提高，中华医学会外科学分会腹腔镜与内镜外科学组和中国研究型医院学会机器人与腹腔镜外科专业委员会在2016年更新发布了《腹腔镜胃癌手术操作指南（2016版）》，旨在进一步规范我国腹腔镜胃癌手术操作，明确指出腹腔镜可应用于临床实践的手术适应证包括：① 胃癌探查及分期；② 胃癌病灶浸润深度＜T_{4a}期并可达到D2淋巴结清扫术；③ 胃癌术前分期为 Ⅰ、Ⅱ、ⅢA 期；④ 晚期胃癌短路手术。可作为临床探索性的手术适应证则包括：胃癌术前评估肿瘤浸润深度为 T_{4a} 期，并可达到 D2

淋巴结清扫术和晚期胃癌姑息性胃切除术。

腹腔镜胃癌手术的根治原则仍借鉴和沿用传统开腹手术的R0根治切除及规范的胃周淋巴结清扫,手术原则包括: ① 整块切除,包括原发灶及累及的周围组织器官; ② 广泛的胃切除范围,必须保证足够的切缘(早期胃癌直径＞2 cm,局部进展期肿块型胃癌直径＞3 cm,浸润性胃癌直径＞5 cm); ③ 系统、彻底地清除胃周淋巴结; ④ 肿瘤隔离及腹腔内脱落癌细胞完全消灭。在淋巴结清扫范围方面,我国《腹腔镜胃癌手术操作指南(2016版)》中指出腹腔镜胃癌手术的淋巴清扫范围应与传统的开腹手术相一致,对伴有区域淋巴结转移的早期胃癌或无远处转移的进展期胃癌均采用D2淋巴结清扫,即远端胃切除包括第1、3、4sb、4d、5、6、7、8a、9、11p和12a组淋巴结,全胃切除则包括第1～7、8a、9～11和12a组淋巴结。此外,关于进展期胃癌是否需联合网膜囊切除一直是具有争议的问题,日本JCOG1001试验是目前评价网膜囊切除意义最高级别的循证医学依据,其结果显示在1 204例$T_{3\sim4a}$期胃癌患者中网膜囊切除组和非网膜囊切除组5年总生存率差异无统计学意义(76.9% *vs* 76.7%),而网膜囊切除组患者的手术时间、术中失血量以及胰漏发生率均高于非网膜囊切除组。因此,第5版日本《胃癌治疗指南》明确否定了网膜囊切除在T_3或T_{4a}期胃癌手术中的价值和意义,而该指南对腹腔镜胃癌手术的发展也有重要意义,因为腹腔镜下行全网膜囊切除难度较大,尤其是剥离横结肠系膜前叶的左半侧至脾曲和胃网膜左血管根部时,容易产生副损伤。但部分网膜囊切除仍然具有解剖学价值。例如,在清扫幽门下区淋巴结时,为更安全地进入准确的解剖层面,以结肠中血管为标志进入横结肠系膜前后叶之间的间隙,游离十二指肠降部与横结肠系膜之间的融合筋膜平面,将此间隙分别向患者头侧及右侧扩展,则可以安全有效清扫第6v组淋巴结并处理胃网膜右静脉。

消化道重建一直是腹腔镜胃癌手术的难点和研究热点。根据吻合方式的不同,大体可分为小切口辅助和完全腹腔镜下消化道重建,后者又可分为狭义和广义两种。狭义是指所有的消化道重建均在腹腔内完成,小切口仅用于取出标本;广义是指利用而不延长取标本的小切口,体外完成小部分操作,如空肠-空肠吻合等。近年来,随着腹腔镜吻合器械和手术技术的发展改进,全腹腔镜消化道重建技术已经逐步被大家接受,其优势在于视野更好、操作空间更大,在腹腔内原位切断胃并完成重建,避免了小切口辅助重建时对组织的过分牵拉,特别是对于位置较高、肋弓较窄及肥胖患者优势更趋明显,但对手术技术有更高的要求。对于远端胃切除术后消化道重建,完全腹腔镜的方式主要包括比尔罗特(Billroth)Ⅰ式、比尔罗特Ⅱ式、非离断式鲁氏(Rouxen)Y形吻合和鲁氏Y形吻合。其中，比尔罗特Ⅰ式是应用直线切割闭合器完成的残胃和十二指肠后壁的功能性端端吻合，由于吻合口内部的缝钉线呈现为三角形，故称为三角吻合。比尔罗特Ⅱ式是目前国内较为常用的吻合方式，但建议在距胃-空肠吻合口远端10～15 cm处行空肠输入襻、输出襻之间布劳吻合（Braun anastomosis），以减少碱性反流性胃炎的发生。与传统的鲁氏Y形吻合相比，非离断式鲁氏Y形吻合在腹腔镜下操作更为简便，无须游离肠襻和离断系膜血管，且术后鲁氏潴留综合征发生率较传统鲁氏Y形吻合低。完全腹腔镜全胃切除术消化道重建方式主要采用食管-空肠鲁氏Y形吻合重建，选择圆形吻合器还是直线切割吻合器，则要根据病灶的具体位置。病灶位置较高建议选择圆形吻合器行食管-空肠端侧吻合，抵钉座的置入方法多采用反穿刺法或经口置入抵钉座装置法，即Orvil™法。但无论采用何种方式放置抵钉座，吻合时均需要做腹壁小切口，将圆形吻合器杆身置入并重新建立气腹。对于胃体癌，使用直线切割吻合器行食管-空肠侧侧吻合则更为方便，吻合口直径也更大。主要方式包括食管-空肠功能性端端吻合、食管-空肠顺蠕动侧侧吻合（overlap法）、延迟离断小肠的改良overlap法和π型吻合等，每种方式各有利弊，目前更多倾向于采用overlap法。2018年，由中华医学会外科学分会胃肠外科学组、中华医学会外科学分会腹腔镜与内镜外科学组和中国抗癌协会胃癌专业委员会发布的《完全腹腔镜胃癌手术消化道重建专家共识及手术操作指南（2018版）》明确指出目前完全腹腔镜胃癌手术消化道重建是安全可行的，且更具有微创优势，但对术者有更高的技术要求，远期疗效仍需要更多循证医学证据来加以证实。因此，现阶段推荐在已具备丰富腹腔镜胃癌手术经验的医疗中心开展该项术式。

第二节　机器人系统在胃癌微创手术中的应用和优势

2000年7月11日，美国FDA批准Intuitive Surgical公司研发的达芬奇外科手术系统应用于临床，使其成为美国第一个可在手术室使用的机器人系统，也是腹腔镜技术得以广泛应用后微创外科领域的又一重大突破。自Hashizume等首次报道达芬奇外科手术系统辅助应用于胃癌手术以来，已有较多研究将其短期效果与腹腔镜或开腹手术相比较。Woo等于2011年报道了236例早期胃癌患者接受机器人胃癌根治术与591例接受腹腔镜手术的患者资料，结果显示机器人手术中出血量较少（91.6 mL vs 147.9 mL，P＝0.002），但手术时间较长（219.5 min vs 170.07 min，P＜0.01），在获取淋巴结数目及术后住院天数等方面则无统计学差异。尽管与腹腔镜相比，机器人胃癌手术有许多优势，且部分研究也证明了其安全性和有效性，但目前却仍未像人们期待的那样广泛地应用于临床，包括手术适应证、淋巴结清扫程度、远期疗效的循证医学证据及费用居高不下等许多问题亟待解决和进一步探索。

在过去几十年里，腹腔镜技术已经从根本上改变了腹部外科疾病的治疗模式，但包括传统腹腔镜的二维视野、操作者的自由度限制和生理震颤以及人体工程学的不适等缺陷也限制了腹腔镜在腹部外科的进一步发展和应用。机器人系统则能克服传统腹腔镜技术的缺点。首先，机器人系统为外科医师提供的是一个放大10～15倍的高清晰三维成像系统，使外科医师更容易识别细小的解剖结构，极大地降低了对于精细操作的难度。其次，是系统操作的稳定性，由于通过机械臂控制，可滤过外科医师手的震颤，而采用7个方向自由度的仿真机械手腕来实施腹腔内的操作，大大提高了使用的灵活性，也适于在狭小空间内进行复杂的手术。第三，机器人系统提供的外科医师操作台能够减少人体工程学的不适，为外科医师提供舒适的手术环境。目前，已有的研究发现机器人系统能够帮助提高外科医师在复杂解剖和缝合技术上的临床技能，对于提高微创外科手术质量、降低手术并发症起着重要的作用。也有报道显示，机器人胃癌手术具有更短的学习曲线，尤其是在全胃切除术和胃周淋巴结清扫方面。Schauer等报道腹腔镜鲁氏Y形吻合胃旁路手术学习曲线在75～110例手术；而采用机器人手术的学习曲线则明显缩短，一般为10例左右。如果外科医师本身兼备传统开腹和腹腔镜手术经验，机器人手术的学习曲线则能进一步缩短，但即便没有腹腔镜手术经验，直接由开腹手术转换到机器人手术也并非全无可能，这一点充分体现了机器人系统更容易的操作性和更好的适应性。

目前的回顾性研究证实，机器人胃癌根治术在早期胃癌的治疗中与腹腔镜手术在淋巴结清扫程度、住院时间、术后并发症发生率和病死率上大致相似，因此两者的手术适应证也基本一致。国内外学者基本认可的机器人胃癌手术的适应证包括临床ⅠA期需行D1或D1+淋巴结清扫和临床ⅠB或ⅡA期需行D2淋巴结清扫，而在局部进展期胃癌采用机器人手术也尚无循证医学依据。由中国研究型医院学会机器人与腹腔镜专业委员会组织编写的《机器人胃癌手术专家共识（2015版）》中制订的机器人胃癌手术适应证包括：①　胃癌病灶浸润深度不超过T_{4a}期；②　胃癌术前、术中分期为Ⅰ、Ⅱ期者；③　对于胃癌手术经验丰富、机器人操作熟练的医师，可用于分期为Ⅲ期者。对于局部进展期胃癌，标准化、规范化地实施D2淋巴结清扫是影响胃癌患者长期生存的重要因素。对比腹腔镜，机器人系统本身具备的优势也能在淋巴结清扫中得以充分体现，也更有可能突破微创手术中局部进展期胃癌淋巴结清扫困难的瓶颈。在腹腔镜胃癌手术中，D2淋巴结清扫相对困难的区域包括胰腺上缘的第7、8a、9、11p组淋巴结和全胃手术中第10组淋巴结，前者主要原因在于对助手牵拉翻起胃体和暴露胰腺上缘的动作要求较高，而在机器人手术中使用了第三机械臂抓持胃胰皱襞，将胃翻向上方，既保持稳定显露，还能让助手使用吸引器随时进行协助并保持术野清晰；后者则由于脾门区域血管解剖变异较多，且脾脏本身质地较脆，出血风险较大，而机器人系统的三维放大视野使局部解剖结构更加清楚，手术操作稳定性高，大大提高了保留脾脏第10组淋巴结清扫的成功率。早期Kim等就通过小样本比较了机器人、腹腔镜和开腹胃癌手术的短期效果，发现三组在获取淋巴结数目上无统计学差异，而机器人组的失血量显著低于腹腔镜和开腹组。Xiong等的荟萃分析也显示类似的结果，同时还发现采用机器人对肥胖者实施胃癌D2淋巴结清扫较腹腔镜手术更具操作性。而对于胃切除术后的消化道重建，机器人手术可以采用小切口辅助体外重建或机器人系统体内缝合重建两种方式，后者凭借着机器人系统清晰三维成像系统和精细、灵活、稳定的仿真器械，克服了完全腹腔镜下手工缝合较为困难和费时的缺点，同时减少了吻合器的使用，切实有效地降低了患者的住院费用。Hur等报道了7例机器人胃癌根治术采用全手工吻合进行消化道重建的病例，其中包括鲁氏Y形吻合4例、胃十二指肠吻合3例，平均消化道重建时间69 min，平均手术时间205 min，无一例出现严重吻合口并发症，效果令人满意。

机器人胃癌根治术的短期疗效已经有国内外多家中心报道。Pugliese等报道机器人与腹腔镜胃癌根治术在术后下床活动时间、进食时间以及住院天数上并无统计学差异。国内的江志伟等回顾性分析了120例机器人胃癌根治术的围术期情况，其中行全胃切除术35例、远端胃切除62例、近端胃切除23例，平均手术时间(245 ± 50)min，淋巴结清扫数量(22.5 ± 10.7)枚，术中出血量(70 ± 45)mL，术后住院时间(6.3 ± 2.6)d，充分体现了机器人手术在微创领域的优势。然而，目前仍然缺乏关于机器人胃癌手术远期预后的循证医学证据。Coratti等报道了98例机器人辅助胃癌根治术后的长期随访结果显示，5年生存率为73.3%，其中ⅠA、ⅠB、Ⅱ和Ⅲ期的5年生存率分别为100%、84.6%、76.9%和21.5%，基本与传统开腹手术及腹腔镜手术相当。

总体而言，机器人系统在胃癌根治术的淋巴结清扫和体内消化道重建上有其优势，且学习曲线较腹腔镜更短，但由于其整套设备价格昂贵、手术费用高、国内装机数量较为有限,因此仍未得以广泛开展。此外,目前尚无足够资料对机器人胃癌根治术后的远期疗效进行整体评价,未来也有待于开展大样本多中心的前瞻性随机对照临床试验以进一步明确机器人系统在胃癌外科手术治疗中的地位和价值。

第三节　我国胃癌微创治疗的发展方向

随着早期胃癌检出率的提高、微创设备和器械的发展以及微创技术的提高和进步,近年来我国胃癌的微创治疗呈井喷式发展。根据2018年中国胃肠肿瘤外科联盟胃癌数据调研情况的结果显示,2014—2017年30个省(自治区、直辖市)95家中心的134 111例胃癌患者中,早期胃癌、局部进展期胃癌和晚期胃癌分别占比为19.7%、70.5%和9.8%;在胃癌微创治疗方面,腹腔镜手术占39.15%,其中早期胃癌中占49.81%,局部进展期胃癌中占36.63%。从数据中可以发现,疾病的病期分布和手术方式占比均存在着地域分布差异,并有随时间迁移而逐步增加的趋势,这也让我国的外科学者充分认识到规范的腹腔镜胃癌手术操作是提高胃癌手术水平的前提与基础。首先,应严格把握手术适应证及禁忌证,对于拟接受腹腔镜手术的胃癌患者,必须在完善术前胃镜、多排螺旋CT或超声内镜等检查的前提下进行精准的术前分期,并严格把握手术指征。对于肿瘤未突破浆膜层的可切除的局部进展期胃癌($T_{2\sim4a}$期),则建议在有丰富胃癌治疗经验的中心开展腹腔镜胃癌手术,进行临床探索性研究。其次,应合理选择腹腔镜胃癌手术方式,先易后难,循序渐进;腹腔镜辅助胃癌根治术能取得与完全腹腔镜相同的手术效果,且能降低手术难度,缩短手术时间,减少手术费用,是目前最常用的腹腔镜胃癌手术方式,也被各类指南所推荐,在刚刚起步的中心应选择腹腔镜辅助手术作为度过学习曲线的手术方式。此外,应在全国范围内加强腹腔镜胃癌手术的规范化培训,通过在有经验的大学附属医院或医疗中心建立腹腔镜胃癌手术培训中心,根据学员技能的不同,选择不同的培训方案和计划,有条不紊地开展系列培训。一般要求术者应具备熟练的胃癌开腹D2淋巴结清扫术经验以及扎实的腹腔镜手术操作基本技能,同时还要重视对于助手和扶镜者的培训,使其术中能与术者默契配合。

对于早期胃癌,腹腔镜手术的短期和长期疗效已经被临床试验所证实,在国内外已经成为治疗共识,第4版日本《胃癌治疗指南》也已将腹腔镜辅助远端胃切除术作为临床Ⅰ期胃癌的常规手术方式。但在我国胃癌的病期仍以局部进展期为主，能否采用腹腔镜手术尚存在争议，至今未被诸多指南所推荐，仅作为临床探索研究的手段，而现有已报道结果的临床试验多为回顾性研究，循证医学证据不足。基于上述现状，中国腹腔镜胃肠外科研究（Chinese laparoscopic gastrointestinal surgery study, CLASS）组联合国内14家医院共同开展了针对局部进展期胃癌采用腹腔镜对比开腹手术前瞻性随机对照试验（CLASS01试验），纳入1 056例$cT_{2-4a}N_{0-3}M_0$胃腺癌患者，主要研究终点为3年无疾病生存率。该研究的短期结果证实，由具备丰富经验的团队施行腹腔镜胃癌D2淋巴结清扫术治疗局部进展期胃癌安全可行，并已在《临床肿瘤学杂志》（*Journal of Clinical Oncology*）上发表，在国际上获得较高影响力。目前，长期随访已经完成，结果显示腹腔镜手术的3年无疾病生存率不劣于开腹手术，实现了预期研究终点，这成为在中日韩三国同期开展的3项类似临床试验中最先完成的研究，也是目前首个关于局部进展期胃癌腹腔镜手术最高级别的循证医学证据。随着相关试验长期随访结果的陆续公布，腹腔镜胃癌手术的适应证也有望进一步扩大，成为将来治疗进展期胃癌推荐的标准术式。

------------------------------ 参 考 文 献 ------------------------------

[1] Coratti A, Annecchiarico M, Di Marino M, et al. Robot-assisted gastrectomy for gastric cancer: current status and technical considerations[J]. World J Surg, 2013, 37(12): 2771−2781.

[2] Hashizume M, Shimada M, Tomikawa M, et al. Early experiences of endoscopic procedures in general surgery assisted by a computer-enhanced surgical system[J]. Surg Endosc, 2002, 16(8): 1187−1191.

[3] Hu Y, Huang C, Sun Y, et al. Morbidity and mortality of laparoscopic versus open D2 distal gastrectomy for advanced gastric cancer: a randomized controlled trial[J]. J Clin Oncol, 2016, 34(12): 1350−1357.

[4] Hur H, Kim J Y, Cho Y K, et al. Technical feasibility of robot-sewn anastomosis in robotic surgery for gastric cancer[J]. J Laparoendosc Adv Surg Tech A, 2010, 20(8): 693−697.

[5] Katai H, Mizusawa J, Katayama H, et al. Short-term surgical outcomes from a phase Ⅲ study of laparoscopy-assisted versus open distal gastrectomy with nodal dissection for clinical stage IA/IB gastric cancer: Japan Clinical Oncology Group Study JCOG0912[J]. Gastric Cancer, 2017, 20(4): 699−708.

[6] Kim M C, Heo G U, Jung G J. Robotic gastrectomy for gastric cancer: surgical techniques and clinical merits[J]. Surg Endosc, 2010, 24(3): 610−615.

[7] Kim W, Kim H H, Han S U, et al. Decreased morbidity of laparoscopic distal gastrectomy

compared with open distal gastrectomy for stage I gastric cancer: short-term outcomes from a multicenter randomized controlled trial (KLASS-01)[J]. Ann Surg, 2016, 263(1): 28−35.

[8] Kitano S, Iso Y, Moriyama M, et al. Laparoscopy-assisted Billroth Ⅰ gastrectomy[J]. Surg Laparosc Endosc, 1994, 4(2): 146−148.

[9] Kurokawa Y, Doki Y, Mizusawa J, et al. Bursectomy versus omentectomy alone for resectable gastric cancer (JCOG1001): a phase 3, open-label, randomised controlled trial[J]. Lancet Gastroenterol Hepatol, 2018, 3(7): 460−468.

[10] Pugliese R, Maggioni D, Sansonna F, et al. Robot-assisted laparoscopic gastrectomy with D2 dissection for adenocarcinoma: initial experience with 17 patients[J]. J Robot Surg, 2008, 2(4): 217−222.

[11] Schauer P, Ikramuddin S, Hamad G, et al. The learning curve for laparoscopic Roux-en-Y gastric bypass is 100 cases[J]. Surg Endosc, 2003, 17(2): 212−215.

[12] Woo Y, Hyung W J, Pak K H, et al. Robotic gastrectomy as an oncologically sound alternative to laparoscopic resections for the treatment of early-stage gastric cancers[J]. Arch Surg, 2011, 146(9): 1086−1092.

[13] Xiong B, Ma L, Zhang C. Robotic versus laparoscopic gastrectomy for gastric cancer: a meta-analysis of short outcomes[J]. Surg Oncol, 2012, 21(4): 274−280.

[14] 江志伟,赵坤,王刚,等. 手术机器人系统在120例胃癌患者治疗中的应用[J]. 中华胃肠外科杂志,2012,15(8): 801−803.

[15] 中国研究型医院学会机器人与腹腔镜外科专业委员会. 机器人胃癌手术专家共识(2015版)[J].中华消化外科杂志,2016,15(1): 7−11.

[16] 中华医学会外科学分会腹腔镜与内镜外科学组,中国研究型医院学会机器人与腹腔镜外科专业委员会. 腹腔镜胃癌手术操作指南(2016版)[J]. 中华消化外科杂志, 2016, 15(9): 851−857.

[17] 中华医学会外科学分会胃肠外科学组,中华医学会外科学分会腹腔镜与内镜外科学组,中国抗癌协会胃癌专业委员会. 完全腹腔镜胃癌手术消化道重建专家共识及手术操作指南(2018版)[J]. 中国实用外科杂志,2018,38(8): 833−839.

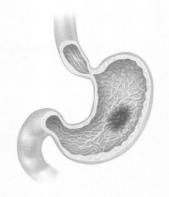

第十二章

胃癌手术消化道重建

朱纯超　赵恩昊　徐惠绵

　　胃癌的外科治疗理念和原则从以"根治"为重点转向"根治"和术后生活质量并重。胃癌手术的消化道重建与术后中长期生活质量密切相关，是外科医师必须重视和慎重决策的问题。不同手术切除和消化道重建方式如何选择尚存一定争议，需要通过现有的循证医学证据进行合理评价。

　　目前，吻合器的使用在胃癌手术的消化道重建中已经相当普遍，不但加快了手术的速度、提高了吻合安全性，更使原先极端困难部位的吻合变得安全可行。外科医师通过对吻合器创造性的应用，发展出了多种腹腔镜下的消化道重建方法，为胃癌手术在完全腹腔镜路径下实施提供了解决方案。本章将聚焦于胃癌手术中常用的消化道重建方式，就重建原则、吻合方式、机械吻合等问题，并结合消化道重建中的吻合器应用，向读者们介绍这一胃癌手术中的重要步骤。

[通信作者]　徐惠绵，Email: xuhuimian@126.com

第一节 胃癌手术消化道吻合部位的组织愈合

一、胃肠道缝合的方法

胃癌手术的消化道重建中进行胃肠道缝合的方法包括手工缝合和机械吻合。手工缝合按胃肠道管壁的对合方式分为浆膜对合缝合法和断端对合缝合法。浆膜对合缝合主要的代表方法是全层浆肌层缝合法（Albert-Lembert 法），还有 Czerny 法、层层缝合法，均系双层缝合法，缝合确切、抗张力强，临床广泛应用。断端对合缝合法主要有 Gambee 法、Jourdan 法、Olsen 法和层层缝合法。Lembert 法、Halsted 法、Connell 法、Gambee 法、Jourdan 法及 Olsen 法属于单层缝合法，愈合佳，吻合口狭窄和吻合口瘘发生率低。机械缝合主要有使用线形吻合器的功能性端端吻合、端端三角吻合和使用环形吻合器的吻合。

二、胃肠道吻合部位的组织愈合

胃肠道吻合部位的组织愈合、修复与经典的皮肤组织的愈合过程具有共同的特征。在力学愈合期即炎症期，凝血、止血、渗出、中性粒细胞浸润、炎症细胞释放多种炎症因子和组织生长因子；其后进入组织愈合期（创伤后第 3～5 天），此间成纤维细胞增殖、胶原蛋白分泌、Ⅱ 型胶原蛋白增加明显、毛细血管再生、微循环建立；随后进入成熟期，即肉芽组织的重塑阶段。胃肠道吻合也经由力学愈合期、组织学愈合期和成熟期，在各种细胞因子、增殖因子的调控下完成其组织愈合过程。然而，胃肠道因有独特的解剖学构造和胃肠道内消化液的存在，故以自身独有的规律及特征进行着胃肠吻合部位的修复与愈合。胃肠道吻合部位的愈合主要在富含血管、淋巴管网、血流量丰富及大量胶原蛋白（Ⅰ 型 68%、Ⅲ 型 20%、Ⅴ 型 12%）存在的黏膜下层进行。黏膜的修复是由上皮细胞增殖覆盖完成，胃肠道的固有肌层、浆膜层均以纤维化方式修复愈合。胃肠道吻合时的层层对合有利于修复愈合的过程。其实，在胃肠吻合法建立之初，人们就已经认识到这一点。1827 年，Lembert 曾提出吻合三原则：① 黏膜与黏膜缝合不愈合；② 黏膜与浆膜缝合愈合不充分；③ 浆膜与浆膜缝合愈合佳。胃肠道吻合中层层对合吻合至关重要，其中黏膜下层的愈合扮演着重要角色。胃肠道吻合部位愈合过程中的组织学变化有以上共性特征。然而,采用手工缝合和机械吻合方式进行重建的胃肠道吻合口仍然有各自不同的组织愈合特点。

1. 手工吻合的组织愈合特点

胃肠道吻合后初期,吻合部位的结合力依赖于缝合线的张力,此期组织学上呈现缝合线的炎症反应,中性粒细胞浸润显著;缝合线的材质对其具有不同影响。其后,在缝合线的力学结合的基础上,第3～5天吻合部位的成纤维细胞增殖,毛细血管新生,胶原蛋白产生增加,炎症反应减退,黏膜上皮新生,术后约1周胃肠道吻合部位的初期愈合基本完成。随后进入改建、重塑时期。

2. 机械吻合的组织愈合特点

机械吻合后胃肠道吻合部位的愈合与手工缝合吻合愈合相似,吻合器会造成组织压榨、血管网络破坏,引起微小循环障碍。但随着夹置的浆膜退缩,钉孔破损浆膜部位的血管再生,跨越吻合口的血运再建(第5～7天),而由炎症期过渡到纤维化期、成熟期,约3周完成血管网络的重建和恢复胃肠壁各层的连续性。环形吻合器吻合是内翻吻合,肠管壁各层的排列与手工缝合吻合的Albert-Lembert法类似,但其愈合过程并不完全相同,内翻吻合时浆膜成为血液循环沟通的屏障,须通过压榨组织中尚存的血运,至浆膜退缩以及金属钉孔破损浆膜部位的血运再生重建后才开始愈合过程。环形吻合时应避免在异常状态下的肠道部位实施,如水肿、炎症部位的吻合,应在自然状态下的口径上进行吻合,以免肠管裂伤出血、菲薄化。非自然状态、扭曲状态下吻合后的愈合会对肠道的功能、可动性产生负面影响。线形吻合器吻合的修复愈合是呈外翻缝合愈合的过程。外翻吻合部位的黏膜脱落以后进入愈合过程,外翻吻合的浆膜层缝合有助于自然生理的愈合过程。

第二节　胃癌手术消化道重建原则

胃肠道吻合的愈合过程是个极为复杂、多因素介入、时间依赖性的动态过程,每个环节的把握、认识及最佳处置会极大地改善其预后和结果。在愈合过程中,诸多因素如消化液的容量、性质、内容物的作用和影响,胃肠道内细菌以及菌群失调感染的威胁,胃肠道吻合时麻醉的影响,胃肠道自身的自律性收缩、蠕动或痉挛的干扰,缝合线材质在组织内的刺激、变化等,都会对吻合部位及愈合产生独有的影响。最大限度地减少影响吻合愈合失败的因素，严格的围手术期管理是非常重要的。

对于胃癌手术，延长患者生存时间是手术的主要目的。任何完美的消化道重建都必须在获得理想预后的前提下才更有意义，因此，胃癌手术的消化道重建还必须考虑癌肿对机体的影响。胃癌手术消化道重建应遵循以下基本原则：

（1）重建后具备正常消化道生理功能，维持患者营养状态和保证患者的生活质量。在重建手术过程中注意吻合口无张力、血供良好、吻合口径适中、操作简便，尽量减少吻合口的数量。缝合时注意针距不能过密，打结不能过紧，以免造成组织缺血和组织切割，影响愈合，导致吻合口瘘。

（2）对于早期胃癌或恶性程度较低、进展程度偏早等预计手术效果较好者，可以同良性病的手术一样，在恢复消化道连续性的基础上尽量重建胃的生理功能；而对于恶性程度偏高、进展程度较重等预计复发可能性较大者，就应该充分考虑癌肿复发对患者生存时间以及腹腔各脏器的影响，重建方式宜简不宜繁；对于手术结果明确为R2切除或不能切除者，则只能尽量恢复消化道的连续性，同时必须使重建后的消化道尽量远离残留的癌肿。

（3）选择适当的吻合方式，把握吻合对象（胃、十二指肠、小肠和食管）的构造、组织功能（如食管缺少浆膜且外膜脆弱等），把握异常情况下如营养不良、高龄、糖尿病、幽门梗阻、黄疸、激素、癌性腹膜炎及炎性水肿时胃肠道的变化特点，选择安全、合理的吻合方式。不同分类方式下的吻合方法选择，包括：以吻合口在胃肠道的方位分类，分为端端吻合、侧侧吻合、端侧吻合；以消化道愈合方式分类，分为内翻吻合和外翻吻合；按吻合缝合方法分类，单层或双层缝合、间断或连续缝合。

（4）选择适当的吻合器械。技术操作中应把握使用器械、材料的特性及其对组织的影响，以及医源性损害（如镊子、钳子挟持力对组织的挫伤，能量的热损伤，缝合材料的物理性损伤和致组织的炎性反应）。低侵袭、微创伤的吻合技术无疑有助于胃肠道吻合部位的顺利愈合和修复。与传统的手工吻合方式比，机械吻合优点包括：可完成一些手工吻合困难的吻合，如全胃切除时较高的膈下位置的吻合，减少因手术及麻醉时间延长带来的创伤，减轻对肺、心、肝、肾等脏器的影响，增加手术安全性；机械吻合质量高，吻合口内壁光滑、整齐，吻合后两排钉紧密可靠，吻合口血供较好，吻合口并发症低于传统的双层缝合法，且同时适用于传统开腹、腹腔镜或机器人胃癌手术；吻合器的吻合材料是金属钉，组织相容性好，异物刺激引起的炎症反应轻，有利于吻合口愈合。

第三节　消化道重建中吻合器的应用

吻合器的工作原理与订书机类似,向组织提供交错排列的缝钉,以机械的方式将拟吻合的胃肠组织压榨、钉合在一起。其物理原理与机械方式较易理解,但人体胃肠组织有其固有的特性,要求既能保证组织各层结构完整,保留必要的血供以利于愈合,还应保持一定的支撑力和紧张度,使拟吻合的组织间不疏漏、不出血等。这就必须使机械吻合操作符合人体相应脏器组织结构的生物学要求。

一、常用的机械吻合器

胃肠手术中机械吻合的常用机械包括圆形吻合器、直线切割吻合器(包括腹腔镜直线切割吻合器)和关闭器。在胃癌手术中,圆形吻合器主要用于胃肠端端吻合、端侧吻合、食管−空肠以及鲁氏Y形吻合中空肠−空肠间的端侧吻合等;关闭器主要用于各种胃肠端侧吻合过程中残端的关闭;直线切割吻合器除了可代替关闭器的所有功能外,还可用于胃−肠、肠−肠间的侧侧吻合等。

二、机械吻合的特点

胃肠吻合操作的基本原则是在确切止血的同时保证充足的血供,避免吻合口有张力,有足够的管腔,轻柔的操作,锐性分离,严格的无菌操作等。机械吻合在遵循这一原则的基础上,还需根据机械吻合的特点注意如下操作:

(1)使用吻合器前,要仔细检查器械有无异常;钉仓安装是否正确,钉仓应与吻合器牢固固定;砧板平面朝外,凹槽向内。

(2)清除相应脏器拟吻合部位的系膜等邻近组织,充分显露浆膜层或外膜,一般显露的长度以2 cm左右为宜,既不使邻近组织被夹、嵌入吻合口影响愈合,又不影响吻合口的血供。

(3)以残胃断端与十二指肠或食管行端端吻合时,吻合口与残胃断端的交界处是薄弱区域,必要时应加固缝合,由于机械吻合不易进行端端吻合,多行端侧或侧侧吻合,一个吻合口附带着一个闭合断端,一般需两者距离>2 cm,以免影响该区域血供。

（4）应根据肠管直径选择适宜的圆形吻合器。使用管径过大的吻合器杆身不易插入肠管内或使肠管管壁过度紧张而发生撕裂损伤；有时近端肠壁被推挤嵌入吻合口也会导致吻合口部分狭窄或完全闭锁。使用管径过小的吻合器则可能出现吻合不全，致吻合口瘘，亦可能因吻合口瘢痕形成导致狭窄。

（5）确保无张力吻合。传统概念的无张力吻合通常指来自吻合口两端的消化道或者相应系膜的纵向张力，充分游离拟行吻合的胃肠道，使相应系膜不会牵拉过紧，吻合后的胃肠道张力适度，既利于愈合，又避免相应脏器受牵拉引起术后的不适症状。机械吻合时还应保持适宜的径向张力，由于胃肠道具有一定的弹性，使用圆形吻合器时，中心杆自拟行吻合的胃肠道中间穿出后，若过于用力牵拉套在吻合器杆身外的胃肠道管腔，就会使拟行吻合的部位绷得过紧、变薄，造成径向张力过大，导致中心杆与其周围组织间的缝隙变大，严重者会使钉合的缝钉偏离组织，造成钉合不全而影响愈合。此外，吻合完成后绷紧的吻合口组织回缩，已经成形的缝钉在组织间移位，直接影响钉合的牢固性，导致吻合口瘘和出血；回缩的吻合口愈合后也可能出现吻合口狭窄。同样，在使用直线切割吻合器时，对抵钉座一侧消化道牵拉过度也会出现类似的现象。

（6）根据不同组织的厚度选择适宜的成钉高度，既保持一定的压榨程度以减少出血，又不致因压榨过紧使组织缺血而影响愈合等。一般来说，成钉高度在组织厚度的75%左右为宜。十二指肠和空肠属于薄组织，肠-肠吻合的成钉高度一般选择1 mm左右，胃-肠吻合、食管-胃吻合的成钉高度一般选择1～2 mm。有特殊病变的组织如慢性梗阻、炎症等，相应脏器的组织变厚，还应根据具体情况选择适宜的成钉高度。

（7）吻合时须将相应脏器系膜理顺，以避免吻合口两端的胃肠道出现扭转；将中心杆与抵钉座对合、旋紧时则要保护好吻合口周围，以免邻近的组织嵌入。

（8）操作时均衡施压，压榨至理想厚度后，等待15 s左右再行击发。

（9）击发时动作要快捷精准，一次击发到底，不可左右摆动，以免发生黏膜损伤、出血或钉合不严等。

（10）规范地移除吻合器，减少对吻合口的刮擦。尤其是在移除圆形吻合器时，要注意将吻合器向右和向左两个方向分别旋转约90°，缓慢而轻柔地小心移除吻合器，一边旋转一边移除。

（11）移去吻合器后，需要详细检查吻合环的组织是否完整，是否为全层组织，同时确认吻合口钉合完整、无活动性出血或淤血等，必要时行吻合口贯穿缝合或浆肌层缝合,确切止血或加固。

（12）术中一旦发现吻合不全,应立即行手工缝合补救或切除原吻合口,重新在健康的相应部位进行消化道重建。

第四节　胃癌远端胃切除术的消化道重建方式

胃癌切除后的消化道重建最早就是从远端胃切除术开始的。1881年,维也纳外科医师Theodor Billroth对一名43岁的女性胃窦癌患者实施了远端胃切除术,其重建采用的残胃小弯侧与十二指肠吻合的方式后来被称为比尔罗特Ⅰ式吻合。1885年,他又完成了胃癌切除后的残胃-空肠-结肠前吻合,即比尔罗特Ⅱ式吻合。1897年,法国外科医师César Roux完成了鲁氏Y形吻合。目前这3种吻合方式也是远端胃切除术后消化道重建的主要方式。

一、比尔罗特Ⅰ式吻合

由于比尔罗特Ⅰ式吻合最符合生理条件,术后反流性胃炎、倾倒综合征、营养不良、胆囊结石等远期并发症的发生率明显减少,因而在吻合无张力的情况下以该方式重建消化道为最佳选择。机械吻合采用25～29 mm的圆形吻合器较适合,根据十二指肠残端与残胃吻合的不同部位,可分为端端吻合和端侧吻合,前者为十二指肠残端与胃切割线的大弯侧尖端吻合,吻合器杆身自胃切割线的小弯处进入,吻合完成后需重建小弯侧。因此,对于小弯侧的肿瘤可再追加至少1 cm的切缘,吻合口张力亦较小;后者为十二指肠残端与残胃后壁吻合,操作更加简便,但需特别注意保证吻合口的血供、吻合口与胃切割线之间的距离大小、胃短血管与胃后血管的保留与否都会影响吻合口的血供。

腹腔镜下行比尔罗特Ⅰ式吻合可通过小切口辅助或完全腹腔镜下完成。小切口辅助的一般采用4～5 cm的中上腹切口,其操作流程、吻合器应用方法基本同开腹手术,但建议吻合前在腹腔镜下采用科克尔(Kocher)手法充分游离十二指肠,使小切口下的吻合操作更为方便。2002年,日本学者Kanaya等首次报道了完全腹腔镜下比尔罗特Ⅰ式三角吻合法。该方法使用腹腔镜直线切割吻合器完成的残胃和十二指肠后壁的功能性端端吻合,吻合口内径较大,重建时间更短,吻合口瘘发生率低。2014年,国内黄昌明等在此基础上提出了改良的三角吻合技术，减少了吻合口的薄弱区域。三角吻合法提供了一种在完全腹腔镜下进行比尔罗特Ⅰ式吻合的可行方案，且经过较长时间的实践，已被证明是一种安全可行且比较简便的吻合方法。

比尔罗特Ⅰ式吻合仍然存在一些容易忽略的注意点，主要包括：① 吻合时应注意吻合口张力大小。若吻合口张力较大，则术后吻合口瘘发生率显著增加。所以，应充分切开十二指肠外侧腹膜，同时将十二指肠球部和胰头之间游离至胃十二指肠动脉右侧。采用胃十二指肠端端吻合，这样形成的吻合口张力小。如果吻合口张力过大，术后发生吻合口瘘的风险会增加。② 胃十二指肠吻合口轴线与胃小弯轴线夹角过小或过大时，有时成为功能性吻合口狭窄的原因。有学者建议采用较大口径的圆形吻合器，可减少术后吻合口狭窄、水肿和胃排空延迟发生。③ 残胃切断缝合线和残胃十二指肠吻合线交叉部位称为"危险三角"或"叹息角"，是吻合口瘘的好发部位，术中加固缝合是需要的。可以在此处行荷包缝合，也可以在吻合时将缝线穿过胃前壁、后壁和十二指肠，以加强此处薄弱区。④ 残胃与十二指肠吻合应在大弯侧吻合，尤其是机械吻合，防止大弯侧囊袋状的扩张影响胃的排空。另外，扭曲的吻合也是胃排空障碍的原因。⑤ 机械吻合多次应用时应关注血供，防止吻合口缺血。

二、比尔罗特Ⅱ式吻合

比尔罗特Ⅱ式吻合的优点是吻合口无张力、操作方便、重建时间短，可在结肠前或结肠后行胃后壁或胃大弯侧与空肠的侧侧吻合，吻合器则可以选择圆形吻合器或直线切割吻合器。使用直线切割吻合器完成吻合后，共同开口以手工缝合关闭为佳。比尔罗特Ⅱ式吻合的缺点是并发症发生率较比尔罗特Ⅰ式和鲁氏Y形吻合为高，其中输入袢梗阻或内疝所引起的十二指肠残端瘘必须再次手术方能解除，结肠后吻合或加做布劳（Braun）吻合虽能有效降低该类严重并发症的发生，但仍然无法避免碱性反流性胃炎和吻合口炎的发生。

腹腔镜下行比尔罗特Ⅱ式吻合在日本与韩国的胃外科医师中应用较多，其优点在于辅助切口较小，只要能取出标本即可，且使用吻合器操作较方便，但应注意预先在腹腔镜下定位吻合的空肠段，以免做小切口后难以寻找到该段空肠。腹腔镜下多采用结肠前胃后壁或胃大弯侧与空肠行侧侧吻合。一般采用腹腔镜直线切割吻合器，共同开口以手工缝合关闭为佳，也可用吻合器关闭，但关闭时须注意避免空肠狭窄。如需额外加布劳吻合，同样可使用腹腔镜直线切割吻合器完成。

同样,比尔罗特Ⅱ式吻合也存在一些陷阱,包括:① 结肠前吻合后加做布劳吻合的必要性应充分考虑,一些专家建议行胃肠吻合时输入襻对大弯侧,布劳吻合两臂的近端空肠、远端空肠距胃肠吻合口分别约15 cm和25 cm为佳,可以起到良好的抗反流作用。② 关闭横结肠系膜裂孔和间隙能防止内疝形成。③ 吻合口过大易发生倾倒综合征,以吻合口长径是小肠径的1.5～2.0倍为宜。④ 对于机械吻合,在关闭共同开口前,一定要仔细检查吻合口有无活动性出血,必要时可予缝扎止血。手工吻合在完成后壁时,也应仔细检查后壁有无活动性出血。此外,由于空肠为环形肌,因而手工吻合时不宜切开过大,以免牵拉后切口过大造成吻合困难。一般空肠切开口径应略小于胃大弯侧开口。⑤ 胃管应放置在吻合口下方,以便早期发现术后吻合口出血。⑥ 考虑到空肠蠕动方向,应注意胃断端切线的方向,避免空肠输出襻开口过高,造成胃内食物潴留。

三、鲁氏Y形吻合

鲁氏Y形吻合的优势显著,既能保证吻合口无张力,还能有效避免胆汁反流和残胃炎;吻合口瘘和狭窄的发生率低,对2型糖尿病也有治疗作用。该术式也可在结肠前或结肠后行胃后壁或胃大弯侧与空肠的侧侧吻合。吻合器选择圆形吻合器或直线切割吻合器,使用后者完成吻合后共同开口手工缝合关闭。近端空肠与距胃肠吻合口30 cm的远端空肠行端侧吻合或侧侧吻合,使用手工缝合或机械吻合均可。鲁氏Y形吻合的缺点是Roux淤滞综合征,表现为餐后腹痛和恶心、呕吐,呕吐物不含胆汁,此时需留置胃管和耐心等待,一般均能自愈,而残胃勿留过大与缩短Roux襻是有效的预防办法。

腹腔镜下鲁氏Y形吻合也可通过小切口辅助或完全腹腔镜下完成,在距十二指肠悬韧带(屈氏韧带)20 cm处切断空肠,远端空肠对系膜侧与残胃大弯侧用腹腔镜直线切割吻合器行结肠前侧侧吻合,共同开口手工缝合关闭,随后近端空肠与距胃-肠吻合口30 cm的远端空肠行端侧吻合或侧侧吻合,使用手工缝合或机械吻合均可。

关于鲁氏Y形吻合的注意点包括:① 胃-空肠鲁氏Y形吻合的常见并发症是Roux淤滞综合征,文献报道Roux襻长度＞50 cm其发生率显著增加。因此,Roux襻长度一般不宜超过50 cm。但是,距离也不能过短,否则增加反流性残胃炎、食管炎发生率。Roux淤滞综合征患者临床症状主要为上腹饱胀、腹痛、恶心和呕吐,进食后症状加重。严重者可以出现营养不良和体重下降,发生率约30%。其诊断首先要除外机械性梗阻,内镜、影像学及胃肠动力检查在诊断中具有重要价值。内科治疗有效。② 胃-空肠吻合采用端端吻合的优势在于胃和空肠排出通道基本在一条直线上，可以降低胃内食物潴留发生率。若采用胃-空肠端侧吻合，可以在空肠残端与胃小弯侧之间间断缝合2～3针，以保证胃和空肠排出在同一直线上。③ 空肠离断部位血管的处理，既要保证吻合部肠管的血运良好，同时要保证系膜无张力。④ 关闭结肠后系膜裂孔，缝合在吻合口上方残胃上。

第五节　胃癌全胃切除术的消化道重建方式

一、全胃切除术后消化道重建术式的选择依据

全胃切除术后重建的基本要求是简便、安全，保证患者具有良好的功能与生活质量。全胃切除术后重建时，应充分注意肠液的食管反流，吻合口安全性的保证（无张力，吻合口少，胰瘘时对吻合口影响小，储存食物、排空好，尽可能地保留食物通路）。全胃切除术后的重建主要有鲁氏Y形吻合法、空肠间置法和双通道法等，其分类以食物通过十二指肠与否可分成十二指肠残端关闭、不通过食物的鲁氏Y形吻合法和通过十二指肠的空肠间置法以及两者兼顾的双通道法。全胃切除术后重建的代表性方式为鲁氏Y形吻合法。鲁氏Y形吻合法在全胃切除后重建的比例为70%～80%，其主要原因是吻合口少、简便、吻合口瘘风险低，反流性食管炎少，患者摄食良好及生活质量佳。对于全胃切除术后消化道重建术式的选择有一些循证医学证据值得借鉴：

（1）重建储袋可以改善患者术后营养状态，更好地维持体重，提高生活质量。

（2）使用吻合器行消化道重建可以降低手术并发症发生率，节省手术时间；尤其是对于食管胃结合部腺癌（AEG），使用吻合器可以避免胸腹联合手术，降低手术创伤程度和手术风险。

（3）对病期晚、预后差的进展期胃癌患者，尤其是对施行姑息性全胃切除术的患者，应选择最简单的鲁氏Y形吻合为妥，不附加构建储袋。因为空肠储袋术后至少要经过一段时间的适应期方始能反映出储袋的优势。

二、全胃切除术后食管-空肠鲁氏Y形吻合方式

基于目前的循证医学证据，对于全胃切除术后患者，食管-空肠鲁氏Y形吻

合是首选的吻合方式。切除标本后在食管内置入圆形吻合器抵钉座，随后在距十二指肠悬韧带20 cm处切断空肠，上提远端空肠残端置入圆形吻合器杆身与食管行端侧吻合，再用直线切割吻合器关闭空肠开口，近端空肠与距食管-空肠吻合口50 cm远端空肠行端侧吻合，使用手工缝合或机械吻合均可。食管-空肠吻合一般选择25 mm圆形吻合器，如空肠较细或质地较脆则应酌情选用管径更细的圆形吻合器。吻合完毕后应注意关闭系膜裂孔，防止内疝形成。

三、腹腔镜下消化道重建时食管-空肠的吻合方式

腹腔镜下全胃切除同样普遍选择食管-空肠鲁氏Y形吻合，采用小切口辅助时吻合的操作流程基本与开腹手术一致，但完全腹腔镜下的消化道重建方式则多种多样，其难点在于食管-空肠的吻合。目前，常用的吻合方式包括完全手工缝合、圆形吻合器吻合和腹腔镜直线切割吻合器吻合。

1. 完全手工缝合

完全手工缝合的优点在于吻合在直视下进行，手术视野较好，原位操作避免了对组织的牵拉；手工缝合减少了吻合器的使用，降低费用。但完全手工缝合对术者的操作熟练度和助手的协助配合要求较高，整个操作过程较为复杂，对初学者来说可能较为困难。随着机器人系统的发展和广泛应用，更加灵活的机械臂将会使手工缝合更为简便，在将来仍有逐步推广的可能。

2. 圆形吻合器吻合

圆形吻合器的吻合原则与开腹手术相同，但难点在于食管内圆形吻合器抵钉座的放置，可采用荷包缝合法、反穿刺法和经口置入抵钉座装置法（Orvil™法），通过不同方式将抵钉座置入食管后，行食管-空肠端侧吻合。

3. 腹腔镜直线切割吻合器吻合

由于采用圆形吻合器吻合时仍需要做腹壁小切口，因此使用腹腔镜直线切割吻合器吻合是真正的完全腹腔镜下吻合，包括食管-空肠功能性端端吻合、食管-空肠顺蠕动侧侧吻合（overlap法）和食管-空肠π或反π吻合。侧侧吻合的口径更大，不增加吻合时间，是一种较为安全、简便而有效的吻合方法。腹腔镜下全胃切除的消化道重建方法多种多样，效果和安全性仍未获得明确共识。采用小切口辅助还是完全腹腔镜下消化道重建，外科医师在选择时必须坚持手术安全性和肿瘤根治性为第一准则，再根据患者的情况和自身对腔镜的驾驭能力作综合考虑，选择最为恰当的吻合方式。

四、食管-空肠鲁氏Y形吻合的要点

无论开腹或腹腔镜下全胃切除后的食管-空肠鲁氏Y形吻合,均应注意以下几点:

(1)食管-空肠机械吻合时应注意勿将空肠系膜侧的肠壁夹入,否则会导致吻合口不完整(吻合口瘘)或梗阻。此外,在吻合时应注意对系膜侧肠壁牵拉力量切忌过大,否则会造成吻合后紧张的肠壁收缩,导致吻合口狭窄。在使用吻合器后,建议采用食管-空肠的端侧吻合,可以减少发生术后并发症。

(2)食管-空肠吻合后不宜保留过多空肠残端。若残端过长会导致食物残留。食管-空肠端端吻合术后吻合口瘘发生率高达16%。因此,尽量不要行食管-空肠端端吻合。

(3)术后食管-空肠吻合口附近应常规放置引流,一方面可以观察引流液,早期发现吻合口瘘;另一方面,可以将腹腔渗出引出,避免渗出液积聚,一旦继发感染,腐蚀吻合口,可造成吻合口瘘。

第六节 胃癌近端胃切除术的消化道重建方式

根据日本《胃癌治疗指南》,位于贲门部、胃底部和胃体上部的早期胃癌可行近端胃切除,而手术的消化道重建的重点则在于如何更好地解决术后胃食管反流的问题。而对此,学者们的观点并不完全一致,欧美学者更倾向于全胃切除替代近端胃切除,主要考虑保留远端胃后,反流的症状更加严重,并有可能因为保留胃体部淋巴结而导致清扫不彻底。而日本学者则认为保存胃的功能十分重要,且T_2期以下肿瘤保留远端胃较为安全,如果残胃保存量大于1/2,术后抗反流的效果仍较为理想。

目前,近端胃切除后消化道重建方式多种多样,但主要包括以下两大类型。

一、胃-食管吻合

胃-食管吻合要求满足保留残胃容量超过全胃的1/2,重建胃小弯并使残胃成为管状胃,行食管-残胃前壁吻合重建His角,胃浆肌层与食管肌层加强缝合并将吻合口包埋于胃腔中重建胃底,双折叠法将吻合口包埋于胃浆膜下,幽门成

形等步骤,以达到有效预防术后反流的目的,但并未有明确循证医学证据。

二、间置空肠术

间置空肠术是目前国内外较为推崇的重建方法,也是日韩两国近端胃切除后首选的重建方法。该方法将一段保留完整系膜和血供的空肠吻合于食管与残胃之间,利用空肠本身对酸性胃液的耐受性及肠道的自然蠕动,在残胃与食管之间构筑了一道抗反流屏障,同时降低了胃-食管直接吻合的张力,具有较高的安全性。常见的间置空肠术包括单通道间置空肠、双通道间置空肠、回肠间置、J型储袋空肠间置、P型间置空肠、带蒂间置空肠和袢式间置空肠等,其中双通道间置空肠是最为常用的方法。

腹腔镜下近端胃切除也可以采用胃-食管吻合或间置空肠术,通过合理应用圆形吻合器和腹腔镜直线切割吻合器完成的消化道重建同样安全有效。

-------------------------------- 参 考 文 献 --------------------------------

［ 1 ］ Chen X Z, Hu J K, Yang K, et al. Short-term evaluation of laparoscopy-assisted distal gastrectomy for predictive early gastric cancer: a meta-analysis of randomized controlled trials[J]. Surg Laparosc Endosc Percutan Tech, 2009, 19(4): 277−284.

［ 2 ］ Fein M, Fuchs K H, Thalheimer A, et al. Long-term benefits of Roux-en-Y pouch reconstruction after total gastrectomy: a randomized trial[J]. Ann Surg, 2008, 247(5): 759−765.

［ 3 ］ Fullum T M, Aluka K J, Turner P L. Decreasing anastomotic and staple line leaks after laparoscopic Roux-en-Y gastric bypass[J]. Surg Endosc, 2009, 23(6): 1403−1408.

［ 4 ］ Han K K, Chan K M, Joong J G. Risk factors associated with delayed gastric emptying after subtotal gastrectomy with Billroth-I anastomosis using circular stapler for early gastric cancer patients[J]. J Korean Surg Soc, 2012, 83(5): 274−280.

［ 5 ］ Hoya Y, Mitsumori N, Yanaga K. The advantages and disadvantages of a Roux-en-Y reconstruction after a distal gastrectomy for gastric cancer[J]. Surg Today, 2009, 39(8): 647−651.

［ 6 ］ Huang C, Lin M, Chen Q, et al. A modified delta-shaped gastroduodenostomy in totally laparoscopic distal gastrectomy for gastric cancer: a safe and feasible technique[J]. PLoS One, 2014, 9(7): e102736.

［ 7 ］ Iannelli A, Facchiano E, Gugenheim J. Internal hernia after laparoscopic Roux-en-Y gastric bypass for morbid obesity[J]. Obes Surg, 2006, 16(10): 1265−1271.

［ 8 ］ Inaba K, Satoh S, Ishida Y, et al. Overlap method: novel intracorporeal esophagojejunostomy after laparoscopic total gastrectomy[J]. J Am Coll Surg, 2010, 211(6): e25−29.

［ 9 ］ Japanese Gastric Cancer Association. Japanese gastric cancer treatment guidelines 2010 (ver. 3)[J]. Gastric Cancer, 2011, 14(2): 113−123.

［10］ Jeong O, Park Y K. Intracorporeal circular stapling esophagojejunostomy using the transorally inserted anvil (OrVil) after laparoscopic total gastrectomy[J]. Surg Endosc, 2009, 23(11): 2624−2630.

［11］ Kanaya S, Gomi T, Momoi H, et al. Delta-shaped anastomosis in totally laparoscopic Billroth Ⅰ gastrectomy: new technique of intraabdominal gastroduodenostomy[J]. J Am Coll Surg, 2002, 195(2): 284−287.

［12］ Kyung Min Kim, 胡彦锋, Ji Yeong An, 等. 进展期胃癌的外科治疗［J］. 中华消化外科杂志, 2011, 10(6), 409−418.

［13］ Lee H H, Song K Y, Lee J S, et al. Delta-shaped anastomosis, a good substitute for conventional Billroth I technique with comparable long-term functional outcome in totally laparoscopic distal gastrectomy[J]. Surg Endosc, 2015, 29(9): 2545−2552.

［14］ Morita K, Maeda N, Kawaoka T, et al. Effects of the time interval between clamping and linear stapling for resection of porcine small intestine[J]. Surg Endosc, 2008, 22(3): 750−756.

［15］ Nakabayashi T, Mochiki E, Garcia M, et al. Pyloric motility after pylorus-preserving gastrectomy with or without the pyloric branch of the vagus nerve[J]. World J Surg, 2002, 26(5): 577−583.

［16］ Nederlof N, Tilanus H W, Tran T C, et al. End-to-end versus end-to-side esophagogastrostomy after esophageal cancer resection: a prospective randomized study[J]. Ann Surg, 2011, 254(2): 226−233.

［17］ Omori T, Oyama T, Mizutani S, et al. A simple and safe technique for esophagojejunostomy using the hemidouble stapling technique in laparoscopy-assisted total gastrectomy[J]. Am J Surg, 2009, 197(1): e13−17.

［18］ Shinohara T, Kashiwagi H, Nakada K, et al. Suture line recurrence in the jejunal pouch after curative proximal gastrectomy for gastric cancer: report of two cases[J]. Hepatogastroenterology, 2007, 54(78): 1902−1904.

［19］ Slim K, Panis Y, Perniceni T, et al. Mechanical sutures in digestive surgery. Guidelines of the French Society of Digestive Surgery[J]. J Chir (Paris), 2000, 137(1): 5−12.

［20］ Uyama I, Sugioka A, Fujita J, et al. Laparoscopic total gastrectomy with distal pancreatosplenectomy and D2 lymphadenectomy for advanced gastric cancer[J]. Gastric Cancer, 1999, 2(4): 230−234.

［21］ 黄玉琴, 汤东, 王伟, 等. 食管空肠反 π 吻合在腹腔镜全胃切除术中的应用价值［J］. 中华消化外科杂志, 2017, 16(6): 619−623.

［22］ 秦新裕, 刘凤林. 充分重视上消化道重建基本原则及吻合方式合理性［J］. 中国实用外科杂志, 2012, 32(8): 601−602.

［23］ 卫洪波, 魏波, 郑宗珩, 等. 全胃切除术后三种消化道重建术式的比较研究［J］. 中华胃肠外科杂志, 2006, 9(4): 4.

［24］ 杨力, 徐泽宽, 徐皓, 等. 食管空肠 π 吻合在全腹腔镜全胃切除中的应用价值［J］. 中华消化外科杂志, 2017, 16(5): 522−526.

［25］ 赵玉沛, 张太平. 消化道重建基本原则与基本技术［J］. 中国实用外科杂志, 2014, 34(3): 197−204.

［26］ 郑民华. 腹腔镜胃肠手术中消化道重建方式的选择和技术难点［J］. 中华胃肠外科杂志, 2011, 14(6): 399−402.

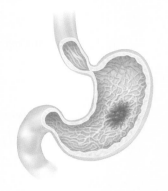

第十三章

早期胃癌的功能保留手术

赵恩昊 赵 刚

随着内镜诊断技术的飞速发展和癌症筛查计划的有序推进,近年来早期胃癌的检出率显著提高。与进展期胃癌相比,早期胃癌淋巴结转移率低、预后好,其治疗手段囊括了内镜切除、腹腔镜手术、机器人手术乃至传统开腹手术等不同的方式。手术切除范围也从2/3以上的远端胃切除术或全胃切除术向近端胃切除术、保留幽门胃切除术、节段胃切除、局部胃切除等方式转变,淋巴结清扫则从标准D2转变为D1或D1$^+$,甚至原先需要手术干预的部分符合适应证的早期胃癌已将内镜治疗作为可选的治疗方式予以推广和应用。其原因就是希望能让获得长期生存的早期胃癌患者在达到根治目的的同时,最大限度保留胃的正常解剖和生理功能,以期改善治疗后的生活质量(quality of life, QL)。这种在确保手术根治和系统淋巴结清扫的前提下,减少胃的切除范围,保留幽门和迷走神经功能的手术方式被认为是功能保留性胃切除术(function preserving gastrectomy, FPG)。目前,针对早期胃癌的FPG主要包括:近端胃切除术、保留幽门胃切除术、胃节段切除以及局部切除。本章将系统介绍FPG最主要的两种手术方式近端胃切除术和保留幽门胃切除术,并对目前在早期胃癌中开展的前哨淋巴结导航手术(sentinel node navigation surgery, SNNS)的现状和发展方向进行阐述。

[通信作者] 赵 刚,Email: zhaogang74313@aliyun.com

第一节 近端胃切除术的术式改良和选择

对于胃上部1/3的早期胃癌实施近端胃切除术在肿瘤学上的安全性已经毋庸置疑。2010年第3版日本《胃癌治疗指南》则明确了手术适应证和淋巴结清扫范围。但传统的近端胃切除术由于切除了贲门及食管下括约肌，导致严重的反流性食管炎，因此部分学者提出采用全胃切除术。系统评价和荟萃分析结果显示早期胃癌行近端胃切除术或全胃切除术后远期复发率与生存率相似，但全胃切除术无疑牺牲了远端胃的正常生理功能，导致术后发生营养不良和出现体重下降。因此，对于胃上部1/3的早期胃癌而言，实施FPG的关键要点就在于预防反流性食管炎和保留远端胃的解剖生理功能。目前，提出改良近端胃切除术的术式包括保留贲门的胃切除术、管状胃成形术、间置空肠术和双通道法等，都力求保留部分胃脏器功能并减少对患者术后生活质量的影响。

一、保留贲门及食管下段的胃切除术

保留贲门及食管下段的胃切除术的优点在于保持了贲门及食管下括约肌的抗反流作用。国内学者小样本的回顾性报道显示，保留贲门的胃切除术后6个月、1年和2年分别行胃镜检查均未见肿瘤局部复发，1年和2年的生存率分别达到100%和93.3%，基本达到了满意的预后。但该术式对于病灶在食管胃结合部（esophagogastric junction, EGJ）以及近贲门部的早期胃癌并不适合，且术中需行快速病理学检查以确保近端切缘阴性；而第2组淋巴结清扫则是该术式的另一个争议焦点。

二、管状胃成形术

管状胃成形术由Shiraishi等在1998年首次报道。术中切除近端胃后将残胃制成20 cm × 4 cm左右的管状并与食管残端吻合。管状胃能使食物快速通过而避免潴留，切除了大部分胃又能减少胃酸分泌，客观上降低了反流的物质基础，能有效预防食管反流的发生。不足之处在于该术式存在较长的胃壁切缘，可能导致切缘出血及愈合不良；通过管状胃管腔过窄易导致吻合口张力升高，增加术后吻合口瘘及吻合口狭窄的风险。基于此,有部分学者提出采用侧侧吻合的方式。笔者所在的上海交通大学医学院附属仁济医院胃肠外科在2014年共完成7例腹腔镜辅助下食管管状胃侧侧吻合的手术,除了管状胃的制备采用辅助小切口完成外,包括吻合和淋巴结清扫在内的步骤均在腹腔镜下完成,并在术中强调迷走神经肝支的保留,无手术相关并发症发生,短期随访也未出现严重的反流和营养不良的病例。尽管目前完成例数较少,随访时间较短,但对于管状胃成形术也是一种安全可行的改良方式。

三、间置空肠术和双通道法

间置空肠术是于距离十二指肠悬韧带下约20 cm处切取一段15 cm左右的空肠并保留其系膜和血供,间置空肠远端与残胃行侧侧吻合,近端则与食管残端行端侧吻合。该术式能有效缓冲消化液的反流,且增加了残胃容量,术后患者的进食量并未明显减少,营养状况和生活质量均优于食管-残胃直接吻合的患者。双通道法则是在间置空肠术基础上的改良,首先在十二指肠悬韧带下20～25 cm处离断空肠,将远端空肠经结肠后上提与食管行端侧吻合,然后距食管-空肠吻合口下方约15 cm处行空肠与残胃后壁侧侧吻合,最后离胃-空肠吻合口远端约20 cm处再行近端空肠和远端空肠侧侧吻合。Ahn等报道采用该吻合方式术后反流性食管炎的发生率明显低于食管-残胃直接吻合的患者,同时术后6个月的体重减轻明显少于全胃切除者。但上述两种方式都存在操作复杂、吻合口过多的缺点,在临床上难以推广并广泛应用。

第二节　保留幽门胃切除术

一、保留幽门胃切除术的应用

保留幽门胃切除术是胃癌外科界较为公认的FPG手术,其历史要追溯到20世纪60年代的日本,Maki应用保留幽门胃切除术治疗良性胃溃疡。该手术保留幽门环近端1.5 cm的胃窦,以期保留幽门的正常生理功能;术后无明显的胃延迟排空和倾倒综合征,而长期随访也无溃疡复发,充分体现了该手术对于改善患者生活质量的优势。但随着H_2受体阻滞剂和质子泵抑制剂的出现,需要手术治疗的胃良性溃疡性疾病越来越少，保留幽门胃切除术也逐渐淡出了人们的视野。然而，随着早期胃癌概念的提出，特别是对早期胃癌临床病理特征和淋巴结转移特点研究的逐步深入和明朗，日本学者提出了缩小淋巴结清扫范围和/或减少胃切除范围的改良胃切除术，而保留幽门胃切除术就是符合这一治疗理念和原则的手术方式，因此在部分特定的早期胃癌中得以开展。由于其手术安全性和有效性被逐步接受和认可，故而重新回到了人们的视野。从2001年第1版日本《胃癌治疗指南》中纳入幽门保留和迷走神经保留的理念，到2010年第3版日本《胃癌治疗指南》中正式对于保留幽门胃切除术手术的适应证、手术切除范围、淋巴结清扫范围等进行详细的规定，日本学者足足用了10年时间进行探索和尝试。根据指南推荐，保留幽门胃切除术主要适用于胃中部$cT_1N_0M_0$的胃癌且病灶远端距离幽门长度＞4 cm，D1淋巴结清扫范围包括第1、3、4sb、4d、6和7组淋巴结，$D1^+$淋巴结清扫则增加了第8a和9组。保留幽门胃切除术手术要点则包括保留幽门及近端3～4 cm胃窦，保留胃右血管和幽门下血管以保留胃窦及幽门部血供，同时保留迷走神经的肝支以保证正常的幽门功能。

由于保留幽门胃切除术手术需要完整保留胃窦的神经及血供，相应区域的淋巴结清扫势必会受到影响，其中由于迷走神经肝支及幽门支与肝固有动脉及胃右动脉伴行，故无法对第5组淋巴结进行清扫，而出于保留幽门下血管的原因对于第6组淋巴结的清扫也可能有一定影响。以上原因会导致术者对根治手术的彻底性产生顾虑。面对可能存在的肿瘤学安全性上的风险，日韩学者对于该区域淋巴结转移的特点进行了研究。在保留幽门胃切除术应用于早期胃癌的首个报道中，Kodama等在前期就对154例胃中部早期胃癌患者的淋巴结转移特点进行了分析，结果显示第5组无一例出现转移，而第6组在黏膜内癌（$n=82$）中亦无转移，黏膜下癌（$n=72$）中则有3例出现转移。韩国首尔国立大学医院的Kong等研究也发现当早期胃癌病灶远端距离幽门≥6 cm时，第5组淋巴结的转移率在T_{1a}和T_{1b}分别为0（0/105）和0.9%（1/113），而第6组淋巴结的转移率在T_{1a}和T_{1b}则分别为0（0/107）和1.8%（2/114）；Kim等采用角蛋白免疫组织化学法检测130例胃中部早期胃癌患者淋巴微转移情况后也发现，第5和第6组淋巴结微转移发生率分别为0和0.9%。同时，上述两项研究中也发现传统远端胃切除术和保留幽门胃切除术中第6组淋巴结清扫的数目并无差异，提示幽门下血管的保留并不影响该区域淋巴结的清扫质量，保留幽门胃切除术在肿瘤根治性和功能保护之间能够达到很好的平衡。2017年第15版日本《胃癌处理规约》基于近年来保留幽门胃切除术对于精准评估区域淋巴结转移情况的需要，将第6组淋巴结进行了亚组的划分,包括胃网膜右动脉旁淋巴结(第6a组)、胃网膜右静脉旁淋巴结(第6v组)和幽门下动脉旁淋巴结(第6i组)。Mizuno等研究发现在T_1期的胃中部癌中,第6i组淋巴结无一例出现转移,故认为胃中部早期胃癌行保留幽门胃切除术不必清扫第6i组淋巴结,这也为进一步缩小手术范围,最大限度地保留功能提供了理论依据。

近年来,针对保留幽门胃切除术后长期生存情况的报道逐年增多。Morita等报道611例接受保留幽门胃切除术的早期胃癌患者5年生存率达到96.3%。Hiki等回顾性研究中305例cT_1N_0胃中部癌接受保留幽门胃切除术患者经过术后长期随访(平均随访时间61个月),5年生存率也高达98%。2017年,来自日本多中心的倾向评分匹配队列研究比较了来自3个中心共1 004例临床Ⅰ期胃癌患者接受远端胃切除术或保留幽门胃切除术后长期生存情况,结果显示两组间的5年生存率和3年无复发生存并无统计学差异,充分说明了保留幽门胃切除术在肿瘤安全性上完全可靠且令人满意。在腹腔镜技术的推动下,保留幽门胃切除术也在日韩两国逐渐得以开展。日本Tsujiura等回顾总结了单中心465例行保留幽门胃切除术患者的临床病理资料,结果显示5年生存率及无复发生存率均达到98%,仅有的2例复发病例均为非手术区域的局部复发。韩国Suh等的回顾性研究显示,保留幽门胃切除术和远端胃切除术治疗胃中段早期胃癌的3年无复发生存率分别为98.2%和98.8%,差异无统计学意义。保留幽门胃切除术作为微创技术和功能保留手术理念结合的产物,展现了不亚于传统手术方式的长期治疗效果,同时保留幽门胃切除术完整地保留了幽门的正常解剖结构和生理功能,有效地减少了术后倾倒综合征及胆汁反流性疾病的发生,保留了迷走神经肝支则维持了胆囊的收缩功能,降低术后新发胆囊结石的发生率。因此,在改善患者生活质量方面更发挥了重要的作用。Park等在比较了保留幽门胃切除术和远端胃切除术比尔罗特Ⅰ式吻合的术后症状时发现,保留幽门胃切除术后Ⅱ度以上残胃炎、胆汁反流和胆囊结石的发生率均显著低于远端胃切除术。另一项采用胃切除术后综合征评价量表调查研究则显示,保留幽门胃切除术后的倾倒综合征发生率也远低于远端胃切除术比尔罗特Ⅰ式或鲁氏Y形吻合。长期随访的结果也显示,保留幽门胃切除术在维持患者术后体重及营养状况方面也具有显著优势。

二、保留幽门胃切除术尚待解决的问题

保留幽门胃切除术的优势毋庸置疑,但不容否认的是也存在一些尚待解决

的问题,其中最主要的就是术后的胃潴留和排空障碍的发生。Kodama等报道保留幽门胃切除术后中重度胃潴留的发生率高达23%。Ikeguchi等研究也发现,保留幽门胃切除术和远端胃切除术后2年胃潴留症状的主观感受并无差异,但内镜检查保留幽门胃切除术组残胃潴留的发生率远高于远端胃切除术组(71.4% vs 15.8%,$P=0.001$)。Park等采用核素显像检测发现,保留幽门胃切除术和远端胃切除术后残胃液体食物排空并无差异;但对于固体食物而言,保留幽门胃切除术组排空时间则明显长于远端胃切除术组。大多数学者从神经保护、胃窦保留长度和幽门下静脉回流的保留等因素进行考虑,并努力尝试从改良手术技术、精细化手术步骤等方式来规避术后并发症的发生,也取得了一定成效。

总体而言,保留幽门胃切除术在早期胃癌治疗中不失为一种可选择并值得推荐的手术方式。在2018年第5版日本《胃癌治疗指南》中的26个临床问题中,对于M区早期胃癌行保留幽门胃切除术的推荐度为弱推荐,主要是基于目前尚无强有力的前瞻性对照临床试验的循证医学证据。目前,由韩国首尔国立大学医院牵头开展的比较腹腔镜下保留幽门胃切除术和远端胃切除术的多中心随机对照的前瞻性研究(KLASS-04)已于2017年7月完成了256例患者的入组。该研究首要终点是术后倾倒综合征的发生率,次要终点包括3年无病生存率等。该研究结果也将为在M区早期胃癌中开展保留幽门胃切除术提供更高级别的循证医学证据。

三、我国在保留幽门胃切除术治疗早期胃癌中的探索

在我国,早在20世纪90年代就有外科学者开始尝试保留幽门胃切除术治疗早期胃癌的探索,并取得了不错的疗效,但受限于当时早期胃癌检出率低,手术技术尚未成熟的条件限制,始终未得到推广应用。近年来,随着我国早期胃癌检出率的不断提高,腹腔镜技术的普及和推广,以及与日韩在新技术交流上的不断深入,开展保留幽门胃切除术,尤其是LAPPG已经可以作为国内各大胃癌诊治中心针对符合手术适应证的早期胃癌患者一种理想的手术治疗选择。尽管保留幽门胃切除术在日韩两国已经成熟开展,但对于国内的胃外科医师而言,熟练掌握保留幽门胃切除术还需要一定数量病例的积累,完成手术学习曲线。为此,中华医学会外科学分会胃肠外科学组组织了国内部分胃肠外科及微创外科知名专家,制定了《保留幽门的胃切除术专家共识及手术操作指南(2018版)》,以期进一步规范我国保留幽门胃切除术的临床实践和相关培训,为未来保留幽门胃切除术临床研究的开展提供相应的理论依据和技术参考。

第三节　早期胃癌的前哨淋巴结导航手术

　　FPG中除了最为经典的近端胃切除术和保留幽门胃切除术,其他还包括了胃节段切除以及局部切除等。前者指小范围胃环周切除,后者则被定义为楔形切除包括病灶在内的部分胃。上述两种手术方式在各类指南中均有提及,但由于其手术适应证和内镜治疗有部分重叠,在内镜治疗普遍开展后就逐步淡出视野。随着内镜治疗越来越趋向规范,病灶切除后的病理学评价成为判定是否属于治愈性切除以及进一步追加内镜治疗或外科手术的关键因素。尤其是在部分浸润深度分化程度差、垂直和/或水平切缘阳性、脉管内见癌栓或存在溃疡病灶的病例,常常需要追加外科手术,包括胃切除术及区域淋巴结清扫。因此,有学者开始尝试腹腔镜联合内镜手术,即内镜下切除原发病灶,同时腹腔镜下行区域淋巴结清扫,且腹腔镜还能为内镜治疗保驾护航。一旦出现穿孔或出血等并发症,可以及时在腹腔镜下进行缝合止血等处理。内镜则也通过在完成腹腔镜切除后进一步检查确认吻合安全来发挥其作用。但对于腹腔镜联合内镜手术而言,其最大的问题是在于这部分患者均属于早期胃癌,淋巴结转移率极低。追加的区域淋巴结清扫应该遵循D1、$D1^+$、D2还是可以进一步缩小范围尚待明确。在乳腺癌和黑色素瘤中前哨淋巴结(sentinel node, SN)的理论和实践给了胃外科医师启发,对于早期胃癌同样采用SNNS。通过术前或术中于病灶周围注射染料判断对可能发生转移的淋巴区域进行预判,以进行精准的淋巴结清扫。目前,SNNS在早期胃癌中应用的适应证尚无定论,主要针对$cT_{1\sim2}N_0M_0$、直径＜4 cm的胃癌,采用染料和放射性核素双示踪,以提高SN的检出率。由于理论上黏膜下注射更符合淋巴液流动的路径,且放射核素需术前1 d注射,故无法实施浆膜下给药。因此,目前多采用术前及术中胃镜进行黏膜下注射给药。但由于胃周淋巴回流复杂,又存在淋巴结跳跃式转移的特点,同时当肿瘤浸润较深或侵犯局部淋巴管时,可能使淋巴回流被阻断或改道,直接导致SN检测的失败。而另一个难题则是SN快速检测的问题。现有的术中SN检测均采用冷冻切片结合HE染色,但由于肿瘤微转移的存在,单纯HE染色难以准确判断淋巴结的微转移情况,导致冷冻切片假阴性率较高,而采用免疫组织化学染色(IHC染色)法检测肿瘤微转移又无法满足术中快速检测的目标。因此,未来需更为精准快速的检测方法。目前,已有部分学者提出了改进的方法。Miwa等提出前哨区域清扫的理念，将胃周淋巴结划分为5个淋巴引流区域，包括胃左动脉区（第1、7和左侧2/3的3组）、胃右动脉区（第5、8a和右侧1/3的3组）、胃网膜左动脉区（第4sa和4sb组）、胃网膜右动脉区（第4d和6组）以及胃后动脉区（第11组）。术中探测发现SN时，清扫该SN所在的淋巴引流区域，能有效降低单独清扫导致假阴性进而带来的肿瘤学安全问题，也并未由此增加手术难度。

目前，日韩两国均有多项SNNS临床试验的报道。其中日本JCOG0302是一项Ⅱ期临床试验。研究者采用吲哚菁绿进行术中浆膜下注射预测SN，冷冻切片活检假阴性率达46%，即使经石蜡切片诊断假阴性率仍为14%，且有7例出现SN预测淋巴区域外转移。此结果使人质疑SNNS的安全性。但通过分析发现，该研究中术者经验不足、采用单一染料、注射方式和术中冷冻活检不精准都是造成预测失败的重要原因。而Kitagawa等通过黏膜下注射染料和放射性示踪剂预测SN，其检出率为97.5%，淋巴转移检测灵敏度为93%，假阴性率为7%，检测精准率高达99%，而在假阴性的4例患者中有3例转移也发生在SN所在淋巴区域中。该研究的结果证明了SNNS应用在早期胃癌中是安全有效的。在韩国目前开展的多中心前瞻性的Ⅲ期临床试验（SENORITA）主要目的就在于比较腹腔镜下保留胃联合SNNS和传统的腹腔镜胃癌根治术（D1或以上淋巴结清扫）之间的临床疗效，同时参与机构在标准化以及克服SN检测学习曲线的质量管理研究也在进行。前期结果显示术中快速冷冻确认SN是在整个环节中最为关键的一环。如果SENORITA试验能最终取得满意结果，那么可以期待未来FPG联合SNNS极有可能取代现有的手术方式，成为早期胃癌更为理想的外科治疗选择。

------------------------------ 参 考 文 献 ------------------------------

［1］ Ahn S H, Jung D H, Son S Y, et al. Laparoscopic double-tract proximal gastrectomy for proximal early gastric cancer[J]. Gastric Cancer, 2014, 17(3): 562−570.

［2］ Aizawa M, Honda M, Hiki N, et al. Oncological outcomes of function-preserving gastrectomy for early gastric cancer: a multicenter propensity score matched cohort analysis comparing pylorus-preserving gastrectomy versus conventional distal gastrectomy[J]. Gastric Cancer, 2017, 20(4): 709−717.

［3］ Haruta S, Shinohara H, Ueno M, et al. Anatomical considerations of the infrapyloric artery and its associated lymph nodes during laparoscopic gastric cancer surgery[J]. Gastric Cancer, 2015, 18(4): 876−880.

［4］ Hiki N, Sano T, Fukunaga T, et al. Survival benefit of pylorus-preserving gastrectomy in early gastric cancer[J]. J Am Coll Surg, 2009, 209(3): 297−301.

［ 5 ］ Ikeguchi M, Kuroda H, Kihara K, et al. Nutritional assessment of patients after pylorus-preserving gastrectomy for early gastric cancer[J]. Indian J Surg, 2010, 72(6): 453−457.

［ 6 ］ Japanese Gastric Cancer Association. Japanese gastric cancer treatment guidelines 2010 (ver. 3)[J]. Gastric Cancer, 2011, 14(2): 113−123.

［ 7 ］ Ji Y P, Kim Y W, Ryu K W, et al. Assessment of laparoscopic stomach preserving surgery with sentinel basin dissection versus standard gastrectomy with lymphadenectomy in early gastric cancer-A multicenter randomized phase Ⅲ clinical trial (SENORITA trial) protocol[J]. BMC Cancer, 2016, 16: 340.

［ 8 ］ Kim B H, Hong S W, Kim J W, et al. Oncologic safety of pylorus-preserving gastrectomy in the aspect of micrometastasis in lymph nodes at stations 5 and 6[J]. Ann Surg Oncol, 2014, 21(2): 533−538.

［ 9 ］ Kinami S, Fujimura T, Ojima E, et al. PTD classification: proposal for a new classification of gastric cancer location based on physiological lymphatic flow[J]. Int J Clin Oncol, 2008, 13(4): 320−329.

［ 10 ］ Kitagawa Y, Takeuchi H, Takagi Y, et al. Sentinel node mapping for gastric cancer: a prospective multicenter trial in Japan[J]. J Clin Oncol, 2013, 31(29): 3704−3710.

［ 11 ］ Kodama M, Koyama K, Chida T, et al. Early postoperative evaluation of pylorus-preserving gastrectomy for gastric cancer[J]. World J Surg, 1995, 19(3): 456−460.

［ 12 ］ Kodama M, Koyama K. Indications for pylorus preserving gastrectomy for early gastric cancer located in the middle third of the stomach[J]. World J Surg, 1991, 15(5): 628−633.

［ 13 ］ Kong S H, Kim J W, Lee H J, et al. The safety of the dissection of lymph node stations 5 and 6 in pylorus-preserving gastrectomy[J]. Ann Surg Oncol, 2009, 16(12): 3252−3258.

［ 14 ］ Maki T, Shiratori T, Hatafuku T, et al. Pylorus-preserving gastrectomy as an improved operation for gastric ulcer[J]. Surgery, 1967, 61(6): 838−845.

［ 15 ］ Mansel R E, Fallowfield L, Kissin M, et al. Randomized multicenter trial of sentinel node biopsy versus standard axillary treatment in operable breast cancer: the ALMANAC Trial[J]. J Natl Cancer Inst, 2006, 98(9): 599−609.

［ 16 ］ Miwa K, Kinami S, Taniguchi K, et al. Mapping sentinel nodes in patients with early-stage gastric carcinoma[J]. Br J Surg, 2003, 90(2): 178−182.

［ 17 ］ Miyashiro I, Hiratsuka M, Sasako M, et al. High false-negative proportion of intraoperative histological examination as a serious problem for clinical application of sentinel node biopsy for early gastric cancer: final results of the Japan Clinical Oncology Group multicenter trial JCOG0302[J]. Gastric Cancer, 2014, 17(2): 316−323.

［ 18 ］ Mizuno A, Shinohara H, Haruta S, et al. Lymphadenectomy along the infrapyloric artery may be dispensable when performing pylorus-preserving gastrectomy for early middle-third gastric cancer[J]. Gastric Cancer, 2017, 20(3): 543−547.

［ 19 ］ Morita S, Katai H, Saka M, et al. Outcome of pylorus-preserving gastrectomy for early gastric cancer[J]. Br J Surg, 2008, 95(9): 1131−1135.

［ 20 ］ Morton D L, Thompson J F, Essner R, et al. Validation of the accuracy of intraoperative lymphatic mapping and sentinel lymphadenectomy for early-stage melanoma: a multicenter trial. Multicenter Selective Lymphadenectomy Trial Group[J]. Ann Surg, 1999, 230(4):

453-463.

［21］ Nomura E, Okajima K. Function-preserving gastrectomy for gastric cancer in Japan[J]. World J Gastroenterol, 2016, 22(26): 5888-5895.

［22］ Nunobe S, Sasako M, Saka M, et al. Symptom evaluation of long-term postoperative outcomes after pylorus-preserving gastrectomy for early gastric cancer[J]. Gastric Cancer, 2007, 10(3): 167-172.

［23］ Park D J, Lee H J, Jung H C, et al. Clinical outcome of pylorus-preserving gastrectomy in gastric cancer in comparison with conventional distal gastrectomy with Billroth I anastomosis[J]. World J Surg, 2008, 32(6): 1029-1036.

［24］ Sakuramoto S, Yamashita K, Kikuchi S, et al. Clinical experience of laparoscopy-assisted proximal gastrectomy with Toupet-like partial fundoplication in early gastric cancer for preventing reflux esophagitis[J]. J Am Coll Surg, 2009, 209(3): 344-351.

［25］ Shiraishi N, Hirose R, Morimoto A, et al. Gastric tube reconstruction prevented esophageal reflux after proximal gastrectomy[J]. Gastric Cancer, 1998, 1(1): 78-79.

［26］ Suh Y S, Han D S, Kong S H, et al. Laparoscopy-assisted pylorus-preserving gastrectomy is better than laparoscopy-assisted distal gastrectomy for middle-third early gastric cancer[J]. Ann Surg, 2014, 259(3): 485-493.

［27］ Tanizawa Y, Tanabe K, Kawahira H, et al. Specific features of dumping syndrome after various types of gastrectomy as assessed by a newly developed integrated questionnaire, the PGSAS-45[J]. Dig Surg, 2016, 33(2): 94-103.

［28］ Tsujiura M, Hiki N, Ohashi M, et al. Excellent long-term prognosis and favorable postoperative nutritional status after laparoscopic pylorus-preserving gastrectomy[J]. Ann Surg Oncol, 2017, 24(8): 2233-2240.

［29］ Wen L, Chen X Z, Wu B, et al. Total vs. proximal gastrectomy for proximal gastric cancer: a systematic review and meta-analysis[J]. Hepatogastroenterology, 2012, 59(114): 633-640.

［30］ Yano K, Nimura H, Mitsumori N, et al. The efficiency of micrometastasis by sentinel node navigation surgery using indocyanine green and infrared ray laparoscopy system for gastric cancer[J]. Gastric Cancer, 2012, 15(3): 287-291.

［31］ 胡祥, 曹亮, 于艺, 等. 保留幽门及迷走神经的胃部分切除术治疗早期胃癌［J］. 中华普通外科杂志, 2011, 26(4): 316-319.

［32］ 李茂然, 朱纯超, 赵刚, 等. 功能性保护腹腔镜辅助根治性近端胃切除术在早期胃癌治疗中的应用［J］. 中华胃肠外科杂志, 2016, 19(2): 190-194.

［33］ 廖丹, 韦向京, 兰祖秀, 等. 保留贲门的近全胃切除术治疗胃癌15例报告［J］. 医学文选, 2003, 22(6): 854-855.

［34］ 张斌, 姬社青, 花亚伟, 等. 空肠间置术在近端胃癌根治术中的应用［J］. 中华肿瘤杂志, 2013, 35(7): 530-533.

［35］ 中国抗癌协会胃癌专业委员会青年委员会. 第5版日本《胃癌治疗指南》临床问题解读［J］. 中国实用外科杂志, 2019, 39(1): 53-69.

［36］ 中国胃肠肿瘤外科联盟. 中国胃肠肿瘤外科联盟数据报告(2014—2016)［J］. 中国实用外科杂志, 2018, 38(1): 90-93.

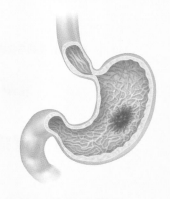

第十四章

胃癌患者的术后康复

张子臻　赵恩昊

外科手术在胃癌的治疗中占主导地位，也是几乎所有可切除胃癌患者的首选治疗手段。除了至关重要的术中操作以外，围手术期管理、术后康复、术后随访等都是直接影响胃癌患者整体疗效的关键因素。本章主要就胃癌根治术后标准化的临床管理和随访、近年来获得广泛认可和推荐的加速康复外科在胃癌手术中的应用，以及晚期胃癌姑息性手术治疗临床管理等问题进行探讨。

［通信作者］　赵恩昊，Email: microzhaoenhao@hotmail.com

第一节　胃癌根治术后临床管理和长期随访

一、胃癌术后管理的临床路径

由于胃癌的手术方式,特别是消化道重建方式多种多样,同时肿瘤患者的个体差异较大,因此胃癌患者术后康复管理很难制订标准化的临床路径。但是尽管如此,我们还是能归纳总结出一些基于多数患者术后康复规律的临床管理核心项目。这些临床路径的制订有助于减少不同胃癌术式对于术后康复管理的影响,在胃癌外科治疗中实现"均质化"。在第4版日本《胃癌治疗指南》中推荐了胃癌通用的术后管理的临床路径(表14-1-1),且规定该路径供全胃切除术、远端胃切除术和近端胃切除术共享,以及开腹和腹腔镜手术共享,但合并重度循环系统、呼吸系统并发症,以及肝疾病、肾功能障碍者除外。这些临床路径的基本核心主要围绕常见临床医嘱执行和手术辅助材料移除的时机,包括鼻胃管、导尿管和腹腔引流管拔除,术后补液及抗生素的使用,以及恢复饮食的时机等。

表 14-1-1　胃癌术后管理的临床路径

临 床 项 目	临床路径时间
拔除鼻胃管	手术当天或术后第1天
进食流质	术后第1天或以后
进食固体食物	术后第2～4天
预防性抗生素使用	手术当天
拔除硬膜外置管	术后第3天或之前
拔除导尿管	术后第3天或之前
静脉补液管理	直到术后第5～7天
拔除腹腔引流管	术后第5天或之前
出院	术后第8～14天

二、胃癌术后的随访

胃癌术后的生活指导、针对复发风险制订和实施的术后随访计划,对于发现尚可接受潜在根治为目的治疗的转移复发,更早发现肿瘤复发或第二原发胃癌,并及时干预处理有着重要意义,但术后何种随访策略对于提高患者生存率为最佳方案仍缺乏循证医学依据。目前,也尚无相关的前瞻性临床试验开展的报道。因此,对于制订标准的随访检查和随访时间尚缺乏有力的依据。一般而言,随访应按照患者个体化和肿瘤分期的原则,体格检查、影像学检查、内镜联合血液学检查(血常规、生化检查、CEA和CA19-9)作为随访中的常规检查手段已被广泛认可。其中胃镜检查主要目的是在胃镜下发现新生肿瘤或原发肿瘤复发,尤其是可观察吻合口情况,并取胃的局部组织活检以判断肿瘤复发情况。一般推荐术后1年内进行胃镜检查。每次胃镜检查行病理活检,若发现有高级别不典型增生或者胃癌复发证据,则需在1年内复查。在影像学检查中,腹部CT和超声是常规检查方式,MRI或PET/CT仅推荐用于临床怀疑复发者。合并常规影像学检查为阴性时,如持续CEA升高,腹部CT检查或超声为阴性时,目前不推荐将PET/CT检查列为常规随访监测手段。日本《胃癌治疗指南》和2018年我国卫生健康委员会发布的《胃癌诊疗规范(2018年版)》中也分别对早期胃癌和进展期胃癌术后的随访时间和项目做出了详细规定(**表14-1-2**)。原则上,随访期为术后5年,5年后则采用常规健康体检或职业体检进行随访。

表14-1-2　胃癌治疗后随访要求及规范

目　　的	基　本　策　略
早期胃癌根治性术后随访	随访频率:开始前3年每6个月1次,然后每1年1次,至术后5年 随访内容(无特指即为每次): (1)临床病史 (2)体格检查 (3)血液学检查(CEA和CA19-9) (4)功能状态评分 (5)体重监测 (6)每年1次超声或胸、腹部CT检查(当CEA提示异常时)
进展期胃癌根治性术后及不可切除姑息性治疗随访	随访频率:前2年每3个月1次,然后每6个月1次,至术后5年 随访内容(无特指即为每次): (1)临床病史 (2)体格检查 (3)血液学检查(CEA和CA19-9)

（续表）

目　　的	基　本　策　略
进展期胃癌根治性术后及不可切除姑息性治疗随访	（4）功能状态评分 （5）体重监测 （6）每6个月1次超声或胸、腹部CT检查（当CEA提示异常时）
症状恶化及新发症状	随时随访

第二节　胃癌围手术期的加速康复外科

　　从1997年丹麦学者Henrik Kehlet首次提出快通道外科的概念，后改名为加速康复外科（enhanced recovery after surgery, ERAS），至今已有20多年的历史。ERAS的理念和针对不同外科手术的共识和指南也得到了全球范围内的广泛认可和支持。ERAS理念强调摒弃传统上被割裂的麻醉、手术和护理临床路径，依靠多学科的通力合作，整合一系列建立在循证医学基础上的围手术期优化流程，以期达到降低患者医疗应激反应，加快生理功能恢复的目标。这一优化的临床路径贯穿于住院前、术前、术中、术后及出院后的完整治疗过程。其核心是强调以服务患者为中心的诊疗理念。在围手术期应用ERAS后，患者能在适当的镇痛下，早期实现术后饮水、进食和下床活动，有效缩短住院时间和减少并发症的发生。Zhuang等报道的一项荟萃分析显示，在13项针对在结直肠手术中应用ERAS方案对比传统术后康复方案的随机对照试验中，住院天数和并发症发生率均明显降低，再次入院率、手术相关并发症和病死率均无差异。Ding等报道也显示在一项纳入8项随机对照研究共801名胃癌手术患者的系统评价和荟萃分析中，ERAS组术后首次排气时间、术后住院天数和总住院天数明显缩短，术后并发症发生率并未提高，但再次入院率较传统康复组明显升高。而对于腹腔镜胃癌根治手术来说，采用ERAS方案也能获得明显的住院天数缩短和住院总费用的降低。以上研究充分显示了ERAS在胃外科中应用的可行性和有效性。

一、胃癌围手术期ERAS核心项目及措施

　　目前，在胃癌手术中开展ERAS的具体实施措施在不同的研究中存在差异，给其临床应用带来了一定困难。根据中华医学会外科学分会和中华医学会麻

醉学分会共同编写的《加速康复外科中国专家共识及临床路径管理指南（2018版）》以及目前临床常用的ERAS方案，胃癌围手术期的ERAS核心项目及措施包括以下几部分。

1. 术前核心措施

首先必须强调术前健康宣教的重要性。很多患者在术前精神高度紧张，导致神经、内分泌、免疫、内环境稳态的微观变化，应充分告知患者及其家属围手术期ERAS方案的相关知识，使其充分了解围手术期各阶段的诊疗过程，可有效减轻患者的心理压力，并取得患者的配合。其次，术前营养评估和治疗是胃癌ERAS方案术前的重要项目之一。营养状态与胃手术后并发症具有相关性。患者应于术前行营养风险筛查。对于有严重营养风险患者，应进行支持治疗。首选肠内营养，但部分胃癌患者存在梗阻时则须行全肠外营养支持。再次，术前肠道准备及饮食管理是胃癌ERAS方案的关键措施。机械性肠道准备可破坏患者肠道内环境，导致脱水和水、电解质平衡紊乱，进一步加重患者的术前应激状态，对老年患者尤为显著。在胃癌手术中也无证据表明胃手术前机械性肠道准备能使患者获益，但对于术前疑有横结肠受累拟行联合脏器切除的患者，或部分存在顽固性便秘的患者，可考虑术前清洁肠道。既往机械性肠道准备多使用高渗性磷酸盐缓冲液，由于渗透性作用，可致脱水和水、电解质紊乱，而等渗性溶液则能避免上述不良反应，可作为替代选择。

传统观念认为，术前禁食、禁饮12 h可减少手术并发症的发生，并且有效防止术中误吸的发生，但近年来很多研究已经推翻了这一观念。一项纳入22项随机对照试验的系统评价结果显示，缩短术前进食时间并未增加误吸和反流的风险，允许患者术前喝水反而能降低胃容量，而传统方案则会增加患者饥饿、口渴、焦虑等不适感，且术后易出现胰岛素抵抗。除合并胃癌术前存在梗阻因素、胃排空延迟或急诊手术等情况，一般建议禁饮时间延后至术前2 h，之前可口服清流质，采用含糖类的液体可减少空腹时间，降低分解代谢反应并减少术后胰岛素抵抗，对体内氮平衡有积极的影响，并且还可促进术后胃肠功能早期恢复，在2型糖尿病患者中也被证明是安全的。禁食时间则可延后至术前6 h，之前可进食淀粉类固体食物。《加速康复外科中国专家共识及临床路径管理指南（2018版）》建议，术前10 h口服12.5%含糖类的液体800 mL，术前2 h饮用量≤400 mL。

2. 术中核心措施

胃癌手术的切口属Ⅱ类切口。预防性应用抗生素有助于降低择期手术的术后感染率。使用原则包括：预防用药应同时包括针对需氧菌及厌氧菌；应在切开皮肤前30～60 min输注完毕；单一剂量与多剂量方案具有同样的效果，但如果手术时间＞3 h或术中出血量＞1 000 mL，应在术中重复使用1次。预防用药为24 h，必要时可延长至48 h。过度延长用药时间并不能进一步提高预防效果，且预防用药时间超过48 h，耐药菌感染机会增加。麻醉方案的优化选择原则应满足胃癌手术需要并对患者影响最小。全身麻醉、区域阻滞或两者联合均可用于胃癌手术麻醉。对于开腹手术，全身麻醉联合中胸段硬膜外阻滞能有效降低应激反应，减少阿片类药物用量，促进术后胃肠功能恢复，减轻术后胰岛素抵抗和呼吸系统并发症，缩短住院时间以及改善术后镇痛效果。推荐使用中短效类麻醉药物如丙泊酚、瑞芬太尼、舒芬太尼等，肌肉松弛药（肌松药）则可考虑中效肌松药如罗库溴铵、顺式阿曲库铵或短效肌松药，避免使用长效肌松药。而基于腹腔镜或机器人胃癌手术的特点，则建议采用深度肌松药，术中做好肌肉松弛监测有助于精准的肌松药管理，同时重视术后肌松药残余，必要时予以拮抗。由于胃癌手术时间总体偏长，因此在术中必须做好体温管理。术中推荐使用保温毯保温，避免低体温，防止机体冷应激，减少因低温导致的血小板功能抑制引起的凝血机制的损害。术中输液则提倡目标导向液体治疗，尽量减少机体体液量的改变，尤其应避免身体出现过度补液、补水的中毒状态。Nisanevich等研究表明术中补液量低于2 500 mL可显著降低患者术后并发症发生率，促进胃肠道功能的恢复。在手术方式选择上，包括腹腔镜和机器人系统在内的微创外科技术有助于减少手术创伤及缩短住院时间。在确保胃癌手术安全性和疗效的基础上应优先选择使用微创外科技术。

3. 术后核心措施

术后疼痛管理是ERAS的关键性措施之一。胃癌手术后疼痛对患者呼吸、早期活动等均有较大影响，提倡多模式镇痛方案。目标在于有效控制疼痛，减少或避免镇痛相关不良反应，加速患者术后早期肠功能恢复，确保术后早期经口摄食及下地活动，缩短住院时间和加速患者康复。阿片类药物、非甾体抗炎药（NSAID）、切口局部浸润麻醉、椎管内镇痛、神经阻滞等都是多模式镇痛的组成部分。对于行开腹手术患者，连续中胸段硬膜外患者自控镇痛可有效缓解术后疼痛，同时具有促进胃肠功能恢复、减少术后恶心和呕吐等优势；对于行腹腔镜或机器人手术患者，则推荐切口局部浸润联合低剂量阿片类药物方案。目前，强阿片类药物如芬太尼、舒芬太尼仍是术后镇痛的主要用药，但因其具有抑制胃肠蠕动、呼吸抑制、恶心、呕吐等不良反应，应联合其他措施及药物，使其在充分发挥镇痛的基础上，最大限度减少这些不良反应。对胃癌术后的饮食策略仍然存在一定争议。以往经验术后患者均须禁食3 d以上，随后逐渐从饮水过渡到流质饮食，再转为半流质饮食。但也有研究发现，尽早恢复经口进食、饮水及早期口服辅助营养可促进肠道运动功能恢复,有助于维护肠黏膜功能,防止菌群失调和移位,还可以降低术后感染发生率及缩短术后住院时间。Lassen等研究发现术后第1天进食并不增加术后并发症和病死率,相反会促进肠道恢复。不过术后有发热征象或吻合口瘘、肠梗阻及胃瘫风险患者不主张早期进食。术后早期下床活动可促进呼吸、胃肠及肌肉骨骼等多系统功能恢复,有利于预防肺部感染、压疮和下肢深静脉血栓形成。胃癌术后推荐清醒后即可半卧位或适量床上活动,无须去枕平卧6 h。术后第1天开始下床活动,制订目标明确的合理活动方案。方案的制订以活动时间为基准,术后第1天由护士协助下床活动1~2 h,逐渐过渡至出院时每天独立下床活动4~6 h;也可以步行距离为基准。

二、胃癌ERAS实施中引流管的管理

在胃癌手术中,鼻胃管留置和腹腔引流管留置是ERAS方案中存在争议较大的环节,其中前者在传统理念中被认为能有效引流消化液、降低吻合口瘘、观察吻合口是否存在术后出血等优点。但一项随机对照试验结果显示,术后不留置鼻胃管并未增加术后并发症发生率和病死率;相反,有助于缩短排气、进食时间和住院天数。另一项纳入5项随机对照试验的荟萃分析也得到类似结果。因此,ERAS方案中不常规使用鼻胃管,如若使用,可在术中留置,吻合满意则可在术后24 h内拔除。同样,胃癌手术的ERAS方案中也不推荐常规留置腹腔引流管,尤其是远端胃切除术后,但对于全胃切除和近端胃切除术后可留置腹腔引流管,若引流液清亮且总量<100 mL/d,吻合口血运及张力良好,排除腹腔感染和出血风险后,可于术后第2~3天拔除。尽管目前并无循证医学证据支持胃手术后留置腹腔引流管,且随机对照研究也显示留置腹腔引流管与否与患者术后排气、进食、并发症和住院天数无相关性,但在部分行扩大胃癌切除手术、胃癌联合脏器切除、D2以上淋巴结清扫等非常规胃癌手术,或高龄、存在合并症、幽门梗阻、穿孔等并发症的患者中,手术中仍然应常规放置腹腔引流管,待确保吻合安全、排除腹腔感染后方能拔除。

三、胃癌ERAS的术后营养支持

术后早期恢复经口进食是ERAS的重要措施。一系列的循证医学已经证实胃癌术后早期经口饮食是安全的,且对术后恢复至关重要。术后早期经口进食能够减少术后并发症、缩短住院时间及降低住院费用。对于胃肠道等手术,术后

24 h内恢复肠内营养能够降低术后病死率，并且不增加术后吻合口瘘和恶心、呕吐的发生率。

术后早期蛋白质摄入应足量。蛋白质摄入量不足将会导致瘦组织群的丢失，阻碍机体功能的恢复。对于年龄≥65岁的患者，无论是否给予足量的热量，只要给予蛋白质就能帮助维持机体的瘦组织群，减少因热量供给不足而引起虚弱的风险。因此，除存在肠道功能障碍、肠缺血或肠梗阻的患者，对多数患者都推荐在手术当天通过餐食或口服营养补充摄入高蛋白质营养。推荐应用成品营养制剂，传统的"清流质"和"全流质"不能够提供充足的营养和蛋白质，不推荐常规应用。另外，术后足量的蛋白质摄入比足量的热量摄入更重要。

多数胃肠手术患者术后经口摄入量都不充足，该问题在出院后更加凸显。一项观察性研究结果显示：ICU患者出院后平均每天仅能摄入2.93 MJ（700 kcal）的能量，而对于处于康复期的患者，摄入1.2～1.5倍的静息能量消耗量才能保证良好的合成代谢。所以这类患者的摄入量严重不足。因此，应当密切关注术后患者的食物摄入。对于术后出现并发症的患者，出院后体重会继续丢失，存在营养状况进一步恶化的风险。这类患者出院后需要继续进行营养随访。

如果患者术后体重明显减轻，建议增加热量和蛋白质的摄入量以满足康复需要。对于多数手术患者，出院后应长期重视营养支持，从而保证患者恢复。食欲减退、持续恶心、阿片类药物引起的便秘以及缺乏饮食恢复指导是手术患者术后恢复的障碍，老年患者尤其明显。既往的研究结果显示：使用口服营养补充可缩短住院时间，节省医疗费用。口服营养补充强化蛋白质补充应当作为手术患者出院后饮食计划的主要内容。推荐所有接受4级手术的患者术后应用口服营养补充4周以上。对于严重营养不良的患者以及术后住院时间长或ICU住院时间较长的患者，术后应用口服营养补充3～6个月。

总而言之，实现胃癌手术ERAS方案的目标需要建立有外科医师、麻醉医师、护理人员、康复医师和心理医师等组成的多学科团队，患者和家属的参与配合也至关重要。具体实施既要以循证医学为基础，更要尊重客观实际，选择适合不同患者的个体化ERAS方案。

第三节　晚期胃癌患者的外科姑息治疗

对于接受胃癌姑息手术或术后复发、转移的晚期胃癌患者，如何实施个体化的临床康复管理是所有胃外科医师和肿瘤科医师所面对的一项重要课题。其主要原因是由于晚期胃癌患者往往存在着肿瘤相关并发症或全身伴随症状,并随着肿瘤进展逐渐加重,同时还可能存在着躯体和心理的痛苦。随着诊疗技术的提高和理念的更新,越来越多的医师逐渐认识到,对于晚期胃癌患者仍应采取积极治疗的新观念来取代以往消极等待的旧意识。从综合治疗的角度来看,对于有机会、有条件进行转化治疗的患者绝不轻易放弃外科手术,对确已无手术指征的患者则应尽可能采用非手术或微创治疗方法来缓解并发症,同时积极开展最佳支持治疗,以最大限度改善患者的生活质量,减少患者的痛苦。

一、晚期胃癌合并消化道出血的治疗方法

晚期胃癌患者出现的急性上消化道出血常难以控制并危及生命,多是由于肿瘤直接出血所致。在对生命体征及循环状况监测、血容量补充、血管活性药物使用等液体复苏手段以及抑酸、止血等药物使用的同时,尽快评估是否有姑息性手术的机会。如患者一般情况不允许进行手术时可采用内镜下治疗,包括止血药物喷洒、钛夹止血、激光或氩等离子体凝固术等方法或上述方法的组合。尽管内镜下治疗最初可能有效,但疗效并不确切,且再次出血的概率非常高。血管造影栓塞技术可能适用于内镜治疗无效的情况。通过选择性或超选择性动脉造影明确出血位置,并选用合适的栓塞材料进行封堵,可迅速、高效地完成止血,同时缓解出血相关症状。若仍有手术机会,应在积极液体复苏的同时急诊手术,如确已无法实现R0切除,则应以尽快切除原发病灶,重建消化道,确保患者安全平稳度过围手术期,降低手术并发症为原则。而对于晚期胃癌引起的慢性消化道出血,则以贫血为主要临床表现,采用止血、抑酸药物控制出血,并采用促红细胞生成类药物、铁剂、叶酸、维生素B_{12}等纠正贫血,而小剂量放疗也能有效控制慢性消化道出血。

二、晚期胃癌合并穿孔的治疗方法

晚期胃癌合并穿孔常伴有急性弥漫性腹膜炎表现,只要全身情况许可,仍应实施剖腹探查。如原发病灶可切除,则应力争完成姑息切除和消化道重建。单纯进行穿孔处的修补往往是徒劳无益的,甚至可能在术后短期内再次出现穿孔。手术中如能加做空肠营养性造瘘,对于患者术后恢复以及营养支持治疗能提供莫大的帮助。

三、晚期胃癌合并消化道梗阻的治疗方法

对于晚期胃癌合并消化道梗阻的患者，治疗的主要目的在于缓解梗阻症状，并且在可能的情况下恢复经口饮食。首先应判断梗阻部位，如为幽门梗阻，采用胃-空肠吻合术是传统的姑息性手术方式，但由于晚期胃癌患者常常伴有严重营养不良、贫血和免疫抑制，手术死亡率极高，且无助于改善患者的生活质量。因此，在判断原发病灶已不可切除的情况下，应尽量避免不必要的开腹探查。采用内镜下支架置入，操作简单、安全、疼痛轻及成功率高。一旦放置成功立即能缓解梗阻症状。但位于食管胃结合部（EGJ）的肿瘤支架放置难度相对较大，效果也并不确切，采用局部放疗则不失为可选择的方案，而营养支持则可以通过胃造口或空肠营养性造瘘来实施。对于存在消化道多处梗阻的患者，采用内镜或介入手段放置引流管能够充分引流消化液，缓解梗阻症状。部分患者因肿瘤压迫或淋巴结转移造成阻塞性黄疸，可采用包括经皮肝穿刺胆道引流术或内镜下鼻胆管引流术在内的介入治疗，局部放疗也可能缓解局部梗阻。

-------------------------------- 参 考 文 献 --------------------------------

[1] Brady M, Kinn S, Stuart P. Preoperative fasting for adults to prevent perioperative complications[J]. Cochrane Database Syst Rev, 2003, 4: CD004423.

[2] Breuer JP, von Dossow V, von Heymann C, et al. Preoperative oral carbohydrate administration to ASA Ⅲ-Ⅳ patients undergoing elective cardiac surgery[J]. Anesth Analg, 2006, 103(5): 1099-1108.

[3] Carrere N, Seulin P, Julio C H, et al. Is nasogastric or nasojejunal decompression necessary after gastrectomy? A prospective randomized trial[J]. World J Surg, 2007, 31(1): 122-127.

[4] Ding J, Sun B, Song P, et al. The application of enhanced recovery after surgery (ERAS)/fast-track surgery in gastrectomy for gastric cancer: a systematic review and meta-analysis[J]. Oncotarget, 2017, 8(43): 75699-75711.

[5] Feldheiser A, Aziz O, Baldini G, et al. Enhanced Recovery After Surgery (ERAS) for gastrointestinal surgery, part 2: consensus statement for anaesthesia practice[J]. Acta Anaesthesiol Scand, 2016, 60(3): 289-334.

[6] Japanese Gastric Cancer Association. Japanese gastric cancer treatment guidelines 2014 (ver.4)[J]. Gastric Cancer, 2017, 20(1): 1-19.

[7] Kehlet H. Multimodal approach to control postoperative pathophysiology and rehabilitation[J]. Br J Anaesth, 1997, 78(5): 606-617.

[8] Kim J, Lee J, Hyung W J, et al. Gastric cancer surgery without drains: a prospective randomized trial[J]. J Gastrointest Surg, 2004, 8(6): 727-732.

［ 9 ］　Lassen K, Kjaeve J, Fetveit T, et al. Allowing normal food at will after major upper gastrointestinal surgery does not increase morbidity: a randomized multicenter trial[J]. Ann Surg, 2008, 247(5): 721−729.

［ 10 ］　Li M Z, Wu W H, Li L, et al. Is ERAS effective and safe in laparoscopic gastrectomy for gastric carcinoma? A meta-analysis[J]. World J Surg Oncol, 2018, 16(1): 17.

［ 11 ］　Nisanevich V, Felsenstein I, Almogy G, et al. Effect of intraoperative fluid managementenu on outcome after intraahdominal surgery[J]. Anesthesiology, 2005, 103(1): 25−32.

［ 12 ］　Nygren J, Thacker J, Carli F, et al. Guidelines for perioperative care in elective rectal/pelvic surgery: Enhanced Recovery After Surgery (ERAS(®)) Society recommendations[J]. World J Surg, 2013, 37(2): 285−305.

［ 13 ］　Pu H, Doig G S, Heighes P T, et al. Early enteral nutrition reduces mortality and improves other key outcomes in patients with major burn injury: a meta-analysis of randomized controlled trials[J]. Crit Care Med, 2018, 46(12): 2036−2042.

［ 14 ］　Svanfeldt M, Thorell A, Hausel J, et al. Randomized clinical trial of the effect of preoperative oral carbohydrate treatment on postoperative whole-body protein and glucose kinetics[J]. Br J Surg, 2007, 94(11): 1342−1350.

［ 15 ］　Tweed T, van Eijden Y, Tegels J, et al. Safety and efficacy of early oral feeding for enhanced recovery following gastrectomy for gastric cancer: a systematic review[J]. Surg Oncol, 2019, 28: 88−95.

［ 16 ］　Wang Z, Chen J, Su K, et al. Abdominal drainage versus no drainage post gastrectomy for gastric cancer[J]. Cochrane Database Syst Rev, 2011, 8: CD008788.

［ 17 ］　Yang R, Tao W, Chen Y Y, et al. Enhanced recovery after surgery programs versus traditional perioperative care in laparoscopic hepatectomy: A meta-analysis[J]. Int J Surg, 2016, 36(Pt A): 274−282.

［ 18 ］　Yang Z, Zheng Q, Wang Z. Meta-analysis of the need for nasogastric or nasojejunal decompression after gastrectomy for gastric cancer[J]. Br J Surg, 2008, 95(7): 809−816.

［ 19 ］　Zhuang C L, Ye X Z, Zhang X D, et al. Enhanced recovery after surgery programs versus traditional care for colorectal surgery: a meta-analysis of randomized controlled trials[J]. Dis Colon Rectum, 2013, 56(5): 667−678.

［ 20 ］　中华医学会肠外肠内营养学分会, 中国医药教育协会加速康复外科专业委员会. 加速康复外科围术期期营养支持中国专家共识（2019版）［ J ］. 中华消化外科杂志, 2019, 18（10）: 897−902.

［ 21 ］　中华医学会外科学分会, 中华医学会麻醉学分会. 加速康复外科中国专家共识及临床路径管理指南（2018版）［ J ］. 中国实用外科杂志, 2018, 38（1）: 1−20.

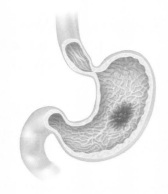

第十五章

胃癌的个体化药物治疗

林晓琳　卓　萌　肖秀英

　　胃癌是常见的消化系统恶性肿瘤之一，大多数患者在就诊时已处于疾病晚期。药物治疗是晚期胃癌的主要治疗方法，但其疗效有限；如何合理选择药物进而提高疗效和改善预后是临床的重点和难点。在所有恶性肿瘤中，胃癌的异质性尤其显著，表现为肿瘤生物学与个体遗传学的异质性，造成其形态学的复杂多样性，即不同的病理分型及分子分型导致了完全不同的生物学行为，患者对化疗药物、靶向药物的治疗反应有很大差异。目前，在胃癌的临床指南中用于患者预后判断的指标主要有肿瘤分化、TNM 分期、手术彻底性等，但在临床实践中对于相同临床分期的患者仍存在明显不同的预后状态。因此，根据临床分期的治疗已不能满足临床需要，寻找与患者预后相关的分子标志物，对患者进行精准的分子分型与病理学分型以指导临床选择不同的化疗和靶向药物，为患者提供个体化治疗成为必然趋势。本章旨在从病理学分型和分子分型的角度出发，探讨胃癌的药物个体化治疗。

［通信作者］　肖秀英，Email: xiaoxiuying2002@163.com

第一节　胃癌的病理学分型与
个体化药物治疗

　　胃癌的组织学分型是以肿瘤的组织结构、细胞形态和分化程度为依据。目前,常用的病理形态学分类主要是Lauren分型和WHO分型。

一、病理学分型

1. Lauren 分型

　　Lauren分型是1965年由北欧病理学家Lauren提出,将胃癌分为肠型、弥漫型,以及混合型(癌组织中两种类型成分相当时)和未确定型(分化极差或难以确定归属时)。肠型胃癌在胃癌高发区常见,一般发病年龄较晚,男性多见,多发生在胃窦;而弥漫型胃癌在低发区多见,多见于青年女性,胃体多发,有遗传倾向性,容易出现腹膜播散种植转移。一项纳入11 073例胃癌患者的荟萃分析显示:弥漫型胃癌较肠型胃癌预后差,5年死亡风险显著增加29%。另一项日本的大型流行病学调查研究发现:在纳入的161 067名胃癌患者中,女性患者中弥漫型占49%～58%,肠型占40%～46%;而男性患者中弥漫型占34%～40%,肠型占58%～62%。因此,Lauren分型在一定程度上反映了胃癌的组织学起源、细胞分化、病因、发病机制、流行病学特点及生物学行为,与胃癌的预后和化疗药物的选择有一定的相关性。其分型相对简单并易于掌握,但其无法反映肿瘤的组织学分化程度,在临床病理学诊断中未被广泛采用。

2. WHO 分型

　　目前,WHO消化系统肿瘤分类与分期系统是胃癌临床诊疗中广泛应用的分型方法。将胃癌分为5个主要类型和其他少见类型。主要类型均为腺癌,约占胃癌的95%,起源于胃黏膜层的腺上皮,包括乳头状腺癌、管状腺癌、黏液腺癌、差黏附性癌(包括印戒细胞癌及其变异型)和混合型腺癌;其他少见类型癌,约占5%,包括腺鳞癌、伴淋巴样间质癌(髓样癌)、肝样腺癌、鳞状细胞癌、绒毛膜癌与癌肉瘤、壁细胞癌、横纹肌样肿瘤、黏液表皮样癌、潘氏细胞癌、未分化癌、腺神经内分泌癌、内胚窦肿瘤、胚胎样癌、卵黄囊肿瘤及嗜酸细胞腺癌。但WHO分类不能反映细胞分化程度。因此,病理学诊断中常结合分化程度进一步分型为高分化型（1级）、中分化型（2级）和低分化型（3级）。

在WHO分型与Lauren分型相互转化中，基本原则是将有明显腺体形成的胃癌归入肠型；而对于孤立或小条索状癌细胞在胃壁内散在浸润的胃癌归入弥漫型。大多学者认为，Lauren分型的肠型胃癌包括WHO分型中的乳头状腺癌、高分化管状腺癌与中分化管状腺癌；而弥漫型胃癌包括印戒细胞癌与低分化腺癌。黏液腺癌若其背景以腺体形成为主伴有大量黏液湖形成，属肠型范畴；若其背景以印戒细胞为主伴有黏液湖，则属于弥漫型胃癌。典型的肠型与弥漫型较易掌握，而容易造成诊断困难的少见类型还有待于临床经验的不断积累和探讨其分子生物学行为以明确其具体分型归属。目前，关于胃癌分型，仍存在不尽合理之处。如病理学分型与肿瘤的实际生物学行为存在一定偏差，即有相同分型、分期的不同患者，其预后存在差异等。因此，在胃癌的分型中如何提出更为客观、科学的病理学分类标准，仍面临许多挑战。

二、药物个体化治疗

无论是按照WHO病理分型，还是Lauren分型系统，不同病理亚型与胃癌的预后及化疗药物的选择有一定相关性。目前，胃癌常用的化疗药物主要包括5-FU类、铂类（顺铂、奥沙利铂）、紫杉类、蒽环类、伊立替康等。

1. 5-FU 类

胸苷酸合成酶（TS）是DNA合成过程中的关键酶，参与DNA修复、细胞增殖过程，在G_1期末至S期早期起关键作用，是5-FU类药物（包括希罗达、替吉奥）治疗恶性肿瘤的一个靶酶。体内外研究显示：对5-FU耐药的胃癌细胞，其TS水平也明显增加；检测TS表达水平可能有助于预测胃癌组织对5-FU的敏感性，即TS高表达者对以5-FU为主的化疗敏感性下降，TS低表达者对5-FU化疗的敏感性及患者生存率均较高。二氢嘧啶脱氢酶（DPD）是5-FU分解代谢最主要的限速酶，与5-FU的临床疗效密切相关。有研究表明：低分化胃癌呈现DPD高表达、TS低表达的特点。TS、DPD表达也与Lauren分型有一定相关性。Kamoshida等研究发现：弥漫型胃癌呈DPD低表达或TS高表达，据此推测肠型胃癌可能较弥漫型胃癌更能从5-FU为主的化疗中获益。我国研究者发现：DPD在肠型胃癌中的表达高于弥漫型，而*DPD* mRNA低水平表达可能是5-FU高敏感性的预测指标。目前，关于各型胃癌中DPD酶的表达高低仍存在争议，能否从5-FU化疗中获益，仍有待进一步探索。

2. 铂类

关于铂类药物与胃癌病理分型关系的研究较少。一项研究显示：肠型胃癌中Bcl-2相关X蛋白（Bcl-2 assaciated X protein, Bax）表达率高于弥漫型胃癌。另一项韩国研究发现：以FOLFOX方案化疗的晚期胃癌患者中，在Bax高表达的患者中总生存期及2年生存率显著提高（总生存：18个月 *vs* 9个月，2年生存率：48% *vs* 10%，均 $P < 0.001$）。据此推测，肠型胃癌患者用奥沙利铂化疗的疗效好，并可能与Bax高表达相关。

3. 紫杉类

紫杉类是胃癌治疗中常用的药物。Yamaguchi等和Emi等在紫杉醇单药治疗进展期胃癌的Ⅱ期临床研究中显示，弥漫型胃癌较肠型胃癌患者有更高的有效率，分别为36%和24%，及22.5%和3%（$P < 0.05$）。而紫杉醇联合5-FU在晚期胃癌中的应用研究发现：弥漫型胃癌接受紫杉醇化疗的效果比肠型胃癌有更优的趋势。因此，紫杉醇对弥漫型胃癌的化疗效果可能更好。

4. 蒽环类

目前，关于蒽环类药物的研究较少。1994年，*CDH1* 基因被确认与弥漫型胃癌有着密切的关系，编码上皮钙黏着蛋白（E-cadherin）分布于细胞表面，参与建立细胞间连接，维持上皮组织的极性和结构完整性，25%的弥漫型胃癌家族中存在 *CDH1* 基因胚系突变。体外研究发现：上皮钙黏着蛋白表达状态影响胃癌细胞对顺铂、5-FU和阿霉素的化疗敏感性，上皮钙黏着蛋白低表达对化疗药物反应更敏感；但在晚期胃癌患者中，予顺铂、5-FU联合阿霉素化疗同时进行上皮钙黏着蛋白检测，发现对肿瘤的反应程度与上皮钙黏着蛋白表达水平无关。因此，蒽环类药物化疗敏感性与弥漫型胃癌的关系仍有待进一步深入研究。

5. 伊立替康

在比较5-FU持续注射、伊立替康联合顺铂（IP）和替吉奥（S-1）单药治疗晚期胃癌的JCOG9912研究中，亚组分析显示弥漫型胃癌组IP方案的疗效优于5-FU。GC0301/TOP-002研究比较了伊立替康联合S-1（IRIS）与单药S-1疗效，亚组分析显示弥漫型胃癌可能从IRIS治疗中获益，以伊立替康为基础的化疗方案在弥漫型胃癌可能效果较好。

总之，不同组织分型的胃癌对化疗的敏感性不同。目前，体外实验及临床研究中已证实Lauren分型与化疗药物的选择存在一定的相关性，即紫杉类、伊立替康对于弥漫型胃癌的疗效可能更优，肠型胃癌患者可能从5-FU类及奥沙利铂治疗中获益。但这些研究一般样本量小，或是某些研究中的亚组分析，其研究结果有待进一步在大样本研究中验证。

第二节　胃癌的分子分型和个体化药物治疗

肿瘤分子分型（molecular classification）由美国国立癌症研究所首次提出。通过分子分析技术为肿瘤进行分类，使肿瘤分类从传统的形态学转向以分子特征为基础的分子分型。近来，人们在关注形态学分型的同时，也积极探索胃癌的分子分型。我国是世界上胃癌发病率和病死率较高的国家之一，因此深入探讨胃癌分子分型与药物治疗关系很有必要。随着肿瘤分子分型体系的不断完善，传统的依据肿瘤表型特征决定治疗方案的模式将被依据基因变化特征的模式所取代。对同一种分子变异的基因靶向治疗，比对同一种形态类型的化疗更合理、有效，更趋于个体化治疗模式，也是实现胃癌个体化治疗的基础。但如何根据基因型将胃癌进行分类，选出对某个药物或治疗方案有效的患者，是目前胃癌研究的热点。

一、分子分型

1. Tan基因分型

2011年，Tan等用基因芯片技术分析了37个胃癌细胞系基因表达谱的差异，最终发现一个含有171个基因的芯片，通过它可将胃癌分为肠型（G-INT）和弥漫型基因亚型（G-DIF）。进一步在521例胃癌患者的组织标本中进行验证，结果表明：肠型和弥漫型基因亚型与Lauren分型的一致性为64%，有明显相关性，基因肠型的预后明显好于基因弥漫型患者（$P=0.001$）；在体外的细胞药敏研究中发现肠型基因型细胞对5-FU、奥沙利铂较敏感，而弥漫基因型细胞对顺铂较敏感。

2. Lei基因分型

单基因表达变化可以指导靶向药物治疗，但难以指导化疗，多基因检测是否可以指导化疗也是目前研究的热点。基因肠型胃癌患者接受5-FU为基础的辅助化疗的生存期长于弥漫型患者（$P=0.06$）。2013年，Lei等在此基础上，基于248例胃癌标本的基因分析，通过基因芯片研究胃腺癌基因表达谱，将胃癌分为间充质型、增殖型和代谢型。不同亚型具有不同的生物学特性，对治疗药物反应不同。其中增殖型胃癌细胞存在高度的遗传不稳定性、*TP53*突变和DNA的低甲基化；代谢型胃癌，对5-FU的敏感性更高；而间充质型胃癌具有肿瘤干细胞的特性，对磷脂酰肌醇-3激酶/蛋白激酶B（phosphatidylinositol-3-kinase/protein kinase B, PI3K/Akt）和mTOR抑制剂敏感。3种基因型有着不同的分子、基因特征，对治疗反应也不同。该研究结果有助于针对不同亚型的胃癌患者选择更具有针对性的治疗方案，也提示多个基因检测的分子分型有助于指导胃癌的个体化治疗。

3. TCGA基因分型

2014年发表于《自然》（Nature）杂志的一项研究显示：作为TCGA计划工作中的一部分，通过对295例未接受过放化疗的原发性胃癌患者的组织和血液标本进行分子分析，将其分为4种基因亚型：EBV感染型、微卫星不稳定型（MSI型）、基因组稳定型（GS型）和染色体不稳定型（CIN型）。GS型多发生于组织学弥漫型中，而CIN型多属Lauren分型中的肠型。该分型不仅是对组织病理分型的有效补充，还鉴定出不同组别的关键靶点，如在对EBV感染型分析中发现*PIK3CA*基因高频突变、PD-L1/2过表达，提示PI3K抑制剂和PD-L1/2拮抗剂可能成为此型胃癌患者的治疗新选择。

二、药物个体化治疗

1. HER2靶点及其药物

1985年，表皮生长因子受体2（human epidermal growth factor receptor 2, HER2）作为治疗靶点首次被克隆，约20%的胃癌中存在HER2过表达。2010年，ToGA研究在化疗的基础上，加用曲妥珠单抗治疗，使HER2强阳性的患者生存期延长了4.2个月，成为胃癌"个体化治疗"的典范，也奠定了曲妥珠单抗在胃癌一线治疗中的地位。

帕妥珠单抗为第二代重组人源化单克隆抗HER2抗体，评估帕妥珠单抗＋曲妥珠单抗＋化疗在HER2阳性转移性胃癌或食管胃结合部腺癌（AEG）一线治疗中的疗效和安全性的Ⅲ期研究JACOB，结果显示研究未达到首要研究终点。两组患者的总生存期分别是17.5个月和14.2个月，差异无统计学意义（$HR=0.84$，$P=0.057$）。试验组的无进展生存期和客观缓解率有改善趋势，两组患者的无进展生存期分别是8.5个月和7.0个月（$HR=0.73$，$P=0.000\,1$），客观缓解率为56.7%和48.3%。提示现行标准一线治疗中加入帕妥珠单抗不能改善HER2阳性转移性胃癌患者的生存。

T-DMI（ado-trastuzumab emtansine）为曲妥珠单抗与细胞毒药物偶联物，

对HER2阳性乳腺癌有一定疗效，但其运用于晚期二线胃癌治疗的GATSBY研究显示其与化疗药物组相比，主要评价指标中位生存期无明显延长（7.9个月 *vs* 8.6个月），次要评价指标中位无进展生存期与中位生存期相符（2.7个月 *vs* 2.9个月）。

拉帕替尼是针对EGFR和HER2的小分子酪氨酸激酶抑制剂，但在HER2阳性胃癌晚期一线LOGIC Ⅲ期研究（拉帕替尼 ± 奥沙利铂和卡培他滨联合一线治疗HER2阳性晚期胃癌）及晚期二线TYTAN Ⅲ期研究（紫杉醇 ± 拉帕替尼二线治疗HER2扩增晚期胃癌患者）中均为阴性结果。

阿法替尼（afatinib）为EGFR和HER2酪氨酸激酶的不可逆的双重酪氨酸激酶抑制剂，临床已应用于肺癌患者。在胃癌方面目前有1项Ⅱ期临床研究（NCT01522768），其中纳入20例胃癌及AEG患者。在曲妥珠单抗治疗进展后给予阿法替尼40 mg/d，结果显示疾病控制率为42%，其中2例治疗效果达部分缓解；Ⅲ期临床研究目前正在开展。

HER2阳性胃癌中帕妥珠单抗、T-DMI、拉帕替尼等抗HER2药物治疗的失败，说明HER2驱动因素在乳腺癌和胃癌中可能不同。因此，需要更多研究来进一步发现能从双靶治疗中获益的人群，或寻找更有效的抗HER2药物。

2. *EGFR*靶点及其药物

对于*EGFR*单抗，包括尼妥珠单抗、帕尼单抗和西妥昔单抗在胃癌的研究，日、韩两国针对进展期胃癌患者开展了一项Ⅱ期临床研究。对尼妥珠单抗联合依立替康方案的疗效和安全性进行评估，结果无统计学差异，但是在亚组分析中发现$EGFR^{2+/3+}$患者的中位无进展生存期、中位生存期均有所获益，目前Ⅲ期研究正在开展中。EXPAND研究显示，晚期胃癌或AEG一线化疗基础上联合西妥昔单抗治疗，无显著无进展生存期和总生存期获益，但并未改善患者预后。REAL3研究中：帕尼单抗联合EOX方案治疗晚期胃癌也为阴性结果，提示*EGFR*在晚期胃癌中可能并不是主要驱动基因。

3. *VEGFR*靶点及其药物

肿瘤生长离不开血管，需通过新生血管从宿主获取营养成分，又经过血管向宿主输送肿瘤细胞，促进肿瘤细胞远处转移。多项研究表明，*VEGF*在进展期胃癌组织中的表达明显增高，与胃癌的浸润转移及预后密切相关。在贝伐珠单抗一线治疗胃癌的AVAGAST研究中，贝伐珠单抗联合卡培他滨+顺铂方案一线治疗无法手术切除或转移性胃癌，结果显示中位生存期分别为12.1个月和10.1个月（$P=0.100\,2$），贝伐珠单抗组没有明显生存获益。雷莫芦单抗是一种作用于VEGF受体（VEGF receptor, VEGFR）2的人源化IgG1单抗，在其二线治疗胃癌的RAINBOW研究和REGARD研究中,均延长患者总生存时间。REGARD研究表明:和安慰剂对照,雷莫芦单抗可显著提高胃癌或AEG患者总生存期(5.2个月和3.8个月)和无进展生存期(2.1个月和1.3个月);RAINBOW研究中发现雷莫芦单抗联合PTX方案二线治疗可延长患者的总生存期。因此,雷莫芦单抗也成为继曲妥珠单抗之后第二个被证实治疗晚期胃癌有效的靶向药物,雷莫芦单抗单独或联合可用于晚期胃癌的二线治疗。

阿帕替尼是针对VEGFR-2的小分子酪氨酸激酶抑制剂。我国学者开展了关于阿帕替尼在胃癌应用中的Ⅱ期研究,结果令人鼓舞,继而开展了具有突破性进展的双盲、平行对照、随机Ⅲ期临床研究(NCT00970138),在二线治疗失败后晚期胃癌患者中阿帕替尼组的中位总生存期仍达6.5个月,较对照组延长1.8个月,中位无进展生存期分别为2.6个月和1.8个月,不良反应可控。目前阿帕替尼可用于晚期胃癌的三线治疗。

4. C-MET 靶点及其药物

1999年,Nakajima等发现肝细胞生长因子/上皮-间质转化因子(hepatocyte growth factor/ mesenchymal-epithelial transition factor, HGF/MET)信号通路失调与胃癌进展、不良预后相关,MET过表达与肿瘤侵犯深度、淋巴结转移、预后差相关($P < 0.001$)。之后有多项研究证实HGF/MET信号通路的异常上调与不良预后相关。临床前研究发现,抑制HGF/MET可以减少HGF介导的耐药,从而增加铂类疗效。C-MET抑制剂Ⅰ、Ⅱ期临床研究显示,对于C-MET高表达人群抗MET治疗有效,胃癌的MET过表达率为13%～22%。在AEG中,MET/HGF信号通路的异常上调与不良预后相关。

奥纳妥珠单抗(onartuzumab)是全人源化、单价抗MET抗体,可拮抗HGF的结合及受体的激活。一项FOLFOX$^{+/-}$MET抑制剂奥纳妥珠单抗治疗晚期AEG患者的Ⅱ期临床试验结果显示:在非选择人群中奥纳妥珠单抗组的中位无进展生存期为6.77个月,安慰剂组为6.97个月;MET阳性人群中奥纳妥珠单抗组无进展生存期为5.95个月,安慰剂组为6.8个月,奥纳妥珠单抗联合mFOLFOX6并未延长患者的无进展生存期。一项Ⅲ期MetGastric研究探索mFOLFOX6联合奥纳妥珠单抗一线治疗转移性、MET阳性、HER2阴性胃上皮细胞的有效性及安全性,结果提示实验组无生存获益。

利妥木单抗(rilotumumab)为MET受体抑制剂,通过结合HGF达到抗肿瘤效应。一项Ⅱ期研究,将MET过表达的晚期胃癌和胃食管联合部癌随机分为利妥木单抗+ECX组和安慰剂+ECX组,结果显示联合利妥木单抗组中位总生存期为8.9个月,较联合安慰剂组明显改善且不良反应可控,但后续开展的Ⅲ期临床研究 RILOMET-1（采用利妥木单抗 +ECF 方案一线治疗 MET+AGC/GEJ 腺癌）和 RILOMET-2（采用利妥木单抗联合顺铂、卡培他滨一线治疗晚期胃癌）却因过高的死亡风险而未完成。

AMG337 是一种选择性口服小分子 MET 抑制剂，胃食管癌的 I 期临床研究显示，在 13 例 MET 扩增的肿瘤患者中，接受每天 1 次的 AMG337 治疗，8 例患者部分或接近完全缓解；其在 MET 扩增的 AEG、胃癌和食管癌的 II 期试验（NCT02016534）结果已经公布。筛选入组 60 例 *MET* 基因扩增患者，接受口服 AMG337 300 mg/d（28 d 为 1 个周期）治疗，队列一 45 例为胃 / 胃食管交界处 / 食管腺癌患者，队列二 15 例为 *MET* 基因扩增的其他实体瘤患者（非小细胞肺癌患者），其中 56 例（97%）为晚期转移患者，57 例既往接受过治疗。初步结果显示总体人群客观缓解率为 16%，队列一中的客观缓解率为 18%（8 例部分缓解），中位缓解持续时间为 6 个月，而队列二中无响应患者。在 54 例可评估患者中，中位无进展生存期为 3.4 个月，总生存期为 7.9 个月。可见，AMG337 在 *MET* 基因扩增的胃 / 胃食管交界处 / 食管腺癌患者中表现出抗肿瘤活性，但在 *MET* 基因扩增的非小细胞肺癌患者中无抗肿瘤活性，具体获益人群、治疗方案单药还是联合治疗尚需试验进一步验证。

国内一项研究显示：MET 在中国胃腺癌患者中的表达和扩增与预后差相关，进一步支持抗 MET 药物在胃腺癌中的应用可能成为一个重要靶点。但目前针对 MET 的临床研究中 AMG337 单药 I 期取得阳性结果，而 2 个抗 MET 抗体与化疗连用则被否定。因此研究方案单药是否有效，是否根据 MET 拷贝扩增入组等问题尚有待继续研究。

5. 多聚 ADP- 核糖聚合酶抑制剂

多聚 ADP- 核糖聚合酶（poly ADP-ribose polymerase, PARP）在保持染色体结构完整性、参与 DNA 的复制和转录、维持基因组的稳定性等方面起重要作用。因此，PARP 抑制剂能够抑制肿瘤细胞 DNA 损伤修复、增强肿瘤细胞 DNA 对损伤因素的敏感性。奥拉帕尼为口服的选择性 PARP1 和 PARP2 抑制剂，其联合紫杉醇治疗复发或转移性胃癌的多中心随机双盲 II 期研究显示：研究组对比对照组在主要研究终点中位无进展生存期上无统计学差异（全组为 3.91 个月 *vs* 3.55 个月，$P=0.261$）。有体外研究提示，ATM 蛋白低表达的胃癌细胞株对奥拉帕尼治疗更敏感，因此对该研究中 ATM 低表达患者进行了亚组分析，结果显示：ATM 阴性人群中，中位无进展生存期（5.29 个月 *vs* 3.68 个月，$P=0.315$）及客观缓解率（全组为 26.4% *vs* 19.1%，$P=0.323$；ATM 阴性人群为 34.6% *vs* 26.1%，$P=0.39$）均无显著获益，但是中位生存期有显著获益（全组为 13.1 个月 *vs* 8.3 个月，$P=0.010$；ATM阴性人群更明显，$P=0.003$）。该结果提示：ATM阴性可能是预测奥拉帕尼治疗复发和转移胃癌疗效的一个指标，但其Ⅲ期临床研究未得到理想结果。

6. mTOR靶点及其药物

哺乳动物雷帕霉素靶蛋白（mTOR）是细胞生长和增殖的重要调节因子，与肿瘤的发生、发展密切相关。依维莫司（everolimus）是mTOR特异性抑制药物雷帕霉素的衍生剂。在Ⅲ期GRANITE-1临床研究中，单药依维莫司用于既往治疗失败的晚期胃癌二三线治疗，未能显著延长患者的生存期。此项研究仅证实单药mTOR抑制药在晚期胃癌的二三线药物治疗中较安慰剂组无生存优势，但是否能通过检测标本相关标志物发现获益人群或与化疗联合获益，仍需进一步深入研究。

7. STAT3抑制剂

信号转导及转录激活因子3（signal transducer and activator of transcription 3，STAT3）是肿瘤干细胞的关键调节因子，而肿瘤干细胞是恶性肿瘤生长、转移、复发和耐药的基础。结直肠癌组织样本中STAT3磷酸化和差的预后相关。那布卡辛（napabucasin）是一种STAT3口服抑制剂，是新型的干细胞抑制剂，能阻止肿瘤干细胞自身更新，杀死肿瘤干细胞和癌细胞，在Ⅰ/Ⅱ期临床研究中表现出令人鼓舞的结果。BRIGHTER研究是一项那布卡辛（NAPA）+紫杉醇（PTX）vs安慰剂+PTX治疗既往治疗过的晚期胃癌和AEG的Ⅲ期随机双盲研究，主要终点是总生存期。2018年，ASCO报道那布卡辛联合紫杉醇相比安慰剂联合紫杉醇没有改善胃癌和AEG患者的总生存期或无进展生存期。

8. 多激酶抑制剂

瑞戈非尼（regorafenib）是一种口服的多激酶抑制剂，作用于血管生成（VEGFR1-3、TIE-2）、肿瘤微环境（PDGFR-β、FGFR）和肿瘤发生（RAF、RET及KIT）相关的激酶，在结直肠癌和胃肠道间质瘤中显示明显抗瘤活性。在Nick Pavlakis等开展的INTEGRATE研究是应用瑞戈非尼治疗晚期胃癌患者的Ⅱ期研究，结果发现瑞戈非尼在难治性胃食管癌中具有抗肿瘤活性，较安慰组有显著的无进展生存期获益，安全可耐受，Ⅲ期临床研究正在开展中。

9. PD-1/PD-L1信号通路抑制剂

肿瘤通过PD-1信号通路逃避免疫监视，靶向PD-1/PD-L1抗体可解除肿瘤微环境的免疫抑制。已有研究发现，PD-1表达与胃癌复发相关，且PD-1阳性表达是一个独立复发因素，PD-1和PD-L1阴性组患者均有较好的预后。

PD-1抑制剂帕博利珠单抗在多中心开展的KEYNOTE-012研究显示，其用于晚期胃癌患者有强的抗肿瘤活性，39例晚期胃癌患者接受治疗后，22.2%的患者出现客观缓解，有效的中位时间是8周；5例（13.9%）患者病情稳定，中位起效时间是24周（8～33周）；中位随访期是8.8个月，6个月的无进展生存率为24%，6个月的总生存率是69%，且PD-L1表达水平与客观缓解率、无进展生存率、总生存率相关。虽然是小样本的Ⅰ期研究，但效果明显，因此，帕博利珠单抗±FP方案治疗晚期胃癌的Ⅱ期临床研究（KEYNOTE-059）随即开展，结果显示对于≥2次既往治疗后疾病进展的患者，帕博利珠单抗单药治疗的抗肿瘤活性具前景且疗效持久；对于既往未接受过治疗的患者，帕博利珠单抗联合化疗的抗肿瘤活性令人鼓舞；对于既往未接受过治疗的PD-L1阳性肿瘤患者，帕博利珠单抗单药治疗的抗肿瘤活性同样令人鼓舞，疗效与PD-L1表达无关，但队列1和2的PD-L1阳性肿瘤患者的缓解率较高，安全性可管理，且与既往报告一致，无新的安全性问题，研究结果支持帕博利珠单抗用于治疗晚期胃癌或AEG。而KEYNOTE-061（NCT02370498）是一项有关帕博利珠单抗 vs 紫杉醇治疗铂类和5-FU一线治疗后进展的晚期胃癌或AEG患者的胃癌二线Ⅲ期随机临床研究，2018ASCO初步报道其没有达到主要研究终点，宣布失败。KEYNOTE-062（NCT02494583：一项有关帕博利珠单抗单药或帕博利珠单抗联合化疗 vs 化疗一线治疗晚期PD-L1阳性胃癌或AEG患者的Ⅲ期随机临床研究）研究结果亦于近期在 JAMA Oncology 上公布，在未经治疗的晚期胃/胃食管交界处癌患者中，PD-L1在CPS≥1的意向性治疗（intention to treatment，ITT）人群中，帕博利珠单抗治疗的总生存期不劣于化疗，不良反应更少；帕博利珠单抗联合化疗组在主要研究终点总生存期（CPS≥1或CPS≥10）、无进展生存期（CPS≥1）上并不优于化疗组。纳武利尤单抗亦为抗PD-1抑制剂，ATTRACTION-2研究是一项亚洲多中心、双盲、随机对照、针对既往二线或后线化疗后进展的晚期胃癌或AEG的Ⅲ期研究，结果提示与安慰剂相比，纳武利尤单抗对既往治疗过的晚期胃癌或AEG患者有显著生存获益优势，死亡风险降低38%，且无论PD-L1表达情况，均有患者获益。基于ATTRACTION-2的研究结果，2017年9月日本批准纳武利尤单抗用于化疗后进展的、不可切除的晚期或复发性胃癌。

目前，关于免疫治疗在胃癌中的应用，ATTRACTION-2、KEYNOTE-059队列1结果显示，PD-1抑制剂在胃癌三线及以上治疗地位基本确立，并相继在国内外获批用于晚期胃癌的后线治疗；PD-1抑制剂二线单药治疗晚期胃癌结果令人失望，不优于紫杉醇单药，仍需要继续探索二线联合治疗方案的有效性；PD-1抑制剂一线联合治疗初步疗效喜人，但需要更多Ⅲ期临床研究的证据证实；相关免疫治疗的标志物仍有待探索。而关于胃癌未来的免疫治疗策略，联合治疗有一定理论依据,如免疫联合免疫、免疫联合抗血管靶向药、免疫联合放疗、免疫联合化疗等,已有大量临床研究开展中,我们期待相关数据的发表,但联合化疗需加强不良反应管理。

　　胃癌的分型从1965年的Lauren分型开始,经历了WHO病理学分型、Tan的基因组分型(基因组肠型和弥漫型)、Lei的分子分型(增殖型、代谢型及间充质型)、到2014年TCGA基因分型(EBV感染型、MSI型、GS型和CIN型),取得很大进步,但目前缺乏大型前瞻性研究证实不同分型与不同化疗方案治疗疗效之间的关系。与病理学分型相比,以肿瘤分子表达为特征的分子分型与个体化治疗的发展联系更为密切,对疗效判断及预后预测更有价值。总之,胃癌是预后较差、异质性强、个体差异很大、药物敏感性较差及对个体化要求高的肿瘤之一。根据基因组进行分子分型已成为目前研究的热点,但要实现真正意义上的个体化治疗,需要进一步深入研究,进行新途径的尝试、疗效预测指标的探索。目前,我们在临床研究和实践中必须结合胃癌分型、患者一般状况,以及肿瘤生物学行为等,合理地选择个体化治疗药物,进行组合的优化,以期最大限度地提高患者的生活质量,延长生存时间。我们相信,随着胃癌分型研究的不断深入扩展,靶向治疗、免疫治疗和化疗的个体化有望为胃癌患者带来新的治疗选择。

---------------------------------- **参 考 文 献** ----------------------------------

[1] Bang Y J, Van Cutsem E, Feyereislova A, et al. Trastuzumab in combination with chemotherapy versus chemotherapy alone for treatment of HER2-positive advanced gastric or gastro-oesophageal junction cancer (ToGA): a phase 3, open-label, randomised controlled trial[J]. Lancet, 2010, 376(9742): 687-697.

[2] Boku N, Yamamoto S, Fukuda H, et al. Fluorouracil versus combination of irinotecan plus cisplatin versus S-1 in metastatic gastric cancer: a randomised phase 3 study[J]. Lancet Oncol, 2009, 10(11): 1063-1069.

[3] Bray F, Ferlay J, Soerjomataram I, et al. Global cancer statistics 2018: GLOBOCAN estimates of incidence and mortality worldwide for 36 cancers in 185 countries [J]. CA Cancer J Clin, 2018, 68(6): 394-424.

[4] Cancer Genome Atlas Research Network. Comprehensive molecular characterization of gastric adenocarcinoma[J]. Nature, 2014, 513(7517): 202-209.

[5] Catalano V, Labianca R, Beretta G D, et al. Gastric cancer[J]. Crit Rev Oncol Hematol, 2009, 71(2): 127-164.

[6] Catenacci D V T, Tebbutt N C, Davidenko I, et al. Rilotumumab plus epirubicin, cisplatin,

and capecitabine as first-line therapy in advanced MET-positive gastric or gastro-oesophageal junction cancer (RILOMET-1): a randomised, double-blind, placebo-controlled, phase 3 trial[J]. Lancet Oncol, 2017, 18(11): 1467−1482.

[7] Catenacci D V, Cervantes G, Yala S, et al. RON (MST1R) is novel prognostic marker and therapeutic target for gastroesophageal adenocarcinoma[J]. Cancer Biol Ther, 2011, 12(1): 9−46.

[8] Catenacci D V, Henderson L, Xiao S Y, et al, Durable complete response of metastatic gastric cancer with anti-Met therapy followed by resistance at recurrence[J]. Cancer Discov, 2011, 1(7): 573−579.

[9] Coussens L, Yang-Feng T L, Liao Y C, et al. Tyrosine kinase receptor with extensive homology to EGF receptor shares chromosomal location with neu oncogene[J]. Science, 1985, 230(4730): 1132−1139.

[10] Emi Y, Yamamoto M, Takahashi I, et al. Phase II study of weekly paclitaxel by one-hour infusion for advanced gastric cancer [J]. Surg Today, 2008, 38(11): 1013−1020.

[11] Fuchs C S, Tomasek J, Yong C J, et al. Ramucirumab monotherapy for previously treated advanced gastric or gastro-oesophageal junction adenocarcinoma (REGARD): an international, randomised, multicentre, placebo-controlled, phase 3 trial[J]. Lancet, 2014, 383(9911): 31−39.

[12] Gavine P R, Ren Y, Han L, et al. Volitinib, a potent and highly selective c-Met inhibitor, effectively blocks c-Met signaling and growth in c-MET amplified gastric cancer patient-derived tumor xenograft models[J]. Mol Oncol, 2015, 9(1): 323−333.

[13] Graziano F, Galluccio N, Lorenzini P, et al, Genetic activation of the MET pathway and prognosis of patients with high-risk, radically resected gastric cancer[J]. J Clin Oncol, 2011, 29(36): 4789−4795.

[14] Graziano F, Mandolesi A, Ruzzo A, et al. Predictive and prognostic role of E-cadherin protein expression in patients with advanced gastric carcinomas treated with palliative chemotherapy[J]. Tumour Biol, 2004, 25(3): 106−110.

[15] Ha S Y, Lee J, Kang S Y, et al. MET overexpression assessed by new interpretation method predicts gene amplification and poor survival in advanced gastric carcinomas[J]. Mod Pathol, 2013, 26(12): 1632−1641.

[16] Hecht J R, Bang Y J, Qin S K, et al. Lapatinib in combination with capecitabine plus oxaliplatin in human epidermal growth factor receptor 2-positive advanced or metastatic gastric, esophageal, or gastroesophageal adenocarcinoma: TRIO-013/LOGiC — a randomized phase III trial[J]. J Clin Oncol, 2016, 34(5): 443−451.

[17] Ichikawa W, Takahashi T, Suto K, et al. Thymidylate synthase and dihydropyrimidine dehydrogenase gene expression in relation to differentiation of gastric cancer[J]. Int J Cancer, 2004, 112(6): 967−973.

[18] Iveson T, Donehower R C, Davidenko I, et al. Rilotumumab in combination with epirubicin, cisplatin, and capecitabine as first-line treatment for gastric or oesophagogastric junction adenocarcinoma: an open-label, dose de-escalation phase 1b study and a double-blind, randomised phase 2 study[J]. Lancet Oncol, 2014, 15(9): 1007−1018.

［19］ Jeong S H, Han J H, Kim J H, et al. Bax predicts outcome in gastric cancer patients treated with 5-fluorouracil, leucovorin, and oxaliplatin palliative chemotherapy[J]. Dig Dis Sci, 2011, 56(1): 131−138.

［20］ Kamoshida S, Shiogama K, Shimomura R, et al. Immunohistochemical demonstration of fluoropyrimidine-metabolizing enzymes in various types of cancer[J]. Oncol Rep, 2005, 14(5): 1223−1230.

［21］ Kaneko S, Yoshimura T. Time trend analysis of gastric cancer incidence in Japan by histological types, 1975−1989[J]. Br J Cancer, 2001, 84(3): 400−405.

［22］ Lauren P. The two histological main types of gastric carcinoma: diffuse and so-called intestinal type carcinoma. An attempt at a histo-classification [J]. Acta Pathol Microbiol Scand, 1965, 64: 31–49.

［23］ Lei Z, Tan I B, Das K, et al. Identification of molecular subtypes of gastric cancer with different responses to PI3-kinase inhibitors and 5-fluorouracil[J]. Gastroenterology, 2013, 145(3): 554−565.

［24］ Li J, Qin S, Xu J, et al. Apatinib for chemotherapy-refractory advanced metastatic gastric cancer: results from a randomized, placebo-controlled, parallel-arm, phase Ⅱ trial[J]. J Clin Oncol, 2013, 31(26): 3219−3225.

［25］ Li J, Qin S, Xu J, et al. Randomized, double-blind, placebo-controlled phase Ⅲ trial of apatinib in patients with chemotherapy-refractory advanced or metastatic adenocarcinoma of the stomach or gastroesophageal junction[J]. J Clin Oncol, 2016, 34(13): 1448−1454.

［26］ Liu H F, Liu W W, Fang D C, et al. Expression and significance of proapoptotic gene Bax in gastric carcinoma[J]. World J Gastroenterol, 1999, 5(1): 15−17.

［27］ Liu L, Wang Z W, Ji J, et al. A cohort study and meta-analysis between histopathological classification and prognosis of gastric carcinoma [J]. Anticancer Agents Med Chem, 2013, 13(2): 227−234.

［28］ Lordick F, Kang Y K, Chung H C, et al. Capecitabine and cisplatin with or without cetuximab for patients with previously untreated advanced gastric cancer (EXPAND): a randomised, open-label phase 3 trial[J]. Lancet Oncol, 2013, 14(6): 490−499.

［29］ Maehara Y, Anai H, Kusumoto H, et al. Poorly differentiated human gastric carcinoma is more sensitive to antitumor drugs than is well differentiated carcinoma[J]. Eur J Surg Oncol, 1987, 13(3): 203−206.

［30］ Matsubara J, Shimada Y, Kato K, et al. Phase Ⅱ study of bolus 5-fluorouracil and leucovorin combined with weekly paclitaxel as first-line therapy for advanced gastric cancer [J]. Oncology, 2011, 81(4): 291−297.

［31］ Min A, Im S A, Yoon Y K, et al. RAD51C-deficient cancer cells are highly sensitive to the PARP inhibitor olaparib[J]. Mol Cancer Ther, 2013, 12(6): 865−877.

［32］ Nakajima M, Sawada H, Yamada Y, et al. The prognostic significance of amplification and overexpression of c-met and c-erb B-2 in human gastriccarcinomas[J]. Cancer, 1999, 85(9): 1894−1902.

［33］ Nakamura T, Kato Y, Fuji H, et al. E-cadherin-dependent intercellular adhesion enhances chemoresistance[J]. Int J Mol Med, 2003, 12(5): 693−700.

［34］ Narahara H, Iishi H, Imamura H, et al. Randomized phase Ⅲ study comparing the effcacy and safety of irinotecan plus S-1 with S-1 alone as first-line treatment for advanced gastric cancer (study GC0301/TOP-002) [J]. Gastric Cancer, 2011, 14(1): 72−80.

［35］ Ohtsu A, Ajani J A, Bai Y X, et al. Everolimus for previously treated advanced gastric cancer: results of the randomized, double-blind, phase Ⅲ GRANITE-1 study[J]. J Clin Oncol, 2013, 31(31): 3935−3943.

［36］ Ohtsu A, Shah M A, Van Cutsem E, et al. Bevacizumab in combination with chemotherapy as first-line therapy in advanced gastric cancer: a randomized, double-blind, placebo-controlled phase Ⅲ study[J]. J Clin Oncol, 2011, 29(30): 3968−3976.

［37］ Salgia R, Patel P, Bothos J, et al. Phase I dose-escalation study of onartuzumab as a single agent and in combination with bevacizumab in patients with advanced solid malignancies[J]. Clin Cancer Res, 2014, 20(6): 1666−1675.

［38］ Satoh T, Lee K H, Rha S Y, et al. Randomized phase Ⅱ trial of nimotuzumab plus irinotecan versus irinotecan alone as second-line therapy for patients with advanced gastric cancer[J]. Gastric Cancer, 2015, 18(4): 824−832.

［39］ Satoh T, Xu R H, Chung H C, et al. Lapatinib plus paclitaxel versus paclitaxel alone in the second-line treatment of HER2-amplified advanced gastric cancer in Asian populations: TyTAN—a randomized, phase Ⅲ study[J]. J Clin Oncol, 2014, 32(19): 2039−2049.

［40］ Shitara K, Van Cutsem E, Bang Y J, et al. Efficacy and safety of pembrolizumab or pembrolizumab plus chemotherapy vs chemotherapy alone for patients with first-line, advanced gastric cancer: the KEYNOTE-062 phase 3 randomized clinical trial[J]. JAMA Oncol, 2020, 6(10): 1571−1580.

［41］ Tabernero J, Hoff P M, Shen L, et al. Pertuzumab plus trastuzumab and chemotherapy for HER2-positive metastatic gastric or gastro-oesophageal junction cancer (JACOB): final analysis of a double-blind, randomised, placebo-controlled phase 3 study[J]. Lancet Oncol, 2018, 19(10): 1372−1384.

［42］ Tan I B, Ivanova T, Lim K H, et al. Intrinsic subtypes of gastric cancer, based on gene expression pattern, predict survival and respond differently to chemotherapy[J]. Gastroenterology, 2011, 141(2): 476−485.

［43］ Thuss-Patience P C, Shah M A, Ohtsu A, et al. Trastuzumab emtansine versus taxane use for previously treated HER2-positive locally advanced or metastatic gastric or gastro-oesophageal junction adenocarcinoma (GATSBY): an international randomised, open-label, adaptive, phase 2/3 study[J]. Lancet Oncol, 2017, 18(5): 640−653.

［44］ Toiyama Y, Yasuda H, Saiqusa S, et al. Co-expression of hepatocyte growth factor and c-Met predicts peritoneal dissemination established by autocrine hepatocyte growth factor/c-Met signaling in gastric cancer[J]. Int J Cancer, 2012, 130(12): 2912−2921.

［45］ Torre L A, Bray F, Sieqel R L, et al. Global cancer statistics, 2012[J]. CA Cancer J Clin, 2015, 65(2): 87−108.

［46］ Van Cutsem E, Karaszewska B, Kang Y K, et al. A multicenter phase Ⅱ study of AMG 337 in patients with MET-amplified gastric/gastroesophageal junction/esophageal adenocarcinoma and other MET-amplified solid tumors[J]. Clin Cancer Res, 2019, 25 (8): 2414−2423.

［47］ Waddell T, Chau I, Cunninqham D, et al. Epirubicin, oxaliplatin, and capecitabine with or without panitumumab for patients with previously untreated advanced oesophagogastric cancer (REAL3): a randomised, open-label phase 3 trial[J]. Lancet Oncol, 2013, 14(6): 481-489.

［48］ Wilke H, Muro K, Van Cutsem E, et al. Ramucirumab plus paclitaxel versus placebo plus paclitaxel in patients with previously treated advanced gastric or gastro-oesophageal junction adenocarcinoma (RAINBOW): a double-blind, randomised phase 3 trial[J]. Lancet Oncol, 2014, 15(11): 1224-1235.

［49］ Yamaguchi K, Tada M, Horikoshi N, et al. Phase Ⅱ study of paclitaxel with 3-h infusion in patients with advanced gastric cancer[J]. Gastric Cancer, 2002, 5(2): 90-95.

［50］ 国家"863"重大项目"胃癌分子分型与个体化诊疗"课题组. 胃癌病理分型和诊断标准的建议［J］. 中华病理学杂志,2010,39(4): 266-269.

［51］ 贺文兴,邓觐云,黄传生,等. 胃癌组织胸苷酸合成酶与5-FU药敏关系［J］,实用临床医学,2008,9(6): 21-23.

［52］ 林晓琳,肖秀英. 胃癌的组织和分子分型与药物个体化治疗［J］.世界华人消化杂志,2015,23(26): 4141-4149.

［53］ 马韬,叶正宝,刘炳亚,等. 胸苷酸合成酶、二氢嘧啶脱氢酶和胸苷酸磷酸化酶mRNA在胃癌中的表达及其意义［J］. 中华实验外科杂志. 2007,24(5): 534-536.

［54］ 于颖彦,朱正纲. 2010版WHO胃肿瘤临床病理学分类及分期解读［J］. 外科理论与实践,2011,16(5),508-512.

［55］ 余之刚,张强,贾红英,等.胸苷酸合成酶的表达及其与胃癌的相关性研究［J］.中华胃肠外科杂志,2003,6(4): 259-262.

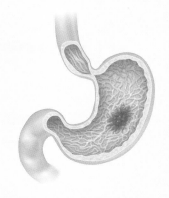

第十六章

胃癌辅助和新辅助 / 围手术期治疗的优化

孙 荔 肖秀英 李恩孝

胃癌是全球第六大常见癌症，2018年全球因胃癌死亡人数超过78万人。2019年，国家癌症中心报告2015年我国胃癌发病率位居癌症发病率的第二位，占10.26%；病死率位列第三位（在肺癌和肝癌之后），占12.45%。我国每年新发胃癌患者近50万人，相当于每天有近1 400人被确诊。胃癌患者的治疗很大程度上依赖手术切除。近50%的初诊患者属于局部病变，手术可能治愈。但所有胃癌患者的术后5年生存率仅25%～30%。在亚洲国家，胃癌患者手术切除后的5年生存率为40%～60%，而在情况相似的北美患者中该比例仅为30%。目前公认Ⅱ期以上的胃癌需要综合治疗。近几十年来，世界各国开展了多项临床研究，探索胃癌辅助和新辅助治疗的各种方案。但是由于可手术切除的胃癌尚无统一的标准治疗模式，新辅助、围手术期和辅助治疗虽然改善了其预后，但综合治疗的模式、方案选择等仍需要进一步研究。

［通信作者］　李恩孝，Email: doclienxiao@163.com

第一节 胃癌术后辅助化疗

一、术后辅助化疗的价值

1. 术后辅助化疗效果

$T_{1/2}N_0M_0$患者不建议术后辅助化疗，具有高危因素的$T_2N_0M_0$患者（如肿瘤低分化或组织学分级高、淋巴管浸润、神经浸润或年龄＜50岁等），且手术欠规范（D0/D1术式），应采用术后辅助化疗。所有切缘阴性（R0切除）的T_3、T_4期或淋巴结阳性患者，以及所有切缘有镜下残余病灶（R1切除）的患者都应接受术后辅助化疗。术后辅助治疗应当根据术前分期及新辅助化疗效果，有效者延续原方案或根据患者耐受性酌情调整治疗方案，无效者则须更换方案。

由于中、晚期胃癌切除术的较低远期生存率，各国一直在寻找胃癌切除术后的合适治疗方案。以往大多数的术后辅助治疗以化疗为主，主要为氟尿嘧啶类为主的化疗药物单药或联合应用，但由于受多种因素的影响，许多临床试验未能证实术后辅助化疗与单纯手术相比有更好的生存获益。手术彻底切除对胃癌治疗至关重要，但即使彻底切除，肿瘤也有可能再次进展。彻底切除可以从手术区域清除可见肿瘤，但不能根除存在于手术区域外的肿瘤细胞。术后患者体内残留的肿瘤细胞被认为是复发和转移的主要根源，术后辅助化疗的目的是清除这些肿瘤细胞，降低复发概率及延长患者生存期。虽然很长一段时间术后辅助化疗的临床试验结果不尽如人意，但这些试验积攒的经验为进一步研究开辟了道路。21世纪初，各国开展了诸如ITMO及GOIRC等多项随机对照试验，评估术后辅助化疗相较单纯手术的益处，多数结果表明术后辅助化疗能给胃癌切除术后患者带来一定生存获益。荟萃分析显示，胃癌术后辅助化疗5年和10年的绝对获益为5.8%和7.4%。

2. 确立术后辅助化疗临床地位的重要研究

随着新化疗药物的不断出现，更多术后辅助化疗方案被研究。2013年，Cochrane协作组发表了一项荟萃分析，回顾分析术后辅助化疗对比单纯手术的随机对照试验，结果显示术后辅助化疗组的无病生存期（$HR=0.79$, $95\%\ CI$: $0.72\sim0.87$；15项研究）及总生存期（$HR=0.85$, $95\%\ CI$: $0.80\sim0.90$；34项研究）均有显著改善，辅助化疗的效果被证实。以下两项具有里程碑意义的大型Ⅲ期临床试验奠定了以氟尿嘧啶类药物为基础的术后辅助化疗的地位。一项大型研究为日本在2007及2011年报道的ACTS-GC研究。该项试验将入组条件进一步细化为Ⅱ～Ⅲb期接受胃癌D2淋巴结清扫术后的患者，术后辅助替吉奥组（$n=529$）接受1年替吉奥口服治疗，其余为单纯手术组（$n=530$）。中位随访时间2.9年，替吉奥组的总体生存率为80.1%，高于单纯手术组的70.1%（$HR=0.62$，95% CI：$0.50\sim0.77$；$P<0.001$）。替吉奥组的3年无复发生存率为72.2%，高于单纯手术组的59.6%（$HR=0.66$，95% CI：$0.51\sim0.86$；$P=0.002$）。该研究证实术后辅助应用替吉奥对接受D2淋巴结清扫术者有较多的生存获益。该项研究在2011年发布后续报道，替吉奥组的5年总生存率为71.7%，单纯手术组为61.1%（$HR=0.669$，95% CI：$0.540\sim0.828$；$P<0.05$），5年无复发生存率分别为65.4%和53.1%（$HR=0.653$，95% CI：$0.537\sim0.793$；$P<0.05$）。根据5年随访资料，确定了替吉奥术后辅助治疗的地位，并初步提出无复发生存率可作为生存获益研究的终点。亚组分析显示在早期（Ⅱ和Ⅲa期）患者中，替吉奥治疗的获益相当明显；替吉奥组Ⅲb期患者的5年总生存率为50.2%，而单纯手术组为44.1%，表明对于分期较晚的患者，治疗方案上仍有一定的研究空间。

另一项大型Ⅲ期临床研究是由韩国牵头包含37个中心的CLASSIC试验，该项研究入组条件为Ⅱ～Ⅲb期患者，均接受胃癌D2淋巴结清扫术，术后辅助组（$n=520$）接受6个月共8个周期的卡培他滨联合奥沙利铂方案治疗，其余为单纯手术组（$n=515$），主要研究终点为3年无病生存率。结果显示：术后辅助化疗组的3年无病生存率为74%，单纯手术组为59%（$HR=0.56$，95% CI：$0.44\sim0.72$；$P<0.05$）。后续报道的5年随访结果提示，在术后辅助化疗组中，治疗组的5年无病生存率为68%，单纯观察组为53%；5年总生存率分别为78%和69%。以上数据提示D2淋巴结清扫术后6个月的化疗与仅手术相比提高了3年无病生存率。与单纯手术相比，化疗降低了疾病复发、新发病或死亡的相对风险。此外，亚组分析显示，辅助卡培他滨和奥沙利铂对于所有疾病阶段（Ⅱ、Ⅲa或Ⅲb）的患者均是有益的。日本学者也对XELOX方案在日本的可行性进行了临床试验，结果证实术后辅助XELOX方案在日本胃癌术后患者中的可行性与CLASSIC研究中的韩国和中国患者相似。上述两项大型临床研究均显示对于接受D2淋巴结清扫术的Ⅱ～Ⅲ期患者，术后行单药或联合化疗均可有生存获益，进一步确立了胃癌术后辅助化疗的地位。表16-1-1为胃癌辅助化疗的Ⅲ期临床研究及结果。

表16-1-1　辅助化疗的Ⅲ期随机对照临床试验及结果

临床试验（地区）	干预	试验组	对照组	结　果
ACTS-GC（日本），n=1 059，Ⅱ/ⅢA/ⅢB期（JCO, 2011, 29: 4387）	辅助CT	手术（D2切除术）+替吉奥（S-1）化疗1年	单纯手术（D2切除术）	3年总生存率：80.1% *vs* 70.1%（*HR* = 0.62，*P* = 0.003）；5年无复发生存率：65.4% *vs* 53.1%（*HR* = 0.65，*P*<0.000 1）
CLASSIC（韩国、中国大陆、中国台湾），n=1 035，Ⅱ～ⅢB期（Lancet, 2012: 379）	辅助CT	手术（D2切除术）+卡培他滨/奥沙利铂，8个周期	单纯手术（D2切除术）	5年总生存率：78% *vs* 69%（*HR*=0.66）；5年无病生存率：68% *vs* 53%（*HR*=0.58，*P*<0.0001）
SAMIT（日本），n=1 495，T₄期（Lancet Oncol, 2014: 15）	辅助CT	（1）序贯治疗：紫杉醇后优福定或替吉奥（S-1/S1）（2）非劣效性：优福定+替吉奥（S1）	单药化疗：优福定或替吉奥（S-1）	（1）3年无病生存率：57.2% *vs* 54%（*HR*=0.92，*P*=0.273）（2）5年无病生存率：58.2%（替吉奥）*vs* 53%（优福定）（*HR*=0.81，*P*=0.004 8）
ITACA-S（意大利），n=1 106（Ann Oncol, 2014, 25: 1373–1378）	辅助CT	FOLFIRI序贯多西他赛+顺铂（72% D2）	手术+5-FU/LV（持续输注方案/RT）	5年总生存率：51.0% *vs* 50.6%（*HR* = 0.98，*P*<0.001）；5年无病生存率：44.6% *vs* 44.6%（*HR*=1.00，*P*=0.974）
JACCRO GC-07，n=915，R0术后pⅢ期（JCO, 2019, 37 (15): 1296）	辅助CT	替吉奥（S1）+多西他赛	单药替吉奥（S1）	因第二次中期分析达到了终点而终止试验；3年无复发生存率：66% *vs* 50%（*HR*=0.632，*P*<0.001）

注：优福定又称尿嘧啶替加氟。

二、术后辅助化疗方案个体化选择

随着ACTS-GC研究及CLASSIC研究相继公布，Ⅱ、Ⅲ期胃癌根治术后进行替吉奥单药或XELOX联合方案的辅助化疗成为标准。但在临床实践中，关于辅助化疗的争论并非全部水落石出，特别是辅助化疗药物能否个体化选择这个问题一直悬而未决。

两项Ⅲ期研究之间具有一定的可比性，如样本量、分期构成及生存受益均相似，但在亚组分析及复发转移模式中，两者存在一定差别。例如，替吉奥单药较对照组减少腹膜播散转移率的作用更大,但未能减少远处转移的发生,而XELOX联合方案较对照组减少远处转移率的作用更大;替吉奥单药在Ⅱ期患者亚组中的生存受益具有统计学差异;而XELOX联合方案在Ⅱ/Ⅲ期患者中均可见生存受益;XELOX联合方案在女性患者的亚组中未显示具有统计学意义的生存受益。目前,业内共识为根据患者合并疾病、体力状况评分,结合性别及分期等共同决定,倾向于体弱耐受欠佳、Ⅱ期、女性患者可以考虑替吉奥单药;而分期较晚、淋巴结转移个数多者可以考虑联合方案化疗。而且,鉴于在晚期胃癌中,替吉奥与卡培他滨的疗效和不良事件基本相似,顺铂与奥沙利铂在晚期胃癌总体人群的客观有效率与总生存期也相似;而在比较D2淋巴结清扫术后放化疗与单纯化疗的ARTIST研究中,单纯化疗组采用卡培他滨联合顺铂(XP)6个周期也取得了74%的3年无复发生存率,与CLASSIC研究中XELOX联合方案组的成绩相似。提示顺铂也可作为术后辅助化疗方案的备选之一。

1. 病理学分型指导辅助化疗药物个体化选择的探讨

无论是按照WHO分型还是Lauren分型系统,不同病理学亚型与晚期胃癌的预后及化疗药物的选择均有相关性。在晚期胃癌的FLAGS研究中:590例弥漫型胃癌患者中,顺铂联合替吉奥(CS)组中位总生存期与顺铂联合5-FU(CF)组相比,分别为9.0个月和7.1个月($P=0.041\,3$),显示弥漫型胃癌患者中从替吉奥治疗中受益优于静脉持续注射5-FU;关于铂类药物与病理学分型的关系,最早在JCOG 9912研究中,比较持续注射5-FU组、CF组和CS组的中位总生存期,亚组分析显示弥漫型胃癌组CF方案的疗效优于5-FU。由于上述两项研究中,总体人群中的总生存期比较或为阴性结果,或为非劣性研究,而基于Lauren分型的亚组分析却可以显示弥漫型的生存优势。因此,更加凸显了不同病理分型对化疗药物的筛选具有重要意义。目前,虽无紫杉烷类的大规模随机对照研究,但Yamaguchi、Emi等开展的多项单药紫杉醇的小样本Ⅱ期临床研究显示,弥漫型胃癌较肠型胃癌患者具有更高的有效率,分别为36% vs 24%或22.5% vs 13%(均$P<0.05$)。因此,紫杉醇的疗效对于弥漫型胃癌可能优于肠型胃癌患者。如果基于晚期胃癌的经验,替吉奥、顺铂、紫杉醇对晚期弥漫型胃癌患者疗效更优,那么在辅助化疗中,Lauren分型是否也有指导术后辅助化疗药物选择的潜在价值呢? 目前虽然尚未见相关探讨,但未来应该是值得探讨的方向。

2. 分子分型指导辅助化疗药物个体化选择的探讨

通过Lauren分型将胃癌患者进行粗分类简单易行,在临床实践中还是有可行性的。然而组织病理学提供的毕竟仍为肿瘤形态学的信息,难以全面反映个体间肿瘤分子生物学的差异,对于指导药物选择,实现真正的个体化治疗仍存在较大的局限性。

事实上，Lauren分型与化疗药物的相关性也是建立在药物基因组学及药物遗传学基础上的。例如，Ichikawa测定了78例进展期胃癌患者的二氢嘧啶脱氢酶（DPD）的基因表达及活性，其中肠型42例、弥漫型36例，结果显示，虽然癌旁组织的 *DPD* mRNA表达水平没有差异，但肿瘤组织中弥漫型的 *DPD* mRNA水平显著高于肠型，与β肌动蛋白相对比值分别为1.24和0.99（$P=0.014$），这与DPD活性的检测结果一致，而同时胸苷酸合成酶（TS）的表达水平则明显较肠型胃癌低，相对比值分别为2.26和2.96（$P=0.001\,4$）。替吉奥为含有DPD抑制剂的氟尿嘧啶复方制剂。因此，弥漫型胃癌患者从替吉奥治疗中获益更大亦不难理解。DPD和TS均为氟尿嘧啶药物敏感性相关的关键酶，DPD高表达或TS低表达成为弥漫型胃癌的"分子特点"。当然，基于对化疗药物作用机制的理解，药物都有各自的疗效相关分子或者不良反应相关分子，如紫杉烷类的疗效可能与β微管蛋白Ⅲ型低表达相关，铂类疗效与ERCC1低表达相关。可以想象，任一胃癌的生物学行为都可能是上述各种疗效或不良反应预测标志物排列组合的结果，而这一排列组合的数目令人咋舌。

因此，基于应用高通量芯片技术所获悉的、以肿瘤分子表达为特征的分子病理分型已成为未来发展的关键性技术。高通量的基因分析可以是DNA水平的基因多态性分析、DNA甲基化分析与基因拷贝数分析，也可以是RNA水平的基因表达谱分析、微小RNA表达谱分析与蛋白表达水平的蛋白芯片分析等。

事实上，目前已有许多根治术后辅助化疗研究探讨各种相关分子标志物与胃癌预后、辅助化疗及复发保护的相关性。但目前多数研究集中在与预后相关的探讨，如Thomas发现CD44信号转导途径的胚系多态性与胃癌预后相关。例如，ACTS-GG研究者将可提供组织学标本检测的829例患者进行了EGFR与HER2的检测，发现EGFR的免疫组织化学染色（IHC染色）检测评分（0，20.2%；1+，47.4%；2+，22.3%；3+，10.0%）与HER2的IHC染色检测评分（0，51.3%；1+，26.0%；2+，12.4%；3+，10.3%）在替吉奥组与对照组均衡分布，EGFR与单纯手术组的预后较差相关，而HER2在替吉奥组与单纯手术组中都未见与总生存期及无病生存期相关。未能发现上述标志物与S1辅助化疗获益的相关性，但如果选择DPD或TS等与氟尿嘧啶敏感性相关的标志物进行检测，或许会有收获。

少数文献发现部分标志物与辅助化疗后患者预后相关。如Zha等发现在紫杉醇联合卡培他滨进行的胃癌根治术后辅助化疗患者中，*p53* 野生型者预后较好。与ACTS-GC研究小组相仿，Kim在Ⅲ/Ⅳ期M_0的胃癌根治术后行氟尿嘧啶联合/顺铂（FP）化疗患者中检测TS、DPD、TP、ERCC1及ARK的蛋白表达，以及EGFR蛋白表达及基因扩增发现，EGFR低表达者预后较好。而在ARTIST研究的生物标志物分析中，可见在上皮钙黏着蛋白缺失患者中，术后辅助放化疗较单纯化疗具有延长无病生存期的趋势。

　　虽然上述结果目前暂时无法为临床实践提供筛选药物的依据，但可以预见，分子标志物检测在胃癌辅助化疗领域必将占有重要地位。由于术后辅助化疗在近期难以进行疗效评价，患者仅能根据不良反应进行剂量调整，仅能通过远期观察是否复发转移来回顾性判断辅助化疗的价值。因此，辅助化疗甚至比晚期胃癌的化疗更加迫切需要个体化的药物选择。相信随着辅助治疗的规范化开展、晚期胃癌分子分型的进步以及生物样本库的建设等，辅助化疗也有望实现"量体裁衣"的个体化道路。

三、术后辅助化疗方案探讨

　　术后辅助化疗的地位已经确立，但化疗方案是单药、两药或三药联合使用尚未达成共识。日本的一项SAMIT研究间接确立了替吉奥单药方案在日本的地位。该项研究入组患者为$T_{4a}\sim T_{4b}$期，分组如下：分别为仅接受尿嘧啶替加氟（优福定）267 mg/m²、仅接受替吉奥80 mg/m²、优福定或替吉奥后每周应用紫杉醇80 mg/m²（方案均为14天1个周期，每3周重复）。单药治疗的两组持续48周，序贯治疗的两组持续49周。结果显示：单药治疗组的3年无病生存率为54.0%，序贯治疗组为57.2%，两组差异无统计学意义（$P > 0.05$）；优福定单药治疗组的3年无病生存率为53.0%，替吉奥单药组为58.2%（$HR = 0.81$，$95\% CI$: $0.70\sim 0.93$）。序贯治疗仅对Ⅲb患者有效，基于优福定方案的疗效显然不如替吉奥方案，表明替吉奥单药治疗仍是日本的标准辅助治疗方案。对于多药治疗方案，意大利开展的ITACA-S研究提出高强度的序贯治疗是否对患者生存有更大获益。为此，他们选择了接受至少D1淋巴结清扫术、TNM分期为$pT_{2b\sim 4}$、pN^+或pN^-的1 100例患者，随机分为序贯治疗组及单药治疗组，序贯治疗组应用FOLFIRI方案［伊立替康180 mg/m²，第1天；LV 100 mg/m²，2天；5-FU 400 mg/m²，2天，随后应用5-FU 600 mg/m²，2天。14天为1个周期，共4个周期］后序贯多西他赛（75 mg/m²，第1天）和顺铂（75 mg/m²，第1天），21天为1个周期，共3个周期；其余为单用5-FU/LV组，共9个周期。序贯治疗组及单药治疗组的5年无病生存率分别为44.6%和44.6%，5年总生存率分别为51.0%和50.6%，两组的差异无统计学意义，表明更高强度的治疗对胃癌术后患者的生存并无太大获益。Liu等开展的对比三药联合和两药方案的研究显示，两药组（$n=210$）采用6个周期的氟尿嘧啶类（5-FU或卡培他滨）联合铂类（顺铂或奥沙利铂）方案，三药组（$n=106$）在两药基础上加用表阿霉素，两组的中位无病生存期（16个月 vs 23个月，$P=0.656$）和3年总生存率（59.6% vs 64.8%，$P=0.293$）的差异无统计学意义。而上述几项亚洲的大型Ⅲ期研究表明，D2淋巴结清扫术后基于氟尿嘧啶药物的辅助治疗可改善胃癌患者的总生存期。在亚洲人群中，易早期转移的弥漫型胃癌比例较高，故远处转移是主要的复发原因。通过两项试验的亚组分析对比得知，XELOX方案辅助治疗减少了局部和远处复发，但对腹膜复发的影响较小，术后单独应用替吉奥辅助治疗则减少了局部和腹膜复发风险，但对远处转移仅有微弱的影响。Yoshikawa对比了XELOX及替吉奥方案的疗效，认为与XELOX方案相比，替吉奥方案的化疗周期较短，但治疗不良反应更大。替吉奥方案更适用于Ⅱ期患者，而XELOX方案对Ⅲ期可切除胃癌患者的效果更好。对于亚洲ACTS-GC试验的成功结果，Macdonal将其生存获益与美国INT0116术后放化疗和英国MAGIC围手术期化疗两项大型临床试验的5年生存数据比较，结果显示ACTS-GC试验的5年生存情况明显优于MAGIC和INT0116试验，但ACTS-GC试验与其他试验在患者分期、药物耐受剂量等方面有所不同，导致这些对比并无强有力的说服力。对于目前术后辅助治疗的推荐方案，亚洲国家主要推行D2淋巴结清扫术后应用辅助化疗，欧洲和澳大利亚则推荐围手术期化疗方案，而北美则以术后辅助放化疗为基准。显然，世界范围内尚未有一个统一标准，对于最佳手术方式、化疗方案以及放疗的益处，仍然存在不确定性。虽然替吉奥在非亚洲患者中的疗效并不确定，但最近的系统分析和荟萃分析表明，替吉奥对西方患者与亚洲患者同样有效、可耐受，至少在进展期胃癌中显示出一定效果。在我国，对可切除胃癌术后患者应用SOX方案也被较多应用，多项小范围的临床试验对SOX方案在我国患者治疗中的应用有着较高的评价。SOX方案用于D2根治术后，I_B～$Ⅲ_C$期患者5年无病生存率为57.5%，总生存率为68.3%。

四、术后辅助化疗时间

依据目前随机对照研究方案设计及其长期随访结果，单药替吉奥治疗需要持续1年时间。有研究对Ⅱ期（除外T_1N_{2-3}和T_3N_0）患者替吉奥治疗1年（8个周期）和6个月（4个周期）对比结果显示，无复发生存期和总生存期均未达到非劣效。因此，替吉奥化疗1年仍然是Ⅱ期胃癌辅助治疗的标准方案。使用Xelox/CapeOX/SOX方案需要化疗8个周期。

第二节　胃癌围手术期/新辅助化疗

目前手术治疗是唯一可能根治胃癌的手段,但实际仅限于病变较早的Ⅰ期胃癌患者,其术后5年生存率可达85%～95%,但这部分患者在我国胃癌患者中仅占10%～11.5%;胃癌患者群的主体是进展期胃癌患者,比例高达80%,其术后的5年生存率一般仅为30%～60%,由于进展期胃癌术后复发转移率较高,术后辅助化疗效果不佳。2007年,MAGIC实验首先提出新辅助化疗能有效提高进展期胃癌患者术后生存率。田洪鹏等关于新辅助化疗的荟萃分析显示术前行新辅助化疗组与直接手术组相比,新辅助化疗在提高根治切除(R0切除)率的同时,清除了微转移灶,降低复发、转移率,从而降低了术后患者的死亡风险,提高了患者的5年生存率。此后,多项临床研究证实新辅助化疗可以减小肿瘤负荷、降低临床病理学分期、提高肿瘤的手术切除率。当前胃癌外科界已初步达成了一个共识:单纯外科手术无法达到生物学意义上的根治,即使是扩大切除和淋巴结清扫范围也难以实现。因此,如何提高进展期胃癌的R0切除率及清除微转移灶在胃癌治疗中就显得尤为重要。近年,基于新辅助化疗在局部晚期乳腺癌、膀胱及前列腺癌等实体肿瘤治疗中发挥的重要作用,其在胃癌患者中的应用逐渐成为提高治疗进展期胃癌效果的希望和研究的焦点。

一、新辅助化疗的理论依据

新辅助化疗是指在恶性肿瘤局部治疗、手术或者放疗前给予的全身性化疗。其理论依据为:肿瘤的生长模式遵循Gompertzian曲线,即开始时肿瘤增殖细胞多,肿瘤呈指数生长;肿瘤达到一定体积后,引起缺氧、缺血、坏死及增殖细胞减少,倍增时间延长,曲线趋向平坦。而临床上肿瘤被发现时大多处于低生长的状态,这时对细胞周期特异性药物的敏感性较低。根据Skipper的细胞杀灭一级动力学理论,一次性大剂量给药杀伤癌细胞后能诱使G_0期细胞进入增殖期,这时肿瘤细胞对周期特异性药物的敏感性就显著提高。因此,在手术切除肿瘤病灶前给予化疗药物,不但能杀灭微小转移灶,降低术后复发转移率,而且对原发灶也有杀伤作用。因此,从理论上讲,通过术前化疗可以不同程度地缩小肿瘤体积,降低肿瘤负荷及临床病理学分期,提高患者的手术根治切除率及改善预后。

二、新辅助化疗的临床应用

1. 适应证

目前新辅助化疗尚无统一的适应证。原则上，估计能行R0切除的，如仅侵犯胃壁深度为T_1、T_2期者，一般不做术前化疗，应积极手术切除。詹文华指出新辅助化疗主要适用于局部晚期胃癌，侵犯胃壁深度为T_3、T_4期，估计手术难以切除或达不到R0切除的患者。而对于肿瘤广泛转移或扩散，如腹膜播散、肝多发性转移、后腹膜腹主动脉旁淋巴结转移超过5枚等，即使行术前化疗也基本无手术可能。但有研究表明，胃癌姑息性化疗所获得的生存期被不断延长，姑息一线化疗（5-FU类、铂类、紫杉类药物等）已明确带来生存获益，姑息二线化疗（多西他赛、伊立替康等）的生存价值也逐渐得到肯定。因此，对于已有远处转移但可耐受化疗的患者，补救化疗可能给部分患者提供手术机会而转为围手术期化疗。新辅助化疗可剔除不宜手术治疗的患者，部分生物学行为差的胃癌，肿瘤进展迅速，辅助治疗期间即可出现局部广泛浸润和远处转移，这类患者即便行手术切除也很快复发。

2. 常用方案

关于进展期胃癌患者新辅助化疗的研究报道表明，目前新辅助化疗方案以联合用药为主，大多为胃癌术后辅助化疗的经验。所用药物多以5-FU为主，加上阿霉素、丝裂霉素以及亚叶酸钙、铂类等中的一种或两种组成。常用的方案有：① ECF方案：表阿霉素、顺铂、5-FU；② FCA方案：5-FU、顺铂、阿霉素；③ FOLFOX方案：5-FU、亚叶酸钙、奥沙利铂；④ FAM方案：5-FU、阿霉素、丝裂霉素；⑤ EOX方案：表阿霉素、奥沙利铂、卡培他滨；⑥ DCF方案：多希紫衫醇、顺铂、5-FU；⑦ SOX方案：替吉奥、奥沙利铂；⑧ EEP方案：表阿霉素、依托泊苷及顺铂等。

化疗方案包括两药联合或三药联合方案。两药方案包括：5-FU/LV+顺铂（FP）、卡培他滨+顺铂、替吉奥+顺铂（CS）、卡培他滨+奥沙利铂（XELOX）、FOLFOX方案、卡培他滨+紫杉醇、FOLFIRI方案等。三药方案适用于体质状况好的晚期胃癌患者，属于临界手术切除患者，有希望获得再次手术切除机会。常用者包括：ECF方案及其衍生方案（EOX、ECX、EOF方案），DCF方案及其改良FLOT方案等。对体质状态差、高龄患者，考虑采用口服氟尿嘧啶类药物或紫杉类药物的单药化疗。表16-2-1为胃癌围手术期和新辅助化疗的Ⅲ期随机对照试验研究。

表 16-2-1 围手术期和新辅助化疗的 Ⅲ 期随机对照临床试验及结果

临床试验(地区)	干预	试验组	对照组	结 果
MAGIC(英国),$n=503$(NEJM,2006, 355: 11)	围手术期CT	术前3个周期+术后3个周期ECF方案	手术	5年总生存率:36.3% vs 23.0%($HR=0.75$, $P=0.009$);无进展生存期($HR=0.66$, $P<0.001$);40% D2手术,更多的$pT_{1/2}$、$N_{0/1}$,86%完成术前CT,55%可耐受辅助CT
FNCLCC/FFCD(法国),$n=224$(JCO, 2011, 29: 1715)	围手术期CT	术前2~3周期+术后3~4个周期5-FU(5 d)+顺铂	手术	5年总生存率:50.3% vs 48.1%($HR=0.69$, $P=0.02$);5年无病生存率:34% vs 19%($HR=0.65$,$P=0.003$);23%完成计划的辅助CT
MAGIC-B/STO3(英国),$n=1\,063$(Lancet Oncol, 2017, 18: 357)	围手术期CT	6个周期ECT+贝伐珠单抗	术前3个周期+术后3个周期ECF方案	3年总生存率:50.3% vs 48.1%($HR=1.08$, $P=0.36$);完成6个周期围手术期CT后总生存率为37% vs 40%
FLOT4-AIO(德国),$n=716$,$\geqslant T_2/N^+$(Ann Oncol, 2017: 28)	围手术期CT	FLOT	ECF/ECX	中位总生存期:50个月 vs 35个月($HR=0.77$, $P=0.012$);中位无进展生存期:30个月 vs 18个月($HR=0.75$, $P=0.004$);3年总生存率:57% vs 48%
EORTC 40954(德国),试验组$n=144$,对照组$n=360$;$T_{3/4}$期	新辅助化疗	顺铂+5-FU(2.0 g/m^2每周1次,每6周1次×2)	手术	2年总生存率:72.7% vs 69.9%($HR=0.84$, $P=0.466$);无进展生存期($HR=0.76$, $P=0.20$);90%以上行D2根治术
OE05(英国),$n=897$	新辅助化疗	ECX 4个周期	顺铂(80 mg/m^2 d1)5-FU(1.0 g/m^2 d1~d4)×2	中位总生存期:26个月 vs 23个月($HR=0.90$, $P=0.19$);3年总生存率:42% vs 39%

几项日本 Ⅱ 期研究表明,顺铂+替吉奥(CS)在转移性胃癌新辅助治疗中安全有效,三药方案多西他赛+顺铂+替吉奥(DCS)治疗反应率较高,毒性也可接受。因此,两种方案作为胃癌新辅助化疗均有较好前景,但最佳治疗持续时间仍不明确。根据以往研究结果,Aoyama的研究采用2×2析因分析,拟明确大体可切除局部进展期胃癌中,2个疗程和4个疗程CS和DCS新辅助治疗哪个更优。这是一项 Ⅱ 期研究,纳入患者均为M_0、T_4或T_3,2或4个周期CS(顺铂60 mg/m²第1天,替吉奥80 mg/m² 21天,休息1周)或DCS(多西他赛40 mg/m²第1天,顺

铂60 mg/m² 第1天，替吉奥80 mg/m² 14天，休息2周），新辅助化疗后行D2淋巴结清扫术和辅助性替吉奥化疗1年，主要研究终点是3年总生存率。共纳入132例患者，主要3或4级毒性是白细胞减少、贫血和血小板数量减少，病理反应率定义为完全缓解或不足10%残余肿瘤。CS组和DCS组的病理反应率分别为19.4%和15.4%，2个疗程和4个疗程组的病理反应率分别为15.6%和19.0%；CS和DCS组的R0切除率分别为72.7%和81.8%，2个疗程和4个疗程组的R0切除率分别为80.3%和74.2%。研究结果显示：从病理反应率上看，不支持含紫杉类的三药作为新辅助化疗，也不支持2个疗程以上的新辅助化疗。无论是肠型，还是弥漫型，均不因加入多西他赛而致病理反应率增加。

这项研究中严重不良反应发生率DCS组略高于CS组，但因不良反应停止化疗者CS组为19.4%，DCS组为7.7%，因疾病进展停止化疗CS组和DCS组分别为3.2%和3.1%。造成DCS组停用化疗比例低于CS组的原因考虑如下：剂量−强度的差别；CS和DCS组替吉奥治疗分别为3周和2周，休息恢复时间分别为1周和2周，恢复休息时间不同也可能影响化疗连续性；CS组体能状态评分为1的患者比例略高于DCS组，通常体能状态评分差的患者恢复时间较长，这可能也是原因之一。

FLOT4研究是一项多中心、随机、Ⅲ期临床试验，对比以多西紫杉醇为基础的三药FLOT方案（多西他赛、奥沙利铂、亚叶酸钙）和以蒽环类药物为基础的三药ECF/ECX方案（表阿霉素、顺铂、5-FU或卡培他滨）对于可切除胃癌或AEG患者围手术期治疗的疗效和安全性。结果证实，紫杉类药物为基础的FLOT方案在可切除局部进展期胃腺癌中，与ECF/ECX方案比较具有相似的安全性，但总生存期和无进展生存期获得延长（*HR*均为0.77）。新三联方案的毒性需要临床医师的安全意识和患者管理意识，确保患者不会因为化疗毒性而威胁生命。从2016年开始，《NCCN胃癌临床实践指南》已经基于安全性考虑将ECF方案及其改良方案全面降级为2B类推荐，这一降级本身已存争议。根据FLOT4-AIO研究，加入多西他赛后病理反应率在肠型胃癌中增加，在弥漫型则无增加。

通过比较FLOT4-AIO和这项研究发现，两项研究中5-FU和替吉奥的剂量−强度存在差别，FLOT4-AIO研究中两组的5-FU剂量−强度相似，而这项研究中CS组替吉奥的剂量−强度为每周60 mg/m²，而DCS组为每周40 mg/m²，DCS组替吉奥的剂量−强度减低可能削弱了紫杉类药物的作用。

3. 用药疗程及手术时机的选择

新辅助化疗手术时机的选择也应当考虑所用的药物、方案、不良反应、化疗疗效及影像学或病理学评估及患者的自身情况。不同的化疗方案,其药物的作用机制、药效和不良反应不同,都会影响手术时机的选择。所以,目前化疗周期尚无统一的标准。最近有研究显示,术前行新辅助化疗2个周期术后组织学检查显示有明显的肿瘤坏死性改变;超过3个周期肿瘤缩小则不明显;化疗超过4个周期肿瘤反而有增大的趋势。化疗过程中应行CT或病理学检查以及时了解化疗效果,一般4～6周评价1次,以便及时了解患者对治疗的反应,随时调整治疗策略,避免不必要的过度治疗。无效者应提前终止化疗,有效者则应根据临床分期和药物反应程度决定手术时机,如已达到目的就应尽早手术,新辅助化疗绝不能超过3个月。患者从停止治疗到手术的间隔也不宜过长,有研究显示患者可在化疗后3～6周内恢复;如患者一般情况允许,以3～4周左右为佳。

4. 用药途径

化疗方案的用药途径主要有全身用药、动脉介入灌注化疗、腹腔化疗及口服化疗4种,其中以全身用药居多。研究表明,采用静脉给药途径操作简单、经济,化疗药效持续时间长且疗效较肯定,与动脉给药疗效相当,不良反应无差异。其次是动脉介入灌注化疗,主要是经锁骨下动脉或股动脉穿刺插管化疗,其优点主要是化疗药物直接作用于肿瘤的血管内皮细胞,局部药物浓度高,并减少与血浆蛋白结合,全身不良反应小,但是因介入穿刺的并发症(包括穿刺部位出血、导管阻塞、导管药泵移位、空气栓塞及肢体血栓等)较多,风险较大。张自森等对46例进展期胃癌患者采用腹腔热灌注顺铂联合卡培他滨治疗其腹水,得到了满意的效果。近来,希罗达、替吉奥等化疗药物的出现也为新辅助化疗提供了一种新的用药途径。陈颖等认为口服给药途径相比静脉用药更方便,可控性更强,化疗不良反应小,患者耐受性良好,没有影响化疗周期的完成和手术的安全性。除此之外,用药途径的联合在临床上也有报道。如李国立等提出的动静脉结合的FLEP疗法(静脉缓慢注射5-FU与亚叶酸钙,动脉局部注射足叶乙苷与顺铂),临床实践表明该方案的局部作用非常剧烈,使化疗有效率超过80%,对局部进展期胃癌的疗效明显优于传统途径的化疗。静脉联合口服的给药途径,如SOX方案,张婧等比较了SOX方案与XELOX方案治疗进展期胃癌患者,结果显示SOX组有效率较高且不良反应轻。

综上所述,新辅助化疗和围手术期治疗的目的、适应证以及近几年来临床研究的数据表明,对于可切除的胃癌,包括T_{1b-3} R0切除、T_4肿瘤大肿块切除、D1或D2区域淋巴结清扫≥15枚,新辅助或围手术期治疗方案选择应该遵循综合体能评分、合并疾病、cTNM分期、药物毒性选择二药(如SOX、Xelox/CapeOX)或三药(如EOX、FLOT)方案。

5. 术后疗效及并发症发生情况

曲建军等应用紫杉醇联合5-FU、甲酰四氢叶酸和奥沙利铂（即FOLFOX4方案）行新辅助化疗的前瞻性随机对照研究。实验组给予紫杉醇联合FOLFOX4方案，2周为1个周期；3个周期后采用RECIST标准评价临床疗效；24周后行手术治疗，术后给予原方案化疗3个周期。术前评效为疾病进展者术后改为ECF方案。结果显示，实验组的临床相对危险度为66.7%，R0切除率（82.1%）明显高于对照组（59.0%），表明紫杉醇联合FOLFOX4方案可提高中晚期胃癌患者的手术切除率，提高患者的生存率。Molina等分析了40例接受新辅助化疗的中晚期胃癌患者，其中32名接受了胃癌根治术，其R0切除为80%，57.5%的患者达到病理降期，病理完全缓解率为17.5%；中位无病生存时间为34.05个月，中位总生存期为39.01个月，表明新辅助化疗能改善胃癌的病理反应，并实现肿瘤根治性切除。Tsuburaya等的研究也表明新辅助化疗能降低肿瘤的病理学分期，提高患者的生存率。Li等对377例胃癌患者进行新辅助化疗手术安全性回顾性分析研究，发现FOLFOX7方案的新辅助化疗组和直接手术组患者的术后并发症发生率分别为17.2%和10.0%，病死率分别为0和0.7%，差异无统计学意义（$P > 0.05$），表明FOLFOX7方案作为胃癌新辅助化疗的备选方案从手术安全性角度考虑是没有问题的。但贺岭风等对5个随机对照试验（$n=838$）进行了荟萃分析，显示接受新辅助化疗组与单纯手术组相比，无论是手术切除率、治愈率还是1年、5年生存率的差异均无统计学意义（$P > 0.05$），表明进展期胃癌新辅助化疗的疗效并不优于单纯手术。而有些患者在进行一段时间的新辅助化疗后，病情不但没有得到缓解反而加重，失去了对局部病灶的控制时机，也延误了手术和放疗的时机。

三、新辅助化疗和靶向、免疫联合治疗的思考

胃癌靶向治疗的药物主要分为HER2的靶向药物（曲妥珠单抗、帕妥珠单抗和拉帕替尼）、人类表皮生长因子受体（EGFR1/HER1）的靶向药物（西妥昔单抗和帕尼单抗）、血管内皮生长因子受体（$VEGFR$）的靶向药物（贝伐珠单抗、雷莫芦单抗和阿帕替尼）等。其中曲妥珠单抗、阿帕替尼和雷莫芦单抗在胃癌的治疗上表现出较好的效果。曲妥珠单抗是重组人源化抗HER2的单抗，能够选择性作用于HER2的细胞外区，拮抗信号转导，从而发挥作用。III期胃癌临床试验ToGA研究是胃癌分子靶向治疗里程碑式的研究。该研究结果显示了曲妥珠单抗在HER2阳性晚期胃癌中的有效性，表明化疗联合靶向治疗能改善晚期胃癌

患者的生存期。从此，靶向药物在胃癌围手术期的研究逐渐开展。但是并非所有胃癌患者适合靶向治疗，AEG 的 HER2 阳性表达率高于远端胃癌，肠型 HER2 阳性表达率高于弥漫型和混合型。《NCCN 胃癌临床实践指南》和《CSCO 胃癌诊疗指南》均表明以肿瘤组织 HER2 表达状态为依据的胃癌分子分型是选择抗 HER2 靶向药物治疗的重要依据，联合曲妥珠单抗的化疗已被作为 HER2 阳性胃癌的重要治疗手段。德国 HER-FLOT 试验采用曲妥珠单抗联合 FLOT 新辅助方案化疗 4 周期，主要研究终点为病理学完全缓解率。结果显示，R0 切除率为 93%，12 例患者达到病理完全缓解，13 例患者接近病理学完全缓解。此外，还有日本 III 期临床研究 JCOG 1301，该研究评估替吉奥、顺铂联合曲妥珠单抗新辅助治疗 HER2 阳性胃癌的有效性。

ST03 研究是通过比较术前 ECX 联合贝伐珠单抗与单用 ECX 方案化疗在可切除胃癌、AEG 和食管下段腺癌中的疗效，最终入组患者 1 063 例，中位随访时间 38.4 个月，联合贝伐珠单抗组与单用 ECX 方案组患者的 3 年总生存率（50.3% vs 48.1%，P=0.36）和 R0 切除率（64% vs 61%，P=0.47）比较差异均无统计学意义，但联合贝伐珠单抗组术后吻合口瘘和创面愈合并发症发生率增高（24% vs 10%、12% vs 7%）。该结果提示，新辅助化疗联合贝伐珠单抗并不会为患者带来生存期的延长。目前，有 VEGFR2 拮抗剂雷莫卢单抗，多靶点抑制剂阿帕替尼、拉帕替尼，表皮生长因子受体抑制剂西妥昔单抗、帕尼单抗，免疫检查点抑制剂纳武利尤单抗、帕博利珠单抗等的相关研究。帕姆单抗是 PD-1 单抗，其在 PD-L1 阳性胃癌患者中有明确效果。相关研究如国际 III 期临床试验 KEYNOTE-585 研究（NCT03221426）。该研究计划对比帕姆单抗联合围手术期化疗与围手术期化疗，化疗方案包括 FP 方案、顺铂联合卡培他滨（XP）方案以及 FLOT 方案，该研究目前正在招募中。总的来说，进展期胃癌的研究较少，研究仍在进行中，结果仍有待观察。因此，靶向药物能否用于进展期胃癌患者以及能否通过新辅助化疗为患者带来生存获益，仍需探索。

目前新辅助化疗在胃癌中的反应率与其他肿瘤相比仍较低，就如何选择恰当的化疗方案、给药途径以及评价化疗敏感度来提高术前化疗的效果值得进一步探讨。相信随着对新辅助化疗的不断认识及高效、低毒的新型化疗药物的更新，新辅助化疗作为综合治疗的手段之一必然会与肿瘤的手术、放疗以及近年来出现的生物治疗，如基因治疗、免疫治疗及分子靶向药物治疗等，在胃肠道肿瘤的治疗上发挥重要的作用。但是也应当看到，新辅助化疗在临床应用中还存在一些问题，如胃癌新辅助化疗的适应证及标准方案尚未确定、对新辅助化疗失败肿瘤进展的患者怎样采取有效的补救化疗措施等。如何使进展期胃癌患者获得更多的临床效益，仍需临床多中心随机对照研究。表**16-2-2**为未来可切除胃癌可能的辅助治疗方案。

表16-2-2　未来可切除胃癌的辅助治疗

临床试验（地区）	干预，肿瘤	试验组	对照组	研究终点	注册号
CheckMate-577（全球）	新辅助化疗，辅助CT；CRT和手术；食管/GEL	纳武单抗	安慰剂	主要终点：总生存期、无病生存期；次要终点：1～3年总生存率	NCT02743494
KEYNOTE-585（全球）	围手术期GEL/胃	XP或FP+帕博利珠单抗	XP或FP+安慰剂	主要终点：总生存期、无事件生存期、病理完全缓解率	NCT03221426
ATTRACTION-5（日本、韩国、中国台湾、中国大陆）	辅助GEL/胃	替吉奥（S-1）或卡培他滨/奥沙利铂+纳武单抗	替吉奥或卡培他滨/奥沙利铂+安慰剂	主要终点：无复发生存期（中心评估）、无病生存期；次要终点：1～3年总生存率	NCT03006705
FLOT4-AIO（德国），$n=716$，$\geqslant$ T$_2$/N$^+$（Ann Oncol, 2017, 28）	围手术期GEL/胃	FLOT+雷莫芦单抗	FLOT	主要终点：总生存期；无进展生存期	NCT02661971

------------------------------ 参 考 文 献 ------------------------------

[1] Bajetta E, Floriani I, Di Bartolomeo M, et al. Randomized trial on adjuvant treatment with FOLFIRI followed by docetaxel and cisplatin versus 5-fluorouracil and folinic acid for radically resected gastric cancer[J]. Ann Oncol, 2014, 25(7): 1373-1378.

[2] Bang Y J, Kim Y W, Yang H K, et al. Adjuvant capecitabine and oxaliplatin for gastric cancer after D2 gastrectomy(CLASSIC): a phase 3 open-label, randomised controlled trial[J]. Lancet, 2012, 379(9813): 315-321.

[3] Bang Y J, Van Cutsem E, Feyereislova A, et al. Trastuzumab in combination with chemotherapy versus chemotherapy alone for treatment of HER2-positive advanced gastric or gastro-oesophageal junction cancer (ToGA): a phase 3, open-label, randomised controlled trial[J]. Lancet, 2010, 376(9742): 687-697.

[4] Bang Y J, Van Cutsem E, Fuchs C S, et al. KEYNOTE-585: Phase Ⅲ study of perioperative

chemotherapy with or without pembrolizumab for gastric cancer[J]. Future Oncol, 2019, 15 (9): 943−952.

［ 5 ］ Bang Y, Chung H, Xu J, et al. Pathological features of advanced gastric cancer (GC): Relationship to human epidermal growth factor receptor 2 (HER2) positivity in the global screening programme of the ToGA trial[J]. J Clin Oncol, 2009, 27 (S15): a4556.

［ 6 ］ Biffi R, Fazio N, Luca F, et al. Surgical outcome after docetaxel-based neoadjuvant chemotherapy in locally-advanced gastric cancer[J]. World J Gastroenterol, 2010, 16(7): 868−874.

［ 7 ］ Brar S, Law C, McLeod R, et al. Defining surgical quality in gastric cancer: a RAND / UCLA appropriateness study[J]. J Am Coll Surg, 2013, 217(2): 347−357.

［ 8 ］ Brooks G A, Enzinger P C. Adjuvant therapy for gastric cancer: revisiting the past to clarify the future[J]. J Clin Oncol, 2012, 30(19): 2297−2299.

［ 9 ］ Cardoso R, Coburn N, Seevaratnam R, et al. A systematic review of patient surveillance after curative gastrectomy for gastric cancer: a brief review[J]. Gastric Cancer, 2012, 15(S1): 164−167.

［ 10 ］ Cascinu S, Graziano F, Valentini M, et al. Vascular endothelial growth factor expression, S-phase fraction and thymidylate synthase quantitation in node-positive colon cancer: relationships with tumor recurrence and resistance to adjuvant chemotherapy[J]. Ann Oncol, 2001, 12(2): 239−244.

［ 11 ］ Cunningham D, Okines A F, Ashley S. Capecitabine and oxaliplatin for advanced esophagogastric cancer[J]. N Engl J Med, 2010, 362(9): 858−859.

［ 12 ］ Cunningham D, Stenning S P, Smyth E C, et al. Peri-operative chemotherapy with or without bevacizumab in operable oesophagogastric adenocarcinoma (UK Medical Research Council ST03): primary analysis results of a multicentre, open-label, randomised phase 2−3 trial[J]. Lancet Oncol, 2017, 18(3): 357−370.

［ 13 ］ Diaz-Nieto R, Orti-Rodríguez R, Uinslet M. Post-surgical chemotherapy versus surgery alone for resectable gastric cancer[J/OL]. Cochrane Database Syst Rev, 2013, 9: CD008415.

［ 14 ］ Ferlay J, Soerjomataram I, Dikshit R, et al. Cancer incidence and mortality worldwide: sources, methods and major patterns in GLOBOCAN 2012[J]. Int J Cancer, 2015, 136(5): 359−386.

［ 15 ］ Fuchs C S, Tomasek J, Yong C J, et al. Ramucirumab monotherapy for previously treated advanced gastric or gastro-oesophageal junction adenocarcinoma (REGARD): an international, randomised, multicentre, placebo-controlled, phase 3 trial[J]. Lancet, 2014, 383(9911): 31−39.

［ 16 ］ Fuse N, Bando H, Chin K, et al. Adjuvant capecitabine plus oxaliplatin after D2 gastrectomy in Japanese patients with gastric cancer: a phase Ⅱ study[J]. Gastric Cancer, 2016, 20 (2): 332−340.

［ 17 ］ Hofheinz R, Hegewischbecker S, Thusspatience P C, et al. HERFLOT: Trastuzumab in combination with FLOT as perioperative treatment for patients with HER2-positive locally advanced esophagogastric adenocarcinoma: A phase Ⅱ trial of the AIO Gastric Cancer Study Group[J]. J Clin Oncol, 2014, 383(9911): 31−39.

［18］ Hsu C, Shen Y C, Cheng C C, et al. Geographic difference in safety and efficacy of systemic chemotherapy for advanced gastric or gastroesophageal carcinoma: a meta-analysis and meta-regression[J]. Gastric Cancer, 2012, 15(3): 265-280.

［19］ Hu X, Chen L, Du Y, et al. Postoperative chemotherapy with S-1 plus oxaliplatin versus S-1 alone in locally advanced gastric cancer(RESCUE-GC study): a protocol for a phase Ⅲ randomized controlled trial[J]. Chin J Cancer Res, 2017, 29(2): 144-148.

［20］ Karimi P, Islami F, Anandasabapathy S, et al. Gastric cancer: descriptive epidemiology, risk factors, screening, and prevention[J]. Cancer Epidemiol Biomarkers Prev, 2014, 23(5): 700-713.

［21］ Kubo N, Oki E, Ohgaki K, et al. Surgical resection following combination chemotherapy with oral S-1 and biweekly docetaxel in a patient with advanced gastric cancer and a prior coronary artery bypass graft with the right gastroepiploic artery: report of a case[J]. Surg Today, 2011, 41(11): 1531-1537.

［22］ Li J, Qin S, Xu J, et al. Randomized, double-blind, placebo controlled phase Ⅲ trial of apatinib in patients with chemotherapy-refractory advanced or metastatic adenocarcinoma of the stomach or gastroesophageal junction[J]. J Clin Oncol, 2016, 34(13): 1448-1454.

［23］ Li Z Y, Shan F, Zhang L H, et al. Complications after radical gastrectomy following FOLFOX7 neoadjuvant chemotherapy for gastric cancer[J]. World J Surg Oncol, 2011, (9): 110.

［24］ Liu T, Li W, Sun Y, et al. Adjuvant chemotherapy for gastric cancer: Less drug, same efficacy[J]. J Clin Oncol, 2011, 29(4): 53-54.

［25］ Macdonald J S. Gastric cancer: Nagoya is not New York[J]. J Clin Oncol, 2011, 29(33): 4348-4350.

［26］ Miceli R, Tomasello G, Bregni G, et al. Adjuvant chemotherapy for gastric cancer: current evidence and future challenges[J]. World J Gastroenterol, 2014, 20(16): 4516-4525.

［27］ Molina R, Lamarca A, Martínez-Amores B, et al. Perioperative chemotherapy for resectable gastroesophageal cancer: A single-center experience[J]. Eur J Surg Oncol, 2013, 39(8): 814-822.

［28］ Noh S H, Park S R, Yang H K, et al. Adjuvant capecitabine plus oxaliplatin for gastric cancer after D2 gastrectomy(CLASSIC): 5-year follow-up of an open-label, randomised phase 3 trial[J]. Lancet Oncol, 2014, 15(12): 1389-1396.

［29］ Okuyama T, Korenaga D, Edagawa A, et al. Prognostic effects of oral anti-cancer drugs as adjuvant chemotherapy for 2 years after gastric cancer surgery[J]. Surg Today, 2012, 42(8): 734-740.

［30］ Sakuramoto S, Sasako M, Yamaguchi T, et al. Adjuvant chemotherapy for gastric cancer with S-1, an oral fluoropyrimidine[J]. N Engl J Med, 2007, 357(18): 1810-1820.

［31］ Sasako M, Sakuramoto S, Katai H, et al. Five-year outcomes of a randomized phase Ⅲ trial comparing adjuvant chemotherapy with S-1 versus surgery alone in stage Ⅱ or Ⅲ gastric cancer[J]. J Clin Oncol, 2011, 29(33): 4387-4393.

［32］ Ter Veer E, Mohammad N H, Lodder P, et al. The efficacy and safety of S-1 based regimens in the first-line treatment of advanced gastric cancer: a systematic review and meta-analysis[J]. Gastric Cancer, 2016, 19(3): 696-712.

[33] Tsuburaya A, Nagata N, Cho H, et al. Phase Ⅱ trial of paclitaxel and cisplatin as neoadjuvant chemotherapy for locally advanced gastric cancer[J]. Cancer Chemother Pharmacol, 2013, 71(5): 1309-1314.

[34] Tsuburaya A, Yoshida K, Kobayashi M, et al. Sequential paclitaxel followed by tegafur and uracil(UFT) or S-1 versus UFT or S-1 monotherapy as adjuvant chemotherapy for T$_{4a/b}$ gastric cancer(SAMIT): a phase 3 factorial randomised controlled trial[J]. Lancet Oncol, 2014, 15(8): 886-893.

[35] Wilke H, Muro K, Van Cutsem E, et al. Ramucirumab plus paclitaxel versus placebo plus paclitaxel in patients with previously treated advanced gastric or gastro-oesophageal junction adenocarcinoma (RAINBOW): a double-blind, randomised phase 3 trial[J]. Lancet Oncol, 2014, 15(11): 1224-1235.

[36] Yang L, Yang Y, Qin Q, et al. Evaluation of the optimal dosage of S-1 in adjuvant SOX chemotherapy for gastric cancer[J]. Oncol Lett, 2015, 9(3): 1451-1457.

[37] Yoshikawa T, Rino Y, Yukawa N, et al. Neoadjuvant chemotherapy for gastric cancer in Japan: a standing position by comparing with adjuvant chemotherapy[J]. Surg Today, 2014, 44(1): 11-21.

[38] Yoshikawa T. Gastrointestinal cancer: adjuvant chemotherapy after D2 gastrectomy for gastric cancer[J]. Nat Rev Clin Oncol, 2012, 9(4): 192-194.

[39] 白桦,梅家转,栗敏,等.SOX方案与XELOX方案同步放疗治疗术后复发胃癌的疗效[J].世界华人消化杂志,2014,22(12):1720-1724.

[40] 陈文兵,朱雪琼,黄秋德,等.静脉和动脉途径新辅助化疗治疗局部晚期宫颈癌疗效比较[J].浙江医学,2009,31(1):41-44.

[41] 陈颖,杨大明,邵俊,等.替吉奥单药新辅助化疗对进展期胃癌的影响[J].中国医药导报,2012,14(1):43-44.

[42] 贺岭风,杨克虎,田金徽,等.胃癌新辅助化疗疗效的系统评价——Meta分析[J].癌症,2008,27(4):407-412.

[43] 季加孚,季鑫.胃癌新辅助化疗的现状与进展[J].中国肿瘤临床,2012,39(20):1458-1461.

[44] 季加孚.进展期胃癌外科治疗模式的转换[J].中华医学杂志,2005,85(30):2091-2093.

[45] 李国立,黎介寿.进展期胃癌动静脉结合的术前化疗[J].中国肿瘤临床,2012,39(20):1481-1484.

[46] 李占武,王利.进展期胃癌术前区域动脉灌注化疗进展[J].中华胃肠外科杂志,2013,16(2):197-200.

[47] 李子禹,季鑫,季加孚.新辅助化疗对胃癌手术并发症的影响[J].中国实用外科杂志,2013,33(4):275-278.

[48] 刘天舒.胃癌发展过程中各阶段化疗药物及方案的选择[J].中华胃肠外科杂志,2012,15(2):118-120.

[49] 曲建军,石毅然,刘法荣,等.紫杉醇联合FOLFOX4方案新辅助化疗在进展期胃癌中的临床应用[J].中华胃肠外科杂志,2010,13(9):664-667.

［50］ 邵永孚，吴铁成. 胃癌新辅助治疗存在的问题和发展趋势［J］. 中华胃肠外科杂志，2008，11（2）：108-109.

［51］ 田洪鹏，王继见. 新辅助化疗对胃癌5年生存率影响的Meta分析［J］. 重庆医学，2012，41（2）：142-144.

［52］ 王昊楠. SOX和XELOX方案在胃癌术后辅助化疗的临床观察［D］. 大连：大连医科大学，2016.

［53］ 王红兵，雷霄. XELOX方案与SOX方案在胃癌新辅助治疗中的应用价值［J］. 实用癌症杂志，2017，32（6）：989-991.

［54］ 王震，陈俊强. 进展期胃癌新辅助化疗相关研究的新进展［J］. 中国普通外科杂志，2012，21（4）：456-461.

［55］ 席林青，张晓东. 胃癌根治术后早期经皮腹腔置管腔内化疗［J］. 中国综合临床，2007，23（8）：760-761.

［56］ 詹文华. 胃癌手术前化疗的研究现状［J］. 中华胃肠外科杂志，2005，8（5）：471-473.

［57］ 张婧，黄建国. XELOX方案与SOX方案治疗晚期胃癌的近期疗效比较［J］. 实用医学杂志，2013，29（1）：162-163.

［58］ 张自森，薛长年，张剑. 腹腔热灌注顺铂联合卡培他滨治疗晚期胃癌腹腔积液［J］. 实用医学杂志，2012，28（20）：3447-3449.

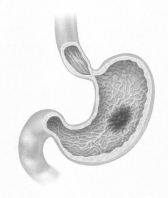

第十七章

晚期胃癌化疗与康复支持治疗

徐迎春　马　越

对于不可切除或局部晚期胃癌患者，需及早给予姑息治疗。姑息治疗的目标是基于疾病的分期或其他治疗的需要，预防和减轻患者的痛苦、改善生活质量，通过缓解主要症状延长患者的生存期。晚期胃癌患者的姑息性治疗包括症状管理、姑息性抗肿瘤治疗（如姑息性化疗、姑息性放疗及心理-精神支持治疗）等。

［通信作者］　徐迎春，Email: xiaoxu2384@163.com

第一节　晚期胃癌的化疗

一、不可手术切除胃癌的综合治疗

胃癌不可切除原因主要有以下两类：① 因肿瘤原因不可切除，包括原发肿瘤外侵严重，与周围正常组织无法分离或已包绕大血管；区域淋巴结转移固定、融合成团，或转移淋巴结不在手术可清扫范围内等。② 因存在手术禁忌证不可切除或拒绝手术者，包括全身情况差，严重的低蛋白血症和贫血、营养不良，无法耐受手术，合并严重基础疾病不能耐受手术等。

1. 体能状态评分0～1分

对于该类患者，可考虑同步放化疗或者化疗＋放疗。

同步放化疗在肿瘤降期率和病理缓解率等方面疗效均优于单纯化疗。如果患者治疗后肿瘤退缩较好，可请外科再次评估手术的可能性，争取根治性切除。部分文献报道，对于可耐受手术、一般情况较好的局部晚期胃癌患者，根治性还是姑息性切除，可带来生存受益。同步放化疗中的化疗方案可考虑紫杉醇联合卡铂（1类证据）；铂类（顺铂、卡铂、奥沙利铂）联合氟尿嘧啶类（卡培他滨、替吉奥、5-FU）（1类证据）；5-FU单药（1类证据）；紫杉类（紫杉醇或多西紫杉醇）联合氟尿嘧啶类（2B类证据）；卡培他滨或替吉奥单药（2B类证据）。

对于局部肿瘤或淋巴结侵犯范围过于广泛，经放疗科医师评估，放疗靶区过大而导致患者可能无法耐受放疗的情况，建议先行2～4个周期化疗。对于化疗敏感的患者可直接进行手术，不敏感的患者可考虑序贯放疗或同步放化疗。

2. 体能状态评分2分

对于该类患者，可考虑化疗或最佳支持治疗。

（1）首选以单纯化疗为基础联合放疗。与最佳支持相比，化疗可延长晚期或转移性胃癌患者生存。主要用药为氟尿嘧啶类、铂类、紫杉类、表阿霉素和伊立替康等。晚期胃癌联合用药有效率为30%～54%，中位生存期为8～13个月。

（2）也可以选择最佳支持治疗。可通过短路手术、内镜下治疗、内置支架、姑息放疗等方法缓解出血、梗阻或疼痛等临床症状。放疗可显著缓解晚期胃癌患者的一些临床症状，如减少出血、缓解疼痛、减轻吞咽困难等，起到提高生活质量的作用。对于消化道梗阻较重的患者，建议先行营养管置入、支架置入或胃肠道短路手术等,先改善患者营养状况,再行化疗或放疗,以保证治疗的顺利进行。

二、晚期胃癌的治疗

晚期胃癌治疗存在种族和部位等的异质性,应鼓励患者积极参加临床研究。对于失去手术根治机会或复发转移的胃癌患者,目前公认应采取以全身药物治疗为主的综合治疗,如姑息手术、放疗、射频消融、腹腔灌注及动脉介入栓塞灌注等局部治疗手段。目前无充分证据推荐根据Lauren分型、分子分型、体外药敏实验、药物代谢酶学或者代谢组学等进行化疗疗效预测,选择化疗药物及配伍方案。

1. 一线治疗

氟尿嘧啶类药物、铂类和紫杉类是晚期胃癌的主要化疗药物。通常晚期胃癌的一线化疗方案以氟尿嘧啶类药物为基础,联合铂类和/或紫杉类组成二药或三药化疗方案。联合铂类药物的循证医学证据更充分,但紫杉类药物在临床研究和临床实践中也显示充分的疗效和安全性。我国更多推荐氟尿嘧啶类药物和铂类的二药联合方案。一线化疗方案选择依据患者身体情况、年龄、基础疾病等综合考虑。

晚期胃癌标准治疗持续时间为4～6个月,疾病控制后定期复查。目前没有大样本临床研究支持标准化疗后序贯单药维持治疗较标准化疗具有生存期优势,但初步研究显示维持治疗可改善生活质量、减轻不良反应,口服氟尿嘧啶类药物维持治疗为可考虑策略。

腹膜转移是晚期胃癌最常见的转移类型,也是主要致死原因之一。对于合并有症状的腹水,可考虑腹水引流和腹腔灌注化疗;对于不伴有需引流的腹水,可按照晚期化疗治疗方案进行。

对于体能状态评分0～1分且HER2阳性者,可选用曲妥珠单抗联合5-FU或卡培他滨+顺铂(1类证据);或者曲妥珠单抗联合其他药物化疗(如奥沙利铂+卡培他滨;替吉奥+顺铂;多西他赛+奥沙利铂+卡培他滨;多西他赛+顺铂+替吉奥)(2B类证据)。

对于体能状态评分0～1分且HER2阴性者,可选用铂类为基础的化疗:顺铂+氟尿嘧啶类药物(1类证据);或者奥沙利铂为基础化疗:奥沙利铂+氟尿嘧啶类药物(2类证据);或者紫杉醇为基础化疗:紫杉醇或多西紫杉醇+氟尿嘧啶类药物(2类证据)。对于体质情况较好且肿瘤较大的患者,可选择ECF、mECF、DCF、mDCF三药联合方案。伊立替康为基础的化疗也可作为备选方案。

对于体能状态评分2分且HER2阳性的患者，可用曲妥珠单抗联合单药（如卡培他滨）。

对于体能状态评分2分且HER2阴性的患者，可用氟尿嘧啶类、紫杉类单药，伊立替康单药也可选。

2. 二线治疗

胃癌二线化疗Ⅲ期临床研究均采取单药治疗，但有小样本Ⅱ期临床研究观察对于体能状态评分0～1分患者进行双药的疗效和安全性，显示更好的肿瘤控制。因此，对于体质状况较好的患者，可考虑联合化疗。体能状态评分0～1分的患者，可选用单药多西他赛或紫杉醇或伊立替康；体能状态评分2分者，可用最佳支持治疗，入组临床实验，或单药化疗；体能状态评分3～4分者，可用最佳支持治疗或入组临床实验。

3. 三线治疗

胃癌三线治疗仅涉及小样本研究，化疗获益不明确。临床实践中，特别强调根据患者的体质状况、基础疾病、肿瘤相关症状和并发症风险，衡量治疗风险和利益，综合考虑建议单药为主。体能状态评分0～1分者，可用阿帕替尼（1类证据）或入组临床实验，单药化疗也可选（3类证据）；体能状态评分2分者，可用最佳支持治疗或临床实验或单药化疗；体能状态评分3～4分者，可选用最佳支持治疗。

第二节　晚期胃癌的姑息治疗

胃是重要的消化器官。原发病灶的存在直接影响患者的营养状况，同时可能存在出血、消化道梗阻，消化道穿孔、胆管梗阻等各种并发症。因此，在治疗过程中，要注意患者营养状况的维持及其生活质量，最大限度地减轻患者的痛苦，提高生活质量，延长生存期。

一、对症治疗

晚期患者经常出现以下症状，所用的治疗手段介绍如下：

1. 发热

晚期患者出现恶病质后，因肿瘤进展，全身抵抗力下降，常常合并细菌或真菌感染，出现发热。根据血或尿培养的结果，治疗中应选用第三代头孢或亚安培南抗生素及氟康唑(大扶康)等抗真菌药,静脉注射免疫球蛋白及支持对症治疗。

2. 呼吸困难

常见于胃癌肺转移,肺部病灶进展压迫主支气管,或肺不张引起阻塞性肺炎或肺部感染,可选择抗肿瘤治疗;由心包积液、胸腔积液引起者,应积极行心包或胸腔穿刺,进行闭式引流,并注入相应的化疗药物;放射性肺炎引起者,选择抗生素及皮质类固醇;由肺纤维变引起者,选择吸氧、对症处理等。

3. 胸腔积液、腹水

常见于胃癌腹膜转移、肺转移者。积极行胸、腹穿刺进行闭式引流,按原发肿瘤注入相应的化疗药物。常用化疗药物有顺铂、卡铂、博来霉素及丝裂霉素等;生物制剂有白细胞介素、短小棒状杆菌、假单胞菌等;中药有榄香烯等;化学药物有四环素等。

4. 出血

因出血导致无法手术治疗,严重影响胃癌患者的生活质量,有时甚至是致命的。对于急性严重性出血(呕血或黑便)应及时进行内镜评估,必要时可以进行动脉造影。研究表明,内镜治疗,主要是内镜下电凝止血实现了晚期胃癌患者上消化道出血的高效率止血。

5. 恶性肠梗阻

恶性肠梗阻是晚期胃癌患者的临床表现之一,常见症状包括恶心、呕吐、腹胀、疼痛和经口腔摄入量减少,进而可导致患者脱水、营养不良,严重影响患者的生活质量。与传统胃输出口恶性梗阻需要行胃十二指肠吻合术相比,目前内镜下放置自膨式金属支架已成为一种常规的临床实践,并且可以作为年老、疾病晚期或合并其他内科疾病而无法手术的恶性肠梗阻患者的一种姑息治疗手段。对于因胃窦癌等原因无法经内镜成功放置自膨式金属内支架的患者,可以选择内镜下或手术下置入胃-空肠营养管。经皮内镜下行胃造瘘-空肠扩张术联合经皮内镜下胃造瘘术也可以作为一种胃输出口梗阻的姑息治疗手段。

二、姑息性手术

胃癌患者只要全身情况许可,而又有广泛远处转移,凡局部解剖条件尚能做胃大部切除的应力争将其原发病灶切除。做姑息性胃大部切除,不但可以消除肿瘤出血、穿孔等危及生命的并发症,而且在配合药物治疗后仍可获较长的生存期。胃切除后,患者储存消化食物的能力大大减低,常导致营养不良。此外,许多患者术前就存在营养不良,因此常常需要给予静脉高营养。手术恢复后,患者也应食用高热量饮食,并遵循少食多餐的原则。

三、姑息性放疗

局部晚期或伴远处转移的晚期胃癌患者常出现出血、吞咽困难、梗阻或疼痛等临床症状。姑息性放疗作为一种无创性治疗手段,可以通过降低肿瘤负荷协助控制大多数患者的这些症状,进而提高患者的生活质量。有研究表明,有症状(胃出血、疼痛及梗阻)的局部晚期或复发性胃癌患者,接受三维适形放疗技术相对未接受治疗者,其中位生存期显著延长。

四、胃癌癌痛治疗

癌症疼痛是指一种与实际的或者潜在的组织损伤,或者与这种损伤的描述有关的令人不愉快的感觉和情感体验,包括感觉、情感、认知和社会成分的痛苦体验。疼痛的病因分为以下几类:① 肿瘤相关性疼痛,为肿瘤直接侵犯、压迫局部组织,或者肿瘤转移累及骨、软组织等所致;② 抗肿瘤治疗相关性疼痛,常见于手术、创伤性操作、放疗、其他物理和药物治疗等抗肿瘤治疗所致;③ 非肿瘤因素性疼痛,为患者的其他合并症、并发症以及社会-心理因素等非肿瘤因素所致的疼痛。疼痛按照按病理生理学机制分为伤害感受性疼痛和神经病理性疼痛。按照发病持续时间分为急性疼痛和慢性疼痛。疼痛的评估应该遵循常规、量化、全面及动态。

胃癌疼痛的治疗首先要针对引起癌痛的病因进行治疗。需要给予针对性的抗癌治疗,包括手术、放疗、化疗、分子靶向治疗、免疫治疗及中医药等,有可能减轻或解除癌症疼痛。药物治疗需要遵循以下原则:口服给药、按阶梯用药、按时用药、个体化给药、注意具体细节。非药物治疗主要有介入治疗、放疗(姑息性止痛放疗)、针灸及经皮穴位电刺激等物理治疗、认知-行为训练以及社会-心理支持治疗等。适当地应用非药物疗法,可以作为药物止痛治疗的有益补充;而与止痛药物治疗联用,有可能提高止痛治疗的效果。

五、骨转移治疗

肿瘤骨转移的产生是一个较为复杂的过程。肿瘤细胞随血流到达骨髓后,通过与成骨细胞、破骨细胞及骨基质细胞的相互作用,破坏骨组织,释放出骨组织中储存的多种生长因子,使肿瘤细胞不断增生形成转移灶。肿瘤骨转移可分为溶骨性、成骨性及混合性3种类型。胃癌骨转移以溶骨性转移为主。骨转移诊断标准需具备两个条件:① 组织病理学或细胞学检查诊断为恶性肿瘤,或骨病灶穿刺活检或细胞性诊断为恶性肿瘤;② 骨病灶经X线片、MRI、CT、PET/CT诊断为恶性肿瘤骨转移。胃癌骨转移治疗方案包括:① 抗肿瘤治疗;② 止痛药物治疗;③ 放疗(体外照射和放射性核素治疗);④ 双膦酸盐治疗;⑤ 手术治疗;⑥ 高钙血症治疗。

六、胃癌患者的心理支持

1. 焦虑

(1)焦虑的特点:焦虑症的遗传倾向是所有神经症最明显的,有家族聚集体质倾向。高发年龄在18～45岁,男女性别之比为2∶1。精神焦虑是所有焦虑障碍的核心症状,如广场恐怖、聚会恐怖、疑病症、躯体化障碍(神经衰弱)、分离障碍、强迫症、神经性抑郁及焦虑-抑郁状态等都会出现精神焦虑。

(2)焦虑的药物治疗:苯二氮䓬类是传统治疗焦虑症的特效药,几乎当天显效,但停药后90%会复发,维持治疗2～3周后就出现药物依赖。急性焦虑症应该短期用艾司唑仑(舒乐安定),不要超过2周为宜。丁螺环酮是新型抗焦虑症药物,没有嗜睡和成瘾不良反应,但初始用药不良反应较多,1～2周后渐渐减少。帕罗西汀(赛乐特)效果最好,每天1次,早餐时顿服,对90%的患者1周左右起效,维持用药3～6个月,逐渐减药,配合德巴金或丙戊酸钠对肌肉紧张症状效果更好。帕罗西汀对单纯抑郁症效果不如氟西汀(百忧解),主要是撤药反应大和不良反应多(与半衰期短有关)。慢性焦虑症可用氯米帕明、舍曲林(左洛复)、文拉法辛(博乐欣)等,效果不很肯定。清热解毒中药有一定效果。忌用提神兴奋的药物,如人参、刺五加针、胞磷胆碱等。焦虑的心理治疗可采用半小时放松训练、疏导认知疗法等。

2. 抑郁

(1)抑郁的特点:抑郁以心境低落为主要特征,且持续至少2周,在此期间至少有下述症状中的4项。① 对日常活动丧失兴趣或无愉快感;② 精力明显减退,无原因的持续疲乏感;③ 精神运动性迟滞或激越;④ 自我评价过低,或自责,或有内疚感,可达妄想程度;⑤ 联想困难,或自觉思考能力显著下降;⑥ 反复出现死亡的念头,或有自杀行为;⑦ 失眠,或早醒,或睡眠过多;⑧ 食欲下降,或体重明显减轻;⑨ 性欲明显减退。

（2）抑郁的药物治疗：三环类抗抑郁剂（如多塞平、阿米替林等）疗效肯定，价格便宜，但可接受度差。新型抗抑郁剂（如舍曲林、帕拉西丁、文拉法辛等）疗效肯定，可接受度高，但价格较高。

（3）抑郁的心理治疗：病情较轻者仅进行心理治疗即可，中等程度以上应将药物治疗和心理治疗结合起来；患者有较高自杀危险性时，一定要结合药物治疗，必要时须住院治疗。

------------------------------ 参 考 文 献 ------------------------------

［ 1 ］ Ajani J A, Rodriguz W, Bodoky G, et al. Multicenter phase Ⅲ comparison of cisplatin/S-1 with cisplatin/infusional fluorouracil in advanced gastric or gastroesophageal adenocarcinoma study: the FLAGS trial[J]. J Clin Oncol, 2010, 28(9): 1547−1553.

［ 2 ］ Al-Batran S E, Hartmann J T, Probst S, et al. Phase Ⅲ trial in metastatic gastroesophagenal adenocarcinoma with fluorouracil, leucovorin plus either oxaliplatin or cisplatin: a study of the Arbeitsgemeinschaft Internisitische Onkologie[J]. J Chin Oncol, 2008, 26(9): 1435−1442.

［ 3 ］ Coia L R, Paul A R, Engstrom P F. Combined radiation and chemotherapy as primary management of adenocarcinoma of the esophagus and gastroesophageal junction[J]. Cancer, 1988, 15, 61(4): 643−649.

［ 4 ］ Cunningham D, Starling N, Rao S, et al. Capercitabline and oxaliplatin for advanced esophagogastric cancer[J]. N Engl J Med, 2008, 358(1): 36−46.

［ 5 ］ Fonseca J, Santos C A. Percutaneous endoscopic gastrostomy with jejuna extension plus percutaneous endoscopic gastrostomy (PEG-jplu PEG) in patients with gastric/ duodenalcancer outlet obstruction[J]. Arq Gastroenterol, 2015, 52(1): 72−75.

［ 6 ］ Gaidos J K, Draganov P V. Treatment of malignant gastric outlet obstruction with endoscopically placed self-expandable metalstents[J]. World J Gastroenterol, 2009, 15(35): 4365−4371.

［ 7 ］ Gastrointesinal Tumor Study Group. A comparison of combination chemotherapy and combined modality therapy for locally advanced gastric carcinoma[J]. Cancer, 1982, 49(9): 1771−1777.

［ 8 ］ Gunderson L L, Hoskins R B, Cohen A C, et al. Combined modality treatment of gastric cancer[J]. Int J Radiat Oncol Biol Phys, 1983, 9(7): 965−975.

［ 9 ］ Hawkes E, Okines A F, Papamichael D, et al. Docetaxel and irinotecan as second-line therapy for advanced oesophagogastric cancer[J]. Eur J Cancer, 2011, 47(8): 1146−1151.

［ 10 ］ Hironaka S, Udea S, Yasui H, et al. Randomized, open-label, phase Ⅲ study comparing irinotecan with paclitaxel in patients with advanced gastric cancer without severe peritoneal metastasis after failure of prior combination chemotheapry using fluoropyrimidine plus platinum: WJOG 4007 trail[J]. J Clin Oncol, 2013, 31(35): 4438−4444.

［11］ Kand Y K, Kang W K, Shin D B, et al. Capecitabine/cisplatin versus 5-fluorouracil/ cisplatin as first-line therapy in patients with advanced gastric cancer: a randomized phase Ⅲ noninferiority trail[J]. Ann Oncol, 2009, 20(4): 666−673.

［12］ Kim M M, Rana V, Janjan N A, et al. Cinical benefit of palliative radiation therapy in advanced gastric cancer[J]. Acta Oncol, 2008, 47(3): 421−427.

［13］ Kim Y I, Choi J J, Cho S J, et al. Outcome of endoscopic therapy for cancer bleeding in patients with unresectable gastric cancer[J]. J Gastroenterol Hepatol, 2013, 28(9): 1489−1495.

［14］ Koizumi W, Narahara H, Hara T, et al. S-1 plus cisplatin versus S-1 alone for first-line treatment of advanced gastric cancer(SPIRITS trail): a phase Ⅲ trial[J]. Lancet Oncol, 2008, 9(3): 215−221.

［15］ Li Y H, Qiu M Z, Xu J M, et al. S-1 plus cisplatin versus fluorouracil plus cisplatin in advanced gastric of gastroesophageal junction adenocarcinoma patients: a pilot study[J]. Oncotarger, 2015, 6(33): 35107−35115.

［16］ Luo H Y, Xu R H, Wang F, et al. Phase Ⅱ trial of XELOX as first-line treatment for patients with advanced gastric cancer[J]. Chemotherapy, 2010, 56(2): 94−100.

［17］ Mantell B S. Radiotherapy for dysphagia due to gastric carcinoma[J]. Br J Surg, 1982, 69(2): 69−70.

［18］ Moertel C G, Childs D S, Reitemeier R J, et al. Combined 5-fluorouracil and supervoltage radiation therapy of locally unresectable gastrointestinal cancer[J]. Lancet, 1969, 2(7626): 865−867.

［19］ Qiu M Z, Wei X I, Zhang D S, et al. Efficacy and safety of capecitabline as maintenance treatment after first-line chemotherapy using oxaliplatin and capecitabine in advanced gastric adenocarcinoma patients: a prospective observation[J]. Tumor Biol, 2014, 35(5): 4369−4375.

［20］ Tey J, Choo B A, Leong C N, et al. Clinical outcome of palliative radiotherapy for locally advanced symptomatic gastric cancer in the modern Era[J]. Medicine, 2014, 93(22): e118.

［21］ Van Cutsem E, Moseyenko V M, Tjulandin S, et al. Phase Ⅲ study of docetaxel and cisplatin plus fluorouracil compared with cisplatin and fluorouracil as first-line therapy for advanced gastric cancer: a report of the V325 Study Group[J]. J Clin Oncol, 2006, 24(31): 4991−4997.

［22］ Wang J, Xu R, Li J, et al. Randomzed multicenter phase Ⅲ study of a modified docetaxel and cisplatin plus fluorouracil regimen compared with cisplatin and fluorouracil as first-line therapy for advanced or locally recurrent gastric cancer[J]. Gastric Cancer, 2016, 19(1): 234−244.

［23］ Wanger A D, Grothe W, Haerting J, et al. Chemotherapy in advanced gastric cancer: a systematic review and meta-analysis based on aggregate data[J]. J Chin Oncol, 2006, 24(18): 2903−2909.

［24］ 储大同. 常见恶性肿瘤治疗手册［M］. 北京：中国协和医科大学出版, 2002.

［25］ 中国临床肿瘤学会指南工作委员会. 原发性胃癌诊疗指南［M］. 北京：人民卫生出版社, 2017.

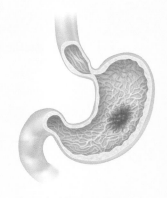

第十八章

胃癌的靶向治疗

夏 青 肖秀英 张 俊

　　临床上,有一半以上的胃癌患者就诊时即为晚期,5年生存率仅为2%～15%。早期胃癌治疗以手术为主,可取得治愈机会,晚期胃癌以姑息治疗为目的,预后很差。晚期胃癌传统化疗方案和药物非常有限,有效率不高,迫切需要联合靶向治疗以期提高疗效。靶向治疗是胃癌治疗最具潜力的发展趋势之一。目前正在开发的新靶点具有广阔的应用前景,但还需要更大规模的临床试验证实其效果。本章总结了晚期胃癌靶向治疗常见靶点的最新基础和临床研究进展,以期更好地开发新的治疗策略,造福广大胃癌患者。

［**通信作者**］ 张　　俊,Email: zj10977@rjh.com.cn

第一节　人表皮生长因子受体

表皮生长因子受体（epidermal growth factor receptor, EGFR）家族成员包括人类表皮生长因子受体（EGFR/HER1）、HER2、HER3和HER4，其中以HER2研究最多。

一、HER2

HER2是跨膜表皮生长因子受体家族成员，在癌组织中的表达远高于正常组织。约20%的胃癌患者存在HER2过表达和/或扩增。ToGA研究从3 807例晚期胃癌患者中筛选入组594例HER2免疫组织化学染色（IHC）3+或FISH阳性患者，包括胃食管连接部和胃腺癌患者，随机分为联合治疗组（曲妥珠单抗联合顺铂及5-FU/卡培他滨）和单纯化疗组，共进行6个周期治疗，曲妥珠单抗持续应用至疾病进展，中位随访时间达到17.1个月。结果显示，与单纯化疗组比较，联合治疗组的中位生存期显著延长（13.8个月 vs 11.1个月，$P=0.004\ 6$），客观有效率显著提高（47.3% vs 34.5%，$P=0.001\ 7$），无症状的左室射血分数显著下降（4.6% vs 1.1%，$P<0.05$）；两组间其他安全性相似，症状性充血性心力衰竭无统计学差异。此外，亚组分析显示，HER2过表达［IHC阳性（2+）/FISH阳性（+）或IHC阳性（3+）］患者，生存期能得到进一步延长（16.0个月 vs 11.8个月）。试验结果首次在大样本胃癌临床研究中使晚期胃癌患者的生存期超过13个月，显示曲妥珠单抗是一种新型、有效、安全的治疗药物，并在个体化治疗方面开启了胃癌靶向治疗的新篇章。目前，曲妥珠单抗已经作为HER2阳性进展期胃癌以及胃食管癌患者的标准一线靶向治疗药物。但是其他抗HER2靶向药物如双靶向药物联合用药、新型抗体偶联药物TDM-1等的临床研究均为阴性结果。HER2阳性胃癌患者在曲妥珠单抗治疗失败后，暂无其他的HER2靶向治疗方案可供选择。HER2过表达胃癌中，曲妥珠单抗一线、二线跨线治疗是否有效，2018年ASCO报道的T-ACT研究试图回答该问题，遗憾的是最终研究结果为阴性，联合跨线组的总生存期、无进展生存期、疾病控制率均不优于紫杉醇单药组。这可能与胃癌高度异质性及一线治疗后 $HER2$ 基因状态改变有关。

在CAR-T疗法研究领域中,HER2是研究最为广泛的靶点,目前已经有多项临床试验正在进行(NCT02713984;NCT01935843)。由于HER2在正常组织如呼吸道、胃肠道、泌尿及生殖系统的上皮细胞等均有表达。HER2-CAR-T应用于临床最大的一个问题是特异性较差,靶向HER2的CAR-T可能会攻击表达HER2的正常组织,造成脱靶效应,产生严重不良反应。

在围手术期,曲妥珠单抗联合化疗能否为局部晚期胃癌/AEG患者带来获益,西班牙的NEOHX和德国HER-FLOT研究给出了肯定答案。该研究结果显示,曲妥珠单抗联合XELOX或者FLOT方案疗效确切,且不良反应可控。当然,这仍然需要多中心、前瞻性、对照、随机的Ⅲ期临床研究进一步明确。目前,还有曲妥珠单抗联合帕妥珠单抗的双靶治疗(妥妥联合)围手术期胃癌的临床研究正在进行中。如AIO-PETRARCA、EORTC-INNOVATION研究,相关研究结果值得期待。另外,HER2阳性患者免疫联合靶向及化疗的Ⅱ期研究(NCT0295453)入组了37例既往未经治疗的HER2阳性胃癌患者,不论PD-1状态,均接受帕博利珠单抗/曲妥珠单抗/XELOX方案治疗。22例患者化疗前接受了1个周期的帕博利珠单抗/曲妥珠单抗诱导治疗,结果显示,客观有效率为87%,并且可评估的患者100%出现了不同程度的肿瘤消退。提示抗HER2与免疫治疗联合可能存在协同作用,靶向免疫化疗联合可能是HER2阳性胃癌的重要治疗策略,基于此结果,Ⅲ期临床研究(KEYNOTE-811)正在进行中,结果值得期待。

除外曲妥珠单抗,目前涌现出了一些免疫增强型抗HER2单抗,如马格妥昔单抗(margetuximab),旨在通过依赖抗体的细胞毒性作用提高对肿瘤细胞的杀伤力。马格妥昔单抗联合PD-1的一项临床研究,纳入92例曲妥珠单抗治疗失败的*HER2*阳性晚期胃癌患者。结果显示,对于HER2 IHC阳性(3+)且PD-L1阳性的患者客观有效率达到48%,中位生存期为20.5个月。目前,一项Ⅱ/Ⅲ期研究正探索一线对比曲妥珠单抗联合化疗、马格妥昔单抗联合化疗,或再联合PD-1,或再联合PD-1及LAG3双抗的疗效及安全性。

二、EGFR

EGFR的表达是胃癌预后不良的正相关预测因素。靶向EGFR的单抗如西妥昔单抗联合化疗在进展期胃癌的Ⅱ期临床试验中取得了阳性结果。但是Ⅲ期试验(EXPAND)不能改善预后,而且有严重的不良反应。此外,其他EGFR靶向药物的临床试验均无明显生存获益。

第二节　血管内皮生长因子阻滞剂

一、雷莫芦单抗

血管内皮生长因子（VEGF）及血管内皮生长因子受体（VEGFR）介导的信号转导通路是肿瘤新生血管形成的重要通路，靶向该通路能有效地改善肿瘤局部的免疫微环境。Rainbow 的临床研究入选了 665 例一线氟尿嘧啶类或铂类药物治疗失败的转移性或无法手术切除的晚期胃癌患者，组织学或细胞学证实为胃癌或 AEG，ECOG 评分 0～1 分，肝、肾、骨髓功能良好；患者 1∶1 随机分组接受雷莫芦单抗/安慰剂联合紫杉醇（PTX）方案［雷莫芦单抗/安慰剂 8 mg/（kg·d），第 1、15 天；PTX 80 mg/（m² ·d），第 1、8、15 天；28 d 为一周期］治疗，直至疾病进展或无法耐受的不良反应。主要研究终点是总生存期，次要终点包括无进展生存期、疾病进展时间、客观有效率、安全性、生活质量、药效、药代和免疫原性。两组中位生存期分别为 9.63 个月和 7.36 个月（$HR=0.807$，$95\% CI$：0.678～0.962，$P=0.0169$）；达到研究终点时，6 个月和 12 个月的生存率分别为 72% vs 57% 和 40% vs 30%，无进展生存期为 4.4 个月 vs 2.86 个月（$P<0.0001$），客观有效率为 28% vs 16%（$P=0.0001$）。主要亚组总生存期分析显示：两组在非亚洲人群、一线疾病进展时间 ≥6 个月、年龄<65 岁、肠型、发生于 AEG 的差异具有统计学意义（$P<0.05$）。在亚洲人群中，两组患者的总生存期和无进展生存期分别为 12.1 个月 vs 10.5 个月（$HR=0.99$，$95\% CI$：0.73～1.34）和 5.5 个月 vs 2.8 个月（$HR=0.63$，$95\% CI$：0.47～0.83）；客观有效率为 33.9% vs 20.2%（$HR=2.24$，$95\% CI$：1.18～4.24）。在非亚洲人群，两组患者总生存期和无进展生存期分别为 8.5 个月 vs 5.9 个月（$HR=0.73$，$95\% CI$：0.59～0.91）和 4.2 个月 vs 2.9 个月（$HR=0.64$，$95\% CI$：0.52～0.79）；客观有效率为 24.9% vs 14.0%（$HR=2.09$，$95\% CI$：1.28～3.41）。以上结果提示雷莫芦单抗联合 PTX 方案二线治疗晚期或转移性胃癌可以延长总生存期，降低死亡风险，是一线治疗失败的晚期或转移性胃癌的有效药物，同时也提示有效的二线治疗可以提高晚期或转移性胃癌的生存期。能否向一线治疗推进，Rainfall 研究显示雷莫芦单抗联合化疗未能改善一线患者的总生存期。由此可见，如何筛选获益人群，抗肿瘤新生血管形成药物在一线胃癌治疗中仍然有很长的路需要探索。

二、阿帕替尼

阿帕替尼是我国自行研发的小分子VEGFR-2抑制剂。秦叔逵和李进牵头的阿帕替尼治疗晚期胃癌的Ⅲ期临床研究共入组267例患者。二线治疗失败后，晚期胃癌患者在阿帕替尼组的中位总生存时间仍有7.6个月，较对照组延长2.6个月，死亡风险下降接近40%。常见不良反应是高血压、蛋白尿及手足综合征等，但绝大多数为1～2级不良反应。阿帕替尼的总体安全性较好，作为胃癌靶向药物中唯一的口服制剂，能极大地提高患者的依从性。阿帕替尼用于晚期胃癌三线治疗，可显著延长患者的中位总生存期。2014年国家食品药品监督管理总局批准阿帕替尼用于晚期胃癌或者AEG三线及三线以上治疗。

第三节　共刺激分子

T细胞对肿瘤细胞的特异性杀伤作用受到共刺激分子影响。肿瘤细胞可下调正性共刺激分子的表达水平、上调负性共刺激分子的表达水平，抑制T细胞的活化。免疫检查点阻断疗法通过阻断排制性分子作用，刺激免疫系统重新活化，以杀伤肿瘤细胞。在众多的免疫检查点中，PD-1是一种重要的免疫抑制分子，为CD28超家族成员，主要表达于活化的T淋巴细胞、B淋巴细胞和巨噬细胞表面。PD-L1是相对分子质量为40 000的1型跨膜蛋白。PD-L1主要表达于肿瘤细胞、B细胞、巨噬细胞和树突状细胞等。PD-1与PD-L1结合能发挥负性调控作用，通过抑制抗原受体信号，抑制T、B细胞的激活、分化和增殖，诱导特异性细胞毒性T淋巴细胞凋亡，在肿瘤细胞逃逸机体免疫监控过程中发挥重要作用。PD-1、PD-L1是目前研究最多、最热的治疗靶点。

一、PD-1

PD-1抑制剂包括帕博利珠单抗和纳武利尤单抗等。帕博利珠单抗在欧美获批用于治疗微卫星不稳定型（MSI型）阳性的晚期胃癌，纳武利尤单抗于2020年3月在中国获批用于治疗既往接受过2种或2种以上全身性治疗方案的晚期或复发性AEG。帕博利珠单抗的Ⅱ期临床试验（KEYNOTE-059）结果证实帕博利珠单抗对PD-L1阳性的胃癌患者具有较好的疗效，目前联合化疗的Ⅲ期临床试验（NCT02370498）正在进行中。纳武利尤单抗治疗进展期胃癌或胃食管癌的Ⅲ期临床试验（ATTRACTION-2）结果显示纳武利尤单抗可显著提高患者的1年生存率（治疗组为26.2%，对照组为10.9%）；2年研究结果数据更新显示，与安慰剂比较，纳武利尤单抗可以显著提高不可切除的晚期或复发胃/胃食管结合部肿瘤患者的总生存期，使三线胃癌患者的2年生存率较安慰剂组提高超过3倍，达到61.3%。纳武利尤单抗治疗对于疗效为完全缓解（CR）或部分缓解（PR）的患者有更高的有效率。对于疗效稳定（SD）的患者，纳武利尤单抗治疗同样优于安慰剂治疗，显示出更高的患者生存率。需要指出的是，患者的总体生存获益不受PD-L1表达状态的影响。此外，纳武利尤单抗治疗安全可控，3～4级治疗相关不良事件发生率为10%，研究中未发现延迟发生的治疗相关不良事件。

二、PD-L1

PD-L1在胃癌组织中的阳性率为40%～50%。PD-L1抑制剂阿维鲁单抗（avelumab）、德瓦鲁单抗（durvalumab）等正在进行的Ⅲ期临床试验包括JAVELIN Gastric 100、JAVELIN Gastric 300，但从目前结果来看其对胃癌的疗效不如PD-1抑制剂。胃癌患者的肿瘤浸润淋巴细胞水平越高，其预后也往往更好；但是在PD-L1表达的情况下，高水平CD8$^+$ TIL浸润反而是不良的预后标志物，提示PD-L1可以抑制甚至逆转抗肿瘤免疫的效果。近日，美国国家癌症中心官方杂志 *Journal of the National Cancer Institute* 报道的案例显示，PD-L1抗体对EBV阳性的胃癌患者有较好的治疗效果，提示EBV感染阳性可能是预测PD-1/PD-L1抗体治疗效果的指标之一。

第四节　其他新靶点

一、癌胚抗原

癌胚抗原（carcinoembryonic antigen, CEA）在胃癌组织的阳性率高于目前所有已知的胃癌驱动基因，且与胃癌的不良预后显著相关，靶向CEA的CAR-T疗法已进入临床试验，在多种晚期肿瘤如肺癌、结肠癌的治疗中显示有临床获益，针对胃癌的临床前研究证实靶向CEA的CAR-T可以增强T细胞的肿瘤浸润能力,延长荷瘤小鼠生存期,但特异性不高。

二、MET

MET属于酪氨酸激酶受体,对于实体肿瘤的生长、侵袭及转移发挥着关键的作用,当配体HGF与MET结合后,HGF/MET信号通路即被活化,发生自身磷酸化,募集下游的Gab-1、Grb-2、Shc和c-Cbl等衔接蛋白,通过一系列的磷酸化反应活化PI3K、ERK 1/2、STAT等重要的信号分子及相应的信号通路,调节肿瘤细胞的增殖、迁移和侵袭能力。在胃癌研究最多的MET抑制剂主要是利妥木单抗。一项在晚期或转移性胃癌或AEG患者中进行的一线治疗Ⅰb/Ⅱ期临床研究,受试者被随机分组接受ECX化疗或者ECX联合利妥木单抗治疗。 利妥木单抗联合治疗组相对于单纯化疗组总生存期延长,但差异无统计学意义(10.6个月 *vs* 8.9个月,*P* > 0.05)。MET阳性患者,利妥木单抗治疗组中位总生存期为10.6个月(*80% CI*: 9.2~12.0),而安慰剂组的中位总生存期仅为5.7个月(*80% CI*: 4.7~10.2),中位总生存期相差4.9个月。但后期开展的随机对照Ⅲ期临床研究结果并不理想。

三、其他新靶点

其他新靶点包括FGFR、RET、PARP、CTLA-4、STAT3、MTOR、B7家族成员和癌睾抗原等靶点。此外,其他多个免疫检查点分子也被作为胃癌患者抗肿瘤治疗的研发靶点,例如LAG-3、TIM-3、VISTA、TIGIT、BTLA等。

FGFR在胃癌中扩增的比例为1.8%~19.3%。有研究对比FGFR抑制剂与紫杉醇治疗失败后的FGFR扩增晚期胃癌患者,结果显示两者的无进展生存期无统计学差异。PARP抑制剂在携带 *BRCA* 突变的乳腺癌、卵巢癌和胰腺癌中,都显示出了很好的疗效,但在胃癌的Ⅲ期临床研究GOLD中却显示无效。亚组分析显示部分人群能获益,这与胃癌的时间和空间异质性有关,需要更进一步明确获益患者群体。

综上所述,胃癌治疗最具潜力的发展趋势是靶向治疗、免疫治疗和个体化治疗,相关研究尚处于起步阶段,传统靶点虽然已有部分临床获益,但是存在着阳性率低、获益人群少、特异性差以及免疫原性弱等问题。目前,正在开发的新靶点具有广阔的前景,但仍需要更大规模的临床试验证实其效果。为了更有效地治疗晚期胃癌患者,一方面,寻找典型的临床特征及分子标志物,确定靶向治疗的可能获益优势人群有待进一步深入研究；另一方面，寻求治疗靶点的关键驱动基因迫在眉睫。肿瘤治疗已经进入精准治疗时代，我们期待在实际的临床应用中，进一步明确患者的组织学、遗传学和免疫学分型，在此基础上制订个体化治疗方案和策略，力求能做到全程管理、优化先行。争取不断提高治疗有效率、提高疗效持久性，造福广大胃癌患者。

------------------------------ 参 考 文 献 ------------------------------

[1] Bang Y J, Van cutsem E, Feyereislova A, et al. Trastuzumab in combination with chemotherapy versus chemotherapy alone for treatment of Her2-positive advanced gastric or gastro-oesophageal junction cancer(TOGA): a phase, open-label, randomised controlled trial[J]. Lancet, 2010, 376(9742): 687−697.

[2] Cancer Genome Atlas Research Network. Comprehensive molecular characterization of gastric adenocarcinoma[J]. Nature, 2014, 513(7517): 202−209.

[3] Chen L T, Satoh T, Ryu M H, et al. A phase 3 study of nivolumab in previously treated advanced gastric or gastroesophageal junction cancer (ATTRACTION-2): 2-year update data[J]. Gastric Cancer, 2020, 23(3): 510−519.

[4] Fuchs C S, Shitara K, Bartolomeo M D, et al. RAINFALL: A randomized, double-blind, placebo-controlled phase III study of cisplatin (Cis) plus capecitabine (Cape) or 5FU with or without ramucirumab (RAM) as first-line therapy in patients with metastatic gastric or gastro-esophageal junction (G-GEJ) adenocarcinoma[J]. Lancet Oncol, 2019, 20(3): 420−435.

[5] Kang Y K, Boku N, Satoh T, et al. Nivolumab in patient with advanced gastric or gastro-oesophageal junction cancer refractory to, or intolerant of, at least two previous chemotherapy regimens(ono-4538-12, ATTRACTION-2) a randomised, double-blind, placebo-controlled, phase 3 trial[J]. Lancet, 2017, 390(10111): 2461−2471.

[6] Le D T, Durham J N, Smith K N, et al. Mismatch repair deficiency predicts response of solid tumors to PD-1 blockade[J]. Science, 2017, 357(6349): 409−413.

[7] Li J, Qin S, Xu J, et al. Apatinib for chemotherapy-refractory advanced metastatic gastric cancer: results from a radomized, placebo-controlled, parallel-arm, phase II trial[J]. J Clin Oncol, 2013, 31(26): 3219−3225.

[8] Lordick F, Kang Y K, Chung H C, et al. Capecitabine and cisplatin with or without cetuximab for patients with previously untreated advanced gastric cancer (EXPAND): a randmised open-label phase 3 trial[J]. Lancet Oncol, 2013, 14(6): 490−499.

[9] Mizrak K D, Harada K, Shimodaira Y, et al. Advanced gastric adenocarcinoma: optimizing therapy options[J]. Expert Rev Clin Pharmacol, 2017, 10(3): 263−271.

[10] Morgan R A, Yang J C, Kitano M, et al. Case report of a serious adverse event following the administration of T cells transduced with a chimeric antigen receptor recognizing

ERBB2[J]. Mol Ther, 2010, 18(4): 843−851.

[11] Pinto C, Di Fabio F, Siena S, et al. Phase Ⅱ study of cetuximab in combination with FOLFIRI in patients with untreated advanced gastric or gastroesophageal Junction adenocarcinoma (FOLCETUX study)[J]. Ann Oncol, 2007, 18(3): 510−517.

[12] Torre L A, Bray F, Siegel R L, et al. Global cancer statistics 2012[J]. CA Cancer J Clin, 2015, 65(2): 87−108.

[13] Wilke H, Muro K, Van Cutsem E, et al. Ramucirumab plus paclitaxel versus placebo plus paclitaxel in patients with previously treated advanced gastric or gastro-esophageal junction adenocarcinoma(RAINBOW) a double-blind randomised phase 3 trial[J]. Lancet Oncol, 2014, 15(11): 1224−1235.

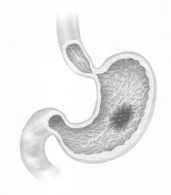

第十九章

胃癌的免疫治疗

焦　锋　陆虹旻　戴广海

晚期胃癌尽管使用标准疗法如化疗和靶向治疗,但预后仍然极差。近几年,伴随着生物制药的发展,以激活宿主免疫系统为目标的免疫疗法彻底改变了肿瘤治疗的面貌。阻断免疫检查点,如细胞毒性T细胞活化抗原-4(cytotoxic T lymphocyte activation antigen-4, CTLA-4)、PD-1及其配体PD-L1、B7-H1,已证明对几种实体癌有效。特别是PD-1及PD-L1抗体疗法已在某些实体肿瘤中因其有效性被采纳为首选治疗。免疫治疗的效果似乎与肿瘤的免疫微环境及其免疫原性有关。最近的研究结果表明,免疫检查点抑制剂疗法已经成为未来胃癌治疗的潜在选择,在二线或后线治疗中对基于抗PD-1/PD-L1治疗策略的临床试验的评估结果令人鼓舞,在晚期胃癌中单药或联合治疗可能适用于有待鉴别的特定亚组患者。

[通信作者]　戴广海,daigh301@vip.sina.com

第一节　免疫检查点的作用及其阻断

一、免疫检查点的作用

在过去几年中，免疫疗法已成为抗肿瘤治疗最受关注的领域。

经典的T细胞活化需要3个信号：① T细胞受体（T-cell receptor, TCR）和主要组织相容性复合物（MHC）/肽之间的相互作用；② 共刺激信号，即T淋巴细胞上表达的CD28分子与抗原呈递细胞（antigen presenting cell, APC）上表达的CD80/CD86（B7分子）之间的相互作用；③ IL-2/IL-2受体信号转导途径。这3个信号导致淋巴细胞周期增殖、存活和分化。

免疫检查点分子CTLA-4和PD-1通过自身免疫耐受限制淋巴细胞增殖。TCR/MHC信号转导在活化的T细胞上诱导CTLA-4表达，活化的T淋巴细胞以比CD28更高的亲和力结合CD80/CD86的共抑制分子CTLA-4。

二、免疫检查点阻断

阻断CTLA-4可诱导效应T细胞活化并产生抗肿瘤细胞作用。PD-1也是在活化的T淋巴细胞上表达的共抑制分子，特别是在肿瘤内抗原特异性CD8$^+$ T细胞上，可与表达在免疫细胞或肿瘤细胞上的配体PD-L1或PD-L2结合。肿瘤内在的致癌途径，T细胞应答释放的γ干扰素（interferon-γ, IFN-γ），γ链细胞因子（IL-2、IL-7和IL-15）、IL-21、LPS及BCR活化，IL-10、IL-4和粒细胞巨噬细胞集落刺激因子（GM-CSF）是参与PD-1上调的机制。PD-1/PD-L1相互作用诱导T淋巴细胞衰竭、细胞凋亡或无能，导致免疫逃逸机制和肿瘤进展。

阻断免疫检查点的单抗，如抗CTLA-4抗体［易普利姆玛（ipilimumab）和替西木单抗（tremelimuab）］、抗PD-1抗体（纳武利尤单抗和帕博丽珠单抗）和抗PD-L1抗体（巴文西亚、阿特珠单抗、度伐利尤单抗），已在黑色素瘤、非小细胞肺癌、肾细胞癌、头颈部鳞状细胞癌、梅克尔细胞癌和错配修复缺陷的结肠直肠癌和非结肠直肠癌中被证实有效。阻断免疫检查点通过避免它们与配体的相互作用诱导针对肿瘤细胞的T淋巴细胞活化。

目前，有大量免疫检查点抑制剂在临床被研究及应用。几项研究观察到患者临床获益与肿瘤内CD8$^+$记忆性T细胞增殖增加、T淋巴细胞毒性增强以及抗原特异性T细胞产生的炎性细胞因子增加之间存在关联。虽然这类药物很有应用前景，但它们在大多数常见肿瘤患者中的长期获益率仅为20%左右。因此，有必要更好地理解免疫检查点阻断机制，以提高患者对这些疗法的选择和临床效益。

第二节　胃癌中应用免疫检查点阻断的生理基础

肿瘤局部特别是肿瘤浸润淋巴细胞（tumor infiltrating lymphocyte, TIL）的免疫微环境正在成为许多实体瘤的预后和预测因子。一些研究评估了肿瘤内免疫细胞与胃癌预后之间的相关性。高密度的CD3$^+$CD8$^+$细胞毒性T细胞和记忆T细胞与胃癌患者的存活益处相关。更多的肿瘤内自然杀伤细胞也与更好的总体存活率相关。胃癌的分子生物学分类将胃癌分为4种基因组亚型（根据肿瘤基因组图谱研究网络，2014年）：① 染色体不稳定型（CIN型），占所有胃肿瘤的50%；② 基因组稳定型（GS型），占20%，具有运动性和黏附分子突变的亚型；③ 微卫星不稳定型（MSI型），占22%；④ EBV阳性型，占8%。与其他肿瘤亚型相比，以高TIL密度为特征的EBV阳性型和MSI型胃癌的亚组与更好的肿瘤特异性存活相关。

肿瘤发生和进展的特征之一在于逃避免疫反应，包括通过免疫检查点途径介导的肿瘤逃逸。部分胃癌、AEG的病因与器官移植和病毒感染的免疫抑制治疗有关，提示免疫系统在肿瘤控制中起重要作用。此外，关键的免疫检查点蛋白，包括CTLA-4、吲哚胺2,3-双加氧酶、T细胞免疫球蛋白和含黏蛋白结构域的蛋白3、淋巴细胞活化基因3蛋白和PD-1在胃癌、AEG患者的免疫细胞中过表达，提示肿瘤诱导的T细胞衰竭在疾病进展中的作用。尤其是通过直接过表达PD-L1或诱导免疫细胞上的PD-L1表达，癌细胞利用PD-1/PD-L1途径促进免疫抑制环境，允许免疫逃逸并因此促进肿瘤生长。阻断检查点蛋白的抗体可通过阻断抑制信号来恢复和增强T淋巴细胞的抗肿瘤活性。

一些研究检测了胃癌中肿瘤和免疫细胞上的PD-L1表达。PD-1（表达于免疫细胞上）及其配体PD-L1（表达于免疫和肿瘤细胞上）在高达50%的胃癌和AEG中有不同程度表达。但胃癌中PD-L1表达与临床预后之间的关系仍存在争议，肿瘤PD-L1表达在部分研究中被认为是临床获益的预后因素；相反，也有研究将其作为阴性预测标志物。一项荟萃分析显示，15项符合条件的研究覆盖了3 291名患者，PD-L1水平与所有阶段胃癌的总生存率呈负相关（$HR=1.46$，$95\% \ CI$：$1.08 \sim 1.98$，$P=0.01$）。具有高百分比的PD-L1表达的高密度肿瘤内或基质CD8$^+$ T细胞似乎与更差的无进展生存期和总生存期相关。该结果表明，不仅TIL密度很重要，而且肿瘤微环境中促炎和免疫抑制功能之间的平衡也很重要。总之，PD-L1过度表达由于其抑制免疫功能导致其似乎与肿瘤预后不良有关，但它也可能是免疫治疗效率的阳性预测标志物。在之前引用的荟萃分析中，PD-L1在肿瘤浸润较深、淋巴结转移阳性、EBV阳性型和MSI型肿瘤的患者中高表达。慢性EBV感染可通过触发IFN-γ的产生导致Th1抗病毒反应，这是抗肿瘤反应所必需的。一些胃癌和AEG具有高突变负荷，特别是在MSI型肿瘤中，体细胞突变扩增了免疫细胞可识别的肿瘤新抗原的数量。已有研究显示高肿瘤突变负荷可预测各种肿瘤中抗PD-1/PD-L1治疗的持久临床获益。此外，与微卫星稳定型（MSS型）肿瘤相比，MSI型肿瘤中肿瘤浸润性细胞毒性T细胞的密度也增加。这些结果表明，EBV阳性型和MSI型胃癌由于其重要的免疫原性可能是免疫疗法的合适靶标。

此外，在亚裔和非亚裔患者中，胃癌细胞表现出不同的与T细胞功能相关的基因表达特征。具体而言，与亚裔患者相比，非亚裔患者的肿瘤与T细胞活性相关的标志物表达更高，包括CTLA-4、CD3、CD45R0和CD8，以及免疫抑制性调节性T细胞标志物FOXP3低表达。此外，对各种肿瘤数据的荟萃分析发现，PD-L1在肿瘤浸润性免疫细胞中的表达是非亚裔患者预后良好的指标，而亚裔患者则没有。因此，在评估胃癌免疫治疗的效果时，患者是否为亚裔是一个重要的考虑因素。

第三节　晚期胃癌的免疫检查点抑制剂治疗

一、在晚期胃癌二线及以上治疗中的疗效

在亚洲患者中进行的ATTRACTION 02 Ⅲ期随机试验比较了抗PD-1抗体纳武利尤单抗与安慰剂在接受过2个或2个以上化疗方案的不可切除晚期胃癌患者中的疗效。与对照组相比，纳武利尤单抗组的总生存期显著延长，中位数分别为5.3个月和4.1个月（$HR=0.63$，$95\% \ CI$：$0.51 \sim 0.78$，$P<0.000\ 1$）。根据该

试验结果,纳武利尤单抗在日本被批准用于二线治疗后无法切除的晚期或复发性胃癌。但是,因为亚洲胃癌患者与欧美胃癌患者人群在流行病学、病因学、预后和治疗效果方面存在着显著差异,因此该试验的结果尚不能推广到西方国家的人群。

KEYNOTE-059 Ⅱ期试验评估了三组晚期胃癌和AEG患者。在队列1中,259名患者在第3次或后期化疗中用抗PD-1抗体帕博利珠单抗作为单一疗法治疗。客观反应率和疾病控制率(定义为稳定疾病+部分反应+完全反应≥2个月)分别为12%和27%,中位生存期为5.6个月。PD-L1阳性(综合阳性评分≥1)患者与PD-L1阴性患者相比,客观反应率更高(16% vs 6%)。根据这项大型试验的结果,美国FDA批准了帕博利珠单抗用于肿瘤过度表达PD-L1的患者在二线或更后线中的治疗。

在CheckMate-032 Ⅰ/Ⅱ期临床研究中采用免疫疗法的组合,其中包括晚期胃癌、食管癌和AEG患者,这些患者之前经历过一线或多线化疗后进展。三组患者分别接受纳武利尤单抗(3 mg/kg;N3组)、纳武利尤单抗(1 mg/kg)+易普利姆玛(抗CTLA-4抗体;3 mg/kg)(N1+I3组)和纳武利尤单抗(3 mg/kg)+易普利姆玛(1 mg/kg)(N3+I1组)。客观反应率在N3组中为12%,在N1+I3组中为24%,在N3+I1组中为8%。在PD-L1≥1%的患者中,客观反应率在N3组中达到19%(3/16),在N1+I3组中达到40%(4/10),在N3+I1组中达到23%(3/13)。

这些结果表明,对于之前接受过治疗的晚期胃癌患者,免疫治疗可能是一种潜在的选择。然而,也有一些临床试验未显示出免疫治疗在胃癌中的临床获益。KEYNOTE-061 Ⅲ期试验($n=592$)显示免疫治疗无效,该试验比较帕博利珠单抗与紫杉醇在二线晚期胃癌中的作用。在肿瘤过度表达PD-L1(综合阳性评分≥1)的患者中,未达到其延长总生存期和无进展生存期的主要终点。在所有患者中,与帕博利珠单抗相比,3~5级药物相关不良事件发生率为14.3%,而紫杉醇不良事件发生率为34.8%;由于药物相关的不良事件导致3.1%和5.4%的患者停药。不过,在KEYNOTE-061试验的事后分析中,在肿瘤过度表达PD-L1(综合阳性评分≥10)的患者中总生存期显著改善($HR=0.64$, 95% CI:0.41~1.02)。同样,最近的JAVELIN Gastric 300 Ⅲ期试验比较了阿维鲁单抗(抗PD-L1)与伊立替康/紫杉醇作为晚期胃癌或AEG的三线治疗,无论PD-L1表达如何,均显示无效。

需要注意的是,在所有这些试验中用于测定PD-L1的IHC并不是统一的。例如,在KEYNOTE-059试验中,PD-L1阳性肿瘤被定义为通过使用Dako 22C3

抗体测定肿瘤或基质细胞染色≥1%。在CheckMate-032试验中，使用经验证的自动化IHC测定法评估PD-L1肿瘤表达，具有超过100个可评估的肿瘤细胞且肿瘤细胞膜的PD-L1染色的样品≥1%被认为是PD-L1阳性。与此同时，肿瘤PD-L1阳性还有其他几种定义也在被使用，而它们与胃癌患者PD-1阻断疗法的临床反应之间的潜在关联还未被评估过。肿瘤比例评分是指在任何强度下具有部分或完全膜染色的活肿瘤细胞的百分比，并且似乎具有一定的应用价值。综合阳性评分定义为PD-L1染色细胞（肿瘤细胞、淋巴细胞和巨噬细胞）的数量除以活肿瘤细胞总数乘以100，该指标与PD-1抗体治疗的反应之间相关性较高。所有这些定义的差异可以解释与PD-L1表达相关的临床结果的差异。

总之，在亚洲人群中抗PD-1/PD-L1治疗与其他后线治疗相比，相关的临床结果得到改善，但与之类似的结果未能在西方人群中得出。亚裔患者与非亚裔患者相比，存在着与T淋巴细胞功能相关的不同基因表达特征，免疫微环境的变异性及其功能可以解释这两种群体对免疫治疗的不同反应。

二、在晚期胃癌一线治疗中的疗效

在一线治疗中，日本正在进行Ⅱ/Ⅲ期临床试验以评估纳武利尤单抗+化疗［替吉奥+奥沙利铂（SOX）与卡培他滨+奥沙利铂（CapeOX/XELOX方案）］对无法切除的晚期或复发性胃癌或AEG患者的疗效。KEYNOTE-059的队列2评估了帕博利珠单抗+5-FU（或卡培他滨）和顺铂在HER2阴性晚期胃癌或AEG的一线治疗中的安全性数据和功效，客观反应率占总人群的60%（$n=25$），3名患者（12%）因化疗相关的不良事件而停止治疗，而没有患者因免疫治疗相关不良事件而停止治疗。在队列3中，患有胃癌或AEG的患者仅用帕博利珠单抗作为一线治疗，客观反应率估计为25%（$n=31$），观察到1例与肺炎相关的帕博利珠单抗死亡。这些结果表明，帕博利珠单抗在早期治疗中，尤其是化疗组合中，是该患者群体中潜在的治疗选择。

KEYNOTE-062是一项帕博利珠单抗±化疗vs化疗一线治疗胃癌的Ⅲ期大型研究。该研究入组了局部晚期、不可切除或转移性胃癌或AEG，HER2阴性，PD-L1综合阳性评分≥1，患者以1:1:1随机分配接受帕博利珠单抗单药200 mg、3周1次（≤35个周期，简称P组），帕博利珠单抗200 mg、3周1次（≤35个周期）联合化疗（简称P+C组），或安慰剂+化疗（简称C组），患者持续治疗直至出现不可耐受的不良反应、疾病进展或研究者/患者决定出组。主要研究终点为总生存期和无进展生存期，次要终点包括客观反应率和安全性。结果显示,对于PD-L1阳性(综合阳性评分≥1)的患者,帕博利珠单抗单药组与化疗组相比,中位生存期无统计学差异(10.6个月 *vs* 11.1个月,*P*＞0.05)。但是,如果将分析人群PD-L1的表达值提高到综合阳性评分≥10,帕博利珠单抗终于显示出优势,帕博利珠单抗组和化疗组的中位生存期分别为17.4个月和10.8个月(*HR*=0.69,95% *CI*:0.49～0.97)。

三、免疫疗法与其他抗肿瘤免疫/靶向药物联合使用

联合应用不同的免疫检查点抑制剂在其他实体肿瘤中已经有成功先例。但在胃癌治疗领域,Ⅲ期临床试验的结果显示,PD-1/PD-L1联合CTLA-4阻断免疫检查点的组合疗效并不乐观。目前正在进行几项评估免疫检查点抑制剂疗效的试验,这些试验正在招募化疗初治以及化疗难治性晚期胃癌患者,评估抗PD-1(帕博利珠单抗、纳武利尤单抗)或抗PD-L1(阿维鲁单抗、德瓦鲁单抗)与化学疗法或其他免疫疗法如抗CTLA-4(易普利姆玛)、LAG-3抑制剂[瑞拉利单抗(relatlimab)]和基质金属蛋白酶-9(MMP-9)抑制剂[安德西昔单抗(andecaliximab)]。2019 ASCO GI公布的一项帕博利珠单抗联合曲妥珠单抗一线治疗的Ⅱ期临床研究数据,客观反应率达到87%,疾病控制率为100%,1年生存率达到了76%(中位随访6.6个月)。对于HER2阳性的晚期患者,抗HER2联合免疫检查点抑制剂的一线治疗方案令人期待。REGONIVO研究中纳入了晚期胃癌与晚期肠癌经标准治疗失败的患者队列,共入组50例(胃癌和肠癌患者各25例),给予瑞戈非尼联合纳武利尤单抗方案治疗,其中瑞戈非尼使用了两个剂量级(80 mg和120 mg),同时给予3 mg/kg的纳武利尤单抗,与MSI-H型肠癌每3周1次的用法不同,采用了2周1次给药。截至2019年9月1日,胃癌患者中位无进展生存期为5.6个月(95% *CI*:2.7～10.4)。胃癌患者1年无进展生存率为22.4%,中位生存期为12.3个月(95% *CI*:5.3个月至未达到),1年生存率为55.3%。瑞戈非尼与纳武利尤单抗联合治疗在胃癌后线治疗中显示了明确的疗效,为患者带来生存获益。

然而,这些不同药物的组合增加了免疫相关不良事件的发生率,这是免疫联合治疗的主要限制。在患有转移性黑色素瘤的患者中,65%的患者在使用抗PD-1和抗CTLA-4的组合后产生Ⅲ～Ⅳ级免疫相关不良事件,而在抗PD-1/PD-L1或抗CTLA-4作为单一疗法的患者中的发生率为15%或22%～25%。在接受免疫检查点作为单一疗法的胃癌和AEG患者中,Ⅲ～Ⅳ级免疫相关不良事件的发生率相似。胃癌免疫治疗的相关不良事件通常涉及胃肠道、肺、内分泌

腺、皮肤和肝脏，较少见的是中枢神经系统和心血管、肌肉骨骼和血液系统。所有这些不良反应都在可控范围，并与其他肿瘤免疫治疗报道的不良反应保持基本一致。

第四节 免疫检查点抑制剂对胃癌疗效的预测性生物标志物

一、PD–L1表达

肿瘤细胞上的PD-L1表达是预测患者使用PD-1/PD-L1抗体疗效的潜在标志物，一些研究根据PD-L1表达状态评估了临床结果。在KEYNOTE-059研究的队列1中（帕博利珠单抗作为三线或更晚的单药治疗），PD-L1阳性肿瘤中客观反应率和疾病控制率分别为16%和33%，而PD-L1阴性肿瘤分别为6%和19%。在KEYNOTE-059研究的队列2中（帕博利珠单抗+5-FU+顺铂用于一线治疗），PD-L1阳性肿瘤的客观反应率为73%，PD-L1阴性肿瘤的客观反应率为38%。在来自CheckMate-032研究的预处理患者中，PD-L1阳性（综合阳性评分≥1%）患者的客观反应率更好（N3组为19%，N1+I3组为40%，N3+I1组为23%），相比PD-L1阴性（综合阳性评分＜1%）患者，分别为12%、22%和0。相反，KEYNOTE 061和JAVELIN Gastric 300研究中，在PD-L1阳性肿瘤中未观察到临床改善。

PD-L1表达的主要局限性：① 缺乏被认为过度表达的标准阈值；② 在大多数情况下，在单个时间点评估PD-L1表达可能低估其预测值；③ 评估PD-L1表达的检测尚未标准化。基于以上这些原因，PD-L1表达的预测价值仍需要在前瞻性试验中得到验证。

二、MSI表型

相比其他分子分型而言，在MSI型胃癌患者中使用免疫检查点抑制剂后的临床获益更受关注。实际上，MSI型胃癌的特征在于由肿瘤细胞编码的大量突变相关的新抗原。这些新抗原被免疫细胞识别，其增强上皮内活化的细胞毒性$CD8^+T$淋巴细胞的积累。在胃癌中，缺陷错配修复肿瘤患者约占20%。最近，有研究显示缺陷错配修复可预测实体瘤对帕博利珠单抗的临床反应。在86例化疗难治性MSI型实体瘤患者（包括5例胃癌患者）中，客观反应率和完全缓解率分别为53%和21%。作者在体内证实了对肿瘤突变产生的新肽具有反应的新抗原特异性T细胞克隆的扩增。基于这些观察结果，错配修复缺陷表型被认为可能是免疫检查点阻断疗效的预测标记。自2017年以来，帕博利珠单抗被美国FDA批准用于治疗各种无法切除或转移性MSI型或缺陷错配修复实体肿瘤患者，以及在使用5-FU、奥沙利铂和伊立替康后进展的MSI型或缺陷错配修复结直肠癌患者。在KEYNOTE-059试验队列1中，MSI型晚期胃癌患者的客观反应率和疾病控制率分别为57%和71%（$n=7$），而在非MSI型晚期胃癌患者中为9%和22%（$n=167$）。缺陷错配修复状态似乎是选择免疫疗法获益更大患者的有用工具。已有研究正在进行评估非结直肠MSI型肿瘤患者的免疫治疗，其中包括晚期胃癌。

三、EBV状态

EBV阳性型胃癌富含细胞毒性T细胞。众所周知，EBV与几种恶性疾病有关，如霍奇金淋巴瘤和鼻咽癌。阻断PD-1/PD-L1的单抗已被证实在这些肿瘤中可改善生存期。这表明病毒诱发的肿瘤可能对免疫疗法更敏感，以此为标准选择患者似乎对进行免疫治疗非常有意义。但迄今为止，在EBV阳性型胃癌患者亚组中尚未报道过这种临床获益。根据肿瘤基因组图谱亚型，特别是MSI和EBV状态，进行临床试验以及评估免疫治疗结果可能是今后的一个方向。

四、幽门螺杆菌感染

最后，1%～3%的患者在感染幽门螺杆菌后可导致慢性炎症和胃癌，但在晚期胃癌免疫治疗的不同临床试验中，幽门螺杆菌状态较少被评估。幽门螺杆菌感染诱导先天性和适应性免疫应答，然而尽管有这些免疫反应，宿主仍无法实现细菌根除。早期报道表明，T淋巴细胞对幽门螺杆菌的反应受损。胃上皮细胞通过表达MHC Ⅱ类抗原起到类似抗原呈递细胞的作用。幽门螺杆菌感染诱导胃上皮细胞中共刺激分子CD86和CD80的上调。在体外，在幽门螺杆菌感染后，胃上皮细胞中PD-1增加，并参与抑制T细胞的免疫功能，这可能有助于致癌。来自小型研究的证据观察到人幽门螺杆菌相关胃癌中PD-1和PD-L1上调。这些初步结果还需要进一步研究，但表明幽门螺杆菌相关肿瘤可能是免疫检查点阻断的潜在目标。

综上所述,与安慰剂组相比,抗PD-1治疗在经历过二线治疗以及更后线治疗的胃癌患者中具有一定疗效,并且在日本已被批准用于临床。然而,与化疗相比,抗PD-1治疗未能在更多的Ⅲ期临床试验中显示出益处。虽然TIL密度和PD-L1表达等似乎有利于在胃腺癌中的PD-1/PD-L1阻断,但是需要根据更多的临床结果来制订治疗策略。更多正在进行的随机临床试验将很快用于确认免疫疗法是否适合作为晚期胃癌的有效治疗选择,特别是在初始治疗阶段。此外,关于肿瘤微环境对免疫疗法影响的研究有助于更好地选择这些疗法的受益人群。PD-L1表达、MSI表型、EBV状态似乎是目前热门的预测性生物标志物,但必须在前瞻性研究中进行验证和改进。此外,现在必须根据分子分类评估对免疫疗法的临床反应,以改善个性化的患者管理。最后,在其他多种实体瘤中已经进行了关于免疫疗法联合化疗、靶向治疗、其他免疫疗法的各种组合的疗效和安全性试验,在胃癌患者中也需要进行进一步的类似研究以评估这些组合疗法的作用。

------------------------------ 参 考 文 献 ------------------------------

[1] Ahmadzadeh M, Johnson L A, Heemskerk B, et al. Tumor antigen-specific CD8 T cells infiltrating the tumor express high levels of PD-1 and are functionally impaired[J]. Blood, 2009, 114(8): 1537−1544.

[2] Bang Y J, Ruiz E Y, Van Cutsem E, et al. Phase Ⅲ, randomised trial of avelumab versus physician's choice of chemotherapy as third-line treatment for patients with advanced gastric or gastrooesophageal junction cancer: primary analysis of JAVELIN Gastric 300[J]. Ann Oncol, 2018, 29(10):2052−2060.

[3] Barber D L, Wherry E J, Masopust D, et al. Restoring function in exhausted CD8 T cells during chronic viral infection[J]. Nature, 2006, 439(7077): 682−687.

[4] Buchbinder E I, Desai A. CTLA-4 and PD-1 pathways: similarities, differences, and implications of their inhibition[J]. Am J Clin Oncol, 2016, 39(1): 98−106.

[5] Böger C, Behrens H M, Mathiak M, et al. PD-L1 is an independent prognostic predictor in gastric cancer of Western patients[J]. Oncotarget, 2016, 7(17): 24269−24283.

[6] Chang H, Jung W Y, Kang Y, et al. Programmed death-ligand 1 expression in gastric adenocarcinoma is a poor prognostic factor in a high CD8+ tumor infiltrating lymphocytes group[J]. Oncotarget, 2016, 7(49): 80426−80434.

[7] Chang W J, Du Y, Zhao X, et al. Inflammation-related factors predicting prognosis of gastric cancer[J]. World J Gastroenterol, 2014, 20(16): 4586− 4596.

[8] Cheng G, Li M, Wu J, et al. Expression of Tim-3 in gastric cancer tissue and its relationship with prognosis[J]. Int J Clin Exp Pathol, 2015, 8(8): 9452−9457.

［ 9 ］ Chiaravalli A M, Feltri M, Bertolini V, et al. Intratumour T cells, their activation status and survival in gastric carcinomas characterised for microsatellite instability and Epstein-Barr virus infection[J]. Virchows Arch, 2006, 448(3): 344−353.

［10］ Das S, Suarez G, Beswick E J, et al. Expression of B7-H1 on gastric epithelial cells: its potential role in regulating T cells during *helicobacter pylori* infection[J]. J Immunol, 2006, 176(5): 3000−3009.

［11］ Deng R, Cassady K, Li X, et al. B7H1/CD80 interaction augments PD-1-dependent T cell apoptosis and ameliorates graft-versus-host disease[J]. J Immunol, 2015, 194(2): 560−574.

［12］ Dolcetti R, Viel A, Doglioni C, et al. High prevalence of activated intraepithelial cytotoxic T lymphocytes and increased neoplastic cell apoptosis in colorectal carcinomas with microsatellite instability[J]. Am J Pathol, 1999, 154(6): 1805−1813.

［13］ Dong H, Strome S E, Salomao D R, et al. Tumor-associated B7-H1 promotes T-cell apoptosis: a potential mechanism of immune evasion[J]. Nat Med, 2002, 8(8): 793−800.

［14］ Dong H, Zhu G, Tamada K, et al. B7-H1, a third member of the B7 family, co-stimulates T-cell proliferation and interleukin-10 secretion[J]. Nat Med, 1999, 5(12): 1365−1369.

［15］ Dunn G P, Bruce A T, Ikeda H, et al. Cancer immunoediting: from immunosurveillance to tumor escape[J]. Nat Immunol, 2002, 3(11): 991−998.

［16］ Freeman G J, Long A J, Iwai Y, et al. Engagement of the PD-1 immunoinhibitory receptor by a novel B7 family member leads to negative regulation of lymphocyte activation[J]. J Exp Med, 2000, 192(7): 1027−1034.

［17］ Fridman W H, Pagès F, Sautès-Fridman C, et al. The immune contexture in human tumours: impact on clinical outcome[J]. Nat Rev Cancer, 2012, 12(4): 298− 306.

［18］ Fuchs C S, Doi T, Jang R W, et al. Safety and efficacy of pembrolizumab monotherapy in patients with previously treated advanced gastric and gastroesophageal junction cancer: phase 2 clinical KEYNOTE-059 trial[J]. JAMA Oncol, 2018, 4(5): e180013.

［19］ Goldberg M V, Maris C H, Hipkiss E L, et al. Role of PD-1 and its ligand, B7-H1, in early fate decisions of CD8 T cells[J]. Blood, 2007, 110(1): 186−192.

［20］ Goodman A M, Kato S, Bazhenova L, et al. Tumor mutational burden as an independent predictor of response to immunotherapy in diverse cancers[J]. Mol Cancer Ther, 2017, 16(11): 2598−2608.

［21］ Gu L, Chen M, Guo D, et al. PD-L1 and gastric cancer prognosis: A systematic review and meta analysis[J]. PLoS One, 2017, 12(8): e0182692.

［22］ Hanahan D, Weinberg R A. Hallmarks of cancer: the next generation[J]. Cell, 2011, 144(5): 646−674.

［23］ Hansen A R, Siu L L. PD-L1 testing in cancer: challenges in companion diagnostic development[J]. JAMA Oncol, 2016, 2(1): 15−16.

［24］ Ishigami S, Natsugoe S, Tokuda K, et al. Prognostic value of intratumoral natural killer cells in gastric carcinoma[J]. Cancer, 2000, 88(3): 577−583.

［25］ Isogawa M, Furuichi Y, Chisari F V, et al. Oscillating CD8(+) T cell effector functions after antigen recognition in the liver[J]. Immunity, 2005, 23(1): 53−63.

［26］ Iwai Y, Terawaki S, Honjo T. PD-1 blockade inhibits hematogenous spread of poorly immunogenic tumor cells by enhanced recruitment of effector T cells[J]. Int Immunol, 2005, 17(2): 133−144.

[27] Janjigian Y Y, Bendell J, Calvo E, et al. CheckMate-032 study: efficacy and safety of nivolumab and nivolumab plus ipilimumab in patients with metastatic esophagogastric cancer[J]. J Clin Oncol, 2018, 36(28): 2836−2844.

[28] Kang B W, Kim J G, Lee I H, et al. Clinical significance of tumor-infiltrating lymphocytes for gastric cancer in the era of immunology[J]. World J Gastrointest Oncol, 2017, 9(7): 293−299.

[29] Kang Y K, Boku N, Satoh T, et al. Nivolumab in patients with advanced gastric or gastro oesophageal junction cancer refractory to, or intolerant of, at least two previous chemotherapy regimens (ONO-4538-12, ATTRACTION-2): a randomised, double blind, placebo-controlled, phase 3 trial[J]. The Lancet, 2017, 390(10111): 2461−2471.

[30] Kawazoe A, Kuwata, T, Kuboki Y, et al. Clinicopathological features of programmed death ligand 1 expression with tumor-infiltrating lymphocyte, mismatch repair, and Epstein-Barr virus status in a large cohort of gastric cancer patients[J]. Gastric Cancer, 2017, 20(3): 407−415.

[31] Kim J W, Nam K H, Ahn S H, et al. Prognostic implications of immunosuppressive protein expression in tumors as well as immune cell infiltration within the tumor microenvironment in gastric cancer[J]. Gastric Cancer, 2014, 19(1): 42−52.

[32] Kim Y W, Joo J, Yoon H M, et al. Different survival outcomes after curative R0-resection for Eastern Asian and European gastric cancer: Results from a propensity score matched analysis comparing a Korean and a German specialized ter[J]. Medicine (Baltimore), 2016, 95(28): e4261.

[33] Kuzushima K, Nakamura S, Nakamura T, et al. Increased frequency of antigen-specific CD8+ cytotoxic T lymphocytes infiltrating an Epstein-Barr virus-associated gastric carcinoma[J]. J Clin Invest, 1999, 104(2): 163−171.

[34] Latchman Y, Wood C R, Chernova T, et al. PD-L2 is a second ligand for PD-1 and inhibits T cell activation[J]. Nat Immunol, 2001, 2(3): 261−268.

[35] Le D T, Durham J N, Smith K N, et al. Mismatch repair deficiency predicts response of solid tumors to PD-1 blockade[J]. Science, 2017, 357(6349): 409−413.

[36] Le D T, Uram J N, Wang H, et al. PD-1 blockade in tumors with mismatch-repair deficiency[J]. N Engl J Med, 2015, 372(26): 2509−2520.

[37] Lee H E, Chae S W, Lee Y J, et al. Prognostic implications of type and density of tumour-infiltrating lymphocytes in gastric cancer[J]. Br J Cancer, 2008, 99(10): 1704−1711.

[38] Lengauer C, Kinzler K W, Vogelstein B. Genetic instabilities in human cancers[J]. Nature, 1998, 396(6712): 643−649.

[39] Lin S J, Gagnon-Bartsch J A, Tan I B, et al. Signatures of tumour immunity distinguish Asian and non-Asian gastric adenocarcinomas[J]. Gut, 2015, 64(11): 1721−1731.

[40] Lu B, Chen L, Liu L, et al. T-cell-mediated tumor immune surveillance and expression of B7 co-inhibitory molecules in cancers of the upper gastrointestinal tract[J]. Immunol Res, 2011, 50(2−3): 269−275.

［41］ Maby P, Tougeron D, Hamieh M, et al. Correlation between density of CD8+ T-cell infiltrate in microsatellite unstable colorectal cancers and frameshift mutations: a rationale for personalized immunotherapy[J]. Cancer Res, 2015, 75(17): 3446－3455.

［42］ Martin-Orozco N, Wang Y H, Yagita H, et al. Cutting Edge: Programmed death (PD) ligand-1/PD-1 interaction is required for CD8$^+$ T cell tolerance to tissue antigens[J]. J Immunol, 2006, 177(12): 8291－8295.

［43］ Paziak-Domańska B, Chmiela M, Jarosińska A, et al. Potential role of CagA in the inhibition of T cell reactivity in *helicobacter pylori* infections[J]. Cell Immunol, 2000, 202(2): 136－139.

［44］ Postow M A, Callahan M K, Wolchok J D. Immune checkpoint blockade in cancer therapy[J]. J Clin Oncol, 2015, 33(17): 1974－1982.

［45］ Postow M A, Sidlow R, Hellmann M D. Immune-related adverse events associated with immune checkpoint blockade[J]. N Engl J Med, 2018, 378(2): 158－168.

［46］ Raufi A G, Klempner S J. Immunotherapy for advanced gastric and esophageal cancer: preclinical rationale and ongoing clinical investigations[J]. J Gastrointest Oncol, 2015, 6(5): 561－569.

［47］ Ribas A, Wolchok J D. Cancer immunotherapy using checkpoint blockade[J]. Science, 2018, 359(6382): 1350－1355.

［48］ Rizvi H, Sanchez-Vega F, La K, et al. Molecular determinants of response to anti-programmed cell death (PD)-1 and anti-pro grammed death-ligand 1 (PD-L1) blockade in patients with non-small-cell lung cancer profiled with targeted next-generation sequencing[J]. J Clin Oncol, 2018, 36(7): 633－641.

［49］ Schreiber R D, Old L J, Smyth M J. Cancer immunoediting: integrating immunity's roles in cancer suppression and promotion[J]. Science, 2011, 331(6024): 1565－1570.

［50］ Schwitalle Y, Kloor M, Eiermann S, et al. Immune response against frameshift-induced neopeptides in HNPCC patients and healthy HNPCC mutation carriers[J]. Gastroenterology, 2008, 134(4): 988－997.

［51］ Selenko-Gebauer N, Majdic O, Szekeres A, et al. B7-H1 (programmed death-1 ligand) on dendritic cells is involved in the induction and maintenance of T cell anergy[J]. J Immunol, 2003, 170(7): 3637－3644.

［52］ Shitara K, Özgüroǔlu M, Bang Y J, et al. Pembrolizumab versus paclitaxel for previously treated, advanced gastric or gastro-oesophageal junction cancer (KEYNOTE-061): a randomised, open-label, controlled, phase 3 trial[J]. The Lancet, 2018, 392(10142): 123－133.

［53］ Simon S, Vignard V, Florenceau L, et al. PD-1 expression conditions T cell avidity within an antigen-specific repertoire[J]. Oncoimmunology, 2016, 5(1): e1104448.

［54］ Takaya S, Saito H, Ikeguchi M. Upregulation of immune checkpoint molecules, PD-1 and LAG-3, on CD4+ and CD8+ T cells after gastric cancer surgery[J]. Yonago Acta Med, 2015, 58(1): 39－44.

［55］ Thompson E D, Zahurak M, Murphy A, et al. Patterns of PD-L1 expression and CD8 T cell infiltration in gastric adenocarcinomas and associated immune stroma[J]. Gut, 2017, 66(5):

794－801.

[56] Topalian S L, Drake C G, Pardoll D M. Targeting the PD-1/B7-H1(PD-L1) pathway to activate anti-tumor immunity[J]. Curr Opin Immunol, 2012, 24(2): 207－212.

[57] Wakatsuki K, Sho M, Yamato I, et al. Clinical impact of tumor-infiltrating CD45RO+ memory T cells on human gastric cancer[J]. Oncol Rep, 2013, 29(5): 1756－1762.

[58] Wong R M, Scotland R R, Lau R L, et al. Programmed death-1 blockade enhances expansion and functional capacity of human melanoma antigen-specific CTLs[J]. Int Immunol, 2007, 19(10): 1223－1234.

[59] Wu P, Wu D, Li L, et al. PD-L1 and survival in solid tumors: a meta analysis[J]. PLoS One, 2015, 10(6): e0131403.

[60] Xu-Monette Z Y, Zhang M, Li J, et al. PD-1/PD-L1 Blockade: Have we found the key to unleash the antitumor immune response[J]. Front Immunol, 2017, (8): 1597.

[61] Yang K, Zhu H, Chen C C, et al. Lessons learned from a case of gastric cancer after liver transplantation for hepatocellular carcinoma: a case report and literatures review[J]. Medicine (Baltimore), 2016, 95(7): e2666.

[62] Ye G, Barrera C, Fan X, et al. Expression of B7-1 and B7-2 costimulatory molecules by human gastric epithelial cells: potential role in CD4$^+$ T cell activation during *helicobacter pylori* infection[J]. J Clin Invest, 1997, 99(7): 1628－1636.

[63] Zhao T, Li C, Wu Y, et al. Prognostic value of PD-L1 expression in tumor infiltrating immune cells in cancers: a meta-analysis[J]. PLoS One, 2017, 12(4): e0176822.

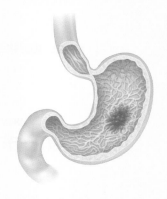

第二十章

胃癌的放疗

胡　斌　白永瑞

　　放射治疗(放疗)是重要的肿瘤局部治疗手段之一。因胃肿瘤的特殊性,目前放疗主要用于胃癌的围手术期治疗及姑息治疗。早期胃癌患者采用单纯手术即可根治,对于进展期胃癌患者采用以手术为主的综合治疗模式。现有的循证医学研究结果已肯定化疗对于局部进展期胃癌的价值,但对围手术期放疗及放化疗的疗效仍有争议。胃癌的姑息性放疗、局部复发放疗及寡转移灶的放疗效果确切。

[通信作者] 　白永瑞,Email: baiyongrui@renji.com

第一节　进展期胃癌的术后放疗

对于可手术切除的进展期胃癌患者，肿瘤复发及转移多见，文献报道局部复发率为20%～40%。在二次手术及尸检患者中，有80%～93%存在局部复发。如何减少术后局部失败的治疗策略在不断探索中。

一、INT-0116临床试验

2001年，美国胃肠道协作组发表了关于胃癌术后辅助治疗的INT-0116研究。在这项研究中，共有556例接受过手术切除的胃癌或AGE患者（ⅠB～Ⅳ期）入组。这些患者在手术20～40 d后随机分配到手术联合术后放化疗组或单纯手术组。入组手术联合术后放化疗组的患者，先行1个周期以5-FU为主的静脉化疗（每天5-FU 425 mg/m^{2}及亚叶酸钙20 mg/m^2，连续5 d），随后在第5周开始行同期放化疗，照射区域包括瘤床、区域淋巴结以及吻合口区域，每次1.8 Gy（1 Gy＝1 J/kg），总剂量45 Gy（25次），每周5次，为期5周；在放疗开始后的前4 d及最后3 d给予化疗（每日5-FU 400 mg/m^{2}及亚叶酸钙20 mg/m^2）。在放化疗结束后1个月，继续给予2个周期的化疗（每日5-FU 425 mg/m^{2}及亚叶酸钙20 mg/m^2，连续5 d）。此项研究全部入组患者中，54例（9.7%）患者行D2淋巴结清扫根治术；199例（36%）患者行D1淋巴结清扫术，其中54%的患者未达到D1淋巴结清扫。在手术联合术后放化疗组中，182例（65%）患者完成了全部的术后放化疗，49例（17%）患者因放化疗的不良反应中止治疗（其中23例放疗剂量≥40 Gy）。随访结果显示：手术联合术后放化疗组和单纯手术组患者的3年无复发生存率和3年总生存率有显著差异（48% *vs* 31%，*P* < 0.001；52% *vs* 41%，*P* = 0.005）。超过10年的长期随访结果提示，胃癌根治术后患者接受同步放化疗可有长期临床获益。基于INT-0116的研究结果，同期放化疗成为美国及欧洲局部晚期胃癌术后患者的标准治疗方案之一，并为《NCCN胃癌临床实践指南》和《CSCO胃癌诊疗指南》所推荐。

虽然INT-0116研究显示术后联合放化疗有效，但由于INT-0116研究所存在的局限性，胃癌术后的同期放化疗并未得到全球范围的广泛认可。原因在于：对于进展期胃癌患者，术中行D2淋巴结清扫已经成为标准；而INT-0116研究中入组的胃癌患者中,90%以上的患者未行D2淋巴结清扫,手术淋巴结清扫范围不足可能导致单纯手术患者总体疗效不佳。在INT-0116研究中,术后辅助放疗可能弥补了手术的不足,仅能说明对接受D0或D1淋巴结清扫的胃癌患者进行术后放化疗有助于改善生存期。因此,对于胃癌D2淋巴结清扫术后患者,术后放化疗的疗效仍有争议。2000年,韩国学者Yoo等回顾性分析了2 328例胃癌D2淋巴结清扫术后患者资料,对其中508例影像学或二次手术诊断肿瘤复发患者的统计显示,最常见的失败原因为腹膜转移(43.9%),同时有32.5%的患者存在局部复发。因此,作者认为胃癌D2淋巴结清扫术后的辅助治疗非常有必要。

2005年,韩国另一项大宗多中心回顾性分析纳入了990例胃癌D2淋巴结清扫术后患者,其中淋巴结阳性者占91%。分析结果显示:术后放化疗较单纯手术显著提高了5年总生存和无复发生存($P < 0.05$),且放疗野内的局部区域复发率低于单纯手术组(14.9% vs 21.7%,$P < 0.005$)。2012年,中国及韩国发表的两个小样本的Ⅲ期临床研究结果显示放疗增加了胃癌术后患者的肿瘤局控率,但并没有改善生存。

二、ARTIST临床试验

2012年,韩国学者开展的另一项大样本随机对照Ⅲ期临床研究(ARTIST研究)发表。在这项研究中,AJCC分期(2002年)ⅠB～Ⅳ(M_0)期胃癌患者在接受D2淋巴结清扫根治术后随机分为化疗组及同步放化疗组。其中化疗组接受6个周期XP方案化疗[卡培他滨2 000 mg/($m^2 \cdot$ d)口服第1～14天+顺铂60 mg/($m^2 \cdot$ d)第1天,每3周重复1次];放化疗组者先接受2个周期XP方案化疗,随后行同期放化疗,放疗靶区包括瘤床(T_4病灶)、吻合口、十二指肠残端、区域淋巴结,以及近切缘、远切缘周围的2 cm(残胃不包含在放射野内),每次予1.8 Gy,总剂量45 Gy(25次),每周5次,5周完成;放疗期间予卡培他滨化口服化疗[1 650 mg/($m^2 \cdot$ d)]。放化疗后继续行2周期XP方案化疗。研究共入组458例患者,其中化疗组228例,同步放化疗组230例。化疗组中75%的患者完成全部6个疗程XP方案化疗,放化疗组中82%的患者完成全部治疗。2012年随访结果显示:与化疗组比较,放化疗组患者区域复发明显减少(7% vs 13%,$P = 0.003\ 3$);两组患者的3年无疾病生存率为74%和78%,差异无统计学意义($P = 0.086\ 2$)。2015年报告的长期随访结果与此类似,但亚组分析显示,淋巴结阳性及Lauren分型肠型胃癌患者有潜在获益。396例淋巴结阳性患者,化疗组与放化疗组的3年无疾病生存率差异有统计学意义(72% vs 76%,$P = 0.04$);163

例Lauren分型肠型患者,两组患者的3年无疾病生存率分别为83%和94%,差异有统计学意义($P=0.01$)。另外,术后分期为Ⅲ～Ⅳ期患者,术后放化疗可能改善患者的无病生存期。因此,结果认为,对于胃癌D2淋巴结清扫术后患者,术后同期放化疗并不优于单纯化疗,但淋巴结阳性及Lauren分型肠型患者可能从放化疗中获益。

ARTIST研究的阴性结果同样被部分专家所诟病,因为研究中虽然对D2淋巴结清扫术有了严格的把关,但全组患者中近60%为ⅠB～Ⅱ期患者,而这些患者可能并不能在术后放疗中获益。因此,为了进一步明确胃癌D2淋巴结清扫术后患者放化疗的获益人群,韩国进一步开展了针对病理学淋巴结阳性胃癌患者的术后放化疗随机对照试验(ARTIST-Ⅱ试验,ClinicnalTrails.gov,编号NCT01761461)。该试验拟入组900例患者,随机分为单药化疗组、联合化疗组及放化疗组三组。其中单药化疗组术后给予为期1年的替吉奥口服化疗;联合化疗组予为期6个月的SOX方案(替吉奥+奥沙利铂)化疗;放化疗组先行2个周期SOX方案化疗,随后给予放化疗(放疗+替吉奥口服化疗),放化疗后继续行4个周期的SOX方案化疗。试验设计的分层因素包括术后分期、手术类型及Lauren分型。另外,北京中科院肿瘤医院也在积极开展Ⅲ期临床试验来评估胃癌D2淋巴结清扫术后辅助放化疗的疗效(ClinicalTrials.gov,编号NCT01674959)。目前,试验正在进行中,研究结果值得期待。

三、CRITICS临床试验

2018年,另一项多中心Ⅲ期临床随机对照研究(CRITICS)结果正式发表。此项研究中,入组ⅠB～ⅣA期(AJCC第6版)可手术的胃癌或胃食管结合处腺癌患者,随机分为两组。两组患者均接受3个周期术前化疗(每21天1个周期),化疗药物包括:表阿霉素($50\ mg/m^2$)第1天;顺铂($60\ mg/m^2$)或奥沙利铂($130\ mg/m^2$)第1天;卡培他滨($1\ 000\ mg/m^2$口服,每日2次,第1～14天)或($625\ mg/m^2$口服,每日2次,第1～21天)(如进食梗阻无法口服卡培他滨给予5-FU $200\ mg/m^2$,每日静脉滴注,第1～21天)。化疗后行根治性手术(D1+淋巴结清扫)。术后4～12周后,术后化疗组患者继续接受3个周期的全身化疗(同术前化疗方案),另一组行术后放化疗。术后放化疗组中,放疗:每次1.8 Gy,总剂量45 Gy(25次),5周完成(照射范围包括肿瘤床、手术吻合口及区域淋巴结);放疗期间同时予化疗:卡培他滨($575\ mg/m^2$口服每日2次,每周一至周五,共5周)、顺铂($20\ mg/m^2$,每周1次,共5周)。结果共计788例患者入组(术后化疗组393例,术后放化疗组395例),研究中636例患者(术后化疗组310例,术后放化疗组326例)在术前化疗后完成根治性手术(其中544例为D1+淋巴结清扫术);术后化疗组中,233例完成了术后化疗(其中16例接受1个疗程化疗,37例接受2个疗程化疗,180例完成3个疗程化疗);术后放化疗组中,245例患者完成了术后放化疗(197例完成为期5周的放疗及化疗)。术后化疗组治疗完成率为46%,术后放化疗组治疗完成率55%。中位随访时间为61.4个月,446例患者死亡(术后化疗组216例,术后放疗组230例),术后化疗组和术后放化疗组的中位无病生存期分别为28个月和25个月,局部复发率分别为15%和11%,中位生存期分别为43个月和37个月,5年生存率分别为42%和40%,差异均无统计学意义($P>0.05$);在不良反应方面,主要为血液学毒性及胃肠道反应,但两组间差异无统计学意义($P>0.05$)。研究结果显示,对于新辅助化疗后接受根治性手术的胃癌患者,术后放化疗并不优于术后化疗。

尽管CRITICS研究获得了阴性结果,但研究中的很多方面仍存在缺陷,而这些缺陷可能对研究结果造成影响。首先,此项研究的目的是比较新辅助化疗及术后放化疗及术后化疗的疗效差异,在完成同样周期的新辅助化疗及手术后再随机分组是使两组患者基线平衡的最佳方式。而研究过程中,所有患者在接受新辅助化疗前就随机分组,而患者并未能全部完成新辅助化疗,同时术后放化疗及术后化疗组均有近20%的患者未开始术后化疗及放化疗,另有近20%的患者未能完成全部的术后化疗及放化疗,这些因素均可能影响最后的结果。其次,手术方式是影响胃癌患者治疗效果的决定性因素,CRITICS研究中无法根据手术方式进行分层,手术方式的不平衡将对研究结果产生影响。因此,CRITICS研究的阴性结果并不可靠。

综上所述,对于手术未能达到D2淋巴结清扫标准的进展期胃癌术后患者,推荐术后行同步放化疗;对于D2淋巴结清扫术患者,术后放化疗可以提高肿瘤的局部控制率及无病生存期,对于淋巴结转移的患者,建议术后放化疗。

第二节 胃癌的新辅助放疗和姑息性放疗

一、胃癌的新辅助放疗

进展期胃癌术前新辅助治疗是近年来研究的热点,以MAGIC研究为代表的多项临床试验肯定了新辅助化疗的价值，但术前放疗的作用尚未有定论。

1998年报道的我国学者的一项前瞻性Ⅲ期随机对照临床试验中，370例胃贲门腺癌患者被随机分为单纯手术组（S组）及放疗联合手术组（R+S组）。放疗联合手术组（171例）患者先接受为期4周的放疗［每次2 Gy，总剂量40 Gy（20次）］，在放疗后的2～4周行手术治疗。结果放疗联合手术组与单纯手术组比较，手术切除率明显提高（89.5% *vs* 79.4%，*P* < 0.01）；局部控制率更佳（61% *vs* 45%，*P* < 0.05）；并延长了患者的生存时间（5年生存率为30.1% *vs* 19.75%，10年生存率为20.26% *vs* 13.3%，*P* = 0.009 4）。

2009年，Stahl等比较了局部进展期AEG患者术前化疗及术前放化疗的疗效，119例患者被随机分为术前化疗组及术前放化疗组，术前化疗组给予为期2.5个疗程（6周为1个疗程，为期15周）的PLF方案化疗。具体化疗方案：在化疗第1、8、15、22、29、36天给予5-FU（2 g/m^2，维持24 h）及亚叶酸钙（500 mg/m^2，静脉滴注2 h），同时化疗第1、15、29天给予顺铂（50 mg/m^2，静脉滴注1 h）；化疗后3～4周行手术治疗。放化疗组给予2个疗程（6周1个疗程，为期12周）的PLF方案化疗后（方案同术前化疗组），随后行放化疗，放疗范围包括原发病灶、淋巴结转移病灶及淋巴结引流区（左右贲门旁、胃左动脉、胃小弯、腹腔干周围、脾动脉及肝总动脉旁淋巴结区域），每次予2 Gy，每周5次，总剂量给予30 Gy，3周完成；放疗期间予PE方案同期化疗，放疗第1天及第8天予顺铂（50 mg/m^2，静脉滴注1 h），放疗第3～5天予依托泊苷（80 mg/m^2，静脉滴注1 h）；放化疗后3～6周行手术治疗。结果显示，术前放疗组患者中，有15.6%的患者术后病理完全缓解，而术前化疗组术后完全缓解率仅为2%，差异有统计学意义（*P* = 0.03）。另外，术前放化疗组提高了患者的3年生存率（47.4% *vs* 27.7%），但差异无统计学意义（*P* = 0.07）。2017年，长期随访结果显示，术前放化疗组的手术后局部无进展生存期显著优于术前化疗组（*P* = 0.01），并且术前放化疗组的3年和5年的总生存率亦呈现出获益趋势（*P* = 0.055）。在这些研究中，术前放疗在近期疗效和局部区域控制方面有明显的优势，但入组的患者以AEG为主，能否适用于进展期胃癌患者，仍有争议。因此，对于进展期胃癌患者，仍有待更多大样本的Ⅲ期随机对照临床试验来证实术前放疗的效果。

目前，正在进行的研究中，国际多中心随机对照研究TOPGEAR将可切除的胃腺癌或AEG患者随机分为术前化疗组及术前放化疗组。在术前化疗组中，术前行3个周期的ECF方案化疗（表阿霉素50 mg/m^2，静脉滴注，化疗第1天；顺铂60 mg/m^2，静脉滴注，化疗第1天；5-FU 200 mg/m^2，维持静脉滴注，连续21 d）。术前放化疗组在2个周期ECF方案化疗后行放化疗，放疗每次予1.8 Gy，

5次/周，总剂量45 Gy（25次），5周完成；放疗期间给予5-FU维持化疗（200 mg/m²，每周7 d，连续5周）或口服卡培他滨化疗（825 mg/m²口服，每天2次，每周5 d，连续5周）。术前化疗及放化疗后给予手术治疗，术后两组患者均继续给予3个疗程ECF方案化疗。整个试验分为两个阶段，第一阶段入组120例患者，初步评估治疗的安全性及有效性。第二阶段继续入组632例患者，主要研究终点为总生存期。

　　另外，复旦大学附属肿瘤医院也正在开展胃癌术前放化疗的Ⅲ期随机对照临床试验（PREACT研究，NCT03013010）。在此之前开展的Ⅱ期临床试验中共入组40例临床Ⅲ期患者（T₄ₐN+M₀和T₄ᵦNₓM₀），先行SOX方案化疗1个疗程（替吉奥80 mg/m²口服第1～14天＋奥沙利铂130 mg/m²静脉滴注第1天）；化疗1周后行放化疗，放化疗方案包括总剂量45 Gy（25次）的放疗（每周5次，每次1.8 Gy，为期5周）及口服替吉奥化疗（40～60 mg/m²口服，每天2次，每周5 d，连续5周）；放化疗结束2周后再次行SOX方案化疗1个疗程；治疗结束后6周行手术治疗；术后4～6周继续3个疗程的SOX方案化疗。结果全组患者治疗耐受良好，总体反应率为41.7%，R0切除率为66.7%，中位无病生存期为16.7个月，中位生存时间为30.3个月，1年及2年的生存率分别为92%和56%。在随后的Ⅲ期随机对照临床试验中，试验组沿用既往的Ⅱ期试验治疗方案，对照组术前给予单纯化疗，3程SOX方案（替吉奥口服＋奥沙利铂静脉滴注）；入组AJCC（第7版）ⅡB～ⅣA期的胃腺癌及AEG患者，所有患者治疗前行腹腔镜探查及腹腔脱落细胞学检查，以排除腹膜种植转移的干扰，同时设置Lauren分型（肠型对比非肠型）为随机分层因素进行随机分组。拟入组682例患者，主要终点是3年无病生存率。

　　总之，对于AEG，推荐行术前放化疗；对于进展期胃癌患者，术前放化疗的疗效尚不明确，随着越来越多临床试验的开展，期待放化疗这一治疗手段给局部进展期胃癌患者带来更好的疗效和生存获益。

二、胃癌的姑息性放疗

　　局部进展期胃癌患者，无论是否伴有远处转移，因局部肿瘤的生长、浸润、压迫等，可能出现胃出血、穿孔、梗阻和疼痛等，影响患者的生活质量，严重的可能危及生命。对于这些患者，可以选择的治疗方式包括姑息性切除、手术改道（胃造瘘、空肠造瘘等）、支架置入、全身化疗及姑息性放疗。放疗是一种无创、有效率较高的局部治疗手段。通过对胃原发肿瘤出血病灶的放疗，可以使血管闭塞，减少出血，研究报道总体有效率为50%～90%；另外，放疗同样可以缓解因肿瘤或后腹膜淋巴结肿大压迫引起的疼痛，文献报道疼痛缓解率为45.5%～90%。最后，通过对原发肿瘤及转移瘤的放疗，可以缓解局部压迫症状（如消化道梗阻、胆道梗阻等），有效率为51.2%～81%。因此，对于无法手术、化疗耐受差或化疗后进展，以及一般情况较差或高龄的患者，建议行姑息性放疗。

第三节　胃癌术后局部复发或寡转移的放疗

对于胃癌术后局部复发及寡转移的治疗目前尚缺乏大样本的前瞻性随机对照临床研究数据，多为回顾性或小样本的研究。对于无法手术、围手术期未接受过放疗的局部复发或淋巴结转移患者，同步放化疗可能有生存获益。梅奥诊所（Mayo Clinic）回顾性分析了60例不可切除、复发或R2术后胃癌患者，这些患者病灶局限，接受了放疗及5-FU为主的化疗，结果显示高剂量（≥54 Gy）照射提高了患者的局部控制率，该组中复发患者的生存期有延长趋势，其中照射剂量≥54 Gy的患者生存期为25.6个月，照射剂量<54 Gy的患者生存期为5.5个月（$P=0.06$）。另有回顾性研究显示，对于胃癌根治术后局部吻合口复发和/或区域淋巴结转移的患者，同步放化疗的有效率可达61.9%，中位生存期为35个月。与单纯化疗比较，同步放化疗缓解率更高（87.8% *vs* 63.0%，$P=0.01$），而且同步放化疗组患者的疼痛、出血及梗阻的症状控制更佳（85.0% *vs* 55.9%，$P=0.006$），中位生存期也更长（13.4个月 *vs* 5.4个月，$P=0.06$）。

对于胃癌术后寡转移的患者，治疗的基本策略仍应按照转移性胃癌处理，在全身化疗肿瘤控制的基础上，局部治疗的参与可能提高患者的生存期。对于无法局部手术的患者，放疗是有效的局部治疗手段。

第四节　胃癌放疗的照射范围和实施

一、胃癌放疗的照射范围

胃癌的淋巴结转移受原发肿瘤位置、浸润范围及深度、肿瘤分期影响较大，同时胃癌的术后复发模式与不同的手术类型、淋巴结清扫范围又息息相关,这些为胃癌的放疗带来了很多不确定因素。

2002年,Smalley和Tepper等发表了胃癌术后靶区勾画方面的共识。他们主要依据不同部位胃癌的淋巴结转移规律的不同,对几种胃癌手术方式后的放疗靶区进行了详细介绍。但该共识是基于二维时代图像的前后对穿野设计,并不适合目前的三维放疗技术。

2013年,美国麻省总医院发表了胃癌术后淋巴结区域示意图,文中根据胃癌的不同手术方式(近端胃部分切除、远端胃部分切除和全胃切除)在不同CT影像层面上勾画出了1~16组淋巴结图示,但并未给出胃癌术后放疗照射范围的建议。

近年来,尽管对胃癌D2淋巴结清扫术后是否进行残胃放疗,是否能免除瘤床、吻合口、十二指肠残端照射及如何选择性淋巴结照射进行了探讨,但至今为止,胃癌术后的放疗靶区勾画尚未达成共识。2018年版《NCCN胃癌临床实践指南》建议:术后放疗前应先影像学检查明确肿瘤瘤床、吻合口、残端及淋巴结区域。如术前胃肿瘤位于近端胃1/3处(胃食管结合部底、贲门、胃底区域),建议照射野范围包括食管吻合口上3~5 cm的食管及食管旁淋巴结区域;另外,高危的淋巴结区域包括胃周、腹腔干、胃左动脉旁、脾动脉、脾门、肝动脉及肝门区域淋巴结。如术前胃肿瘤位于胃中1/3处(胃体区域),建议照射范围包括胃周、腹腔干、胃左动脉旁、脾动脉、脾门、肝动脉、肝门、幽门上下、胰十二指肠区域淋巴结。如术前胃肿瘤位于胃远端1/3处(胃窦、幽门),如肿瘤侵犯十二指肠,建议照射野范围包括3~5 cm的十二指肠吻合口或十二指肠残端,同时应包括胃周、腹腔干、胃左动脉旁、肝动脉、肝门、幽门上下及胰十二指肠区域淋巴结。对于胃癌的术前放疗范围,2018年版《NCCN胃癌临床实践指南》建议应参照相关的影像学检查(超声胃镜、钡餐、CT及PET/CT等)明确肿瘤的位置、浸润范围及淋巴结转移情况后确定,同时应根据患者的临床情况及不良反应风险适当调整淋巴结照射区域。

二、胃癌放疗的实施

放疗前建议CT模拟定位,采用调强放疗技术。定位和治疗前3 h避免过多饮食,定位时采用CT增强扫描,应使用负压成型垫模型或其他体位固定装置固定体位,通常采用仰卧位。如果呼吸时内脏器官移位明显,建议采用4D-CT扫描技术,以便更好地估计计划靶区。术后放疗剂量为45~50.4 Gy(25~28

次）。放疗中常规使用抑酸止吐药物，同时应保证营养摄入，必要时静脉营养支持治疗。周围正常组织限量：小肠$V_{45\,Gy}$＜195 mL；肝$V_{30\,Gy}$＜33%，平均照射剂量＜25 Gy；脊髓最大剂量＜45 Gy；每侧肾脏$V_{20\,Gy}$＜33%，平均照射剂量＜18 Gy。

------------------------------ 参 考 文 献 ------------------------------

[1] Asakura H, Hashimoto T, Harada H, et al. Palliative radiotherapy for bleeding from advanced gastric cancer: is a schedule of 30 Gy in 10 fractions adequate[J]. J Cancer Res Clin Oncol, 2011, 137(1): 125－130.

[2] Cats A, Jansen E P M, van Grieken N C T, et al. Chemotherapy versus chemoradiotherapy after surgery and preoperative chemotherapy for resectable gastric cancer (CRITICS): an international, open-label, randomised phase 3 trial[J]. Lancet Oncol, 2018, 19(5): 616－628.

[3] Chang J S, Lim J S, Noh S H, et al. Patterns of regional recurrence after curative D2 resection for stage Ⅲ (N3) gastric cancer: implications for postoperative radiotherapy[J]. Radiother Oncol, 2012, 104(3): 367－373.

[4] Chen W, Zheng R, Baade P D, et al. Cancer statistics in China, 2015[J]. CA Cancer J Clin, 2016, 66(2): 115－132.

[5] Greene F L P D, Fleming I D, Fritz A, et al. American Joint Committee on Cancer: AJCC cancer staging manual[M]. 6th ed. New York, NY: Springer, 2002.

[6] Hashimoto K, Mayahara H. Takashima A. et al. Palliative radiation therapy for hemorrhage of unresectable gastric cancer: a single institute experience[J]. J Cancer Res Clin Oncol, 2009, 135(8): 1117－1123.

[7] Hellman S, Weichselbaum R R. Oligometastases[J]. J Clin Oncol, 1995, 13(1): 8－10.

[8] Henning G T, Schild S E, Stafford S L, et al. Results of irradiation or chemoirradiation for primary unresectable, locally recurrent or grossly incomplete resection of gastric adenocarcinomas[J]. Int J Radiat Oncol Biol Phys, 2000, 46(1): 109－118.

[9] Kim M M, Rana V, Janjan N A, et al. Clinical benefit of palliative radiation therapy in advanced gastric cancer[J]. Acta Oncol, 2008, 47(3): 421－427.

[10] Kim S, Lim D H, Lee J, et al. An observational study suggesting clinical benefit for adjuvant postoperative chemoradiation in a population of over 500 cases after gastric resection with D2 nodal dissection for adenocarcinoma of the stomach[J]. Int J Radiat Oncol Biol Phys, 2005, 63(5): 1279－1285.

[11] Kim T H, Park S R, Ryu K W, et al. Phase 3 trial of postoperative chemotherapy alone versus chemoradiation therapy in stage Ⅲ－Ⅳ gastric cancer treated with R0 gastrectomy and D2 lymph node dissection[J]. Int J Radiat Oncol Biol Phys, 2012, 84(2): e585－592.

[12] Lee J A, Lim do H, Park W, et al. Radiation therapy for gastric cancer bleeding[J]. Tumori, 2009, 95(6): 726－730.

[13] Lee J, Lim D H, Kim S, et al. Phase Ⅲ trial comparing capecitabine plus cisplatin versus capecitabine plus cisplatin with concurrent capecitabine radiotherapy incompletely resected gastric cancer with D2 lymph node dissection: the ARTIST Trial[J]. J Clin Oncol, 2012, 30(3): 268−273.

[14] Leong T, Smithers B M, Michael M, et al. TOPGEAR: a randomized phase Ⅲ trial of perioperative ECF chemotherapy versus preoperative chemoradiation plus perioperative ECF chemotherapy for resectable gastric cancer (an international, intergroup trial of the AGITG/TROG/EORTC/NCIC CTG)[J]. BMC Cancer, 2015, 15: 532.

[15] Liu X, Li G, Long Z, et al. Phase Ⅱ trial of preoperative chemoradiation plus perioperative SOX chemotherapy in patients with locally advanced gastric cancer[J]. J Surg Oncol, 2018, 117(4): 692−698.

[16] Macdonald J S, Smalley S R, Benedetti J, et al. Chemoradiotherapy after surgery compared with surgery alone for adenocarcinoma of the stomach or gastrocesophageal junction[J]. N Engl J Med, 2001, 345(10): 725−730.

[17] Milano M T, Katz A W, Zhang H, et al. Oligometastases treated with stereotactic body radiotherapy: Long-term follow-up of prospective study[J]. Int J Radiat Oncol Biol Phys, 2012, 83(3): 878−886.

[18] Nam H, Lim D H, Kim S, et al. A new suggestion for the radiation target volume after a subtotal gastrectomy in patients with stomach cancer[J]. Int J Radiat Oncol Biol Phys, 2008, 71(2): 448−455.

[19] Niibe Y, Hayakawa K. Oligometastases and oligo-recurrence: e new era of cancer therapy[J]. Jpn J Clin Oncol, 2010, 40(2): 107−111.

[20] Park S H, Sohn T S, Lee J, et al. Phase Ⅲ trial to compare adjuvant chemotherapy with capecitabine and cisplatin versus concurrent chemoradiotherapy in gastric cancer: final report of the adjuvant chemoradiotherapy in stomach tumors trial, including survival and subset analyses[J]. J Clin Oncol, 2015, 33(28): 3130−3136.

[21] Smalley S R, Benedetti J K, Haller D G, et al. Updated analysis of SWOG-directed intergroup study Oll6: a phase Ⅲ trial of adjuvant radiochemotherapy versus observation after curative gastric cancer resection[J]. J Clin Oncol, 2012, 30(19): 2327−2333.

[22] Smalley S R, Gunderson L, Tepper J, et al. Gastric surgical adjuvant radiotherapy consensus report: rationale and treatment implementation[J]. Int J Radiat Oncol Biol Phys, 2002, 52(2): 283−293.

[23] Stahl M, Walz M K, Riera K J, et al. Preoperative chemotherapy versus chemoradiotherapy in locally advanced adenocarcinomas of the esophagogastric junction (POET): Long-term results of a controlled randomisedtrial [J]. Eur J Cancer, 2017, 81: 183−190.

[24] Stahl M, Walz M K, Stuschke M, et al. Phase Ⅲ comparison of preoperative chemotherapy compared with chemoradiotherapy in patients with locally advanced adenocarcinoma of the esophagogastric junction[J]. J Clin Oncol, 2009, 27(6): 851−856.

[25] Sun J, Sun Y H, Zeng Z C, et al. Consideration of the role of radiotherapy for abdominal lymph node metastases in patients with recurrent gastric cancer[J]. Int J Radiat Oncol Biol Phys, 2010, 77(2): 384−391.

[26] Tepper J E, Gunderson L L. Radiation treatment parameters in the adjuvant postoperative therapy of gastric cancer [J]. Semin Radiat Oncol, 2002, 12(2): 187–195.

[27] Tey J, Back M F, Shakespeare T P, et al. The role of palliative radiation therapy in symptomatic locally advanced gastric cancer[J]. Int J Radiat Oncol Biol Phys, 2007, 67(2): 385–388.

[28] Tey J, Choo B A, Leong C N, et al. Clinical outcome of palliative radiotherapy for locally advanced symptomatic gastric cancer in the modern era[J]. Medicine, 2014, 93(22): e118.

[29] Wo J Y, Yoon S S, Guimaraes A R, et al. Gastric lymph node contouring atlas: A tool to aid in clinical target volume definition in 3-dimensional treatment planning for gastric cancer[J]. Pract Radiat Oncol, 2013, 3(1): e11–19.

[30] Xie J, Liang N, Qiao L, et al. Docetaxel, capecitabine and concurrent radiotherapy for gastric cancer patients with postoperative locoregional recurrence[J].Tumori, 2015, 101(4): 433–439.

[31] Xu C, Xie J, Liang N, et al. Concurrent involved-feld radiotherapy and XELOX in gastric cancer patients with postoperative oligometastatic recurrence[J]. J Cancer Res Ther, 2014, (S10): 267–271.

[32] Yoo C H, Noh S H, Shin D W, et al. Recurrence following curative resection for gastric carcinoma[J]. Br J Surg, 2000, 87(2): 236–242.

[33] Yoon H I, Chang J S, Lim J S, et al. Defining the target volume for postoperative radiotherapy after D2 dissection in gastric cancer by CT-based vessel-guided delineation [J]. Radiother Oncol, 2013, 108(1): 72–77.

[34] Yuan S T, Wang F L, Liu N, et al. Concurrent involved-field radiotherapy and XELOX versus XELOX chemotherapy alone in gastric cancer patients with postoperative locoregional recurrence[J]. Am J Clin Oncol, 2015, 38(2): 130–134.

[35] Zhang Z X, Gu X Z, Yin W B, et al. Randomized clinical trial on the combination of preoperative irradiation and surgery in the treatment of adenocarcinoma of gastric cardia (AGC)—report on 370 patients[J]. Int J Radiat Oncol Biol Phys, 1998, 42(5): 929–934.

[36] Zhu W G, Xua D F, Pu J, et al. A randomized, controlled, multicenter study comparing intensity modulated radiotherapy plus concurrent chemotherapy with chemotherapy alone in gastric cancer patients with D2 resection[J]. Radiother Oncol, 2012, 104(3): 361–366.

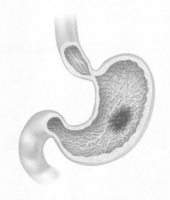

第二十一章

食管胃结合部腺癌的诊疗策略

赵恩昊　曹　晖　徐惠绵

　　食管胃结合部腺癌(AEG)是指横跨食管远端和胃近端贲门交界处区域的腺癌性病变。由于食管胃结合部(EGJ)的界定本身就存在一定争议,因此也导致AEG在国际上仍未有权威的定义。最新的《食管胃结合部腺癌外科治疗中国专家共识(2018版)》定义AEG是肿瘤中心处于食管和胃解剖交界上下5 cm区间内的腺癌,并跨越或接触EGJ。与传统的远端胃癌有所不同,AEG的流行病学特点与食管腺癌更加相似。在全球范围内AEG的发病率呈现逐年上升趋势,其中高收入国家尤为明显,而肥胖、胃食管反流、巴雷特食管等也成为AEG主要的危险因素。由于AEG是一个跨越不同解剖部位的肿瘤,因此其诊疗策略一直是困扰腹部外科和胸外科医师共同的难点,包括手术径路选择的合理性、淋巴结清扫的彻底性、消化道重建的安全性等诸多问题,均有各自不同的认识和各自倾向的模式,缺乏统一的标准,而在微创技术蓬勃发展以及多学科团队合作日益盛行的今天,相关问题更是成为近年来争议的热点和探讨的方向。

[通信作者]　徐惠绵,Email: xuhuimian@126.com

第一节　食管胃结合部腺癌的定义及分型

一、EGJ 的定义

近年来，国外解剖学著作逐步引入 EGJ 的概念，并认为 EGJ 与贲门是不同的解剖区域，而国内教材仍然沿用传统的"贲门即为 EGJ，是胃的入口"的定义。因此，对于该区域的命名上存在着争议。不仅如此，如何界定该区域在不同学科也有着不同的意见，解剖学观点认为 EGJ 就是管状食管与囊状胃的结合部，位于 His 角水平，是一个非常短的解剖学区域；生理学观点认为 EGJ 是通过食管压力测定后下段食管括约肌最远端的边界；病理学观点则认为只有组织学检查确认的食管鳞状上皮和胃柱状上皮交界处才是 EGJ。

在对于 EGJ 定义的问题上，基于巴雷特食管发病率的地区差异，日本和欧美国家尚存争议。欧美国家采用《布拉格标准》(*Prague C&M criteria*)，认为 EGJ 是内镜下近端胃黏膜皱襞的近侧。而 2010 年第 14 版日本《胃癌处理规约》认为 EGJ 的定义在临床上可以采用下列任何一条：① 内镜检查中食管下端纵行栅栏状样血管末梢；② 消化道钡餐检查中 His 角的水平延长线；③ 内镜或消化道钡餐检查中胃大弯黏膜皱襞近侧的终末端；④ 切除的标本在大体检查时周径出现变化的部位。同时该规约也指出，组织学上的鳞柱交界处与实际的 EGJ 并不一定完全吻合。第 15 版日本《胃癌处理规约》则进一步细化 EGJ 的定义，包括内镜、上消化道造影和病理学三方面。通常优先考虑内镜，诊断标准则无太大变化，而上消化道造影中 EGJ 的定义为食管下段最狭窄的部位，如果存在食管裂孔疝等情况，才以胃大弯纵行皱襞的口侧缘为标志。

二、AEG 的定义

2000 年出版的 WHO 肿瘤分类及诊断标准《消化道肿瘤病理与遗传》中，将 AEG 单独列为一个章节，并从分子生物学、病理学和诊断等方面作出了详细的论述。AEG 的定义包括：① 不管肿瘤主体位于何处，穿过 EGJ 的腺癌称为 AEG；② 完全位于 EGJ 上方的腺癌应被看作是食管腺癌；③ 肿瘤完全位于 EGJ 下方应被视为来源于胃，不主张使用模棱两可且经常能引起歧义的"胃贲门腺癌",而更倾向于使用"近端胃腺癌"。

三、AEG 的分型

AEG 的分型方法主要有两种：Nishi 分型和 Siewert 分型。前者是由日本学者 Mitsumasa Nishi 于 1973 年提出，又称日本分型，主要根据肿瘤中心与 EGJ 的关系来分型，共分为 5 型，包括 E、EG、E＝G、GE 和 G。该分型的主要缺点在于将该区域内所有病理学类型的恶性肿瘤进行统一分型，未区分腺癌与鳞癌，且范围仅限于 EGJ 上下 2 cm 以内。因此，除了在日本国内使用之外，在国际上影响力较小。而后者则是由德国学者 Joerg Ruediger Siewert 于 1987 年提出，主要包括肿瘤中心位于 EGJ 上下 5 cm 范围内的腺癌，共分为 3 型。Ⅰ型肿瘤中心位于齿状线上 1～5 cm 范围，Ⅱ型位于齿状线上 1 cm 到齿状线下 2 cm 范围内，Ⅲ型则位于齿状线下 2～5 cm。该分型目前在国际上被广泛采用，也被学术界所接受。

在临床上，不仅 AEG 的分型方法尚未完全统一。近几年，国际抗癌联盟/美国肿瘤联合会 TNM 分期中 AEG 究竟是属于胃癌还是食管癌也是一变再变。第 7 版分期中规定位于近端胃 5 cm 以内并向食管侵犯的肿瘤采用食管癌分期。由于食管癌和胃癌分期的不同，一部分病例出现了分期偏移的现象，而对于两种分期方法单调性、独特性和同质性的比较也并未显示出某种分期方法的优势。2016 年 10 月第 8 版分期则再次进行调整，规定对于 AEG，如果肿瘤侵及 EGJ 且中心位于 EGJ 以下 2 cm 的范围内，分期应遵循食管癌标准；如果肿瘤中心位于 EGJ 以下 2 cm 以外的范围，则分期应遵循胃癌标准；未侵及 EGJ 的贲门癌分期应遵循胃癌标准。

第二节　食管胃结合部腺癌淋巴结转移的特点及其清扫策略

一、日本《胃癌治疗指南》中对 EGJ 癌的清扫策略

与胃癌和食管癌一样，AEG 的淋巴结清扫是手术中最重要的环节之一，也是决定选择何种手术径路和胃切除范围的重要因素，直接影响着患者的预后。日本《胃癌治疗指南（第 4 版）》根据 Nishi 分型制订了直径＜4 cm 的 EGJ 癌淋巴结清扫范围的流程图，其中 E、EG 和 E＝G 三种类型的 AEG 须行第 19、20 组和下纵

隔淋巴结清扫；对于GE和G型，只有当肿瘤浸润深度超过T_1时才须行第19和20组淋巴结清扫，下纵隔淋巴结则并未作清扫要求。而在随后的日本《胃癌治疗指南（第5版）》中，特别将"对于EGJ癌，适当的淋巴结清扫范围是什么？"作为临床问题6提出，建议应在近端胃和远端食管切除加第1、2、3、7组淋巴结和下纵隔淋巴结清扫的基础上，根据组织类型、肿瘤长径、EGJ至肿瘤口侧缘的距离，决定是否选择包括上、中纵隔清扫的食管次全切除术。由于日本分型有其特殊性，即未区分腺癌和鳞癌，而《胃癌治疗指南》中的流程也仅针对直径＜4 cm的肿瘤，尤其是GE型并未强制要求行下纵隔淋巴结清扫，与大多数学者的观点不符。虽然在第5版中作了一定的补充说明，但在临床实际应用中却存在一定难度。

二、国际上常用的AEG Siewert分型淋巴结清扫策略

目前国际上仍大多以Siewert分型来制订淋巴结清扫策略。AEG的淋巴结转移途径主要包括腹腔和纵隔两个方向，其主要特点如下。

1. 纵隔淋巴结转移率Siewert Ⅰ型＞Siewert Ⅱ型＞Siewert Ⅲ型

Pedrazzani等报道的一项来自意大利的回顾性连续病例研究纳入了未行新辅助放化疗的局部进展期AEG共143例，其中存在淋巴结转移的共有111例，手术均实现R0或R1切除，Ⅰ型AEG中有6例发现纵隔淋巴结转移，占46.2%（6/13）；Ⅱ型AEG中则有13例发现纵隔淋巴结转移，占29.5%（13/44）；而Ⅲ型AEG则有5例发生纵隔淋巴结转移，占9.3%（5/54）。进一步分析不同类型AEG纵隔淋巴结转移部位则显示：Ⅰ型AEG的上、中纵隔淋巴结（第107和108组）转移率为5%，而下纵隔淋巴结（第110、111～112组）转移率为25%；Ⅱ型AEG的上、中纵隔和下纵隔淋巴结转移率分别为4%和13%；而Ⅲ型AEG下纵隔淋巴结转移率为5%。但也有研究发现Siewert Ⅱ型AEG的上、中纵隔淋巴结转移可以超过10%，如来自荷兰的前瞻性研究就显示Siewert Ⅱ型AEG中上、中纵隔淋巴结（气管旁、隆突上和主肺动脉窗）转移率达到22%。多因素分析也显示上、中纵隔淋巴结转移是独立预后因子。另一项日本的回顾性分析则发现Siewert Ⅱ型AEG在肿瘤侵犯食管＞3 cm时，上、中纵隔的淋巴结转移率明显升高，而超过2 cm则伴有较高的下纵隔淋巴结转移。多因素分析显示肿瘤近端至EGJ的距离是纵隔淋巴结转移唯一的影响因素。

2. 腹腔淋巴结转移率Siewert Ⅲ型＞Siewert Ⅱ型＞Siewert Ⅰ型

2014年一项纳入17项回顾性研究的系统评价显示Ⅱ型AEG中第1～3组淋巴结转移率为13.7%～72.7%，而第7、9、11组淋巴结转移率为0～45.5%，较腹

腔内其他各组淋巴结的转移率均有明显升高。

3. Siewert Ⅱ 和Ⅲ 型伴有较高的腹主动脉旁淋巴结转移率

Yamashita等分析了225例Siewert Ⅱ 型AEG,发现第16a2和第16b1组淋巴结转移率分别为11.0%和18.4%,仅次于第1～3、7组淋巴结,5年生存率仅为12.5%和0。另一项来自日本的回顾性研究也发现Siewert Ⅱ 和Ⅲ型第16组淋巴结的转移率可达到12.2%和20.7%。

三、中国专家的AEG的淋巴结清扫策略

基于上述特点,《食管胃结合部腺癌外科治疗中国专家共识(2018版)》中也对于AEG的淋巴结分组和清扫进行了规定,其中Siewert Ⅰ 型AEG应实施彻底的纵隔淋巴结清扫和食管癌所规定的腹区淋巴结(第16～20组)清扫;而Siewert Ⅲ 型AEG则应参照胃癌根治术的标准实施D1、D1⁺ 或D2淋巴结清扫,同时清扫第110和第111组淋巴结。Siewert Ⅱ 型AEG腹部淋巴结清扫已基本达成共识,主要根据胃切除范围并按照胃癌标准来实施。其主要争议集中在纵隔淋巴结清扫与否及其范围上,尤其是上、中纵隔的淋巴结清扫,如经腹部实施,即便是采用了经腹食管裂孔径路也难以做到完全彻底清扫。毫无疑问,这对于腹部外科医师而言已成为手术中的瓶颈和治疗上的挑战。因此,在《Siewert Ⅱ 型食管胃结合部腺癌腔镜手术治疗中国专家共识(2019版)》中就以临床问题的形式进一步作出了较为详细的规定和阐述。当肿瘤侵犯食管距离≥4 cm,须行上、中、下纵隔淋巴结清扫;距离≥2 cm,则须行下纵隔淋巴结清扫;而距离<2 cm,则不需行下纵隔淋巴结清扫。同时明确下纵隔淋巴结清扫应以第110组淋巴结为主。尽管对于上述问题,专家组也未能完全达成一致。但可喜的是,以上两部专家共识均由腹部外科和胸外科医师组成的专家团队共同讨论并撰写,开启了两个过去各自为政分居不同专业领域的学科在AEG治疗上趋于协同和配合的新局面。这无疑对于明确AEG的淋巴结清扫策略带来较大的帮助,也更具备临床实用性和可操作性。

第三节　食管胃结合部腺癌的手术径路选择

AEG的手术径路大致可分为经胸和经腹两种。其中完全单一的左胸切口

（Sweet径路）腹腔淋巴结的清扫是通过打开膈肌、由上至下实施，从腹部外科的角度来看，通常被认为并不符合胃癌的淋巴结清扫流程和模式。因此，在AEG的手术中已经基本不被采用，腹部外科医师也鲜有或根本不可能掌握；经腹食管裂孔径路则是完全不经胸的手术径路，通过打开膈肌裂孔实施下纵隔淋巴结清扫并在腹腔或颈部完成吻合，腹腔淋巴结清扫流程和胃上部癌基本一致，成为腹部外科医师最为熟悉，也是较为擅长的手术方式；而包括右胸腹两切口（Ivor-Lewis径路）、右胸腹颈部三切口（McKeown径路）和左侧胸腹联合切口（left thoracoabdominal，LTA）在内的手术径路均有腹部和胸部的手术切口，凸显了对于手术视野暴露优越性、淋巴结清扫彻底性和消化道重建安全性的需求，但创伤明显增大，对患者自身的心肺功能、麻醉及围手术期监护的要求更为苛刻，同时也对于传统的腹部外科医师在手术能力和技艺上提出了更高的要求，尤其是对于青年医师的挑战陡然而增。

当然，对于AEG手术径路的选择，仍然应该兼顾肿瘤切除、淋巴结清扫、手术切缘及安全性等诸多因素，根据常用的Siewert分型来设计手术径路和切除范围目前已成为腹部外科和胸外科医师达成的共识。

一、Siewert Ⅰ型AEG的手术径路

对于Siewert Ⅰ型AEG，荷兰的临床试验对比了经胸和经腹两组不同的手术径路后显示，前者术后肺部并发症发生率明显升高，机械通气时间、ICU住院天数和总住院天数明显延长，但两组患者术后吻合口瘘发生率和住院病死率比较差异并无统计学意义（$P > 0.05$）。随访结果则显示，经胸组术后5年总生存率高于经腹组（51% vs 37%），但差异并无统计学意义（$P = 0.33$）；进一步的亚组分析则显示当淋巴结转移数在1～8枚时，经胸组患者的5年无病生存率优于经腹组（64% vs 23%，$P = 0.02$），提示了经胸手术存在潜在的生存优势。

在我国，由于Siewert Ⅰ型AEG占所有AEG的比例以及绝对数量均较低，因此缺乏相关的临床研究。如果参考由胸外科医师主导开展的一项针对食管中下段鳞癌的单中心随机对照试验中可以看出，Ivor-Lewis组术后并发症发生率（30% vs 41.3%，$P = 0.04$）和再手术率均低于Sweet组（0.7% vs 5.3%，$P = 0.04$），且3年无病生存率和总生存率均优于后者。因此，右胸径路，包括Ivor-Lewis或McKeowm径路，对纵隔和腹腔二野进行淋巴结清扫，也成为Siewert Ⅰ型AEG手术入路的必然选择。基于胸外科医师对于食管下段癌手术在技术和熟练度上的优势，因此这部分患者的手术主导权显然也应该属于胸外科医师。

二、Siewert Ⅲ型AEG的手术径路

就Siewert Ⅲ型AEG而言,现有最为重要的循证医学证据来自日本的JCOG 9502试验,其主要目的在于研究采用胸腹联合径路是否能延长贲门癌患者的生存期进而使其获益,共纳入63例Siewert Ⅲ型AEG。其中采用经腹食管裂孔径路27例,LTA径路36例,5年总生存率和无病生存率的差异均无统计学意义($P > 0.05$);但排除了出现主要并发症后显示,经腹食管裂孔径路组10年总生存率明显高于LTA径路组,差异有统计学意义($P = 0.05$),故建议对Siewert Ⅲ型AEG应尽量避免采用胸腹联合切口的手术入路。因此,经腹食管裂孔径路也成为Siewert Ⅲ型AEG主要的手术入路,并严格按照日本《胃癌治疗指南》的规定进行标准的淋巴结清扫。对于腹部外科医师而言,主要操作难点在于食管旁和下纵隔的淋巴结清扫,但只要彻底打开膈肌裂孔,良好地显露手术视野,避免损伤胸膜,淋巴结的整块切除也完全可以实施。

三、Siewert Ⅱ型AEG的手术径路

就目前来看,对于手术径路存在争议较大的就是Siewert Ⅱ型AEG。由于缺乏高质量临床研究的证据,在由20位腹部外科和19位胸外科专家共同组成的专家组,经过了两轮匿名投票后产生推荐意见的《食管胃结合部腺癌外科治疗中国专家共识(2018年版)》中建议参照JCOG 9502试验中Siewert Ⅱ型的结果分析,若食管受累距离<3 cm则推荐经腹食管裂孔径路,否则推荐采用Ivor-Lewis径路。其中专家组的赞同率为96%,也说明尚未能完全达成一致,但这一趋势已基本确立。

同样,对于Siewert Ⅱ型AEG的手术由谁来主导也存在一定的争议。笔者曾在意大利维罗纳大学附属BorgoTrento医院学习1年,该院的上消化道外科医师兼具胸外科和腹部外科的手术技术,无论是经腹食管裂孔抑或是Ivor-Lewis径路均可以较为顺利地实施。在日本和部分欧洲国家中,也由上消化道外科医师来实施此类手术,但在美国和中国,则会出现胸外科和腹部外科医师根据自身手术团队的技术和经验来选择手术径路,尤其是腹部外科医师常常不愿意面对并不非常熟悉的经胸手术而宁愿选择经腹食管裂孔径路,但它可能会造成纵隔淋巴结清扫的不彻底而使患者的获益受损。

笔者建议,对于Siewert Ⅱ型AEG需考虑包括区域淋巴结的转移途径和特点、近端切缘的安全性、新辅助放化疗的疗效等多种因素来选择手术径路,尤其

是需要胸外科医师的协作和配合来完成对患者最为有利的手术方式，而未来也可以开展单独针对Siewert Ⅱ型AEG的头对头随机对照试验，并通过与胸外科医师共同合作来进一步明确手术径路的优劣。

第四节　腹腔镜在胃食管结合部腺癌中的应用及其对消化道重建吻合方式的影响

一、腹腔镜在AEG中的应用

近年来，早期胃癌采用腹腔镜手术已经被业界所认可并成为指南中的标准治疗方案之一，而进展期胃窦部癌实施腹腔镜辅助远端胃切除术的中国多中心临床试验CLASS01也已证实了腹腔镜手术治疗进展期胃癌的可行性和安全性。但由于AEG涉及腹部和胸部两处操作区域，包括杂交腔镜（单纯腹腔镜加开胸或者单纯胸腔镜加开腹）和完全腔镜（腹腔镜和胸腔镜双镜联合）两种模式，故治疗模式尚未完全统一。

针对Siewert Ⅰ型AEG与远端食管癌的手术方式更加接近的特点，近年来欧美国家开展了一系列针对远端食管癌和AEG实施腔镜手术的临床试验。一项来自英国的比较Ivor-Lewis径路的开放手术或完全腔镜手术治疗远端食管癌以及AEG的单中心前瞻性试验结果表明，两种手术方式术后吻合口瘘发生率、R0切除率、淋巴结清扫数量均无统计学差异（$P > 0.05$），完全腔镜组的出血量明显减少且有统计学差异（$P < 0.05$），体现了有经验的外科医师实施完全腔镜手术所能带来的优势。最新的一项法国多中心临床试验，比较传统Ivor-Lewis径路和腹腔镜联合右侧经胸切口两种手术方式，也纳入了Siewert Ⅰ型AEG，结果显示杂交腔镜可以减少术中和术后并发症发生率，尤其是肺部并发症，同时3年总生存率和无病生存期也与传统开放手术相似。而作为Siewert Ⅲ型和部分Siewert Ⅱ型AEG可采用的腹腔镜全胃切除术仍然因缺乏足够的循证医学证据，尚未达到指南或专家共识的最高级别推荐。

国内一项单中心回顾性倾向评分匹配研究对比了Siewert Ⅱ型和Ⅲ型AEG行腹腔镜辅助或开腹全胃切除术的短期和长期效果，结果显示腹腔镜组的手术时间、恢复半流质饮食时间、总住院天数均明显缩短，出血量减少，且获取的淋巴结数量有增加；Siewert Ⅱ型AEG腹腔镜组的3年总生存率和无病生存期均优于开腹组（$P < 0.05$），而Siewert Ⅲ型则无统计学差异（$P > 0.05$）。

在韩国开展的Ⅱ期多中心临床试验KLASS 03是针对临床Ⅰ期胃上部癌（包括AEG）实施腹腔镜全胃切除术安全性评价的试验，结果显示术后Ⅲ级以上并发症发生率为9.4%（15/160），病死率为0.6%（1/160），明确了有经验的外科医师对于早期AEG实施腹腔镜全胃切除术的可行性和安全性。

对于Siewert Ⅱ型AEG而言，国内的专家共识也明确指出，腹部外科医师可以在腹腔镜下实施规范的腹腔淋巴结清扫，但难点在于下纵隔淋巴结清扫、远端食管安全切缘的确认和消化道重建，但这些困难对于能熟练掌握胸腔镜技术的胸外科医师而言，却成为在胸腔镜下操作最大的优势所在，变得轻而易举；反之则亦然。因此，未来双方的"求同存异，协作规范，合作共赢"也将成为必然趋势。

二、AEG手术的消化道重建吻合方式

与此同时，AEG手术与其他胃肠手术一样，消化道重建包括吻合方式、手术时间、吻合安全性等仍是无法规避的问题，胸内吻合或颈部吻合的实施也常常是基于腹腔内吻合无法保证足够食管切缘和吻合安全性的重要原因。而对于腹部外科医师而言，依然主要关注于AEG尤其是Siewert Ⅱ型和Ⅲ型行近端胃或全胃切除后腹腔内吻合的问题，其中近端胃切除后的吻合主要针对Siewert Ⅱ型AEG。为了避免术后易出现的反流性食管炎和吻合口狭窄等并发症，近年来，包括食管胃侧壁吻合（side-overlap法）、双肌瓣吻合（Kamikawa法）、空肠间置、双通道吻合等各种具有抗反流功能的近端胃切除后消化道重建方式的相继问世，同时结合腹腔镜技术，使最大限度地保留残胃功能、改善患者的生活质量成为可能。

对于全胃切除术而言，Siewert Ⅱ型AEG采用小切口辅助的圆形吻合器进行食管-空肠端侧吻合仍是主流方式，包括了反穿刺法或经口置入抵钉座装置法等，能充分发挥圆形吻合器吻合平面较高的特点，以满足食管切缘安全性的要求；Siewert Ⅲ型AEG则更加倾向采用直线切割闭合器的食管-空肠侧侧吻合，包括功能性端端吻合、顺蠕动侧侧吻合（overlap法）、延迟离断小肠的改良overlap法或π型吻合，既免去了圆形吻合器需行荷包缝合与置入抵钉座两个较难的步骤，也避免了食管或空肠直径较小时难于置入圆形吻合器杆身的难点，且吻合口大小不受食管和空肠的直径限制，降低了术后吻合口狭窄的发生率。笔者所在的单位也尝试完全腹腔镜下食管-空肠手工吻合的方法，目前已完成近40例，平均吻合时间20～30 min，无中转开腹，术后无吻合口出血和漏血，仅有1

例在随访时内镜下提示有吻合口狭窄，取得了较为满意的效果。

第五节　新辅助化疗在胃食管结合部腺癌治疗中的地位及其对手术治疗模式的影响

　　胃癌新辅助化疗目前已得到临床共识且被国内外多项胃癌治疗指南所推荐，差别在于具体的方案有所不同。但对于AEG而言，大多都是在与食管癌或胃癌联合开展的临床研究中通过亚组分析得到的结论，而缺乏单独针对AEG新辅助治疗的临床试验。如英国的MAGIC、法国的FNCLCC/FFCD和德国的FLOT4-AIO 3项试验中，均纳入不同比例的AEG病例，尽管化疗方案有所不同，但均证实了新辅助化疗可以改善患者的长期生存。因此，对于可切除的局部进展期AEG，国内外指南中也对于新辅助化疗予以不同程度的推荐，其中《CSCO胃癌诊疗指南》对于临床Ⅱ期和Ⅲ期可切除的AEG，将"新辅助化疗＋D2淋巴结清扫术＋辅助化疗"列为整体治疗策略的ⅠB类证据而作Ⅰ级推荐。由于AEG围手术期放疗在国内尚未普遍开展，因此对AEG的新辅助放化疗也存在一定争议。《CSCO胃癌诊疗指南》建议，"新辅助放化疗＋D2淋巴结清扫术＋辅助化疗"的治疗模式可以达到肿瘤降期、提高R0切除率并改善整体生存，且不增加术后并发症发生率及病死率。但由外科医师主导撰写的《食管胃结合部腺癌外科治疗中国专家共识（2018年版）》中，则明确提出新辅助放化疗在局部进展期预期可R0切除的AEG病例中争议较多，暂不做推荐，仅建议在Siewert Ⅰ型AEG中可在探索性临床研究基础上应用。

　　现有大部分新辅助放化疗的临床试验均是食管癌和AEG的联合研究。荷兰的CROSS试验纳入24%（88/366）的EGJ癌患者，采用静脉滴注卡铂＋多西他赛联合同步放疗的新辅助放化疗方案，与单纯手术切除比较后发现局部复发率和远处转移率更低，总生存期则明显延长，R0切除率则并无差异。而德国一项针对局部进展期AEG的Ⅲ期临床试验比较了新辅助放化疗与新辅助化疗的效果，其中Siewert Ⅰ型AEG占50%以上，结果显示两者间R0切除率无差异，但前者具有更高的完全病理缓解率（15.6% *vs* 2.0%），长期随访也逐步体现出延长生存的趋势。

　　对于外科医师而言，无论是新辅助化疗还是放化疗，首要关注的重点在于能否提高R0切除率和病理学缓解率，同时不增加围术期并发症发生率和病死率。在此基础上，如果能进一步实现良好的局部病灶控制和缩小，进而缩小手术切除范围，避免无谓扩大的淋巴结清扫，甚至将原来需要经胸手术改为完全经腹手术，才是能使患者从中获益的关键。尽管从现有的循证医学证据中尚未能取得令人满意的结果，但未来在东亚地区开展的多中心随机对照试验将进一步明确新辅助治疗在 AEG 治疗中的作用和地位。

第六节　多学科团队在胃食管结合部腺癌诊疗中的作用

多学科团队协作模式很早就在欧美国家被运用到 AEG 的诊疗中，由于 AEG 的概念和定义尚未完全阐明，分期和分型存在争议，淋巴结清扫、手术方式和径路并未统一，现有的循证医学证据也并非单独针对 AEG，而是分别纳入 EGJ 鳞癌、食管癌或胃癌的临床研究中，因此更有必要通过多学科团队实施精准化、个体化的诊疗。《CSCO 胃癌诊疗指南》建议对于 cT$_{4b}$ 或无不可切除因素的 ⅣA 期，新辅助治疗后疾病进展以及实施 R1/R2 切除者，应采用多学科团队讨论决定后续治疗方案。2015 年，一项来自美国 ACS-NSQIP 和 SEER 两大数据库的大样本回顾性研究发现，实施食管切除者有 42.9% 采用多学科团队治疗模式，但实施全胃切除者中仅有 29.6% 采用多学科团队治疗，两者差异有统计学意义（$P < 0.001$），由此带来的结果是前组的总生存期显著优于后组（26 个月 *vs* 21 个月，$P = 0.025$）。这项客观数据充分反映了多学科团队在 AEG 诊疗中的作用。同时，多学科团队中由于麻醉科、心内科、呼吸科和重症医学科的参与，也对于患者术前的全身情况和心肺功能等手术耐受性以及手术方案的确立有了更好的评估手段。国内专家就指出：对于高龄、心肺功能较差等手术耐受能力不佳的 Siewert Ⅰ 型 AEG 患者，经腹食管裂孔径路较经胸手术更加适合。

随着多学科团队协作模式的推广，在国内综合型医院或肿瘤专科医院通过腹部外科和胸外科联合手术团队实施 AEG 的手术治疗是完全可行的，但需要考虑到包括区域淋巴结的转移途径和方式、近端切缘的安全性、新辅助放化疗的疗效等特点，同时认真评估患者的年龄、心肺功能和伴随疾病等围手术期条件，基于术者的经验、麻醉和外科重症监护团队的实力等多种因素来决定手术方式；同时，对于术中体位的调整、手术团队的衔接、手术室设备的摆放位置等细节均需要一定时间的协调与磨合；而手术麻醉镇痛、围术期监护和术后并发症处理等也有着更高的要求。这是一个需要打破原有传统框架和视野，做出与时俱进改变的系统工程。

由于AEG生物学特点与胃癌和食管癌均存在不同，因此如何合理地制订规范化和个体化相结合的外科手术策略是非常有必要的。在不同类型AEG的手术入路、淋巴结清扫方式、切除范围和重建方式等焦点问题上，腹部外科和胸外科医师之间仍然存在争议，但面对微创技术日新月异的今天，腹腔镜和胸腔镜的联合手术极有可能成为未来AEG外科治疗的主要手段和方式，对此我们应共同携手，搭建腹部外科和胸外科医师的合作平台，并进一步尝试组织和开展相关的多中心前瞻性随机对照临床试验以获取我国的循证医学证据。未来以腹部外科、胸外科、消化内科、肿瘤内科、放疗科、影像科、麻醉科和重症医学科为主的多学科团队协作模式将在AEG的常规诊疗中发挥更加举足轻重的作用。

------------------------------ 参 考 文 献 ------------------------------

［1］ Al-Batran S E, Homann N, Pauligk C, et al. Perioperative chemotherapy with fluorouracil plus leucovorin, oxaliplatin, and docetaxel versus fluorouracil or capecitabine plus cisplatin and epirubicin for locally advanced, resectable gastric or gastro-oesophageal junction adenocarcinoma (FLOT4): a randomised, phase 2/3 trial[J]. Lancet, 2019, 393(10184): 1948−1957.

［2］ Bray F, Ferlay J, Soerjomataram I, et al. Global cancer statistics 2018: GLOBOCAN estimates of incidence and mortality worldwide for 36 cancers in 185 countries[J]. CA Cancer J Clin, 2018, 68(6): 394−424.

［3］ Cunningham D, Allum W H, Stenning S P, et al. Perioperative chemotherapy versus surgery alone for resectable gastroesophageal cancer[J]. N Engl J Med, 2006, 355(1): 11−20.

［4］ Huang C M, Lv C B, Lin J X, et al. Laparoscopic-assisted versus open total gastrectomy for Siewert type Ⅱ and Ⅲ esophagogastric junction carcinoma: a propensity score-matched case-control study[J]. Surg Endosc, 2017, 31(9): 3495−3503.

［5］ Hulscher J B, van Sandick J W, de Boer A G, et al. Extended transthoracic resection compared with limited transhiatal resection for adenocarcinoma of the esophagus[J]. N Engl J Med, 2002, 347(21): 1662−1669.

［6］ Hyung W J, Yang H K, Han S U, et al. A feasibility study of laparoscopic total gastrectomy for clinical stage I gastric cancer: a prospective multi-center phase Ⅱ clinical trial, KLASS 03[J]. Gastric Cancer, 2019, 22(1): 214−222.

［7］ Kurokawa Y, Sasako M, Sano T, et al. Ten-year follow-up results of a randomized clinical trial comparing left thoracoabdominal and abdominal transhiatal approaches to total gastrectomy for adenocarcinoma of the oesophagogastric junction or gastric cardia[J]. Br J Surg, 2015, 102(4): 341−348.

［8］ Li B, Hu H, Zhang Y, et al. Extended right thoracic approach compared with limited left thoracic approach for patients with middle and lower esophageal squamous cell carcinoma: three-year survival of a prospective, randomized, open-label trial[J]. Ann Surg, 2018, 267(5): 826－832.

［9］ Li B, Xiang J, Zhang Y, et al. Comparison of Ivor-Lewis vs Sweet esophagectomy for esophageal squamous cell carcinoma: a randomized clinical trial[J]. JAMA Surg, 2015, 150(4): 292－298.

［10］ Liu K, Yang K, Zhang W, et al. Changes of esophagogastric junctional adenocarcinoma and gastroesophageal reflux disease among surgical patients during 1988 －2012: a single-institution, high-volume experience in China[J]. Ann Surg, 2016, 263(1): 88－95.

［11］ Mariette C, Markar S R, Dabakuyo-Yonli T S, et al. Hybrid minimally invasive esophagectomy for esophageal cancer[J]. N Engl J Med, 2019, 380(2): 152－162.

［12］ Martin J T, Mahan A, Zwischenberger J B, et al. Should gastric cardia cancers be treated with esophagectomy or total gastrectomy? A comprehensive analysis of 4, 996 NSQIP/SEER patients[J]. J Am Coll Surg, 2015, 220(4): 510－520.

［13］ Noble F, Kelly J J, Bailey I S, et al. A prospective comparison of totally minimally invasive versus open Ivor Lewis esophagectomy[J]. Dis Esophagus, 2013, 26(3): 263－271.

［14］ Omloo J M, Lagarde S M, Hulscher J B, et al. Extended transthoracic resection compared with limited transhiatal resection for adenocarcinoma of the mid/distal esophagus: five-year survival of a randomized clinical trial[J]. Ann Surg, 2007, 246(6): 992－1000.

［15］ Sasako M, Sano T, Yamamoto S, et al. Left thoracoabdominal approach versus abdominal-transhiatal approach for gastric cancer of the cardia or subcardia: a randomised controlled trial[J]. Lancet Oncol, 2006, 7(8): 644－651.

［16］ Shapiro J, van Lanschot J J B, Hulshof M C C M, et al. Neoadjuvant chemoradiotherapy plus surgery versus surgery alone for oesophageal or junctional cancer (CROSS): long-term results of a randomised controlled trial[J]. Lancet Oncol, 2015, 16(9): 1090－1098.

［17］ Smyth E C, Verheij M, Allum W, et al. Gastric cancer: ESMO Clinical Practice Guidelines for diagnosis, treatment and follow-up[J]. Ann Oncol, 2016, 27(S5): v38－v49.

［18］ Stahl M, Walz M K, Stuschke M, et al. Phase Ⅲ comparison of preoperative chemotherapy compared with chemoradiotherapy in patients with locally advanced adenocarcinoma of the esophagogastric junction[J]. J Clin Oncol, 2009, 27(6): 851－856.

［19］ Wang F H, Shen L, Li J, et al. The Chinese Society of Clinical Oncology (CSCO): clinical guidelines for the diagnosis and treatment of gastric cancer[J]. Cancer Commun (Lond), 2019, 39(1): 10.

［20］ Ychou M, Boige V, Pignon J P, et al. Perioperative chemotherapy compared with surgery alone for resectable gastroesophageal adenocarcinoma: an FNCLCC and FFCD multicenter phase Ⅲ trial[J]. J Clin Oncol, 2011, 29(13): 1715－1721.

［21］ Yu J, Huang C, Sun Y, et al. Effect of laparoscopic vs open distal gastrectomy on 3-year disease-free survival in patients with locally advanced gastric cancer: the CLASS-01 randomized clinical trial[J]. JAMA, 2019, 321(20): 1983－1992.

［22］《近端胃切除消化道重建中国专家共识》编写委员会. 近端胃切除消化道重建中国专家

共识（2020版）[J].中华胃肠外科杂志,2020,23（2）:101-108.

[23] 曹晖,赵恩昊,邱江锋.东西方国家对食管胃结合部腺癌外科诊断与治疗观点差异的现状和争议[J].中华消化外科杂志,2018,17（8）:788-794.

[24] 曹晖,赵恩昊,邱江锋.东西方国家对食管胃结合部腺癌外科诊断与治疗观点差异的现状和争议[J].中华消化外科杂志,2018,17（8）:788-794.

[25] 顾佳毅,徐佳,马欣俐,等.完全腹腔镜下全胃切除食管空肠手工吻合经验分享[J].中华胃肠外科杂志,2019,22（11）:1084.

[26] 国际食管疾病学会中国分会食管胃结合部疾病跨界联盟,中国医师协会内镜医师分会腹腔镜外科专业委员会,中国医师协会外科医师分会上消化道外科医师专业委员会,等.食管胃结合部腺癌外科治疗中国专家共识（2018年版）[J].中华胃肠外科杂志,2018,21（9）:961-975.

[27] 季加孚,季鑫.食管胃结合部腺癌的外科治疗[J].中华消化外科杂志,2014,13（2）:81-84.

[28] 中国临床肿瘤学会（CSCO）.胃癌诊疗指南（2019）[M].北京:人民卫生出版社,2019.

[29] 中华医学会外科学分会腹腔镜与内镜外科学组.Siewert Ⅱ型食管胃结合部腺癌腔镜手术治疗中国专家共识（2019版）[J].中国实用外科杂志,2019,39（11）:1129-1135.

[30] 中华医学会外科学分会胃肠外科学组,中华医学会外科学分会腹腔镜与内镜外科学组,中国抗癌协会胃癌专业委员会.完全腹腔镜胃癌手术消化道重建专家共识及手术操作指南（2018版）[J].中国实用外科杂志,2018,38（8）:833-839.

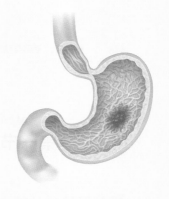

第二十二章

胃癌肝转移及腹膜
转移的诊疗策略

赵恩昊　曹　晖

　　胃癌的扩散和转移是导致患者死亡和制约其长期生存的主要原因之一。其中肿瘤的直接浸润和区域淋巴结转移可以通过外科实施根治性手术予以切除，但包括血行播散和腹膜种植等远处转移在治疗上则存在着较大争议。近年来，随着多学科团队治疗模式的建立，包括全身化疗、局部放疗、靶向治疗、免疫治疗乃至外科手术在内的综合治疗手段让晚期胃癌的治疗更趋合理化，如果选择得当，则能有助于患者延长生存期和改善生活质量。本章将着眼于晚期胃癌的肝转移和腹膜种植转移，并结合临床和基础研究以及国内外指南和最新治疗进展进行回顾和总结。

［通信作者］　曹　晖，Email: caohuishcn@hotmail.com

第一节　胃癌肝转移的诊疗策略

一、胃癌肝转移的特点

由于解剖及静脉回流的特点，胃癌细胞由原发灶脱离后通过门静脉系统进而向全身其他部位播散，在靶器官着床和增殖发育并形成转移灶，而肝脏则是胃癌血行转移最主要的靶器官。Shitara等对67项临床随机试验中接受系统化疗的共计12 656例进展期胃癌患者进行分析后发现，肝转移率高达44%，超过腹膜转移的23%，为最常见的转移部位。而与可切除的结直肠癌肝转移通过综合治疗后可以获得30%～50%的5年生存率有所不同，胃癌肝转移常呈多发性，弥漫分布于肝内，且通常还同时合并有包括原发病灶的广泛浸润和邻近脏器累及、腹膜种植转移、远处淋巴结转移等其他非治愈性因素的存在，难以进行根治性切除。因此，胃癌肝转移患者往往预后极差，5年生存率低于10%。

二、胃癌肝转移的病理学类型

胃癌肝转移灶病理学类型常与胃原发癌灶相同，以腺癌为主，其他少见类型还包括腺鳞癌、髓样癌、肝样腺癌、鳞状细胞癌以及未分化癌。胃癌肝转移的危险因子则与原发灶的临床病理学特点密切相关，包括胃壁浸润至浆膜外（T_4）、淋巴结转移（N_3）、脉管内癌栓等因素。日本学者研究显示胃癌肝转移与原发灶的间质反应、脉管侵袭、大体类型、淋巴结转移和组织学类型等具有相关性。其中癌组织中间质结缔组织成分少、癌细胞密度高、细胞间紧密相连的髓样型癌具有比间质成分多的硬化型癌肝转移能力高。多因素分析显示间质反应是重要的相关因子。而影响胃癌肝转移预后的因素除胃癌原发灶特征外，转移灶的数量和大小也同样重要。

三、胃癌肝转移的分类和分型

1. 胃癌肝转移的分类

根据肝转移灶出现时间的不同，可将胃癌肝转移分成两类：同时性胃癌肝转移和异时性胃癌肝转移。大部分学者认为同时性胃癌肝转移是指胃癌术前、术中发现或术后6个月内发生的肝转移,文献报道4%～14%的胃癌患者在确诊为胃癌时就已经合并有同时性肝转移。而异时性胃癌肝转移则是指胃癌根治术后超过6个月发生的肝转移。

2. 日本胃癌肝转移的H分型系统

根据转移灶数目及分布定义,日本《胃癌治疗指南》规定了胃癌肝转移的H分型系统。其中H1指肝转移限于一侧半肝内,H2指两侧半肝内有少数转移灶,H3则是指两侧半肝内有散在而较多的转移灶。日本的回顾性研究显示,胃癌肝转移患者中,H1占22.3%～41.7%,H2占18.9%～27.0%,而H3占39.4%～53.4%。可以看出胃癌肝转移H3比例较高,呈现出广泛的多灶性的特点。但上述两者分类和分型方法,对于治疗指导价值有限。

3. 中国胃癌肝转移的临床分型体系

由中国研究型医院学会消化道肿瘤专业委员会等牵头制定的《胃癌肝转移诊断与综合治疗中国专家共识(2019版)》中提出了一种新的胃癌肝转移临床分型体系,即中国胃癌肝转移分型,以利于临床制订诊疗决策。其中Ⅰ型为可切除型,指胃原发灶的浸润深度≤T_{4a},淋巴结转移D2清扫范围内(不包括Bulky N_2),肝脏转移灶1～3枚,最大病灶直径≤4 cm或病灶局限于肝脏一叶内,不累及重要血管和胆管。Ⅱ型为潜在可切除型,指胃原发灶浸润深度T_{4b},或Bulky N_2,或局限的第16a2、b1组淋巴结肿大,肝转移灶数量与大小超出Ⅰ型范围,但从外科技术上仍具切除可能性。Ⅲ型为不可切除型,指胃原发灶外侵严重,与周围正常组织无法分离或包裹重要血管(包括脾动脉),区域淋巴结转移固定、融合成团,或转移淋巴结不在手术可清扫范围内,如肿瘤浸润肠系膜根部或累及腹主动脉旁淋巴结(影像学高度怀疑或活检证实)。同时,根据转移情况进一步分为Ⅲa和Ⅲb两个亚型。Ⅲa型为弥漫型肝转移灶,不伴腹膜转移;Ⅲb型为肝转移同时合并1个或多个肝外器官转移,伴或不伴腹膜转移。中国胃癌肝转移分型具备较好的临床可操作性,同时也能在多学科团队协作治疗模式的全程管理下,完善临床诊断和分期、选择治疗方案、评估疗效及随访等流程,制订个体化、规范化和合理化的方案。

四、胃癌肝转移的治疗方法

目前,胃癌肝转移主要的治疗手段包括外科手术切除、消融治疗、介入治疗以及系统化疗等。

1. 手术切除

外科手术切除主要针对肝脏单一远处转移，即局限于一叶，单发病灶直径≤4 cm，且不累及血管和胆管的肝转移灶。手术切除仍应遵循R0切除的标准，而手术切除范围可以实施包括局部肝切除术、肝区段切除术、半肝切除术或联合肝区段切除术等。但在术前需要经肝胆外科专科医师评估技术上是否可切除转移灶以及经肝脏储备功能评估是否可耐受肝切除手术。

目前，仍然缺乏大样本前瞻性随机对照临床试验的数据。一项纳入39项东西方国家回顾性研究的系统评价结果显示，接受肝转移灶切除能明显改善总生存（$HR=0.50$，$P<0.001$），其中东方人群和单一转移灶的获益更加明显。而另一项系统评价也发现接受肝转移灶切除患者的预后明显优于仅接受姑息性治疗的患者，中位总生存期分别为23.7个月和7.6个月。同时该研究也显示在同样接受肝转移灶切除的情况下，东方人群较西方人群能获得更长的生存期。2017年，EORTC和JCOG在欧洲17个国家和日本55个研究中心进行问卷调查，对于原发灶和转移灶均可切除的胃癌肝转移患者，大部分中心均推荐在术前化疗的基础上实施原发灶和转移灶的联合切除。但对于出现除肝脏以外的转移包括网膜种植或其他器官转移，尚无直接证据表明姑息性手术切除胃癌能使患者的长期生存获益。因此，目前日本《胃癌治疗指南（第5版）》中关于胃癌肝转移的临床问题的推荐意见指出，在肝转移个数少又无其他非治愈因素时，弱推荐肝转移切除。在《CSCO胃癌诊疗指南》中对于肝脏单一远处转移采用包括手术在内的局部治疗联合药物治疗的策略也是基于2A类证据予以Ⅱ级推荐。

2. 消融治疗

消融治疗包括射频消融、微波消融、冷冻消融和化学消融等，可以手术同时经皮或经腹配合使用，或者术后经皮实施。其中最常用的消融治疗是射频消融。该方法是在超声或CT引导下，将消融针精准刺入病灶，使肿瘤组织及其邻近有可能扩散的组织因为高温发生坏死，最后被包裹机化或吸收。针对肝脏单一转移灶的局部治疗中，射频消融具备微创、安全、有效及可反复治疗等优势，尤其是对于异时性肝转移被认为是手术切除的替代治疗方法。国内学者的回顾性研究显示，与系统化疗相比，射频消融能显著延长异时性胃癌肝转移患者的中位总生存期（25个月 *vs* 12个月，$P<0.005$）。另一项来自韩国的研究也发现射频消融联合系统化疗对于仅存在异时性肝转移的患者，总生存期和无复发生存期分别为20.9个月和9.8个月。与手术切除相比，射频消融治疗后的生存期并无差异。但如果存在患者全身情况较差、肿瘤部位特殊或肝脏储备功能不足等导致手术

困难或无法耐受的因素,射频消融则不失为理想的治疗手段。国内专家共识建议射频消融适用于最大直径<3 cm的转移灶,建议单次最多消融5枚。微波消融与射频消融相比,具有瘤内温度更高、消融体积更大、时间更短及无热损伤等优点。冷冻消融适用于散在分布、难以切除的转移灶,其消融范围超过射频消融和微波消融,但并发症发生率和局部复发率较高。近年来,已经较少应用。化学消融采用无水乙醇、冰醋酸或盐酸等蛋白凝固剂进行肿瘤内注射,但是由于肝转移灶无包膜,因此效果不如物理消融。

3. 介入治疗

介入治疗则以经肝动脉栓塞化疗为主要代表。由于肝转移瘤的血供主要来自肝动脉,因此,将导管选择性地插入到肿瘤供血动脉中,在提高病灶局部血药浓度的同时,栓塞局部动脉也能引起肿瘤组织的缺血坏死。

4. 系统化疗

日本学者的小样本研究显示经肝动脉栓塞化疗在胃癌肝转移患者的反应率为62.5%,中位生存时间达到36.1个月,有1例出现肝脓肿。由于胃癌肝转移属于Ⅳ期胃癌,因此系统化疗是能使患者获益的主要治疗手段,而对于转移灶可切除或潜在可切除的患者,采用新辅助或转化治疗则可以降低肿瘤负荷和消灭小的转移灶,从而提高手术根治切除的可能;同时也能筛选出部分生物学行为较好并对化疗药物敏感的患者。但目前对于化疗方案的选择并无定论,一般仍然按照晚期胃癌的化疗方案进行选择,但在治疗时应明确目标。对于有手术切除机会的患者,尽量降低肿瘤的分期,延缓肿瘤复发;而对于失去手术切除机会的患者,在能够耐受不良反应的情况下尽量延长患者的生存时间。

五、胃癌肝转移的中国治疗策略

最新的《胃癌肝转移诊断与综合治疗中国专家共识(2019版)》根据中国胃癌肝转移分型制订了不同的治疗策略,其中Ⅰ型建议根据多学科团队协作综合评估,选择直接手术切除或行术前系统治疗,而后者更为专家所推荐。联合化疗的具体方案建议参照相关指南。其中HER2阳性者应联合靶向治疗;Ⅱ型则只有在具备R0切除可能时才推荐手术治疗,同样术前系统治疗也考虑应用联合化疗方案配合靶向治疗,以争取手术机会;Ⅲ型则以包含靶向药物在内的系统治疗作为首选方案。只有在出现并发症时才考虑手术治疗,除此之外,不建议行减瘤手术,并鼓励患者在多学科团队协作指导下参加免疫治疗临床试验。

第二节　胃癌腹膜转移的诊疗策略

一、胃癌腹膜转移的发生和发展

胃癌腹膜转移是指胃癌原发灶癌细胞经血行、淋巴或腹膜直接种植生长所致的癌症转移形式。将近20%的胃癌患者在术前或术中诊断有腹膜转移，超过50%的T_3和T_4期患者在胃癌根治术后发生腹膜转移。胃癌腹膜转移的程度越高，患者生存期越短。因此，腹膜转移是晚期胃癌患者死亡的首要原因之一，但其发生和发展机制尚不完全明确。一般认为胃癌腹膜转移是一个多步骤、多因素参与的过程。首先，癌细胞从原发肿瘤的浆膜面突破后脱落进入腹腔，随后这些具有高转移潜能及活性的游离癌细胞黏附至腹膜间皮细胞并使之回缩，暴露细胞外基膜，黏附的癌细胞种植后进一步形成新生毛细血管，最终沿血管周围开始恶性增殖。"种子土壤"学说是目前认可度较高的机制理论，脱落的游离癌细胞是癌转移的"种子"，而各种理化因素导致损伤并暴露细胞外基质的腹膜则为癌转移提供了温暖肥沃的"土壤"。相关的基础研究表明，众多的细胞因子如基质金属蛋白酶、细胞黏附分子、转化生长因子、血管内皮生长因子及表皮生长因子等均在一定程度上参与了这两者之间的相互作用。

二、胃癌腹膜转移的诊断

对于胃癌腹膜转移而言，如何早期正确诊断和精准分期已成为临床诊治的一大难点。由于其早期以微转移为主，腹膜瘤结节体积小、密度低，因此影像学诊断难度较大。

1. CT检查

目前，CT诊断胃癌腹膜转移的敏感度为33%～51%，特异度为95%～99%，已成为诊断胃癌腹膜转移和复发的首选方法。典型的CT征象包括：腹膜不均匀增厚、高强化或伴结节，网膜饼或大网膜多发索条、结节，肠系膜结节状增厚，腹盆腔大量积液等。

2. MRI检查

MRI检查则可作为增强CT检查禁忌患者的备选手段，在低张和呼吸训练控制运动干扰的前提下可显示腹膜结构,并可应用扩散加权功能成像辅助小转移灶的检出。

3. PET/CT 检查

PET/CT通过显示肿瘤组织中高糖代谢状态发现壁腹膜和脏腹膜上微小的代谢改变病灶,提高弥漫性小病灶的发现率;但缺点是在含有黏液成分多的癌(黏液细胞癌或印戒细胞癌)中,细胞膜上葡萄糖转运蛋白表达低,导致摄取减少,造成假阴性结果。

4. 腹腔镜检查

诊断性腹腔镜检查可以对腹腔内的转移情况进行评估,了解腹膜转移的分布和大小,并获得明确的组织学证据,同时通过腹水或腹腔灌洗液进行细胞学检查也是诊断腹腔内游离癌细胞的"金标准",其精准度、敏感度和特异度分别为98.9%、94%和96%,能有效避免不必要的剖腹探查。因此,东西方国家胃癌诊疗指南均建议诊断性腹腔镜检查应作为进展期胃癌治疗前诊断和分期、治疗后疗效评价的推荐手段。对于胃癌腹膜转移的分期,2017年第15版日本《胃癌处理规约》中采用了新的标准:P_x指有无腹膜转移不明者,P_0为无腹膜转移,P_1为有腹膜转移。其中,P_{1a}为局限性转移(仅局限在胃、大小网膜、横结肠膜前叶、胰腺背膜、脾脏);P_{1b}为转移至上腹部(脐头侧的壁侧腹膜,横结肠头侧的脏侧腹膜);P_{1c}为转移至中下腹部;P_{1x}则指确定腹膜转移,但无法判断具体分布。

三、胃癌腹膜转移的治疗

1. 术后生理盐水腹腔冲洗

回顾性研究分析表明,胃癌腹膜转移的危险因素包括TNM分期中T_3、T_4和N^+,Borrmann分型中Ⅲ型和Ⅳ型、Lauren分型中弥漫型以及存在淋巴结外浸润,同时对于可切除患者在实施胃癌根治术中应严格按照无瘤规范进行操作,尽量避免因手术操作而导致癌细胞脱落种植于腹腔内,防止医源性扩散;术毕建议使用温热蒸馏水或生理盐水彻底冲洗术野及腹腔,冲洗液量应不少于3 L。目前,在亚洲进行了一项多中心随机对照临床研究,旨在比较$T_{3\sim4}$期胃癌患者在接受根治性手术后采用10 L生理盐水或不足2 L生理盐水进行腹腔冲洗后两组间总生存期、无进展生存期和腹膜转移情况的差别,目的就在于为大剂量腹腔冲洗能够降低腹膜转移的理论提供更强的循证医学证据。

2. 术后辅助化疗

术后通过系统性给药进行辅助化疗,可以杀灭手术无法清除的微小病灶,是降低术后复发和转移的有效手段。目前，国内外指南均推荐包括口服氟尿嘧啶类药物（替吉奥或卡培他滨）单药或联合铂类（顺铂或奥沙利铂）作为术后辅助化疗方案，其中替吉奥不仅可以穿透血-腹屏障，而且含有吉美嘧啶能有效阻止氟尿嘧啶分解，可维持有效的药物浓度。在 ACTS-GC 研究中，替吉奥辅助化疗组较单纯手术组的术后腹膜转移风险显著降低了 31%。腹腔热灌注化疗能使化疗药物直接作用于癌细胞，影响腹膜微环境，抑制癌细胞种植，且不良反应小，对机体的免疫力影响小。一项系统评价和荟萃分析显示术中腹腔热灌注化疗单独或联合早期术后腹腔化疗能显著改善局部进展期胃癌患者的术后生存，国内学者的非随机对照研究也显示对于无腹膜转移的 $T_{3\sim4}$ 期胃癌患者给予术中顺铂联合丝裂霉素的腹腔热灌注化疗方案后 1、2 和 4 年生存率均优于单纯手术组，但目前对于腹腔热灌注化疗作为预防性手段的临床证据尚不充分。

对于仅表现为腹腔内游离癌细胞阳性而无肉眼可见的腹膜病灶以及其他远处转移，即 P0CY1 的患者，仍然属于单一远处转移的 IV 期胃癌。基于 CCOG 0301 研究结果，可考虑接受根治性手术后采用替吉奥辅助化疗，而回顾性研究显示根治性手术后采用替吉奥单药辅助治疗可使 P0CY1 胃癌患者的中位生存期达到 22.3 个月。同时，术前化疗也可能为此类患者带来益处。已有相关研究显示对采用顺铂联合替吉奥的术前化疗方案疗效较好的患者可以选择性地从根治性手术中获益，中位生存期可以从 12.6 个月延长到 43.2 个月。此外，基于不同化疗方案的术前或术中腹腔化疗也在一些小样本回顾性研究中被证实有效。但总体而言，能获益的患者均有高度选择性，且转化治疗后的手术时机、适应证及手术方式等均尚无定论。

与前者不同的是，肉眼可见的腹膜转移已不属于单一远处转移的 IV 期胃癌范畴，全身系统化疗是胃癌腹膜转移的标准治疗，在进一步检测包括 *HER2*、*PD-L1* 等基因表达情况的基础上，选择晚期胃癌一线或二、三线的化疗方案，同时根据患者一般状况、合并症、有无腹水、不良反应等结合腹腔化疗等局部治疗手段。目前，尚无大型临床研究确证腹腔化疗的疗效。日本的 PHOENIX-GC 研究中在伴有腹膜转移的晚期胃癌一线治疗患者中，比较了紫杉醇联合替吉奥全身化疗加上紫杉醇腹腔内灌注与标准的顺铂联合替吉奥化疗方案。两组患者的中位生存期分别为 17.7 个月和 15.2 个月（$P=0.08$），并未显示生存期的延长；但在中量腹水的亚组患者中取得了显著的生存获益。因此，可结合腹水分级在系统化疗的基础上添加腹腔灌注化疗。在欧洲，Sugarbaker 等提出通过肿瘤细胞减灭术＋腹腔热灌注化疗治疗胃癌腹膜转移。其优势在于通过肿瘤细胞减灭术降低肉眼可见肿瘤负荷，同时联合腹腔热灌注化疗进一步杀灭微小转移灶，最终最大限度地减少肿瘤细胞数量，改善患者预后。目前正在开展的GASTRPIPEC试验是一项欧洲多中心的前瞻性随机对照临床试验，拟比较伴腹膜转移的胃癌和AEG病例在围手术期系统化疗基础上采用肿瘤细胞减灭术＋腹腔热灌注化疗（顺铂联合丝裂霉素腹腔注射）与单纯肿瘤细胞减灭术的安全性和有效性。该研究目前正在入组中，中期分析结果显示入组的患者中，腹膜癌指数≤6分、7～13分和＞13分者分别占48.9%、34.4%和16.7%，中位随访时间为3.4个月，中位生存期为13.2个月。

有效防治腹膜转移是提高进展期胃癌预后的关键步骤。随着诊疗技术的不断提高，对腹腔游离癌细胞和微小转移灶的检测越来越敏感，使早期治疗腹膜转移成为可能。临床中，需根据转移的不同阶段，合理选择治疗方案，改善腹膜转移患者的预后。

------------------------------ 参 考 文 献 ------------------------------

［ 1 ］ Kakeji Y, Morita M, Maehara Y. Strategies for treating liver metastasis from gastric cancer[J]. Surg Today, 2010, 40(4): 287−294.

［ 2 ］ Kataoka K, Kinoshita T, Moehler M, et al. Current management of liver metastases from gastric cancer: what is common practice? New challenge of EORTC and JCOG[J]. Gastric Cancer, 2017, 20(5): 904−912.

［ 3 ］ Kim G, Chen E, Tay A Y, et al. Extensive peritoneal lavage after curative gastrectomy for gastric cancer (EXPEL): study protocol of an international multicentre randomised controlled trial[J]. Jpn J Clin Oncol, 2017, 47(2): 179−184.

［ 4 ］ Kunisaki C, Makino H, Takagawa R, et al. Impact of palliative gastrectomy in patients with incurable advanced gastric cancer[J]. Anticancer Res, 2008, 28(2B): 1309−1315.

［ 5 ］ Liao Y Y, Peng N F, Long D, et al. Hepatectomy for liver metastases from gastric cancer: a systematic review[J]. BMC Surg, 2017, 17(1): 14.

［ 6 ］ Markar S R, Mikhail S, Malietzis G, et al. Influence of surgical resection of hepatic metastases from gastric adenocarcinoma on long-term survival: systematic review and pooled analysis[J]. Ann Surg, 2016, 263(6): 1092−1101.

［ 7 ］ Okabe H, Ueda S, Obama K, et al. Induction chemotherapy with S-1 plus cisplatin followed by surgery for treatment of gastric cancer with peritoneal dissemination[J]. Ann Surg Oncol, 2009, 16(12): 3227−3236.

［ 8 ］ Yan T D, Black D, Sugarbaker P H, et al. A systematic review and meta-analysis of the randomized controlled trials on adjuvant intraperitoneal chemotherapy for resectable gastric cancer[J]. Ann Surg Oncol, 2007, 14(10): 2702−2713.

［ 9 ］ Zhou F, Yu X L, Liang P, et al. Microwave ablation is effective against liver metastases from gastric adenocarcinoma[J]. Int J Hyperthermia, 2017, 33(7): 830−835.

［10］ 胡祥.胃癌肝转移的高危因素和预后［J］.中华胃肠外科杂志,2014,17(2)：108-111.

［11］ 所剑,李伟,王大广.胃癌肝转移综合治疗［J］.中国实用外科杂志,2015,35(10)：1078-1082.

［12］ 中国研究型医院学会消化道肿瘤专业委员会,中国医师协会外科医师分会上消化道外科医师委员会,中国抗癌协会胃癌专业委员会,等.胃癌肝转移诊断与综合治疗中国专家共识(2019版)［J］.中国实用外科杂志,2019,29(5)：405-411.

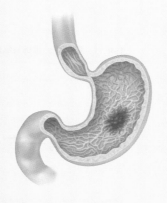

第二十三章

胃癌卵巢转移的
诊疗策略

林晓琳　马欣俐　肖秀英　邱江锋

卵巢是女性胃癌患者远处转移的主要靶器官之一。既往胃癌卵巢转移多为个案报道，尤其是青年女性胃癌多起病隐匿，临床较难发现，一旦发现即为晚期，预后差。因此，胃癌卵巢转移严重影响患者的生活质量和总生存期，也是导致女性胃癌患者治疗失败的主要原因之一。了解胃癌卵巢转移的诊疗要点，深入研究胃癌卵巢转移机制，采取有效的早期诊断和治疗措施，对于改善晚期胃癌患者的预后极为重要。

［通信作者］　邱江锋，Email: qjf0228@126.com

第一节　胃癌卵巢转移的发病机制

　　1896年，德国病理学家Friedrich Krukenberg首次报道了胃癌卵巢转移，并将其命名为Krukenberg瘤。广义的Krukenberg瘤也包括乳腺癌、食管癌、结直肠癌、胆囊癌及胰腺癌等转移至卵巢的肿瘤，但胃是最常见的原发部位，约占70%。大多数文献报道女性胃癌发生卵巢转移率为5%～10%，国外也有报道为41%。我国胃癌尸检报告女性胃癌患者卵巢转移率为43.6%，多见于40～50岁患者，比原发性卵巢癌患者的发病年龄小10～15岁。

　　虽然Krukenberg瘤早有报道，但多为个案报道和临床病例分析，卵巢转移的发生机制尚未明确，其转移途径也存在争议。一般认为有种植转移、血行转移和淋巴转移三种可能途径。

一、种植性转移

　　既往大多数研究认为胃癌卵巢转移属于种植性转移，是基于胃癌卵巢转移大多同时伴有腹膜播散转移。在一项单中心回顾性研究中发现，在卵巢转移性肿瘤中合并腹腔播散者占70%，而单纯卵巢转移的仅占25%。当肿瘤侵犯浆膜时，癌细胞可脱落至腹腔，脱落的癌细胞由于肠蠕动和重力作用或者随着腹水的流动而到达卵巢或通过排卵时形成的裂孔进入卵巢，从而形成种植性转移，但种植性转移无法解释：① 浆膜层完整的胃癌出现卵巢转移；② 局限于黏膜内或黏膜下的早期胃癌患者出现卵巢转移；③ 原发灶仅侵及肌层且不伴腹腔淋巴结转移和淋巴回流受阻也发生卵巢转移；④ Krukenberg瘤生长在卵巢内，表面光滑，很少与周围组织粘连；⑤ 胃癌细胞常绕过肝脏舍近求远转移至卵巢。

二、淋巴结转移

　　关于淋巴结转移，有学者认为卵巢网状淋巴组织丰富，癌细胞可经过腹膜后淋巴结转移到腰部淋巴结并逆行转移到卵巢；也有学者发现胃黏膜层和黏膜下层也有丰富的淋巴网络，早期胃癌也可通过淋巴途径向卵巢转移。

三、血行转移

普遍认为血行转移的机会较少,但目前有迹象支持血行转移学说。较多临床资料显示胃癌卵巢转移患者的年龄一般较原发性卵巢癌患者年轻,大多累及双侧,且多见于绝经前妇女。可能女性绝经前卵巢功能较活跃,血供丰富,激素水平高,给肿瘤细胞转移、生长提供了有利的内环境,更适于转移瘤生长。Kim等学者对690位女性胃癌术后患者进行随访分析发现,卵巢转移的发生与胃癌淋巴结转移程度相关,年龄＜50岁、有6个以上淋巴结转移的患者3年内卵巢转移复发率约为39.5%。

因此,目前对于胃癌卵巢转移途径尚无定论,三种转移方式都有可能参与了胃癌卵巢转移的发生和发展,并非孤立存在,单一途径均无法解释所有的胃癌卵巢转移现象,具体的发生机制尚未明确。

已有研究报道雌激素受体(estrogen receptor, ER)、孕激素受体(progesterone receptor, PR)表达与胃癌卵巢转移和预后有关,但结论并不一致。Kameda等发现ER可促进胃癌卵巢转移,预后差;但也有报道ER、PR高表达的胃癌卵巢转移患者预后好。因此,性激素受体表达变化无法解释胃癌的嗜卵巢性。

目前,Krukenberg瘤的转移途径不明,单纯依靠病理形态学和大体解剖学观察不能精准地反映胃癌卵巢转移的生物学行为和转移扩散规律,激素水平变化也无法完全解释Krukenberg瘤的发生和发展,亟须探讨胃癌卵巢转移是否具有分子特异性,期待相关研究的发表。

第二节　胃癌卵巢转移的诊断

目前,关于Krukenberg瘤的诊断要点主要包括既往或同时的胃癌病史和发现卵巢实性肿瘤。通常,胃癌卵巢转移早期并无明显临床表现,晚期虽较易诊断,但疗效差且预后不理想。因此,早期准确诊断胃癌卵巢转移尤其重要。

一、临床表现

Krukenberg瘤缺乏特异性的体征和症状,临床上容易误诊。许多患者发病的首发症状为卵巢癌的常见症状和体征,多以盆腔肿块为首发症状,部分伴有腹水，致腹围明显增大；部分表现为腹痛、腹胀、食欲减退及恶心、呕吐等消化道症状和贫血、体重下降、消瘦及乏力等全身症状；部分患者出现卵巢间质黄素化，分泌雌激素，表现为阴道不规则出血或绝经后出血等妇科症状，易被误诊为单纯性卵巢肿瘤，忽视了详细的病史询问和必要的消化系统检查；少数患者出现男性化、多毛症、假性梅格斯综合征（pseudo-Meigs syndrome）等表现；部分患者无任何临床症状，仅在体检时发现盆腔包块。亦有很多文献报道了妊娠合并胃癌卵巢转移病例，虽有恶心、呕吐、腹胀等不适，但因妊娠掩盖了消化道症状与腹部包块，导致早期诊断困难，有些至剖宫产时才被发现。为提高Krukenberg瘤诊断的准确率，对卵巢肿瘤患者应该详细询问病史，尤其要追问有无消化道症状；对女性胃癌患者要注意询问月经史，在后续随访中应仔细进行妇科检查和影像学检查。

二、实验室检查

胃癌卵巢转移的实验室检查无特异性，各方报道不一。血液学检查可有不同程度的贫血，血清肿瘤标志物检查癌胚抗原（CEA）、糖类抗原199（CA199）及糖类抗原125（CA125）升高。有学者发现术前CA199或CA125的检测有助于Krukenberg瘤的诊断，且与预后相关。血清CA125在短期内迅速升高有助于早期发现胃癌卵巢转移，可作为判断卵巢肿瘤的辅助检查依据。因此，女性胃癌患者常规检测CA125有助于提高卵巢转移瘤的发现率。

三、影像学检查

影像学检查主要是依靠B超、CT或MRI检查。胃癌卵巢转移常侵犯双侧卵巢，表现为边界清晰、包膜完整的囊实混合性或实性肿块。妇科超声是妇科常见的检查项目，方便、直观、无创伤、费用低，在妇科疾病的诊疗中发挥着重要作用，有助于卵巢占位病灶的初步诊断。不同来源的Krukenberg瘤有不同的CT表现（图23-2-1），如原发于胃癌的卵巢转移瘤多为分叶状的实性肿瘤，而来源于结直肠癌的多为含有大小不一的实性成分的囊性肿瘤。MRI检查在Krukenberg瘤的诊疗中有重要价值。当双侧卵巢出现边缘清楚的实性肿块、分叶状、T_1WI不均匀等低信号、T_2WI实性成分等信号及实性成分内边界清晰的囊变区，增强后肿块内囊肿壁出现明显强化时，应考虑Krukenberg瘤的可能。PET/CT融合了PET技术和CT技术，使两种成像技术优势互补，PET图像提供功能和代谢等分子信息，CT图像提供精细的解剖信息，通过融合技术，一次显像即可获得疾病的病理生理变

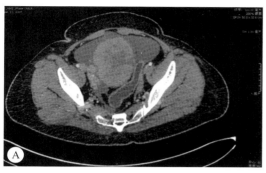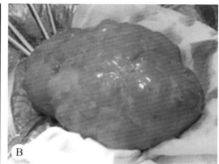

图23-2-1　胃癌卵巢转移CT表现（A）及手术标本（B）

化和形态学改变，具有较高的敏感性和特异性，但其在胃癌卵巢转移的诊断中价值有限。Krukenberg瘤大多为分化差的印戒细胞癌或黏液腺癌，对^{18}F-脱氧葡萄糖摄取低，容易造成假阴性，影响后续诊疗。

四、病理学特征

发生卵巢转移的胃癌组织学类型以分化程度低的印戒细胞癌、黏液腺癌、未分化癌为主（图23-2-2），且多为进展期胃癌，Lauren分型以弥漫浸润型为主。有研究发现卵巢转移灶中印戒细胞癌所占比例高于胃原发灶，提示胃癌卵巢转移后恶性程度提高，预后差。WHO对Krukenberg瘤的组织学诊断标准：肿瘤生长在卵巢内；镜下见印戒状黏液细胞；卵巢间质伴有肉瘤样浸润。卵巢转移癌在大体形态上多为双侧受累（80%），且双侧卵巢增大不对称，体积差异较大，可从正常卵巢大小到34 cm不等；卵巢呈圆形或肾形，表面光

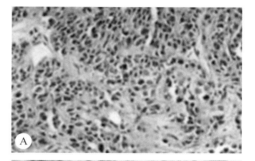

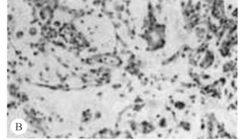

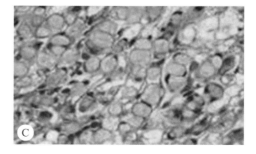

图23-2-2胃癌卵巢转移常见病理学类型

注：A. 低分化腺癌；B. 黏液腺癌；C. 印戒细胞癌。

滑,包膜多完整,很少与周围组织粘连;瘤体实性,切面坚韧,灰白或灰黄色,含大小不等的囊腔,内充满黏液或胶样物质,偶见出血坏死;镜下形态主要由多形性印戒细胞和呈肉瘤样外观的梭形间质细胞组成。所谓印戒细胞是指癌细胞内富含大量的黏液,并将胞核挤向一侧而贴近胞膜呈半月形。卵巢转移瘤的印戒细胞可为单个的、成群的、嵌套的或形成小管、腺泡、小梁或束状,几个不同的模式可出现在同一个肿瘤中。Krukenberg瘤的免疫组织化学染色(IHC染色)显示CK20阳性率增高,而原发性卵巢癌CK20多为阴性。也有学者报道胃肠道卵巢转移癌CA125单抗IHC染色检测阳性率低于原发性卵巢癌,测定CA125可对鉴别卵巢原发性癌和来源于胃肠道的卵巢转移性癌有重要意义,CA125阳性支持卵巢原发癌,CA125阴性支持胃癌卵巢转移。

五、诊断要点

胃癌卵巢转移的术前诊断率较低,多在术中探查或术后随访发现。女性患者因腹胀或盆腔包块就诊,应高度警惕有无胃癌卵巢转移可能,需详细询问胃肠道病史、月经史,进行详细体格检查、妇科检查以及血清肿瘤标志物、胃肠镜及腹盆腔影像学检查,注意与卵巢原发肿瘤及其他来源卵巢转移瘤鉴别。应重视胃肠道原发灶及卵巢转移灶两方面的症状及检查。术前常规行B超、CT或MRI等腹部影像学检查,如怀疑Krukenberg瘤,则进一步行内镜检查以明确诊断。无论是胃肠道肿瘤手术,还是卵巢肿瘤手术,术中都必须认真仔细探查腹、盆腔情况,必要时于术中行胃肠镜检查及活检。女性胃癌患者的术后应密切随访,包括妇科检查及盆腔B超或肿瘤标志物检查等。目前,对于早期胃癌根治术后的随访频率推荐前3年每6个月1次,然后每年1次,至术后5年;进展期胃癌根治术后及不可切除胃癌姑息治疗的随访或监测频率,推荐前2年每3个月一次,然后每6个月1次,共5年,5年后每年随访1次。对于诊断困难者,必要时行诊断性腹腔镜探查。早期胃癌患者也有卵巢转移的可能。因此,在胃癌的随访中,不管分期如何,均应警惕卵巢转移的可能,争取及早发现转移灶。

第三节 胃癌卵巢转移的治疗现状及进展

目前,缺乏大规模的随机对照试验研究胃癌卵巢转移的治疗方式,其治疗仍存有争议，尚无可遵循的共识或指南。随着越来越多的临床病例总结以及对预后影响因素的分析，越来越多的文献报道表明手术能够明显延长胃癌卵巢转移患者的生存期，尤其是根治性手术或者满意的肿瘤减灭术。目前，大多学者推荐以手术为主的多学科综合治疗，建立由外科医师、妇科肿瘤医师、肿瘤内科医师、内镜医师、影像医师、放疗科医师和病理科医师等组成的多学科团队系统讨论分析，有助于给予患者个体化、最佳的治疗方案。

一、胃癌卵巢转移的外科治疗

关于外科手术切除在胃癌卵巢转移治疗中的地位，目前尚无确切说法。胃癌一旦发生卵巢转移即属于晚期，且大多合并腹盆腔广泛转移，预后较差。对于胃癌合并卵巢转移患者的手术适应证及手术范围目前没有统一的治疗模式，一般认为应视患者的情况而定。

卵巢转移分为同时性Krukenberg瘤（在胃癌确诊的同时发现卵巢转移）和异时性Krukenberg瘤（胃癌术后卵巢转移复发）。目前，对原发性卵巢癌行最大限度地肿瘤细胞减灭术有助于延长卵巢癌患者的生存期已达成共识，但这对于胃癌卵巢转移患者是否适用尚未达成统一策略。胃癌卵巢转移常伴有腹、盆腔多发播散转移，一般难以达到根治；手术带来的创伤也可能有促进肿瘤进一步转移的风险，患者难以从手术中获益。故部分学者对Krukenberg瘤手术治疗持反对意见。但也有越来越多的文献报道，包括原发灶和转移灶一并切除的根治性手术能够明显延长胃癌卵巢转移患者的生存期。我国学者统计分析了152例胃癌卵巢转移患者（其中59例为异时性卵巢转移），结果发现转移瘤切除组较转移瘤未切除组总生存期明显延长（同时性卵巢转移组19.0个月 vs 11.8个月，$P < 0.001$；异时性卵巢转移组：24.6个月 vs 14.3个月，$P = 0.02$），且转移瘤切除、腹膜转移、ER-β和PR表达是与总生存期相关的独立预后因素。国外学者也报道，与单纯化疗相比，卵巢切除联合化疗可使患者的中位总生存期明显延长（19个月 vs 9个月），异时性卵巢转移手术获益可能优于同时性卵巢转移，中位总生存期亦明显延长（36个月 vs 17个月），转移灶切除是影响患者预后的独立因素。Yu等学者对比手术切除转移灶联合术后化疗和单纯化疗后发现，在93例胃癌同时性卵巢转移患者中，手术联合化疗的总生存期明显长于单纯化疗组（19.0个月 vs 11.8个月，$P < 0.001$），而在59例异时性卵巢转移患者中也得出了相似结论（24.6个月 vs 14.3个月，$P = 0.02$）。因此，目前更多的专家都认可以手术为主的多学科综合治疗是胃癌卵巢转移最为理想的治疗方案。对于同时性卵巢转移，术

前需充分评估原发灶的可切除性及远处转移灶情况，必要时可采用腹腔镜探查，从而避免盲目的剖腹探查。手术切除范围则包括原发灶切除和标准的区域淋巴结清扫，以及全子宫和双侧附件切除；对于存在局部压迫症状者，可采用姑息性手术以缓解症状。对于异时性卵巢转移，则更需要根据其复发转移的范围和患者的一般情况来制订治疗策略。结合相关研究，在原发癌根治术的前提下完整切除瘤体是影响预后的一个重要因素，即术后无瘤体残留者较有瘤体残留者和未手术者的生存期明显延长，对于转移瘤可切除并可耐受手术者，应该积极地行手术切除。Gwonsik 等回顾性分析了 53 例胃癌异时性卵巢转移患者，其中 46 例行转移瘤切除术，中位生存期为 43.2 个月，7 例行化疗和支持治疗，中位生存期为 24 个月，两者差异具有统计学意义（$P=0.002$）。因此，对同时性胃癌卵巢转移可较好地耐受麻醉和手术者，应尽可能同时切除原发肿瘤及转移灶，即使切除原发癌是姑息性的，也可减少肿瘤负荷及减轻疼痛或梗阻，以提高生存质量。对于异时性卵巢转移，应注重早期发现，如能早期确诊行根治性切除，则能大大改善患者预后。

Krukenberg 瘤是女性胃癌患者的特殊转移类型，一旦发生预后极差。因此，早在 1999 年就有学者提出了"预防性卵巢切除"的概念，特别是对于多个淋巴结转移的年轻胃癌患者。国外文献研究指出，对于年龄＜50 岁、伴有 6 枚区域淋巴结转移的患者，实施预防性卵巢切除可避免将来因卵巢转移而行二次手术。但由于卵巢作为女性生殖器官的作用和自身具备的内分泌功能，患者绝经前行卵巢切除将使其产生严重的精神负担和自主神经功能紊乱等并发症，如骨质疏松、性功能障碍、早衰等一系列不良反应，且该理论缺乏前瞻性随机对照试验的循证医学证据，因此仍然存在较大争议。国内学者认为对于胃癌术中是否行预防性卵巢切除应遵循个体化原则，需结合以下几点综合考虑：① 年龄及是否绝经；② 胃癌的临床病理分期；③ 切除双侧卵巢有无根治的可能；④ 患者的生育意愿及心理意愿；⑤ 对长期激素替代疗法的理解等。尤其是明确单侧卵巢转移者，由于胃癌多为双侧卵巢转移，建议预防性切除对侧卵巢。因此，目前预防性卵巢切除尚未在临床实践中广泛应用。

二、胃癌卵巢转移的内科治疗

1. 全身化疗

全身化疗是临床上较常用的方法，也是治疗胃癌卵巢转移的标准治疗方案。有研究表明，与单纯手术切除相比，手术切除联合术后辅助化疗可将 3 年生存率由0%提高至15.5%。氟尿嘧啶类、铂类和紫杉类药物是晚期胃癌的主要化疗药物,2015年版《NCCN胃癌临床实践指南》把依立替康亦列为一线Ⅰ类优选。通常一线化疗方案,以氟尿嘧啶类药物为基础,联合铂类和/或紫杉类药组成二药或三药化疗方案。通过循环系统化疗药物作用于全身各处,并通过血液循环深入肿瘤内部。Krukenberg瘤多以分化差的印戒细胞癌和黏液腺癌为主,有报道其整体化疗有效率偏低,以铂类为基础方案的有效率为26%,以依立替康为基础方案的有效率为25%,以紫杉醇为基础方案的有效率为12%。目前,关于Krukenberg瘤化疗方案相关的研究有限。Brieau等学者对8例胃癌卵巢转移患者的化疗方案进行回顾性分析,发现一线接受FOLFOX或FOLFIRI方案治疗,二线化疗接受EOX方案治疗,结果显示应用目前公认的针对晚期胃腺癌有效的一线和二线化疗方案对于卵巢转移瘤的疾病控制率显著低于其他部位的转移灶,提示卵巢转移瘤对化疗敏感性不高,故目前关于Krukenberg瘤尚无标准的化疗方案,基本遵循晚期胃癌化疗的原则。对于胃癌卵巢转移化疗方案的选择,应遵循个体化,把握好化疗的适应证,既要充分考虑患者是否能够耐受化疗所带来的不良反应,又要考虑化疗的疗效、药物的不良反应及患者的经济承受能力等,选择低毒、高效、经济且适合患者的合理化疗方案。

2. 腹腔化疗

由于存在腹膜屏障,腹腔化疗可使腹膜局部病灶药物浓度更高,化疗药物不易通过腹膜血浆屏障,清除速度减慢,从而延长作用时间,降低药物的血浆暴露量,减少全身不良反应。与全身化疗相比,对腹、盆腔广泛转移手术未能彻底切除者,可在术中或术后使用腹腔化疗,提高抗癌药物的局部浓度,杀灭残留的癌灶及脱落的癌细胞,提高疗效。在Krukenberg瘤中腹腔化疗也有广泛的应用,但其临床治疗价值仍未确定。目前,关于Krukenberg瘤腹腔化疗的研究报道有限,且结论不一致。有报道显示静脉化疗和腹腔化疗对Krukenberg瘤的疗效差异无统计学意义,而有学者报道联合腹腔化疗能延长患者的中位总生存期,故在临床未有明确推荐。但Krukenberg瘤常合并有腹水,因此,对于腹膜转移患者,腹腔化疗仍具有一定的临床应用价值。

3. 靶向治疗、免疫治疗、内分泌治疗和放疗

虽然近年来胃癌的诊疗取得了较大进步,靶向和免疫治疗在胃癌治疗中也有诸多尝试,但成功的研究较少。目前,应用于临床治疗的主要为靶向HER2靶点(曲妥珠单抗)、VEGFR靶点(雷莫芦单抗)的药物及小分子抗血管生成靶向药物阿帕替尼。即使对HER2阳性胃癌患者用化疗联合曲妥珠单抗靶向治疗,中位总生存期仅为13.8个月,而胃癌卵巢转移患者大多为分化差的印戒细胞癌或黏液腺癌,HER2阳性率低,缺乏合适的靶向治疗药物。抗PD-1免疫治疗临床获益有限,特别在胃癌卵巢转移中未见相关报道,期待能进行积极的探索和应用。目前,尚无针对Krukenberg瘤在靶向及免疫治疗方面的亚组分析或是大规模的随机对照试验,因此仍需更多循证医学证据的支持。Krukenberg瘤对放疗敏感性较低,一般不作为常规推荐;但对骨转移疼痛、吞咽困难、盆腔复发等临床症状的缓解,放疗仍能起到重要的作用,有助于提高晚期患者的生活质量。有学者提出对于激素受体阳性的Krukenberg瘤可尝试内分泌治疗,研究发现他莫昔芬(三苯氧胺)联合化疗治疗的患者总生存期优于单纯化疗组,但亦有研究发现内分泌治疗的患者总生存期无明显获益。目前,相关研究报道有限,且结论不尽相同,故内分泌治疗在Krukenberg瘤中尚缺乏足够的循证医学证据支持,其疗效有待进一步评价。如能进一步明确激素受体水平在胃癌卵巢转移中的作用机制,将有助于进一步指导临床实践。

4. 胃癌卵巢转移的转化治疗

近年来,随着技术及药物的不断进步,特别是在结直肠癌肝转移的转化性治疗成功基础上,随着对晚期胃癌生物学行为的进一步认识,发现晚期胃癌患者并非均无延长生存期甚至获得治愈的可能性。若能采取积极的转化性治疗,可使一部分晚期胃癌患者取得生存获益,因此,胃癌的转化治疗越来越受到人们的关注。目前,关于胃癌伴腹膜转移、胃癌肝转移及胃癌伴腹主动脉旁淋巴结转移均有转化治疗相关的研究进展,尚未涉及大样本胃癌卵巢转移转化治疗的相关研究,还需要进一步的数据支持。相信随着转化治疗的不断完善和开展,Krukenberg瘤的预后能有进一步改善。

三、多学科综合治疗

对于胃癌卵巢转移患者的治疗目前尚缺乏大样本的前瞻性随机对照临床研究数据,证据大多来源于回顾性或样本较小的文献支持。因此,对此类患者的基础策略应优先推荐多学科团队讨论下的个体化决策或鼓励参加临床研究。2019年,《CSCO胃癌诊疗指南》中针对胃癌单一卵巢转移人群的治疗目前仍以系统化疗为主,但也有部分回顾性研究证实,系统化疗联合原发灶和/或转移灶积极手术可使部分胃癌卵巢转移患者得到生存获益,体能评分0~1分、原发灶及转移灶根治性手术及术后系统化疗为预后较好的重要因素,而印戒细胞癌和伴有腹膜转移是预后不良的因素。对于单一卵巢转移的患者,部分高度选择后的患者可通过外科治疗联合系统化疗得到生存获益,但具体适合人群、手术时机和手术方法目前尚无定论。

综上所述，胃癌卵巢转移是女性胃癌患者的特殊转移类型，预后较差。目前，发病机制尚未明确，治疗也缺乏统一的指南，相关的研究尚存在较多的争议，也缺乏大样本数据的临床研究。在早期，患者缺乏特异性临床表现，诊断存在一定困难。防治胃癌卵巢转移的关键是早期发现、早期治疗，争取提高术前诊断准确率，常规行超声、CT检查、血清肿瘤标志物CA125检测有助于提高诊断准确率；一旦确诊胃癌卵巢转移应于多学科团队讨论后积极行以手术为主的多学科综合治疗，以改善患者的预后，尽量一次性切除原发灶与转移灶；化疗也可以使患者获益，同时治疗也应该遵循个性化和个体化。随着靶向药物和免疫治疗药物的不断涌现，有望以生物标志物为指导应用到胃癌卵巢转移的治疗中，在降低药物不良反应的同时进一步提高疗效，延长患者的生存期，改善其生活质量。

参 考 文 献

[1] Agnes A, Biondi A, Ricci R, et al. Krukenberg tumors: Seed, route and soil[J]. Surg Oncol, 2017, 26(4): 438-445.

[2] Al-Agha O M, Nicastri A D. An in-depth look at Krukenberg tumor: an overview[J]. Arch Pathol Lab Med, 2006, 130(11): 1725-1730.

[3] Albarello L, Pecciarini L, Doglioni C.HER2 testing in gastric cancer[J]. Adv Anat Pathol, 2011, 18(1): 53-59.

[4] Bang Y J, Van Cutsem E, Feyereislova A, et al. Trastuzumab in combination with chemotherapy versus chemotherapy alone for treatment of HER2-positive advanced gastric or gastro-oesophageal junction cancer (ToGA): a phase 3, open-label, randomised controlled trial[J]. Lancet, 2010, 376(9742): 687-697.

[5] Brieau B, Roussel H, Markoutsaki T, et al. Chemosensitivity in ovarian metastases from gastric cancer: a case series[J]. Clin Res Hepatol Gastroenterol, 2013, 37(3): 289-295.

[6] Camargo M C, Goto Y, Zabaleta J, et al. Sex hormones, hormonal interventions, and gastric cancer risk: a meta-analysis[J]. Cancer Epidemiol Biomarkers Prev, 2012, 21(1): 20-38.

[7] Chaffer C L , Weinberg R A. A perspective on cancer cell metastasis[J]. Science, 2011, 331(6024): 1559-1564.

[8] Chiang C Y, Huang K H, Fang W L, et al. Factors associated with recurrence within 2 years after curative surgery for gastric adenocarcinoma[J]. World J Surg, 2011, 35(11): 2472-2478.

[9] Cho J H, Lim J Y, Choi A R, et al. Comparison of surgery plus chemotherapy and palliative chemotherapy alone for advanced gastric cancer with Krukenberg tumor[J]. Cancer Res

Treat, 2015, 47(4): 697−705.

［10］ Harrison J D, Morris D L, Ellis I O, et al. The effect of tamoxifen and estrogen receptor status on survival in gastric carcinoma[J]. Cancer, 1989, 64(5): 1007−1010.

［11］ Kameda C, Nakamura M, Tanaka H, et al. Oestrogen receptor-alpha contributes to the regulation of the hedgehog signalling pathway in ERalpha-positive gastric cancer[J]. Br J Cancer, 2010, 102(4): 738−747.

［12］ Kang Y K, Boku N, Satoh T, et al.Nivolumab in patients with advanced gastric or gastro-oesophageal junction cancer refractory to, or intolerant of, at least two previous chemotherapy regimens (ONO-4538-12, ATTRACTION-2): a randomised, double-blind, placebo-controlled, phase 3 trial[J]. Lancet, 2017, 390(10111): 2461−2471.

［13］ Kim N K, Kim H K, Park B J, et al. Risk factors for ovarian metastasis following curative resection of gastric adenocarcinoma[J]. Cancer, 1999, 85(7): 1490−1499.

［14］ Kiyokawa T, Young R H, Scully R E. Krukenberg tumors of the ovary: a clinicopathologic analysis of 120 cases with emphasis on their variable pathologic manifestations[J]. Am J Surg Pathol, 2006, 30(3): 277−299.

［15］ Lobo J, Machado B, Vieira R, et al. The challenge of diagnosing a malignancy metastatic to the ovary: clinicopathological characteristics vary and morphology can be different from that of the corresponding primary tumor[J]. Virchows Arch, 2017, 470(1): 69−80.

［16］ McCracken K W, Catá E M, Crawford C M, et al. Modeling human development and disease in pluripotent stem-cell-derived gastric organoids[J]. Nature, 2014, 516(7531): 400−404.

［17］ Muro K, Chung H C, Shankaran V, et al. Pembrolizumab for patients with PD-L1-positive advanced gastric cancer (KEYNOTE-012): a multicentre, open-label, phase 1b trial[J]. Lancet Oncol, 2016, 17(6): 717−726.

［18］ Rosa F, Marrelli D, Morgagni P, et al. Krukenberg tumors of gastric origin: the rationale of surgical resection and perioperative treatments in a multicenter western experience[J]. World J Surg, 2016, 40(4): 921−928.

［19］ Shah B, Tang W H, Karn S. Transcoelomic spread and ovarian seeding during ovulation: A possible pathogenesis of Krukenberg tumor[J]. J Cancer Res Ther, 2017, 13(1): 152−153.

［20］ Tokunaga A, Nishi K, Matsukura N, et al.Estrogen and progesterone receptors in gastric cancer[J]. Cancer, 1986, 57(7): 1376−1379.

［21］ Wang J, Shi Y K, Wu L Y, et al. Prognostic factors for ovarian metastases from primary gastric cancer[J]. Int J Gynecol Cancer, 2008, 18(4): 825−832.

［22］ Yan D, Du Y, Dai G, et al. Management of synchronous Krukenberg tumors from gastric cancer: a single-center experience[J]. J Cancer, 2018, 9(22): 4197−4203.

［23］ Yu P, Huang L, Cheng G, et al. Treatment strategy and prognostic factors for Krukenberg tumors of gastric origin: report of a 10-year single-center experience from China[J]. Oncotarget, 2017, 8(47): 82558−82570.

［24］ Zhang C, Hou W, Huang J , et al. Effects of metastasectomy and other factors on survival of patients with ovarian metastases from gastric cancer: a systematic review and meta-analysis[J]. J Cell Biochem, 2019, 120(9): 14486−14498.

［25］ 曹晖, 邱江锋, 赵刚. 胃癌卵巢转移临床治疗决策［J］. 中国实用外科杂志, 2015, 35

（10）：1065−1068.

［26］马振救，张汝鹏，薛强，等. 110例胃癌卵巢转移瘤的预后因素分析［J］. 中华胃肠外科杂志，2016，19（3）：287−291.

［27］全国胃癌病理协作组. 360例胃癌尸检材料病理学研究［J］. 中华病理学杂志，1983，12（2）：124−128.

［28］田艳涛，马福海. 胃癌卵巢转移的诊治策略［J］. 中华肿瘤杂志，2019，41（3）；178−182.

［29］杨文涛，张廷，范建玄，等. CA125在鉴别卵巢原发性癌和胃肠道转移性癌中的作用［J］，中华妇产科杂志，2001，36（5）：302−303.

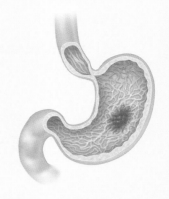

第二十四章

胃癌的临床营养防治

沈培晓　万燕萍

　　胃癌是所有肿瘤中对营养影响最为严重的肿瘤。虽然胃癌在短期内不能被完全治愈,但有可能转化为慢性疾病。然而,精准、有效的治疗却受到肿瘤本身或治疗所带来的营养不良和代谢紊乱的阻碍。鉴于胃癌患者营养缺陷和代谢紊乱的高发病率,定期监测患者的相关参数及损伤原因,可早期干预、防止严重营养不良的发生。因此,营养治疗已是胃癌防治中不可缺少的措施。遵循规范的五阶梯营养治疗将为胃癌患者带来临床益处。

[通信作者]　万燕萍,Email: wanyp204@163.com

第一节　营养与致癌作用

致癌物质是一种可以诱发癌症的物理性、化学性或毒性物质。一些化学物质（如多环芳烃、N-硝基化合物、双酚A）、能量过多（营养过多、乙醇摄入）、水果及蔬菜摄入受限制、病毒、烟草等均可促进癌细胞起始及发展。营养可能会改变处于任何阶段的癌变进程。

研究表明，营养和膳食在致癌的因素中约占35%。众多食物与营养素中，摄入水果、蔬菜及适量硒元素有预防胃癌发生的效果，饮酒及超重则使相关风险增加。此外，幽门螺杆菌慢性感染、吸烟、长期高盐饮食或摄入腌烤类等过度加工食品可使罹患胃癌风险增加。但研究者面临着饮食复杂性以及不同饮食文化、不同人种饮食习惯所带来的巨大挑战。正常膳食中有着数以千计的不同化学物质。比如，某些由植物产生的天然杀虫剂是食物中天然存在的致癌物质；另外，霉变食物中所产生的一些次级代谢产物、真菌毒素（如黄曲霉毒素、伏马菌素）等也是天然的致癌物质。当然，食物中也存在天然的致癌抑制剂，如维生素C、维生素A、胡萝卜素、维生素E、硒及锌等。此外，还有一些植物化学物，如番茄红素、青花素和多酚、β-玉米黄素和黄酮类化合物、萝卜硫素和吲哚及烯丙基硫化物等均为食物中的致癌抑制剂。膳食习惯在维持健康和疾病预防中发挥着非常重要的作用。众多研究表明，钙和维生素D、咖啡及饮茶、天然叶酸与合成叶酸、摄入水果及多种类蔬菜等均可降低癌症发生的风险。

第二节　胃癌的营养评估及营养治疗目标

一、营养筛查与评估

所有肿瘤都会不同程度干扰营养素的摄入和/或利用，从而造成患者不同病程中不同程度的营养不良。胃癌是所有肿瘤中对营养影响最为严重的肿瘤。因此，对胃癌患者进行早期的营养筛查及评估，对患者治疗及预后有重大意义。营养风险筛查旨在提高认识，并应当早期识别和治疗。为了提高营养筛查的效率,筛查应简短、廉价、高度敏感,具有良好的特异性。体重指数(BMI)、体重减轻及食物摄取量指数可直接或透过有效的营养筛选工具取得。目前,常用的营养不良筛查工具有营养风险筛查2002(NRS-2002)、通用营养不良筛查工具(MUST)、修订版微型营养评估(MNA-SFR)等。其中,中华医学会肠内肠外营养学分会推荐NRS-2002作为营养支持筛查工具。

NRS-2002内容包括:① 营养状况受损评分,0~3分;② 疾病的严重程度评分,0~3分;③ 年龄评分(年龄≥70者,评1分),总分为0~7分。

NRS-2002用于筛查营养风险,根据大量关于营养支持与临床结局的RCT实验分析发现,评分≥3分时,营养支持能够显著改善大部分患者的临床结局;而评分<3分时,显示营养支持无效。因此,将NRS-2002评分结果的3分作为分割点,≥3分的患者为具有营养风险,同时应根据不同个体的不同病情及营养不良严重程度制订个体化的营养干预方案。

二、胃癌营养不良及营养治疗目标

如果患者不能进食超过1周;或者如果估计的能量摄入量小于需求量的60%,并超过1周,则认为食物摄入量不足。摄入受损的原因是复杂和多因素的。胃癌患者营养不良的主要原因包括:① 食物摄入减少是由原发性厌食症或抑郁情绪引起的。在所有恶性肿瘤中,胃癌引起的厌食或早饱、快饱感发生率最高,也是手术治疗后发生最早的并发症之一。② 继发性损伤造成的被迫摄入不足,如口腔黏膜损伤、口干、牙列不良及肠梗阻,其中一些因素在适当的医疗管理下是可逆的。③ 营养素吸收和/或利用障碍,如铁元素、钙与维生素D、维生素A及维生素B_{12}吸收障碍,或是因胃液量减少导致的糖类、脂肪、蛋白质三大产能营养素的吸收障碍。④ 由于疾病本身或者一些治疗带来的不同程度的便秘、腹泻、恶心、呕吐、肠动力减少、化学感觉改变、不受控制的疼痛和药物的不良反应等。当发生肠道衰竭或完全梗阻等导致的完全不能进食,或进食量(包括肠内营养)小于正常摄入量的60%时,需要及时实施肠外营养,但也要注意肠外营养禁忌证。

在胃癌患者综合治疗中,可能涉及手术、放化疗及靶向药物治疗等,而营养治疗的目标是结合临床综合治疗改善患者的治疗预后及临床结局。营养和代谢干预旨在维持或改善食物摄入,减轻代谢紊乱,维持骨骼肌质量和身体各组织器官功能,降低预定抗癌治疗减少或中断的风险,并提高生活质量。鉴于胃癌患者营养缺陷和代谢紊乱的高发病率,如有条件定期监测所有患者的相关参数及相关损伤原因,以早期干预,防止严重营养不良。

第三节　胃癌患者的营养治疗

一、营养治疗基本原则与实施

营养不良治疗的基本要求应该是满足能量、蛋白质、液体及微量营养素的目标需要量，规范治疗应该遵循五阶梯治疗原则（**图 24-3-1**）。对于胃癌患者，首先应进行正确的营养宣教，然后依次向上晋级选择口服营养补充（oral nutritional supplements, ONS）、全肠内营养（total enteral nutrition, TEN）、部分肠内营养（partial enteral nutrition, PEN）、部分肠外营养（partial parenteral nutrition, PPN）、全肠外营养（total parenteral nutrition, TPN）。当下一阶梯不能满足 60% 目标能量需求 3～5 d 时，应该选择上一阶梯。

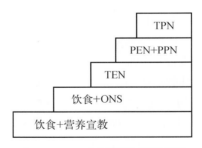

表 24-3-1　五阶梯治疗示意图

饮食+营养教育是所有营养不良患者（不能经口摄食的患者除外）首选的治疗方法，经济、实用而且是有效的措施，也是所有营养不良治疗的基础。轻度营养不良患者使用第一阶梯治疗即可能完全治愈。当经口饮食不能满足胃癌患者日常需要量的 60% 时，建议采用二阶梯治疗，在经口饮食基础上加用口服营养补充。研究发现，每天通过 ONS 提供的能量 > 1.67 MJ（400 kcal）才能更好地发挥 ONS 的作用。胃癌患者的围手术期、围放化疗期、居家慢性治疗期间，ONS 是首选的营养治疗途径，必要时可增加肠内营养制剂。在饮食+ONS 不能满足目标需要量或者一些完全不能经口饮食的条件下，如肠梗阻、吞咽障碍及严重胃瘫等情况下，TEN 是理想选择。在 TEN 不能满足患者需要量时，应采用 PEN+PPN，即在肠内营养基础上进行肠外营养补充。尽管理论上全经口饮食是最理想的营养状态，而研究表明 TEN 带来的临床获益也更多。但是在胃癌患者的营养治疗中，PEN+PPN 却是临床中最现实的选择。当患者进入终末期并出现在肠道完全不能使用的情况下，TPN 则是维持患者生存的唯一营养来源。

二、营养治疗能量和营养素补给

关于肿瘤患者能量代谢的改变一直存在争议。早年的一些多中心、大样本的研究显示，即便肿瘤患者处于肿瘤进展期或甚至已经广泛转移，其能量消耗也可能处于正常范围。近年来，有学者提出在体重减轻的肿瘤患者中有 50% 的人处于高代谢状态，并与体力活动、身体总体状况和年龄等因素相关；另有研究显示，肿瘤所导致的代谢改变与肿瘤的类型有关。胃癌患者的静息能量消耗可能处在正常范围，但肿瘤细胞能量消耗来源于机体细胞总体和瘦体组织群。胃癌患者普遍存在肌体细胞总体和瘦体组织的明显减少，进行自身先后比较后不难发现，体重和瘦体组织消耗是胃癌患者产生营养代谢紊乱的主要表现之一。鉴于现有的指南、专家共识及研究结果，推荐胃癌患者的能量目标需要量为 $105 \sim 126$ kJ/(kg·d)。

胃癌患者的蛋白质目标需要量为 $1.0 \sim 2.0$ g/(kg·d)。早期观点认为，肿瘤患者的蛋白质需要量最小值为 1.0 g/(kg·d)，目标需要量则定义为 $1.2 \sim 2.0$ g/(kg·d)。随着肿瘤营养治疗的不断发展，近年将胃癌患者的蛋白质目标需要量定为 $1.5 \sim 2.0$ g/(kg·d)，可以给胃癌患者总体治疗带来更大的临床获益。当然，蛋白质的目标补给是建立在足够能量摄入的前提下，以纠正患者的负氮平衡、机体损伤修复等，增加肌肉蛋白的合成。对于老年胃癌、肿瘤不活动期的患者，蛋白质目标需要量为 $1.2 \sim 1.5$ g/(kg·d)，对于合并急性或慢性肾功能不全患者，蛋白质目标量应限制在 1.0 g/(kg·d) 以内。

胃癌患者因存在全身炎症反应，也可能出现不同程度的胰岛素抵抗和代谢紊乱，所以存在机体对葡萄糖的摄取和利用降低，加之易出现食欲减退、早饱感和不同程度的胃肠道动力不足，所以在饮食、ONS 或肠外营养时可以有效地增加患者摄入的能量密度，相对增加脂肪比例，以增加其总能量摄入，利于蛋白质合成。对于需要使用肠内营养的患者，在排除明确的临床禁忌证后，增加肠内营养配方中脂肪乳剂供能，可适当减少患者的高血糖风险，也可不同程度地减轻水钠潴留。当然肠内营养是一个相对复杂的治疗过程，需整合患者的疾病程度、临床代谢指标等制订个体化的治疗方案。特别需注意，存在长期或重度营养不良的患者在实施营养治疗初期，肠外营养或肠内营养应从低能量开始，缓慢增加，以防止发生并发症，如倾倒综合征即是高渗性液体快速进入肠腔后，使外周循环液体随之渗入肠腔，导致有效血容量减少而产生。在胃癌患者的整个营养治疗过程中，应根据患者不同时期的代谢指标，给予铁、钙与维生素D、维生素A、叶酸及B族维生素等微量元素及维生素的补充。

总之，营养预防及治疗，是癌症发生、发展及后续治疗中不可缺少的措施，如能早期筛查评估，主动干预和治疗，将会有良好的临床结局。

---------------------------- 参 考 文 献 ----------------------------

[1] Arends J, Bodoky G, Bozzetti F, et al. ESPEN guidelines on enteral nutrition: non-surgical oncology[J]. Clin Nutr, 2006, 25(2): 245−259.

[2] Bozzetti F, Arends J, Lundholm K, et al. ESPEN Guidelines on Parenteral Nutrition: non-surgical oncology[J]. Clin Nutr, 2009, 28(4): 445−454.

[3] Chung M, Balk E M, Brendel M, et al. Vitamin D and calcium: a systematic review of health outcomes[J]. Evid Rep Technol Assess (Full Rep), 2009, 183: 1−420.

[4] Huncharek M, Muscat J, Kupelnick B. Colorectal cancer risk and dietary intake of calcium, vitamin D, and dairy products: a meta-analysis of 26,335 cases from 60 observational studies[J]. Nutr Cancer, 2009, 61(1): 47−69.

[5] Levine A J, Figueiredo J C, Lee W, et al. A candidate gene study of folate-associated one carbon metabolism genes and colorectal cancer risk[J]. Cancer Epidemiol Biomarkers Prev, 2010, 19(7): 1812−1821.

[6] Lynch H T, Grady W, Suriano G, et al. Gastric cancer: new genetic developments[J]. J Surg Oncol, 2005, 90(3): 114−133.

[7] Martin L, Senesse P, Gioulbasanis I, et al. Diagnostic criteria for the classifification of cancer-associated weight loss[J]. J Clin Oncol, 2015, 33(1): 90−99.

[8] McMillan D C. The systemic infflammation-based glasgow prognostic score: a decade of experience in patients with cancer[J]. Cancer Treat Rev, 2013, 39(5): 534−540.

[9] Oaks B M, Dodd K W, Meinhold C L, et al. Folate intake, post-folic acid grain fortification, and pancreatic cancer risk in the prostate, lung, colorectal, and ovarian cancer screening trial[J]. Am J Clin Nutr, 2010, 91(2): 449−455.

[10] van den Brandt P A, Goldbohm R A. Nutrition in the prevention of gastrointestinal cancer[J]. Best Pract Res Clin Gastroenterol, 2006, 20(3): 589−603.

[11] 曹伟新. 围手术期肿瘤患者营养支持疗法的认识和实践［J］. 中华临床营养杂志, 2012, 20(2): 65−68.

[12] 石汉平. 肿瘤营养疗法［J］. 中国肿瘤临床, 2014, 41(18): 1141−1145.

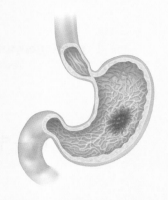

第二十五章

胃癌的多学科诊疗与全程管理

胡　炯　杨海燕　郑磊贞

目前,胃癌的治疗已经进入以患者为中心、多学科综合治疗的时代。外科手术仍然是治疗胃癌的主要手段,也是目前唯一可能治愈胃癌的治疗手段。除手术外,以放化疗为主的其他治疗方式可以在一定程度上提高胃癌的治愈率,而对于无法接受手术的患者则可在一定程度上延长其生存期,改善生活质量。通过多学科团队合作,可以建立合理的胃癌诊疗流程,同时也有利于引进新技术、新方法,改进和完善现有的治疗方式,从而提高医疗效率及质量。

[通信作者]　郑磊贞,Email: zhengleizhen2006@126.com

第一节　胃癌的全程管理策略

　　胃癌的管理是复杂的，涉及多个专家团队的合作，以最终优化患者的生存结果。从最初的分期评估开始，采用组建多学科团队的方法确保所有成员都同意治疗计划。胃癌的治疗选择通常涉及化疗、放疗、手术治疗和姑息性干预（内镜和外科手术）等的组合，并且需要这些领域专家之间的直接沟通以确保适当的临床决策。胃癌的精准诊断、分期和治疗是需要一个专家团队的，包括胃肠外科、病理科、放射科、肿瘤内科及放疗科等专家。传统上，采用每位专科医师在不同办公地点分别诊断患者的方法，往往导致治疗延误和不协调的诊疗。除了这个过程的不合时宜和不方便的方式之外，专家之间也缺乏及时和精细的沟通。

　　肿瘤的治疗既是技术，也是艺术；既要不断追求患者生命的久远，又要兼顾患者的生活质量。因此，早期诊断、精准评估、分层诊疗以规范治疗、减少复发，同时追求治愈目标而做好转化治疗等，这就是胃癌的全程管理。而全程管理的各个阶段都离不开多学科团队合作的开展。全程管理包括术前的新辅助治疗、转化治疗，术后的辅助治疗，复发转移后的姑息放化疗、靶向或免疫治疗及康复指导等，让患者在不同的阶段选择最合适的治疗方法，这也需多学科团队的共同合作。

一、早期胃癌患者的全程管理策略

　　对于早期胃癌患者，全程管理策略以治愈为目标，医师团队为患者制订的个体化全程管理方案，包括手术选择、术前准备及术后治疗、不良反应管理、治疗间歇期健康管理以及复发风险评估与可能的复发处理等，以帮助患者获得最大限度的根治。

二、晚期胃癌患者的全程管理策略

　　对于晚期胃癌患者，全程管理策略以"细水长流"、长期控制疾病为目的，帮助患者维持有效治疗，延缓复发进展，以求获得高质量的生活，进而延长生命。要实现这一目标，需要医师和护士能够给患者提供不间断的支持，帮助他们减轻痛苦，调整生活、饮食甚至心理。

胃癌的全程管理体系,由医师和护士分工合作,根据患者的病情及治疗情况,设定不同的随访周期,由医师和护士为患者提供回访,定期帮助患者监控病情及健康状况,了解患者感受,提供科学的用药指导,确保患者治疗的延续性,提供居家护理指导,帮助患者改善生活,让晚期患者也能够获得好的生命质量。

第二节　胃癌多学科诊疗模式

胃癌是全身性疾病,病因机制复杂,异质性强,不同部位的胃癌表现不一样,不同病理学类型的胃癌生物学行为有差异,不同转移方式的胃癌处理也有较多不同,不同时期的胃癌治疗原则也不一样。胃癌治疗是一个长时间的过程,在每一个治疗节点都需要做好正确的决策。因此,单靠某一学科医师的力量不足以胜任整个胃癌的治疗,必须联合各专科的所有力量,才能发挥协同效应,使得治疗效果获得最大化。

一、胃癌多学科诊疗的意义

胃癌多学科诊疗的临床意义重大。首先,多学科团队讨论可以提高胃癌诊断的精准率,进一步精准确定胃癌治疗前的临床分期,而精准的分期也是规范化治疗和判断预后的基础和前提。例如,对于不适宜单纯手术切除的胃癌患者,如果诊断不精准而贸然地采取手术实在是非常糟糕的决策。在多学科团队中,内镜专家可以发现早期可疑病灶;对于临床上高度怀疑胃癌的病例,病理学专家对组织病理取材和显微镜下结构进行仔细观察和分析,必要时组织病理学专家会诊和进行免疫组织化学或基因检测,从而做出精准的诊断。胃癌术前分期,不仅有赖于影像学专家,而且需要内镜和超声专家的共同分析,从而作出合理的术前分期,为制订临床方案奠定坚实的基础。其次,多学科团队是对胃癌患者实施合理综合治疗的必要条件。最佳、个体化的综合治疗方案只有通过多学科团队讨论才能够得出。普外科专家提出手术时机和手术方式等方面的建议,肿瘤内科专家提出新辅助或转化治疗等治疗方案,放疗科专家和病理学专家、消化内科专家从各自专业的看法提出合理的诊疗建议等,最终共同制订最佳的治疗方案。最后,多学科团队在胃癌患者治疗期间及阶段治疗后的随访方面也会起重要的作用。不同科室间及时地信息沟通,有助于早期发现复发和转移病灶,及时进行相应处理。同时,还有助于指导患者生活及饮食,督促患者定期复查和随诊,从而积极改善患者的预后。

二、胃癌多学科团队的学科及人员组成

1. 胃癌多学科团队的学科组成

包括胃肠外科、肿瘤内科、消化内科、放疗科、诊断科室(病理科、影像科、超声科及核医学科等)、内镜中心、护理部、心理学专家、营养支持及社会工作者(临终关怀)等。

2. 胃癌多学科团队的人员组成及资质

(1)医学领域成员(核心成员):胃肠外科医师2名、肿瘤内科医师1名、消化内科医师1名、放射诊断医师1名、组织病理学医师1名、其他专业医师若干名(根据多学科团队的需要加入),所有参与多学科团队讨论的医师应具有副高级以上职称,有独立诊断和治疗能力,并有一定的学识和学术水平。

(2)相关领域成员(扩张成员):临床护师1~2名和协调员1~2名。

所有多学科团队参与人员应进行相应职能分配,包括牵头人、讨论专家和协调员等。

通过这种多学科团队协作诊疗模式,实现了以患者为中心、以多学科专家组为依托的有机结合,保障患者得到规范、个体化的诊疗方案。

第三节　胃癌多学科诊疗模式与传统模式的区别

胃癌的传统诊疗模式以疾病为中心,治疗选择受限,患者需辗转于不同科室进行咨询诊疗,方案和效果往往取决于某一个医师的水平。胃癌的多学科团队诊疗模式以患者为中心,多学科专家联合诊疗,共享多学科胃癌诊疗的最新进展,精准评估,制订符合该肿瘤患者的诊疗方案。

在国内,多学科团队模式越来越被各大医院所认可。以上海交通大学医学院附属仁济医院为例,近年来先后成立了乳腺肿瘤、胃肿瘤、结直肠肿瘤、胆胰肿瘤、肝脏肿瘤、泌尿生殖系统肿瘤、胸部肿瘤、妇科肿瘤等10余个肿瘤的相关多学科综合诊疗团队。每个多学科综合治疗组设置一位首席专家,具有高级职称,且基础理论和专业知识扎实,临床实践经验丰富,具有凝聚力、组织协调能力;

专家组成员由具有副高级职称、有独立诊疗能力、掌握基础理论和学术水平较高的肿瘤外科学、肿瘤内科学、组织病理学、影像诊断学、放疗学、相关消化科与呼吸科专家，以及临床护师、营养师和协调员等参与的专家团队组成。由多学科团队组织者作为该癌症诊疗的领头人，带领来自外科、肿瘤内科、放疗科、介入科以及各诊断部门的专家一起组成一个紧密联系的团体，在相关领域内对患者进行"个体化"的综合治疗。相关专业医师、研究生及轮转医师均可参与学习、讨论。

多学科团队小组每周进行一次多学科病例讨论会（图25-3-1），来自诊断

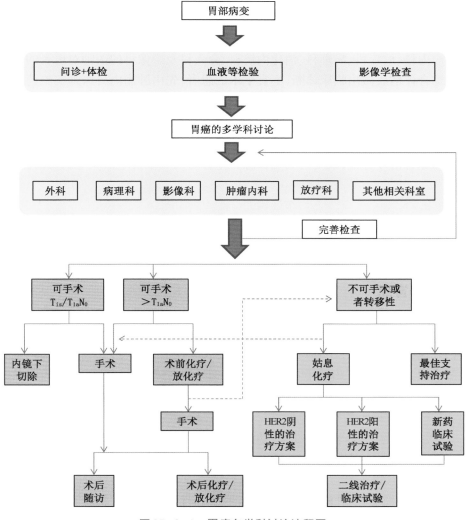

图25-3-1　胃癌多学科讨论流程图

和临床一线的医师共同商讨疑难病例,为患者制订出最合适、最有效的治疗方案,最大限度提高患者的生活质量,延长生存期。与多科会诊不同的是,多学科团队的小组人员相对固定,病例讨论也是制度化的。多学科团队的工作需要所有参加科室的共同参与,应用循证医学的原理,对具体疾病制订出符合当前研究方向的、共同认可的治疗指南和研究计划。多学科团队有固定时间和固定地点的会诊制度;具有多学科参加的综合门诊和联合查房,对具体病例确定治疗方案。综合治疗计划的确定是在诊断明确后,由综合治疗组讨论确定计划,即治疗计划是在治疗前预先确定的。例如,某患者胃部不适,先行胃镜检查,若明确诊断胃癌,以往的诊疗模式是首先考虑外科手术,能手术的则行根治术,术后观察随访;无法手术的,则对症处理。多学科团队的诊疗流程则为:主要召集普外科与肿瘤内科、放疗科、病理科、消化内镜科、介入科及影像科的医师对患者的术前病期综合评估后做出临床诊断,不宜手术的患者,先由肿瘤内科医师实施药物治疗,并制订复查与评估计划,等到肿瘤缩小、便于手术时,及时进行手术;或进行新辅助化疗,而后施行手术,术后再进行辅助化疗,根据病情调整方案,定期随访。适合手术的患者,先由外科医师实施手术治疗,再根据病理学检查结果决定后续的综合治疗方案,最终达到延长患者生存时间和维持生活质量的目的。

第四节　胃癌全程管理与多学科诊疗策略

一、早期胃癌

早期胃癌是指浸润深度不超过黏膜下层的浸润性胃癌,不论有无淋巴结转移(T_1、任意N)。早期胃癌不仅推动了新型成像技术的发展(如色素放大内镜和窄带成像),还推动了内镜下切除技术的进步,如内镜下黏膜切除术和内镜黏膜下剥离术。

1. 多学科团队的讨论重点

① 是否适合行内镜下切除,如内镜下黏膜切除术或内镜下黏膜下层剥离术;② 手术切除的方式及范围;③ 手术治疗中淋巴结清扫范围。

2. 多学科团队的治疗原则

部分T_{1a}及T_{1b}期肿瘤可于经验丰富的中心行内镜下黏膜切除术及内镜下黏膜下层剥离术,术前应由以内镜医师为主的多学科团队进行详细评估,以确保手术的安全性及合理性,避免行二次手术治疗。如果经多学科团队评估不适合行内镜下切除,可考虑行手术切除。根据肿瘤的部位及病理学检查情况,可行楔形切除、胃部分切除(近端或远端)及全胃切除等。在淋巴结清扫方面,根据肿瘤位置及术前影像学检查结果,可选择行D1式、D1+α式或D1+β式、D2式。

二、可切除的局部进展期胃癌

外科手术可为局限性胃癌患者提供长期生存的最佳机会,尤其是联合辅助治疗或围手术期化疗或放化疗时。尽管肿瘤的完整切除是长期生存最重要的预后因素,但单纯手术的不良结果(尤其是在有淋巴结转移的患者中)为辅助治疗和新辅助疗法提供了理论基础,这些治疗采用化疗、放疗或放化疗相结合的方式进行。

1. 多学科团队的讨论要点

① 是否行新辅助治疗;② 手术切除方式及淋巴结清扫范围;③ 术后辅助治疗的选择。

2. 多学科团队的治疗原则

目前公认的对于局部进展期胃癌所采取的手术方式为标准的胃切除术(远端胃大部或全胃切除术)联合D2淋巴结清扫。对于肿瘤直接侵犯邻近器官,如横结肠、胰腺及肝脏等,经术前多学科团队评估后,可行联合器官切除。对于术前临床分期为T_3/T_4N^+的病例,可考虑行新辅助治疗。局部进展期胃癌根治术后建议行术后辅助化疗。术中或术后病理学检查证实有肿瘤残留,可行术后辅助放化疗。对于合并严重并发症的进展期胃癌应积极评估围手术期风险,选择合适的手术方式,加强围手术期综合治疗及护理,根据术后恢复情况拟定术后下一步治疗方案。

三、不可切除的局部进展期胃癌

对于潜在可切除性胃癌患者,临床随机试验和荟萃分析表明,多种疗法较单纯手术显著改善了生存情况,包括辅助放化疗(2项美国组间试验 INT 0116 和 CALGB 80101 所用方案)、围术期化疗(术前+术后化疗;MAGIC 试验和 FLOT 试验所用方案)以及单纯辅助化疗(东亚地区所用方案)。极少有临床试验直接比较这些疗法,且尚未明确整合综合治疗的最佳方法。目前面临的主要问题是,胃癌患者通常未经肿瘤内科或肿瘤放射科医师会诊,便被送进手术室手术。强烈建议术前开展多学科评估。

尚未确定未发生转移的不可切除局部进展期胃癌患者的最佳治疗方案，且目前尚无标准疗法。对于最初存在局部不可切除但未转移胃癌的体能状态良好的患者，合理的做法是：先尝试应用化疗、放化疗或两者联合进行"降期"，随后对有反应且无转移证据的患者进行仔细再分期及手术探查。应尽可能鼓励此类患者参与检测新疗法的临床试验。

1. 多学科团队的讨论要点

① 是否可行转化治疗及转化治疗的时长；② 姑息手术切除的指征；③ 个体化治疗的实施。

2. 多学科团队的治疗原则

对于临床判断为不可切除的局部进展期胃癌患者，建议首先接受以全身化疗＋靶向治疗为主的转化治疗，治疗2～4个周期后判断疗效。如临床判断已转化为可切除病例，无明显手术禁忌，则可建议行手术治疗，术后继续行辅助治疗；如临床判断仍为不可切除，则根据疗效决定继续原方案治疗或更换方案进行治疗。对于合并出血、穿孔、梗阻等需急诊手术的患者，可考虑行姑息性切除、短路手术等其他手术方式，术后根据患者的恢复情况予以化疗为主的辅助治疗。对于特殊病例可根据具体情况实施放疗、介入治疗（射频、微波消融等）等多种个体化治疗方式。

四、合并远处转移的进展期胃癌

伴远处转移性胃癌患者的治疗目标是缓解症状、改善生存质量以及延长生存期。多项临床对照试验和荟萃分析证实，姑息性化疗对进展期胃癌患者具有生存益处。一篇荟萃分析纳入了3项比较化疗与最佳支持治疗的试验，结果显示，与仅支持治疗相比，化疗后总生存期显著延长（$HR=0.3$, $95\% CI$: $0.24～0.55$），中位生存期从4.3个月增至11个月。

1. 多学科团队的讨论要点

① 初始治疗的选择；② 是否选择原发灶切除。

2. 多学科团队的治疗原则

合并远处转移的进展期胃癌，选择以全身化疗＋靶向治疗为主的综合治疗。对于合并出血、穿孔、梗阻的患者可选择姑息性手术切除。对于某些单一部位的远处转移，如卵巢转移、局限的腹主动脉旁淋巴结转移等，经一定周期全身治疗后，若病情稳定、转移灶无明显进展、患者一般情况良好，多学科团队讨论后可选择行原发灶＋转移灶切除（如双侧卵巢切除、腹主动脉旁淋巴结清扫）。

五、合并肝转移的进展期胃癌

肝转移灶切除术已被用于孤立性胃癌肝转移的少数患者。这类事件罕见的主要原因是胃癌孤立性肝转移的发生率仅为0.5%（亚洲人群）。尽管经过极为严格的筛选，明显孤立性胃癌肝转移患者肝切除术后的长期生存仍然极为罕见。关于肝切除术的指征或恰当的患者筛选标准目前缺乏共识。孤立性肝转移灶的其他非手术性局部肿瘤消融亦是可选择的手段之一。

1. 多学科团队的讨论要点

① 是否先行全身系统治疗；② 原发灶与转移灶可否行根治性切除及术式选择；③ 无法行手术切除的治疗选择。

2. 多学科团队的治疗原则

对于初诊时合并肝转移的胃癌患者，首先判断原发灶及肝转移灶是否可行治愈性切除。对于原发灶及转移灶均可行治愈性切除的患者，可选择同期或分期手术联合围手术期化疗＋靶向治疗。对于原发灶可切除但转移灶不可切除的患者，可行降期及转化治疗，包括化疗、射频消融、肝动脉灌注等，经过定期治疗后再次判断可切除性；如果转化为可治愈性切除，可考虑行手术治疗。对于原发灶及转移灶均无法切除的患者，建议行化疗＋靶向治疗为主的综合治疗。对于合并穿孔、出血、梗阻的患者，可行局部姑息性手术治疗。

六、合并腹膜转移的进展期胃癌

在胃癌无别处转移的情况下腹腔脱落细胞检查结果呈阳性，仍常被认为预后较差。当胃切除术作为患者的一线治疗方法时，其生存情况往往很不理想。

然而，关于这类患者的最佳治疗方法意见尚不统一，尤其是胃切除术对该类患者的作用。在某些医疗机构中，对没有明显腹膜内转移但腹腔冲洗液阳性的患者使用新辅助治疗，即化疗，如果没有病情进展的证据则行放化疗；然后重新分期以确定其细胞学是否转阴，以及是否适合接受潜在根治性手术。虽然能接受切除术的患者比例较低，但也有患者可从该方法中获益。

1. 多学科团队的讨论要点

① 原发灶及转移灶的可切除性；② 转化治疗后的治疗选择。

2. 多学科团队的治疗原则

对于术中发现腹膜转移或游离细胞学阳性的患者，首先判断腹膜转移灶及原发病灶的潜在可切除性。对于两者均为潜在可切除的患者，可行腹腔热灌注化疗＋全身化疗，定期复查全身情况，如无明显进展可行二次手术探查；如果游离细胞学检测为阴性，且腹腔转移无显著进展可根治切除，考虑行原发灶＋转移灶联合切除，术后继续行全身系统化疗。对于初次手术腹膜转移灶或原发病灶为不可切除的患者，建议行腹腔热灌注化疗＋全身化疗为主的综合治疗。对于合并穿孔、出血、梗阻的患者，可行局部姑息性手术治疗。

七、晚期胃癌的营养支持治疗

胃癌患者常有体重减轻，可由多种因素引起，包括黏膜炎、消化道问题导致无法摄入或吸收足够的能量、食欲不振及代谢异常。非刻意体重减轻可能与生活质量下降及预后较差相关。此外，对于已处于分解代谢状态的患者，抗肿瘤治疗（特别是手术治疗）引起的代谢需求增加会进一步恶化这一问题。

关于胃癌患者何时开始营养支持，目前还没有广泛认可的指南。对于那些癌症可能被治愈但长时间不能满足机体营养需求的营养不良患者，制订营养支持决策相对容易。然而，当营养摄入水平接近患者的需求时；当可能发生摄入不足的时段不确定时；或者患者的恶性肿瘤可治疗，但无法治愈且患者不能摄入充足营养素时，制订营养支持决策就更加困难。在这些情况下制订决策较为复杂，特别是考虑提供营养支持还存在一定风险。

1. 多学科团队的讨论要点

营养支持的方式。

2. 多学科团队的治疗原则

如果胃肠道功能正常，首先考虑行肠内营养支持。如果患者进食困难，可考虑经鼻留置肠内营养管进行营养支持；如果患者出现上消化道梗阻，可考虑行胃造口术或者空肠造瘘术留置空肠营养管。对于合并肠梗阻的患者，不适宜放置肠内营养管，建议行全肠外营养。对于这类胃癌患者，应充分结合患者意愿，制订个体化治疗方案及详细复查计划。

第五节　胃癌多学科诊疗的目标

现在临床实践已经转向一种多学科协作性的方式，许多肿瘤中心都组建了一个多学科团队来讨论针对胃癌患者诊断和治疗的集体决策。此类计划的目标是结合具体机构的专业技术和现有方法为胃癌患者提供循证治疗。所有建议的方法应根据风险、获益及患者意愿来个体化制订。各专科医师间对于有关检查和治疗选择讨论方面的交流较为便捷,这促进了医院内多学科诊疗的发展。此外,多学科团队可参与起草机构流程,以优化对已有服务的利用并使他们对胃癌患者的评估和治疗的方法标准化。

对于胃癌,若仅限于黏膜层且没有淋巴结受累的胃癌患者(T_1N_0),可适合内镜下切除术。而肿瘤累及超过黏膜层或有淋巴结转移的(T_2N_1或更高)的患者适合手术或新辅助治疗。

对于T_2期或更高分期而没有远处转移的胃癌患者,建议进行围手术期化疗。新辅助化疗允许术前评估肿瘤生物学反应。在极少数情况下,肿瘤在新辅助化疗后重新检查时可能发现肿瘤转移,这类患者单纯手术往往预后不佳。术前治疗后无转移的患者由肿瘤外科医师进行手术切除,通常随后进行辅助化疗。

有远处转移或累及大动脉、远处淋巴结转移的胃癌通常是手术不可切除的,主要的治疗方法是姑息性治疗,缓解患者的症状,并延长生存期。这时多学科团队的治疗同样也是有益的,因为除了全身化疗之外,手术、内镜治疗或放疗可以用于症状控制。

最后,我们提倡对所有胃癌患者实行全程管理,建议采用多学科诊疗模式,即由多学科团队负责对患者全程管理,逐步改变传统胃癌治疗"一把刀"就能解决问题的想法。希望肿瘤多学科诊疗模式成为常态化、正规化,有计划、合理地为患者提出最科学的建议,最终为胃癌患者带来生存获益。

------------------------------ **参 考 文 献** ------------------------------

［1］ Bando E, Yonemura Y, Takeshita Y, et al. Intraoperative lavage for cytological examination in 1297 patients with gastric carcinoma[J]. Am J Surg, 1999, 178(3): 256−262.

［2］ Bentrem D, Wilton A, Mazumdar M, et al. The value of peritoneal cytology as a preoperative predictor in patients with gastric carcinoma undergoing a curative resection[J]. Ann Surg Oncol, 2005, 12(5): 347−353.

［3］ Cheon S H, Rha S Y, Jeung H, et al. Survival benefit of combined curative resection of the stomach (D2 resection) and liver in gastric cancer patients with liver metastases[J]. Ann Oncol, 2008, 19(6): 1146−1153.

［4］ Cunningham D, Allum W H, Stenning S P, et al. Perioperative chemotherapy versus surgery alone for resectable gastroesophageal cancer[J]. N Engl J Med, 2006, 355(1): 11−20.

［5］ Glehen, O, Gilly F N, Arvieux C, et al. Peritoneal carcinomatosis from gastric cancer: a multi-institutional study of 159 patients treated by cytoreductive surgery combined with perioperative intraperitoneal chemotherapy[J]. Ann Surg Oncol, 2010, 17(9): 2370−2377.

［6］ Japanese Gastric Cancer Association. Japanese gastric cancer treatment guidelines 2010 (ver. 3)[J]. Gastric Cancer, 2011, 14(2): 113−123.

［7］ Kerkar S P, Kemp C D, Duffy A, et al. The GYMSSA trial: a prospective randomized trial comparing gastrectomy, metastasectomy plus systemic therapy versus systemic therapy alone[J]. Trials, 2009, 10: 121.

［8］ Koga R, Yamamoto J, Ohyama, S, et al. Liver resection for metastatic gastric cancer: experience with 42 patients including eight long-term survivors[J]. Jpn J Clin Oncol, 2007, 37(11): 836−842.

［9］ Linhares E, Monteiro M, Kesley R, et al. Major hepatectomy for isolated metastases from gastric adenocarcinoma[J]. HPB (Oxford), 2003, 5(4): 235−237.

［10］ Macdonald J S, Smalley S R, Benedetti J, et al. Chemoradiotherapy after surgery compared with surgery alone for adenocarinoma of the stomach or gastroesophageal junction[J]. N Engl J Med, 2001, 345(10): 725−730.

［11］ Min Y W, Min B H, Lee J H, et al. Endoscopic treatment for early gastric cancer[J]. World J Gastroenterol, 2014, 20(16): 4566−4573.

［12］ Okano K, Maeba T, Ishimura K, et al. Hepatic resection for metastatic tumors from gastric cancer[J]. Ann Surg, 2002, 235(1): 86−91.

［13］ Ribeiro U, J, Safatle-Ribeiro A V, Zilberstein B, et al. Does the intraoperative peritoneal lavage cytology add prognostic information in patients with potentially curative gastric resection[J]. J Gastrointest Surg, 2006, 10(2): 170−176.

［14］ Ryu M H, Baba E, Lee K H, et al. Comparison of two different S-1 plus cisplatin dosing schedules as first-line chemotherapy for metastatic and/or recurrent gastric cancer: a multicenter, randomized phase Ⅲ trial (SOS)[J]. Ann Oncol, 2015, 26(10): 2097−2101.

［15］ Siani L M, Ferranti F, Carlo A D, et al. Modulation of the extent of lymphadenectomy in early gastric cancer. Review of the literature and role of laparoscopy[J]. Chir Ital, 2009. 61(5−6): 551−558.

［16］ Songun I, Putter H, Kranenbarg E M, et al. Surgical treatment of gastric cancer: 15-year follow-up results of the randomised nationwide Dutch D1D2 trial[J]. Lancet Oncol, 2010, 11(5): 439−449.

［17］ Waddell T, Verhij M, Allum W, et al. Gastric cancer: ESMO-ESSO-ESTRO Clinical Practice Guidelines for diagnosis, treatment and follow-up. Ann Oncol, 2013, 24 (S6): 57−63.

［18］ Wagner A D, Grothe W, Haerting J, et al. Chemotherapy in advanced gastric cancer: a systematic review and meta-analysis based on aggregate data[J]. J Clin Oncol, 2006, 24(18): 2903−2909.

［19］ Wagner A D, Syn N L, Moehler M, et al. Chemotherapy for advanced gastric cancer[J]. Cochrane Database Syst Rev, 2017, 8(8): CD004064.

［20］ Wang J, Xu R, Li J, et al. Randomized multicenter phase Ⅲ study of a modified docetaxel and cisplatin plus fluorouracil regimen compared with cisplatin and fluorouracil as first-line therapy for advanced or locally recurrent gastric cancer[J]. Gastric Cancer, 2016. 19(1): 234−244.

［21］ 苏向前. 胃癌多学科综合治疗协作组诊疗模式专家共识［J］. 中国实用外科杂志, 2017,37（1）: 42−43.

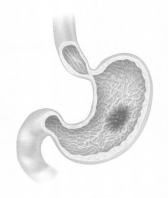

第二十六章

胃癌抗肿瘤新药的
临床试验

杨海燕　梁依依　肖秀英

　　胃癌的早期诊断率低，因大多数患者早期缺乏明显的临床症状，所以诊断时往往已处于疾病中晚期，失去了手术治疗的最佳时机；化疗药物和靶向药物虽可在一定程度上延长其生存期，但大多数疗效局限且维持时间短，中位生存期大多不超过2年。因此，胃癌相关治疗药物的研究和进展迫在眉睫。《赫尔辛基宣言》中明确提出：医学的进步是以研究为基础的，这些研究最终在一定程度上均有赖于人类为对象的试验。临床试验也是推动人类健康事业向前发展的重要手段。在临床新药研究中，《药物临床试验管理规范》(GCP)是药物临床试验全过程的标准规定，其核心宗旨是保证药物临床试验过程规范，结果科学可靠，保护受试者权益并保障其安全。胃癌药物临床试验也必须遵循科学、伦理、法律原则。

［**通信作者**］　肖秀英，Email: xiaoxiuying2002@163.com

第一节　药物临床试验简介

药物临床试验是指在患者或者志愿者身上进行的药物研究，目的是确定试验药物是否有效和安全。新药研发过程主要包括发现有潜在价值的分子、细胞活性评价、非临床药理毒理研究、临床试验和上市后的安全性监督。其中临床试验耗资、耗时基本占整个新药开发的60%～80%，可谓是新药开发最耗钱、耗时的阶段。美国FDA将临床研究分为三期，这三期临床研究通常按期依次实施，但也可以有重叠；另外针对新药批准上市后的临床研究，美国FDA定义其为Ⅳ期临床试验。ICH E8根据临床研究的目的将临床试验同样分为四期。

60多年前，新药只需通过实验室里对动物的安全评价，便可广泛用于临床。然而，这对患者安全构成了极大的潜在威胁。1938年，美国一家医药公司因考虑使用多年且疗效明显的磺胺药片较难让儿童服用，遂在磺胺中加入有机溶酶，将剂型从片剂改为口服滴剂。改剂型后未进行临床试验直接用于临床，结果100多名儿童因服用磺胺滴剂后中毒死亡。此后，美国修订了对药品、食品、化妆品的管理办法，规定即使不是申报新药，任何药品的任何改动都必须重新做临床试验，然后经FDA审查批准。再如，20世纪60年代，一种降低妊娠反应的镇静止吐新药——反应停风靡欧洲。1960年至1961年，一名儿科医师连续接诊了几个短肢畸形的婴儿（俗称"海豹儿"），经他推导性调查发现这些短肢畸形儿的母亲都无一例外地在怀孕期间服用了"反应停"。这起著名的"反应停"事件，导致了1万多例"海豹儿"出生，其中5 000多例痛苦地存活了下来。

目前，任何新药在广泛地用于临床之前，必须要先行在动物身上进行实验，证明该药安全有效；然后要在健康的志愿者或肿瘤患者中进行一个剂量或一个疗程的耐受试验，证明人体能够耐受并给出临床未来能够使用的安全剂量，最后还需在患者体内进行试验。药物临床试验是药物上市前必不可少的过程，即新药上市之前，必须在志愿者中进行人体试验，研究药物在人体内的吸收、分布、代谢及排泄，并确定试验疗效和安全性。目前，世界许多国家对新药临床试验做出的种种严格规定，均是患者以高昂的代价换来。因此，临床试验非常必要，且非常重要。

此外，从患者角度来讲，参加新药研究可以使患者最早受益于这些新药的治疗，可能获得好的疗效；尤其是对于复发难治的患者，在目前已经上市的药物没有好的治疗效果时，使用临床试验新药是治疗首选。其次，参加临床试验，也可以使患者经济上受益,因临床试验的药物可以免费提供。这些药物一旦上市,往往价格昂贵,参加临床试验的患者可以得到免费的与试验相关的药物及与试验相关的各项检查,可减轻患者的经济负担。第三,参加临床试验,可以接受规范的治疗和随访,患者在研究期间获得医院和科室良好的医疗服务,有利于提高疗效。当然,需要患者和其他受试者参加并配合完成临床试验,有可能会对其他患有同样疾病的患者治疗作出重大贡献。

第二节　胃癌Ⅰ期临床试验

一、Ⅰ期药物临床试验及其必要性

Ⅰ期临床试验主要是研究人对新药的耐受性提出初步、安全有效的给药方案,以指导下一阶段的临床试验。

Ⅰ期临床试验主要回答以下两个问题:① 药物的不良反应是什么;② 药物是如何被吸收代谢的。为回答以上问题,Ⅰ期临床试验至少需要完成以下关键研究:① 人体耐受性试验;② 人体药代动力学试验,均包括单剂量和多剂量设计,样本量一般为20～80名受试者。Ⅰ期临床试验常采用开放、自身对照试验。但当主要不良反应缺乏客观指标或不宜判定不良反应与药物关系时,常采用随机盲法、安慰剂对照试验。Ⅰ期临床人体耐受性试验总体设计理念:从起始剂量到最大剂量之间设若干组,各试验组的剂量由小到大逐组进行,直至找到最大耐受剂量或到达设计的最大剂量。Ⅰ期临床人体药代动力学试验主要目的是评价药物清除率、预测药物或其代谢物在人体可能的积聚、潜在的药物间相互作用等。Ⅰ期临床人体药代动力学试验一般在人体耐受性试验之后进行。

任何对疾病治疗可能有新贡献的药物进入临床治疗的第一步就是Ⅰ期临床试验。Ⅰ期临床试验的主要目的是观察随人体给药剂量增加而出现不良反应的情况,新药在人体的药代动力学性质以及收集有效性的早期证据。通过Ⅰ期临床试验,观察人体对新药的耐受程度、药代动力学和药效动力学,探索人体对药物的最大耐受剂量、剂量限制性毒性,为接下来应用于患者的Ⅱ期临床试验提供治疗剂量和可能出现的不良反应提供参考,为接下来制订Ⅲ期临床试验设计和给药方案提供依据。虽然Ⅰ期临床试验在新药整个临床试验周期中占比较小,但一个良好的Ⅰ期临床试验能尽可能发现新药的特性,为接下来的Ⅱ、Ⅲ期临床试验设计提供扎实的事实依据。

二、正在进行的胃癌Ⅰ期新药临床试验

1. PD-1药物SHR-1210

一项多中心、单臂开放标签的Ⅰ期临床试验,患者年龄为18～75岁,患者至少接受过一次系统治疗后病情进展,大多数患者已经过化疗,其中一些病情严重的患者已经过预处理。在药物剂量上,这次临床试验分别进行了剂量爬坡和剂量扩展阶段。通过静脉注射PD-1药物SHR-1210的方式,患者分别接受60、120和400 mg 3种剂量的药物。首次间隔为4周,随后是每2周间隔一次,直到病情进展和不可耐受的不良反应;中位随访时间是10.1个月,中位治疗时间是3.2个月。目前8例患者仍在治疗期,28例患者停药,停药的最常见原因是病情进展,有2例患者是肺部感染,1例患者是中性粒细胞减少而停药。

SRH-1210在所有的试验药物剂量上观察到抗肿瘤活性,1例胃癌患者(60 mg剂量)和1例膀胱癌患者(400 mg剂量)达到了完全缓解;另外7例患者病灶缩小,达到了部分缓解;还有5例患者达到了病情稳定;有2例最初判断为病情进展的患者之后发现是假性进展。

2. HER2靶点新探索

ERBB家族分子在胃癌中的分子分型和治疗中的地位不言而喻。ToGA研究确立了曲妥珠单抗在HER2阳性晚期胃癌患者一线治疗中的地位,虽然后续多个靶向HER2药物如帕妥珠单抗、拉帕替尼、T-DM1在胃癌中研究均宣布失败,但靶向HER2的药物研发并未停止,仍在开展研究的吡咯替尼、RC48-ADC、ZW25等新药的探索值得我们的关注。

1) RC48-ADC

RC48-ADC是一种新型的HER2抗体偶联药物。RC48-ADC能够选择性地抑制HER2阳性肿瘤细胞增殖、诱导细胞周期阻滞及细胞凋亡。临床前研究结果提示RC48-ADC在HER2(2+)模型中抑瘤性也较好。其Ⅰ期临床试验结果在2020年美国临床肿瘤学会胃肠道肿瘤研讨会(ASCO-GI)上发表。

在一项开放性、剂量递增和扩增研究中,入组了标准治疗失败后的HER2过表达(免疫组织化学染色2+和3+)的晚期实体瘤。剂量递增阶段包括加速阶段(0.1 mg/kg和0.5 mg/kg)和"3+3"模式(1.0、2.0、2.5 mg/kg和3.0 mg/kg)。在剂量扩展阶段,患者接受RC48-ADC 2.0 mg/kg,每2周1次。截至2019年9月,共入组57例患者(包括47例胃癌和4例尿路上皮癌),大多数患者为Ⅳ期(91.2%)

或合并转移（96.5%）。共28例（49.1%）患者出现3～4级治疗相关不良反应。2.0 mg/kg剂量组确认的客观缓解率为21.1%（8/38），总体人群确认的客观缓解率为17.5%（10/57）；2.0 mg/kg和2.5 mg/kg剂量组疾病控制率分别为52.6%和49.1%。2.0 mg/kg剂量组的无进展生存期为3.6个月（*95% CI*：4.1～11.3）。在胃癌患者中，2.0 mg/kg和2.5 mg/kg剂量组的客观缓解率分别为20.7%（6/29）和18.2%（2/11）。

　　研究结论认为，在接受过多方治疗的胃癌和尿路上皮癌患者中，RC48-ADC显示出较好的安全性和有前景的抗肿瘤活性。在2.0 mg/kg和2.5 mg/kg剂量组中，RC48-ADC显示出有临床意义的疗效和无进展生存；目前正在胃癌患者中进行关键的Ⅱ期临床试验。

　　2）DS-8201a

　　DS-8201a是人源化抗HER2抗体、拓扑异构酶Ⅰ抑制剂有效载荷、新型的连接链组成，药物与抗体比值高达7～8。前期临床数据说明，高药物与抗体比值和可渗透有效载荷导致药物在异质肿瘤微环境和HER2低表达的肿瘤患者中具有更好的抗肿瘤作用。

　　一项开放标签的Ⅰ期临床试验纳入了45例胃癌或AEG患者，44例曾使用过曲妥珠单抗，24例（53.3%）曾接受过伊立替康治疗。超过1/5（26.7%）的患者既往接受了5次以上的抗肿瘤治疗，中位治疗次数为3次。共44例可评估患者中43例为HER2阳性患者，有80%的患者免疫组织化学染色（IHC染色）显示HER2表达为3+；整体可评估人群的中位无进展生存期为5.8个月，曾接受伊立替康治疗的患者中位无进展生存期为4.1个月。疗效可评价患者的中位持续反应时间为7.0个月，曾接受伊立替康治疗的患者中位持续反应时间为6.9个月；绝大多数（83%）患者肿瘤缩小。

第三节　胃癌Ⅱ期临床试验

一、Ⅱ期临床试验及必要性

　　Ⅱ期临床试验又称为探索性临床试验，是新药首次在患者身上进行、以探索有效性为目的，同时关注安全性的临床试验。Ⅱ期试验重点转移到药效学上，其研究设计的终点也很有讲究。Ⅱ期临床试验主要回答以下两个问题：① 药物在Ⅰ期临床确证的安全剂量范围内对某特定患者人群的有效性如何？② 特定患者短期的新药不良反应和风险是什么？

　　Ⅱ期临床试验包括：① 确定新药作用于目标患者的最大和最小有效剂量范围，为Ⅲ期临床试验剂量提供参考；② 药代动力学和药效学关系。根据目的不同，Ⅱ期临床有时又分为Ⅱa期和Ⅱb期，Ⅱa期以剂量递增设计为主，而Ⅱb期以平行剂量-效应设计为主，其样本量可从几十到数百人。Ⅱ期作为探索性试验，可以采用多种设计方法，如同期对照、自身对照、开放试验、三臂试验（阳性药、安慰剂、试验药）、剂量-效应关系等的研究。在肿瘤新药的相关Ⅱ期临床试验中，根据有无对照组设置，常见方法可分为单臂试验和随机对照试验；另外，还包括随机撤药试验设计等。

　　Ⅱ期临床试验在整个新药临床试验中起到承上启下的作用。首先由于Ⅲ期临床试验一般为大规模确证性试验，其常常为多中心、大样本、长周期的临床试验，是FDA评价、批准新药最关键的证据，Ⅱ期临床试验的数据具有重大意义。合理科学的Ⅱ期临床试验设计，不仅能够在早期辨析新药进一步开发的价值，同时还能够为Ⅲ期临床试验推荐合理的临床定位、拟用于治疗适应证、适宜的纳入疾病人群的选择、主要疗效指标、安全性指标、给药剂量、给药方法、疗程等，可谓责任重大。其次，孤儿药或有重大突破性疗法的新药在完成Ⅱ期临床试验后，FDA可基于Ⅱ期临床试验的相关数据，进行"有条件批准"该类新药提前上市销售；在新药上市销售期间，申报者仍需继续进行临床Ⅲ期试验，以便产品最终获批。

　　传统的细胞毒抗肿瘤药物临床研发策略大致包括：① 前期肿瘤靶点的探索和发现；② Ⅰ期剂量爬坡，确定Ⅱ期推荐剂量；③ Ⅱa期进行队列扩展，在特定瘤种或生物标志物富集人群扩展病例观察抗癌活性（反应率）；④ 若结果理想，设计Ⅱb期试验进行概念验证，进一步探索疗效和安全性；⑤ Ⅲ期试验以求在更大目标人群确认疗效、安全性等。近年来，Ⅰ/Ⅱ期联合设计和多阶段Ⅱ期试验也较为常见。Ⅰ/Ⅱ期联合可以缩短重新启动一项Ⅱ期研究所要耗费的时间，及早淘汰无效药物和选择有潜力的药物，进入后续Ⅲ期研究。多阶段Ⅱ期临床试验则通过事先制订的早期终止研究的准则，当观察到试验组的有效率较低时，可以在早期终止研究。

二、胃癌Ⅱ期新药临床试验

1. HER2靶点探索进行中

1）ZW25

ZW25是一种靶向HER2的新型双特异性抗体，靶点包括HER2 ECD4（曲妥珠单抗结合位点）和HER2 ECD2（帕妥珠单抗结合位点）。该抗体可以同时结合HER2的两个非重叠表位，称为双互补位结合。这种独特的设计产生多种作用机制，包括双重HER2信号阻断，增加HER2蛋白从细胞表面的结合和去除，以及依赖抗体的细胞毒性效应。

一项Ⅰb/Ⅱ期研究正在评估马格妥昔单抗+帕博利珠单抗用于经治胃癌或AEG中的疗效（NCT02689284）。在85例患者中，19例患者产生应答，客观缓解率为22.4%，疾病控制率为57.7%，中位无进展生存期为2.7个月，中位生存期13.9个月，中位缓解持续时间为9.7个月。在61例可评估胃癌患者中，18例患者产生客观缓解，客观缓解率为29.5%，免疫组织化学染色阳性（3+）患者、ERBB2扩增、PD-L1阳性、免疫组织化学染色阳性（3+）且PD-L1阳性患者的客观缓解率为32.7%、40.0%、46.2%和52.2%。

2）马格妥昔单抗

马格妥昔单抗是一款Fc段优化的靶向HER2的单抗在研药物。马格妥昔单抗被设计用于提供HER2阻断作用，具有与曲妥珠单抗类似的HER2结合和抗增殖效应。

一项开放标签、剂量递增和扩展的Ⅱ期临床试验（NCT02689284）分析中，共纳入了92例HER2阳性［免疫组织化学染色阳性（3+）或免疫组织化学染色阳性（2+）/FISH阳性］的胃、食管癌患者，其中包括61例胃癌患者和31例AEG患者。这些患者接受马格妥昔单抗的Ⅱ期推荐剂量15 mg/kg联合帕博利珠单抗200 mg的治疗，两种药物均为每3周给药一次。患者入组时不考虑其PD-L1的表达状态，旨在通过协调启动患者的固有免疫应答和适应性免疫应答机制，达到治疗胃癌的目的。该研究入组既往针对转移性疾病接受过化疗和曲妥珠单抗治疗的晚期HER2阳性胃食管腺癌患者。研究结果显示，在55例可以评估临床疗效的患者中，患者的客观缓解率为32.7%，疾病控制率达到了69.1%。此外，患者中位无进展生存可达到4.7个月。

2. 新兴治疗靶点

Claudin 18.2是在胃癌、胰腺癌中特异高表达的膜蛋白分子，IMAB362是一种嵌合型靶向Claudin 18.2的抗体。在一项Ⅱ期FAST研究中，IMAB362联合化疗对比单纯化疗一线治疗晚期胃癌，显著延长患者的无进展生存期（7.9个月 vs 4.8个月，$P=0.000\ 1$）和总生存期（13.2个月 vs 8.4个月，$P=0.000\ 1$），且耐受良好。该抗体的Ⅲ期临床试验正在进行中。目前国内针对此靶点的药物研发非常活跃，但不同的抗体在胃癌组织中的表达有差异，选择人群可能也会不同，临床研究中需要多探索并关注患者人群的差异。

3. 呋喹替尼

呋喹替尼是一个新型高选择性靶向 VEGFR 的小分子抑制剂，相比大分子药物往往具有更好的依从性。2018 年 9 月 5 日，呋喹替尼获我国药审部门批准上市，获批适应证为转移性结直肠癌，临床用于治疗胃癌、晚期或转移性结直肠癌及非小细胞肺癌。

2017 年，ASCO-GI 公布了部分呋喹替尼与紫杉醇联合用药治疗二线胃癌患者的 Ⅰb 期研究（NCT02415023）的结果。该 Ⅰ/Ⅱ 期临床试验包含剂量递增阶段以及剂量扩展阶段。剂量递增阶段，通过呋喹替尼（2、3 或 4 mg，每日 1 次，3 周服药/1 周停药）联合紫杉醇（80 mg/m²，每周 1 次，第 1、8、15 天用药）的爬坡探索，直至出现联合用药的最大耐受剂量或推荐剂量。研究结果提示呋喹替尼联合紫杉醇初步显示可延长患者的中位无进展生存期至 4 个月。

4. 治疗模式的探索

1）靶向化疗联合方案

HER-FLOT 研究是一项多中心 Ⅱ 期临床试验，旨在评估围手术期 FLOT 化疗+曲妥珠单抗的疗效和安全性。截至最新数据分析时，在 45 例患者中，R0 切除率为 93.3%。结果表明，4 个周期曲妥珠单抗+FLOT 新辅助化疗方案达到主要研究终点——病理完全应答，病理完全应答率为 23%。靶向化疗联合在新辅助治疗中的作用值得继续探索。

2）免疫治疗联合方案

前期研究证明免疫检查点抑制剂可以给一部分转移性胃癌患者带来临床获益。在化疗联合免疫治疗的新辅助治疗领域中，部分研究对入组人群进行了生物标志物的筛选，如微卫星不稳定型（MSI 型）、EBV 阳性型或 PD-L1 高表达等，初步结果显示可能有利于富集获益的优势人群，但仍有待更多的研究结果证实。

2020 年的 ASCO-GI 中，一项 Ⅱ 期临床试验共纳入 61 例患者，60 例患者在治疗前接受了活检，45 例患者的标本足够进行高质量 RNA 测序。研究对治疗前标本进行 TMEscore 评估即定量肿瘤微环境。并对 TMEscore 的预测价值和患者的分子特征进行整合分析。该研究建立了方法学来评估胃癌患者的肿瘤微环境。既往的研究发现，在接受免疫治疗的患者中，TMEscore 是较好的预测和预后指标。采用 ROC 曲线分析发现，TMEscore 是最佳的预测指标（TMEscore：AUC=0.891；联合阳性分数：AUC = 0.830；肿瘤突变负荷：AUC=0.672；MSI 状态：AUC=0.708；EBV 状态：AUC=0.727）。此外，TMEscore 是与肿瘤缓解率相关性最强的分子特征。该研究提示采用高通量测序评估 TMEscore，可筛选出可能从帕博利珠单抗治疗中获益的胃癌患者。

第四节　胃癌Ⅲ期临床试验

一、Ⅲ期临床试验及必要性

Ⅲ期临床试验又称为确证性临床试验,其是为了进一步确证Ⅱ期临床试验(探索性临床试验)所得到有关新药有效性和安全性的数据,为新药获得上市许可提供足够的证据。Ⅲ期临床研究一般是关于更广泛人群、疾病的不同阶段,或合并用药的研究。

Ⅲ期临床试验一般是具有足够受试者样本量的随机盲法对照试验,样本数为几百人至几千人不等。一般通过新药与现有标准治疗的比较,Ⅲ期临床试验分为优效性试验和非劣效性试验。试验过程常采用随机盲法、阳性对照试验;无市售阳性药物时可选用安慰剂进行对照。Ⅲ期临床试验也可以进行剂量−效应关系的研究,同时也可以根据药物特点、目标患者的具体情况进行药物相互作用等的研究。Ⅲ期临床试验结束时需提供有统计学意义的结论,包括:新药目标适应证、所纳入的疾病人群、主要疗效指标、给药途径、用法与用量及疗程、足够支持注册申请的安全性信息,并针对有效性和安全性数据进行全面的受益/风险评估等。肿瘤新药的相关临床研究近年出现了许多新的模式,如基于模型的药物研发模式、基于生物标志物的研发模式、篮式研究、伞式研究等。

Ⅲ期临床试验属于临床试验的治疗作用确证阶段。通过Ⅲ期临床试验证明新药对目标适应证患者是安全有效的,其受益/风险比是可以接受的,为药物申报注册提供充分的依据,同时还为药品说明书和医师处方提供充分的数据。一个新药的上市过程历经人体耐受性试验、药代动力学试验、初步药效学试验、大规模确证性试验;其中可能还包括特定人群的考察(老人、儿童、功能缺陷等)、药物相互作用的考察等。

二、胃癌经典Ⅲ期临床试验

1. 术后辅助化疗——ACTS-GC 和 CLASSIC

2007年日本ACTS-GC的研究结果首次证实,D2淋巴结清扫术后替吉奥口服1年可以较单纯D2淋巴结清扫术显著延长Ⅱ～Ⅲ期胃癌患者的无复发生存期和总生存期。其后更新报道显示，化疗组和单纯手术组患者的5年无复发生存率分别是65.4%和53.1%；5年生存率分别是71.7%和61.1%。替吉奥降低了33%的死亡风险（$HR=0.67$；$95\%\ CI$：$0.54\sim0.83$）。但是亚组分析结果显示，替吉奥单药不能给Ⅲ期的患者带来生存获益。但之后替吉奥联合其他药物如铂类或紫杉类辅助化疗的相关研究并未取得较好结果。

2012年，韩国CLASSIC研究结果显示，D2淋巴结清扫术后卡培他滨联合奥沙利铂（XELOX方案）可较单纯D2淋巴结清扫术显著延长胃癌患者的无病生存期和总生存期。其结果显示辅助化疗组和手术组患者的5年无病生存率分别是68%和53%；5年生存率分别是78%和69%；辅助化疗XELOX方案可将复发风险降低42%、死亡风险降低34%。亚组分析显示Ⅱ～ⅢB期患者的无病生存期均可获益。

2. 一线治疗——JACOB

Ⅲ期JACOB研究评估了曲妥珠单抗+卡培他滨或5-FU+顺铂±帕妥珠单抗用于转移性HER2阳性胃癌或AEG的疗效。虽然帕妥珠单抗的使用剂量较高，但帕妥珠单抗组并没有显著改善总生存期，两组中位总生存期分别为17.5个月和14.2个月（$HR=0.84$，$P=0.057$），但无进展生存期延长和客观反应率显著改善，分别为8.5个月 vs 7.0个月（$P=0.0001$）和56.7% vs 48.3%（$P=0.026$）。

三、胃癌Ⅲ期临床试验进展

1. 新辅助化疗方案的优化探索

2019年，ESMO年会公布了两项来自亚洲的新辅助化疗Ⅲ期临床试验，分别是来自韩国的PRODIGY研究和来自中国的RESOLVE研究。PRODIGY研究入组了临床分期为$T_{2\sim3}/N+M_0$或$T_4/N_{任意}M_0$的局部进展期胃癌或AEG患者，新辅助治疗组术前接受DOS方案新辅助化疗3个周期，之后行手术治疗，术后继续替吉奥辅助化疗，辅助治疗组为直接手术后行替吉奥辅助化疗。结果提示，新辅助治疗组3年无进展生存率明显优于辅助治疗组，分别为66.3%和60.2%（$HR=0.70$，$P=0.023$）。RESOLVE研究入组患者比PRODIGY研究临床分期更晚，为临床$T_{4a}/N+M_0$或T_{4b}/N_xM_0患者，研究分为三组，比较了SOX（替吉奥+奥沙利铂）围手术期化疗与SOX或XELOX（卡培他滨+奥沙利铂）辅助化疗的效果；结果提示，前者的3年无病生存率较高。

2. 一线化疗方案的优化

1）基于Lauren分型的化疗方案优选

既往的FLAGS研究亚组分析发现，弥漫型胃癌患者一线应用CS（顺铂+替吉奥）方案，与CF（顺铂+5-FU）方案相比，可延长总生存期，提示不同的Lauren分型可能对不同化疗药的敏感性不同。后续开展的前瞻性Ⅲ期DIGEST研究专门入组了弥漫型胃癌患者，但CS方案与CF方案两组间生存差异未见统计学意义（中位生存期：7.5个月 vs 6.6个月，$P=0.93$），提示单一的Lauren分型不足以预测化疗药物的敏感性。而2019年ASCO年会发布的、来自我国的Ⅲ期随机对照试验SOX-GC研究，比较了SOX与SP方案治疗弥漫型或混合型进展期胃癌或AEG的疗效。结果提示，与SP方案比较，SOX方案可改善患者总生存期和无进展生存期，且耐受性优于SP方案。该研究是首个基于Lauren分型进行化疗方案优选的阳性研究，提示至少在中国，SOX方案有可能作为用于弥漫型或混合型胃癌患者的标准一线治疗方案。

2）基于体能状态的剂量优化

晚期胃或食管恶性肿瘤患者大多体能较弱，但目前化疗方案制订的依据多是基于非年老体弱患者参加的临床试验结果。因此，在体弱或老年晚期胃癌患者中，有必要探索化疗方案的最佳应用剂量。2019年，ASCO开展了一项优化体弱和老年晚期食管胃腺癌患者化疗方案的前瞻性非劣效Ⅲ期GO2研究。该研究入组了不适合足剂量三药化疗的患者，根据体能状况综合评分，将患者分为标准剂量组（A组）、80%剂量组（B组）和60%剂量组（C组）。结果提示，两个低剂量组的无进展生存期和总生存期均非劣于标准剂量组，C组患者的整体治疗效应结果良好的比例最高，不良反应更轻，生活质量更佳。这是迄今为止一项样本量最大的专门针对年老体弱晚期食管胃腺癌患者的随机对照研究，提示根据患者体能状态调整化疗方案是安全可行且有效的临床应用策略。

3. 免疫治疗联合方案的大规模探索

针对HER2阴性患者，免疫治疗联合其他靶向药物的研究均在进行中。2019年，ASCO年会报告的REGONIVO研究，采用PD-1单抗与多靶点酪氨酸激酶抑制剂瑞戈非尼联合，在多线治疗失败的胃癌患者中取得了一定效果。该研究入组的25例胃癌患者中，联合治疗的反应率达44%，中位无进展生存期为5.8个月；其中7例是既往应用过PD-1/PD-L1单抗并产生耐药性的患者，对联合治疗仍有反应。REGONIVO研究的初步成功奠定了PD-1单抗与抗血管生成药物联合应用的基础。2020年，ASCO-GI更新了REGONIVO研究的最新数据，分为剂量爬坡队列和扩展队列，总计入组50例患者，其中胃癌和结直肠癌患者各占25例。剂量爬坡队列共14例患者，分别有4例、7例和3例患者接受瑞戈非尼80、120和160 mg治疗；剂量扩增队列共36例患者，各有18例患者接受瑞戈非尼80和120 mg治疗。其中胃癌组患者均为MSS型。根据患者的PD-L1联合阳性分数（≤1 *vs* ＞1）和肿瘤突变负荷（高 *vs* 低）分别在胃癌和结直肠癌患者中进行无进展生存期分析。结果显示，在胃癌和结直肠癌患者中，联合阳性分数＞1的患者无进展生存期均更长；根据肿瘤突变负荷分析结果显示，在胃癌患者中肿瘤突变负荷高的患者，中位无进展生存期更短。

第五节　胃癌Ⅳ期临床试验

Ⅳ期临床试验的目的是评价在普通或者特殊人群中使用的利益与风险关系以及改进给药剂量等。在Ⅱ期和Ⅲ期临床试验中，由于其严格的入选/排除标准，且病例数有限，其研究结果具有一定的局限性。因此，在更大规模人群中开展上市后Ⅳ期临床研究十分必要。

Ⅳ期临床试验有以下特点：① Ⅳ期临床试验为上市后开放试验，不要求设对照组，但也不排除根据需要对某些适应证或某些试验对象进行小样本随机对照试验。② Ⅳ期临床试验病例数按我国医药管理部门规定，要求至少2 000例。③ Ⅳ期临床试验虽为开放试验，但有关病例入选标准、排除标准、退出标准、疗效评价标准、不良反应评价标准、判定疗效与不良反应的各项观察指标等都可参考Ⅱ期临床试验的设计要求。以下举一例子说明。

晚期胃癌的全球首个口服抗血管生成靶向药物甲磺酸阿帕替尼已广泛用于胃癌三线治疗，目前正在进行阿帕替尼的Ⅳ期临床试验研究（Ahead-G201）是一项前瞻性、开放性、单臂的全国多中心研究，旨在评价甲磺酸阿帕替尼治疗二线化疗失败后的晚期胃癌或AEG的安全性和有效性。全国共计118家分中心参加，计划3年内完成不少于2 000例受试者的入组，目前研究结果未公布。大样本量Ⅳ期临床试验作为国际上比较认可和通用的研究手段，将在更广泛人群中客观评价其安全性和有效性，并观察是否与之前的Ⅱ期和Ⅲ期临床试验一样安全有效。Ahead-G201研究正是基于这一现状，计划在更广泛人群中观察阿帕替尼的安全性和有效性，为今后的安全与规范用药提供指导。

------------------------------ **参 考 文 献** ------------------------------

［1］ Anon. ZW25 effective in HER2-positive cancers[J]. Cancer Discov, 2019, 9(1): 8.

［2］ Bang Y J, Giaccone G, Im S A, et al. First-in-human phase 1 study of margetuximab

(MGAH22), an Fc-modified chimeric monoclonal antibody, in patients with HER2-positive advanced solid tumors[J]. Ann Oncol, 2017, 28(4): 855−861.

[3] Fang W, Yang Y, Ma Y, et al. Camrelizumab (SHR-1210) alone or in combination with gemcitabine plus cisplatin for nasopharyngeal carcinoma: results from two single-arm, phase 1 trials.[J]. Lancet Oncol, 2018, 19(10): 1338−1350.

[4] Fukuoka S, Hara H, Takahashi N, et al. Regorafenib plus nivolumab in patients with advanced gastric or colorectal cancer: an open-label, dose-escalation, and dose-expansion phase Ⅰb trial (REGONIVO, EPOC1603)[J]. J Clin Oncol, 2020, 38(18): 2053−2061.

[5] Sahin U, Schuler M, Richly H, et al. A phase Ⅰ dose-escalation study of IMAB362 (Zolbetuximab) in patients with advanced gastric and gastro-oesophageal junction cancer[J]. Eur J Cancer, 2018, 100: 17−26.

[6] Shitara K, Iwata H, Takahashi S, et al. Trastuzumab deruxtecan (DS-8201a) in patients with advanced HER2-positive gastric cancer: a dose-expansion, phase Ⅰ study[J]. Lancet Oncol, 2019, 20(6): 827−836.

[7] Simon R, Freidlin B, Rubinstein L, et al. Accelerated titration designs for phase Ⅰ clinical trials in oncology[J]. J. Natl. Cancer Inst, 1997, 89(15): 1138−1147.

[8] Terashima M, Kitada K, Ochiai A, et al. Impact of expression of human epidermal growth factor receptors EGFR and ERBB2 on survival in stage Ⅱ/Ⅲ gastric cancer[J]. Clin Cancer Res, 2012, 18(21): 5992−6000.

[9] Wong K M, Capasso A, Eckhardt S G. The changing landscape of phase Ⅰ trials in oncology[J]. Nat Rev Clin Oncol, 2016, 13(2): 106−117.

[10] Zeng D, Li M, Zhou R, et al. Tumor microenvironment characterization in gastric cancer identifies prognostic and immunotherapeutically relevant gene signatures[J]. Cancer Immunol Res, 2019, 7(5): 737−750.

中英文对照索引